JN325847

FOR PROFESSIONAL ANESTHESIOLOGISTS

神経障害性疼痛
NEUROPATHIC PAIN

編集 大阪大学教授
眞下 節

NEUROPATHIC
PAIN

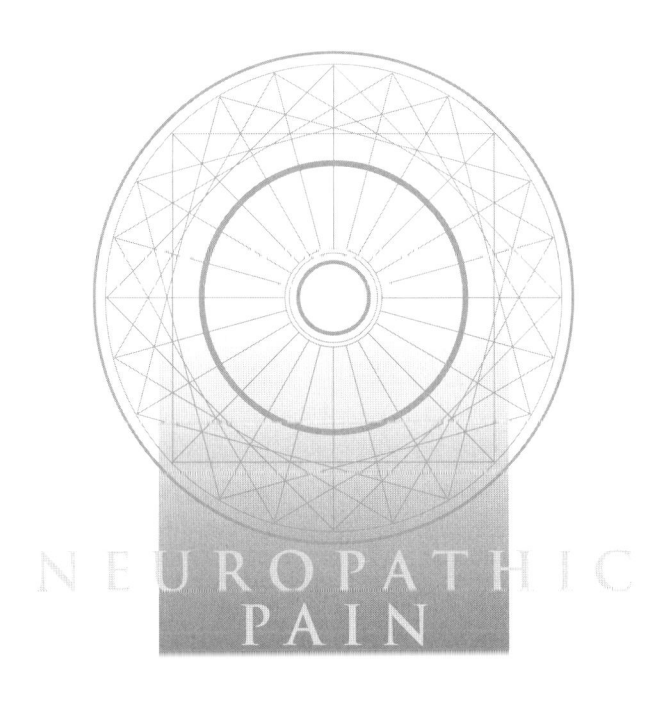

克誠堂出版

執筆者一覧 (執筆順)

眞下　節
大阪大学大学院医学系研究科
生体統御医学講座
麻酔・集中治療医学教室

福岡　哲男
兵庫医科大学解剖学
神経科学部門

野口　光一
兵庫医科大学解剖学
神経科学部門

井上　和秀
九州大学大学院薬学研究院
薬理学分野

津田　誠
九州大学大学院薬学研究院
薬理学分野

新井　健一
愛知医科大学医学部附属
学際的痛みセンター

下　和弘
愛知医科大学医学部附属
学際的痛みセンター

西原　真理
愛知医科大学医学部附属
学際的痛みセンター

牛田　享宏
愛知医科大学医学部附属
学際的痛みセンター

南　雅文
北海道大学大学院薬学研究院
薬理学研究室

中江　文
大阪大学大学院医学系研究科
生体統御医学講座
麻酔・集中治療医学教室

森脇　克行
国立病院機構呉医療センター・
中国がんセンター中央手術部・
麻酔科

小川　節郎
日本大学医学部麻酔科学系
麻酔科学分野

有田　英子
JR東京総合病院麻酔科・
痛みセンター/日本大学医学部
麻酔科学系麻酔科学分野

花岡　一雄
JR東京総合病院麻酔科・
痛みセンター

柴田　政彦
大阪大学大学院医学系研究科
疼痛医学寄附講座

佐藤　純
名古屋大学環境医学研究所
近未来環境シミュレーション
センター

平川　奈緒美
佐賀大学医学部
麻酔・蘇生学

小幡　英章
群馬大学大学院医学系研究科
脳神経病態制御学講座
麻酔神経科学

齋藤　繁
群馬大学大学院医学系研究科
脳神経病態制御学講座
麻酔神経科学

比嘉　和夫
福岡大学医学部
麻酔科学

生野　慎二郎
福岡大学筑紫病院
麻酔科

仁田原　慶一
福岡大学医学部
麻酔科学

井福　正貴
順天堂大学医学部麻酔科学・
ペインクリニック講座

井関 雅子 順天堂大学医学部麻酔科学・ ペインクリニック講座	長櫓 巧 愛媛大学大学院医学系研究科 生体機能管理学	武智 健一 愛媛大学大学院医学系研究科 生体機能管理学
前田 倫 西宮市立中央病院麻酔科・ ペインクリニック科	佐伯 茂 日本大学医学部麻酔科学系 麻酔科学分野/ 駿河台日本大学病院麻酔科	田中 聡 信州大学医学部 麻酔蘇生学講座
川真田 樹人 信州大学医学部 麻酔蘇生学講座	益田 律子 東海大学医学部付属 東京病院麻酔科	山本 隆充 日本大学医学部先端医学系 応用システム神経科学分野
片山 容一 日本大学医学部脳神経外科学系 神経外科学分野	阪上 学 さかうえクリニック	川股 知之 札幌医科大学医学部 麻酔科学講座
豊川 秀樹 NTT東日本関東病院 ペインクリニック科	大瀬戸 清茂 NTT東日本関東病院 ペインクリニック科	三木 健司 尼崎中央病院整形外科/ 大阪大学疼痛医療センター
行岡 正雄 行岡病院リウマチ科	深澤 圭太 京都府立医科大学 疼痛緩和医療学講座	福井 弥己郎（聖） 滋賀医科大学附属病院 ペインクリニック科
岩下 成人 滋賀医科大学附属病院 ペインクリニック科	表 圭一 社会医療法人禎心会病院 ペインクリニックセンター	山本 達郎 熊本大学大学院生命科学研究部 生体機能制御学
齊藤 洋司 島根大学医学部 麻酔科学講座	橋本 龍也 島根大学医学部附属病院 緩和ケアセンター	関山 裕詩 東京大学医学部附属病院 麻酔科・痛みセンター
米本 紀子 市立泉佐野病院麻酔・ ペインクリニック科	森本 昌宏 近畿大学医学部 麻酔科学教室	松村 陽子 西宮市立中央病院麻酔科・ ペインクリニック
飯田 良司 日本大学医学部麻酔科学系 麻酔科学分野	加藤 実 日本大学医学部麻酔科学系 麻酔科学分野	井上 隆弥 大阪大学大学院医学系研究科 生体統御医学講座 麻酔・集中治療医学教室

南　敏明
大阪医科大学
麻酔科学教室

信太　賢治
昭和大学医学部
麻酔科学講座

増田　豊
昭和大学薬学部
治療ニーズ探索学教室

村川　和重
兵庫医科大学疼痛制御科学・
ペインクリニック部

森山　萬秀
兵庫医科大学疼痛制御科学・
ペインクリニック部

齋藤　洋一
大阪大学産学連携本部
脳神経制御外科学

細井　昌子
九州大学病院心療内科/
九州大学大学院医学研究院
心身医学

有村　達之
九州大学大学院医学研究院
心身医学

米良　仁志
東京都保健医療公社
荏原病院麻酔科

土井　永史
茨城県立友部病院

小山　哲男
西宮協立脳神経外科病院
リハビリテーション科

田邉　豊
順天堂大学医学部附属練馬病院
麻酔科・ペインクリニック

住谷　昌彦
東京大学医学部附属病院
麻酔科・痛みセンター

宮内　哲
独立行政法人情報通信研究機構
未来ICT研究センター
神戸研究所

山田　芳嗣
東京大学大学院医学系研究科
生体管理医学講座麻酔学

稲田　有史
稲田病院整形外科/
京都大学再生医科学研究所
臓器再建応用分野

はじめに

　神経障害性疼痛は慢性痛として，臨床および研究上のどちらにおいても極めて重要な痛みです。神経障害に伴う後遺症的な痛み症候群であり，神経障害が治癒しないかぎり痛みは極めて難治性です。"神経障害性疼痛は治らない"とさえ言われることもあり，長期間にわたって患者さんを苦しめることになります。一方，痛みの研究においては，神経障害性疼痛は病的な痛みの病態や発症メカニズムを解明するうえで極めて重要な位置にあります。神経障害性疼痛の患者さんの病歴や症候を詳細に記録・分析することによって，病的な痛みの本質的な部分が明らかになることが期待できます。また，患者さんの治療を通して，病態や発症メカニズムの解明のヒントを得ることができます。

　神経障害性疼痛は，末梢神経から脊髄を経て脳にまで至る求心性痛覚伝導路のどこかに障害が生じた後に出現する痛みです。外傷や感染・炎症などによって引き起こされる侵害受容性疼痛や炎症性疼痛の痛みが一つの症状であるのに対して，痛覚系の機能不全によって引き起こされる神経障害性疼痛は痛みそのものが病気であるといえます。2008年に国際疼痛学会（IASP）によって，神経障害性疼痛は"体性感覚伝導路の損傷や病変によって直接に引き起こされる痛み"と再定義され，炎症や外傷に伴う強い侵害刺激の負荷によって惹起される痛覚伝導系の感受性増大（感作）による痛みや，神経疾患の経過中に出現する侵害受容性疼痛や筋・筋膜性疼痛とも明確に区別されました。

　神経障害性疼痛には非常に多くの種類と病態が存在することから，単一の発症メカニズムでは説明できるものではないと想像されます。しかし，神経障害性疼痛が末梢から中枢神経系に及ぶ痛覚伝道路の可塑的変化によって引き起こされる病的な痛みであるという点では共通しているものと思われます。

　今回，IASPによって神経障害性疼痛の再定義がなされたことや，最近この分野の研究において大きな進展が見られていることなどを受けて，"神経障害性疼痛"を発刊することになりました。本書は，痛みの診療に携わる医師や若手の痛み研究者を対象として，神経障害性疼痛に必要不可欠な知識を体系的に記述することを目的としました。執筆者は基礎研究者から臨床医までの第一線で活躍する方々に依頼し，神経障害性疼痛の病態と発症メカニズム，疫学と分類，症候と診断，治療法などについて基礎から臨床までを網羅した内容としました。

　最後に，本書出版にご尽力いただいた克誠堂出版株式会社の今井良社長，ならびに編集部の土田明氏に心から感謝を申し上げるしだいです。

2011年10月吉日

眞下　節

目 次

I. 神経障害性疼痛とはなにか　　　眞下　節／1

 はじめに 3
 定義 3
 病態的特徴と診断 4
 発症メカニズム 5

II. 神経障害性疼痛の発症メカニズムと病態を考える　　　9

1. 基礎的研究と神経障害性疼痛　　　11

A 末梢神経・一次ニューロンの可塑的変化から見る神経障害性疼痛
　　　　　　　　　　　　　　　　　　　　福岡　哲男，野口　光一／11

 はじめに 11
 変換器（トランスデューサ）... 11
  ❶温度の変換器(thermal transducer)／11　❷機械的刺激の変換器(mechano-transducer)／12　❸化学的刺激の変換器（chemical transducer）／13
 活動電位の伝播（action potential propagation）..................................... 13
  ❶電位依存性 Na$^+$（voltage gated sodium）チャネル／13　❷電位依存性 K$^+$（voltage-gated potassium）チャネル／14　❸電位依存性 Ca^{2+}（voltage-gated calcium）チャネル／15
 神経伝達物質／神経調節物質（transmitter/modulator）........................ 15
 病的状態での分子発現の変化 16
  ❶末梢組織炎症モデル／16　❷神経障害性疼痛（neuropathic pain）モデル／16　❸軸索障害を受けた A 線維ニューロン／17　❹軸索障害を受けた C 線維ニューロン／18　❺軸索障害を受けた未特定のニューロン／19　❻軸索障害を免がれたニューロン／19
 おわりに 20

B 脊髄・二次ニューロンの可塑的変化と神経障害性疼痛
　　　　　　　　　　　　　　　　　　　　　井上　和秀，津田　誠／24

 はじめに 24
 ミクログリア 25
 ATP 受容体 26
 脊髄ミクログリア P2X4 受容体の役割 26
 脊髄ミクログリア P2X4 受容体の過剰発現メカニズム 27
 おわりに 29

C 脳の可塑的変化と神経障害性疼痛
新井　健一, 下　和弘, 西原　真理, 牛田　享宏／32

- はじめに 32
- ペインマトリックス 32
- 神経障害性疼痛における脳の可塑的変化 33
- 神経障害性疼痛における神経化学的・解剖学的変化 37

D 神経障害性疼痛と情動
南　雅文／40

- はじめに 40
- 行動薬理学的手法を用いた痛みによる不快情動の定量的評価 41
- 痛みによる不快情動生成における前帯状回の役割 42
- 痛みによる不快情動生成における扁桃体基底外側核および中心核の役割 42
- 痛みによる不快情動生成における分界条床核の役割 44
- 神経障害性疼痛と情動 44
- おわりに 46

E 神経障害性疼痛と遺伝
中江　文／48

- はじめに 48
- ナトリウムチャネル（Nav1.7）の異常 48
  - **1** 遺伝性肢端紅痛症（inherited erythromelalgia）／48　**2** paroxysmal extreme pain disorder ／49
- ファブリー病 49
- 遺伝性神経筋萎縮症（hereditary neuralgic amyotrophy） 49
- 家族性アミロイドポリニューロパチー（familial amyloid polyneuropathy） 49
- 遺伝性感覚性自律神経性ニューロパチー（hereditary sensory and autonomic neuropathy：HSAN）type I 50
- シャルコー・マリー・ツース病（Charcot-Marie-Tooth disease：CMT） 50
- うつ病 50
- 先天性無痛症 52
  - **1** 先天性無痛無汗症（congenital insensitivity to pain with anhidrosis：CIPA）もしくは HSAN-IV ／52　**2** 先天性無痛症（hereditary sensory and autonomic type V：HSAN-V）／52　**3** SCN9A チャネロパチー／52
- まとめ 52

2. 臨床から見た神経障害性疼痛の病態　54

A 神経障害性疼痛の診断
森脇　克行／54

- はじめに 54
- 臨床的な概念と定義 54
  - **1** 概念の歴史／54　**2** IASP の定義／55
- ベッドサイドの問診と診察 56
  - **1** 一般診察と画像診断／56　**2** 質問票によるスクリーニング／57　**3** 質問

票と身体検査による診断法／58
　詳細な神経学的検査 59
　　❶電気生理学的検査／59　　❷定量的感覚試験／59　　❸皮膚生検／59
　　❹機能的脳画像診断／60
　鑑別診断 60
　まとめ 60

B 痛みの種類と特徴　　　　　　　　　　　　　　　　　　小川　節郎／63

　はじめに 63
　言葉の定義 63
　痛みの種類 63
　　❶神経障害性疼痛かどうかの段階的評価／63　　❷神経障害性疼痛に見られる
　　痛みの種類と特徴／65　　❸神経障害性疼痛のスクリーニングツール／65
　　❹心因性疼痛との鑑別／66　　❺神経障害性疼痛患者の痛みの表現／67
　おわりに 68

C 痛みの測定・評価　　　　　　　　　　　　　　　有田　英子，花岡　一雄／69

　はじめに 69
　痛みの測定 69
　痛みの強さの測定法 70
　　❶主観的な方法／70　　❷定量的測定法／72
　多面的痛みの評価法 73
　　❶マギル痛み質問表（McGill pain questionnaire：MPQ）／73　　❷簡易型マギ
　　ル痛み質問表（short-form McGill pain questionnaire：SF-MPQ）／73
　おわりに 74

D 神経障害性疼痛と運動異常　　　　　　　　　　　　　　柴田　政彦／77

　はじめに─運動障害の診かた─ 77
　神経障害が運動神経にも及んでおり運動麻痺を伴う場合 77
　　❶神経根障害／78　　❷神経束の障害／78　　❸多発性末梢神経障害／80
　　❹脊髄障害／80　　❺脳障害／80
　運動障害が痛みによる二次的な現象の場合 80
　痙性，失調，不随意運動 81
　大脳皮質運動野刺激による疼痛緩和 81

E 神経障害性疼痛と自律神経異常　　　　　　　　　　　　佐藤　　純／83

　はじめに 83
　神経障害性疼痛モデルと交感神経 83
　神経障害性疼痛モデルに見られる自律神経異常 85
　ヒトの神経障害性疼痛と自律神経異常 86
　おわりに 87

F 神経障害性疼痛と情動異常　　　　　　　　　　　　　　　平川　奈緒美／89

はじめに 89
痛みと不快情動 89
慢性痛と情動 90
痛みと情動に関係する中枢神経系の部位 91
神経障害性疼痛と情動 93

III. 神経障害性疼痛の疫学　　　　　　　　　　　　　小幡　英章, 齋藤　繁／97

はじめに 99
大規模疫学調査 99
　❶イギリスでの調査／99　　❷フランスでの調査／100　　❸オランダでの調査／100
各種神経障害性疼痛の疫学 101
　❶三叉神経痛／101　　❷帯状疱疹後神経痛／101　　❸糖尿病性ニューロパチー／102　　❹幻肢痛／102　　❺脊髄損傷後疼痛／102　　❻脳卒中後疼痛／102　　❼術後性疼痛／103　　❽癌性疼痛／103　　❾多発性硬化症／104
おわりに─今後の疫学研究の展望─ 104

IV. 神経障害性疼痛の症候と診断　　　　　　　　　　　　　　　　　　107

1. 神経障害性疼痛　　　　　　　　　　　　　　　　　　　　　　　　109

A 帯状疱疹後神経痛　　　　比嘉　和夫, 生野　慎二郎, 仁田原　慶一／109

はじめに 109
定義と疫学 110
臨床像 110
治療 111
　❶薬物療法／111　　❷神経ブロック／114
帯状疱疹の発症防止 114
まとめ 114

B 糖尿病性ニューロパチー, 薬物性ニューロパチー
　　　　　　　　　　　　　　　　　　　　　　　井福　正貴, 井関　雅子／117

はじめに 117
糖尿病性ニューロパチー 117
　❶概念／117　　❷病態／117　　❸臨床症状／118　　❹診断／118　　❺治療／119
薬物性ニューロパチー 120
　❶概念／120　　❷病態／121　　❸症状と原因薬物／121　　❹診断／121　　❺治療／121

C 三叉神経痛　　　　　　　　　　　　　　　長櫓　巧, 武智　健一／124

はじめに 124

疫学 124
臨床的特徴 124
診断および鑑別疾患 125
　■1診断／125　　■2鑑別を要する疾患／125
経過 127
病因 127
発症機序 127
　■1末梢神経説／127　　■2中枢神経説／128　　■3末梢・中枢神経説／128
治療 128
　■1治療の概略／128　　■2薬物治療／128　　■3侵襲的治療／129　　■4そのほか
　の治療上考慮すべき点／131
おわりに 131

D 幻肢痛　　　　　　　　　　　　　　　　　　　　　　　　　前田　倫／133

はじめに 133
概念 133
発症機序 134
　■1末梢説／134　　■2脊髄説／134　　■3neuromatrix 理論／134　　■4reorgani-
　zation 説／134
症候 136
　■1診断基準／136　　■2頻度／136　　■3領域／137　　■4性質／138　　■5予
　後／139　　■6増強因子／139　　■7鑑別診断／139
検査 139

E 術後瘢痕性疼痛　　　　　　　　　　　　　　　　　　　　　佐伯　茂／142

はじめに 142
術後瘢痕性疼痛の原因となる手術 142
術後瘢痕性疼痛の発生頻度 143
術後瘢痕性疼痛の発症機序 144
　■1神経線維の切断，損傷／144　　■2筋組織の切断，断裂／144　　■3痛みの悪
　循環の関与／144　　■4素因／144　　■5精神的な要因の関与／145　　■6その
　他／145
術後瘢痕性疼痛の所見と症状 145
　■1手術創の跡，瘢痕組織の存在／145　　■2痛みの性質／145　　■3感覚障害／
　145　　■4随伴する症状／145
術後瘢痕性疼痛の原因となりうる代表的な手術 146
　■1開胸術後の瘢痕性疼痛／146　　■2乳房手術後の瘢痕性疼痛／147　　■3鼠径
　ヘルニア手術後の瘢痕性疼痛／148　　■4四肢切断後の瘢痕性疼痛／149
　■5脊椎手術後の瘢痕による腰痛／149
術後瘢痕性疼痛の治療方法 150

F 腕神経叢引き抜き損傷後痛　　　　　　　　　　　田中　聡，川真田　樹人／152

はじめに 152

原因 152
引き抜き損傷の解剖・生理 152
臨床症状 154
　❶運動麻痺／154　　❷感覚障害／155　　❸自律神経障害／155　　❹疼痛と
　感覚異常／155
診断 156
　❶Tinel 徴候／156　　❷ホルネル徴候／156　　❸神経根近傍から分枝する神
　経の障害／156　　❹軸索反射／157　　❺画像検査／157　　❻電気生理学的
　検査／157
疼痛に対する治療 157
　❶薬物療法／157　　❷脊髄後根進入部（DREZ）破壊術／158　　❸脊髄電気
　刺激（SCS）療法／158　　❹外科的手術による疼痛変化／158
おわりに 159

G 脊髄損傷後疼痛　　　　　　　　　　　　　　　　　　　　　益田　律子／161

はじめに 161
SCI 痛の現状 161
SCI 痛の病態 162
　❶SCI 痛における侵害受容性疼痛／162　　❷SCI 痛における神経障害性疼痛
　（狭義の SCI 痛）／164
SCI 痛治療の進め方と薬物療法 166
　❶基本的指針／166　　❷合併症対策／166　　❸薬物療法と薬物療法アルゴリ
　ズム／167
薬物療法以外の治療 169
　❶理学療法，リハビリテーション／169　　❷視覚療法（鏡療法）／169　　❸電
　気刺激療法／170　　❹外科的神経破壊術／170　　❺将来の SCI 痛治療／170
その他，SCI 痛にかかわる諸問題 170
　❶SCI 痛と心理社会的側面／170　　❷SCI 痛とリハビリテーション／170
　❸SCI と社会資源の活用／171
おわりに 171

H 脳卒中後疼痛　　　　　　　　　　　　　　　　　　山本　隆充，片山　容一／173

はじめに 173
脳卒中後疼痛とは 173
脳卒中後疼痛発症のメカニズム 175
脳卒中後疼痛の薬理学的評価の目的 176
脳卒中後疼痛に対する薬理学的評価の方法 176
まとめ 177

2．神経障害性疼痛の周辺疼痛　　　　　　　　　　　　　　　　　　179

A 複合性局所疼痛症候群　　　　　　　　　　　　　　　　　阪上　学／179

はじめに 179
神経障害性疼痛の中での位置づけ 179

CRPS 判定指標 179
　　小児の CRPS 180
　　バイオマーカーと CRPS 182
　　CRPS 治療 183
　　おわりに 183

B 非定型顔面痛　　　　　　　　　　　　　　　　　　　川股　知之／187

　　はじめに 187
　　定義・症状 187
　　原因 188
　　診断 189
　　治療 189
　　　❶薬物療法／190　　❷神経ブロック・手術療法／190　　❸精神・心理学的治療法／191

C 神経障害性腰下肢痛　　　　　　　　　　豊川　秀樹, 大瀬戸　清茂／193

　　はじめに 193
　　神経障害性腰下肢痛を起こす疾患 193
　　　❶腰部脊柱管狭窄症における馬尾障害／194　　❷脊髄くも膜炎（FBSS）／194
　　　❸腫瘍性疾患／197　　❹円錐上部・円錐症候群／199　　❺脊髄係留症候群(終糸症候群)／201

D 線維筋痛症　　　　　　　　　　　　　　　　三木　健司, 行岡　正雄／202

　　はじめに 202
　　線維筋痛症の病態 203
　　診断 203
　　治療 205
　　われわれの投薬治療 205
　　認知行動療法 207

3. 侵害受容性疼痛との鑑別　　　　　　　　　　　　　深澤　圭太／210

　　はじめに 210
　　侵害受容性疼痛との鑑別 210
　　診察所見 212
　　定量的感覚テスト（QST）.. 213
　　他覚検査所見 213

4. 心因性疼痛との鑑別　　　　　　　　　　福井　弥己郎（聖）, 岩下　成人／218

　　はじめに 218
　　心因性疼痛の定義— DSM-Ⅳ-TR と ICD-10 — 218
　　心因性疼痛を呈する可能性のある精神疾患 219
　　疼痛性障害と慢性疼痛 221

神経障害性疼痛との鑑別..221
　　　心因性疼痛の評価の方法..222
　　　　　1評価を始める前に／222　　**2**疼痛とその障害病歴の把握／222　　**3**心理社
　　　　　会的病歴の把握／222　　**4**心理的診察／223　　**5**心理テスト／223
　　　脳科学から見た疼痛性障害...223

V．神経障害性疼痛の治療　　227

1．薬物療法　　229

A 抗うつ薬　　表　圭一／229

　　　はじめに...229
　　　抗うつ薬の鎮痛機序..229
　　　　　1中枢性機序／229　　**2**末梢性機序／231
　　　抗うつ薬の種類と特徴..231
　　　神経障害性疼痛に対する抗うつ薬の効果..233
　　　まとめ...234

B 抗てんかん薬　　山本　達郎／238

　　　はじめに...238
　　　$\alpha_2\delta$ サブユニット遮断薬..238
　　　$\alpha_2\delta$ サブユニット遮断薬以外の抗てんかん薬..240

C オピオイド鎮痛薬　　齊藤　洋司，橋本　龍也／242

　　　はじめに...242
　　　オピオイドの鎮痛作用機序..242
　　　治療の実際について―国際疼痛学会の推奨―..243
　　　オピオイド鎮痛薬とほかの薬物との組み合わせ治療..245
　　　慢性非癌性疼痛に対するオピオイドの有効性，安全性..246

D ケタミン　　関山　裕詩／251

　　　はじめに...251
　　　ケタミンの構造と鎮痛効果..251
　　　神経障害性疼痛における NMDA 受容体の意義..253
　　　使用法と問題点..253
　　　対象疾患と各種ガイドラインによる位置づけ..254
　　　おわりに...254

E 抗不整脈薬　　米本　紀子，森本　昌宏／257

　　　はじめに...257
　　　リドカイン..257
　　　メキシレチン..259
　　　フレカイニド..261

おわりに 261

F α₂作動薬　　　　　　　　　　　　　　　　　　　　　米本　紀子，森本　昌宏／265

はじめに 265
アドレナリン受容体と痛みについて 265
　1 一次求心性神経と α 受容体／266　　**2** 脊髄での α 受容体／266
α 作動薬と神経障害性疼痛での適応 266
　1 クロニジン（カタプレス®）／267　　**2** デクスメデトミジン（プレセデックス®）／
　268　　**3** チザニジン（テルネリン® など）／268
おわりに 268

G 抗不安薬　　　　　　　　　　　　　　　　　　　　　　　　松村　陽子／271

はじめに 271
ベンゾジアゼピン系薬物 271
　1 薬理作用／271　　**2** 臨床効果／272　　**3** 副作用／272　　**4** 臨床使用方法／
　272
アザピロン誘導体 274
まとめ 274

H 非ステロイド性抗炎症薬　　　　　　　　　　　　　　飯田　良司，加藤　実／276

はじめに 276
特徴 276
選択的 COX 阻害薬 277
ヒトで報告された有効性 278
動物で報告された有効性 282
おわりに 284

I ステロイド　　　　　　　　　　　　　　　　　　　　飯田　良司，加藤　実／287

はじめに 287
概説 287
副作用 288
帯状疱疹後神経痛に対する作用 288
脊髄神経根性痛に対する作用 290
複合性局所疼痛症候群（CRPS）に対する作用 290
おわりに 291

J 漢方薬　　　　　　　　　　　　　　　　　　　　　　　　　井上　隆弥／293

はじめに 293
CRPS とは 294
急性期 CRPS 症状 294
中間期 CRPS 症状 296
慢性期 CRPS 症状 296

おわりに 297

K 将来に期待できる疼痛治療薬　　　　　　　　南　　敏明／298

　　はじめに 298
　　グルタミン酸受容体，NO関連の薬物 299
　　アクロメリン酸誘導体 300
　　Ca^{2+}チャネル $\alpha_2\delta$ リガンド 303
　　おわりに 304

2. 神経ブロック療法　　　　　　　　信太　賢治，増田　　豊／305

　　はじめに 305
　　神経ブロック療法とは 305
　　神経ブロックの意義 306
　　　■1末梢性感作の予防／306　　■2中枢性感作の予防／306　　■3末梢知覚神経ブ
　　　ロックのもう一つの意義／307　　■4交感神経ブロックの効果／307　　■5運動
　　　神経ブロックの効果／308　　■6痛みの悪循環回路の遮断／309
　　神経障害性疼痛に対する神経ブロック 310
　　　■1神経ブロックの診断的価値／310　　■2各疾患における神経ブロック／310
　　おわりに 312

3. 神経電気刺激療法　　　　　　　　　　　　　　　　　　　　315

A 末梢神経刺激療法　　　　　　　　村川　和重，森山　萬秀／315

　　はじめに 315
　　鎮痛機序 315
　　臨床応用 315
　　治療の実際 316

B 硬膜外脊髄電気刺激療法　　　　　　村川　和重，森山　萬秀／319

　　はじめに 319
　　鎮痛機序 320
　　臨床応用 322
　　　■1脊髄神経根の病変／322　　■2末梢神経の病変／322　　■3中枢神経系の病
　　　変／323
　　治療の実際 324

C 脳刺激療法　　　　　　　　　　　　　　　　齋藤　洋一／327

　　はじめに 327
　　脳深部電気刺激療法（DBS） 327
　　大脳運動野電気刺激療法（MCS） 328
　　反復経頭蓋磁気刺激療法（rTMS） 329

1 rTMS のパラメータ／329　　**2** rTMS の副作用／331　　**3** rTMS の有効率と効果持続時間／331　　**4** MCS，rTMS の除痛機序／332　　**5** rTMS の治療法としての可能性／334

4. 心理学的治療法　337

Ⓐ 一般心理療法　細井　昌子／337

はじめに 337
神経障害性疼痛の痛みの特徴と患者の苦悩 337
神経障害性疼痛に対する一般心理療法 339
神経障害性疼痛に対する動機づけインタビュー 340
おわりに 341

Ⓑ 認知行動療法　有村　達之，細井　昌子／343

はじめに 343
オペラント条件づけプログラムとストレス免疫訓練 343
痛みの悪循環と痛みの認知行動療法 344
　1 再概念化／344　　**2** 技能の習得段階／345　　**3** 技能の強化段階／346
　4 技能の般化と維持の段階／346
神経障害性疼痛と認知行動療法 347
おわりに 347

5. 電気痙攣療法　米良　仁志，土井　永史／350

はじめに 350
必要な器具 351
手技の実際 351
施行間隔と施行回数 353
治療効果の特徴と持続期間 353
疼痛患者に対するECTの麻酔 354
ECT 治療器について 354
ECT の鎮痛機序 354
おわりに 356

6. リハビリテーション　358

Ⓐ 理学療法　小山　哲男／358

はじめに 358
疼痛の評価 358
運動・感覚の評価 359
　1 下肢機能の評価／359　　**2** 上肢機能の評価／359　　**3** 脊髄損傷患者の評価／359　　**4** 脳卒中患者の評価／361
ADL の評価 362
おわりに 367

xix

B 運動・作業療法　　　田邉　豊／369

はじめに 369
治療目標 369
運動・作業療法の開始 369
　❶患者の治療意欲の向上／370　　❷医師と療法士の連携／370　　❸"痛み"
　のコントロール／371　　❹二次的に生じる痛みや異常姿勢・運動の対策／371
運動・作業療法の開始時期と評価 371
運動・作業療法の方法 371
　❶神経ブロック併用療法／372　　❷運動による誘発痛を引き起こさない関節運
　動を行う運動療法／372
おわりに 373

C 神経リハビリテーション　　　住谷　昌彦，宮内　哲，山田　芳嗣／375

はじめに 375
体部位再現地図（somatotopy）と神経障害性疼痛 375
高次脳機能（知覚−運動協応と神経障害性疼痛）...377
おわりに—神経リハビリテーションの今後の展開— 378

7. 神経再生療法　　　稲田　有史／380

はじめに 380
場の理論と生体内再生治療 380
臨床応用の課題について 381
　❶PGA-C チューブ内での神経再生の証拠は／381　　❷PGA-C チューブは自
　家神経移植の代用となるのか／382　　❸運動神経回復と血行再建／383
　❹神経障害性疼痛患者，CRPS 患者に対する臨床応用／383
神経障害性疼痛患者，CRPS 患者に対する生体内再生治療の概要と適応 384
現時点での治療対象と対象外患者 384
神経障害性疼痛，CRPS 患者に対する生体内再生治療の問題点 385
おわりに—最近の話題— 385

8. 集学的治療　　　住谷　昌彦，山田　芳嗣／388

はじめに 388
神経障害性疼痛の集学的診断 388
神経障害性疼痛の集学的治療 389
　❶疼痛強度の緩和／389　　❷日常生活活動度の向上／390
おわりに 391

索　引 393

I

神経障害性疼痛とはなにか

はじめに

　神経障害性疼痛（neuropathic pain）は，末梢神経から脊髄を経て脳にまで至る求心性痛覚伝導路のどこかに障害が生じた後に出現する痛みである。その病態的特徴は，末梢神経終末に侵害刺激が加わらない状況下で，痛覚系の興奮が起こることによって痛みが発生することである。神経障害性疼痛は病的疼痛であり，生理的疼痛である侵害受容性疼痛とは明確に区別される[1]。また，病態的に炎症性疼痛とも区別されるが，一部重なるところがある（図1）。分りやすくいうと，侵害受容性疼痛や炎症性疼痛は外傷や感染・炎症などに伴って引き起こされ，痛みは症状の一つであるが，神経障害性疼痛は痛覚系の機能不全によってもたらされるもので，痛みそのものが病気である。

定　義

　1994年に国際疼痛学会（International Association for the Study of Pain：IASP）[2]によって，神経障害性疼痛は"神経系の損傷や機能不全が原因となって生じる痛み"と定義され，さらに2008年に"体性感覚伝導路の損傷や病変によって直接に引き起こされる痛み"と再定義されている[3]。再定義が行われた理由は，最初の定義では"機能不全"という言葉が非常にあいまいであり，炎症や外傷によって強い侵害刺激が加わって痛覚伝導系が感作されて起こる痛みも含まれることや，"神経損傷によって直接に引き起こされる痛み"と明確に定義されていないために二次的な筋性痛などが含まれる，などの問題があったためである。すなわち，新しい定義では，神経障害性疼痛は炎症や外傷に伴う強い侵害刺激の負荷によって惹起される痛覚伝導系の感受性増大（感作）による痛

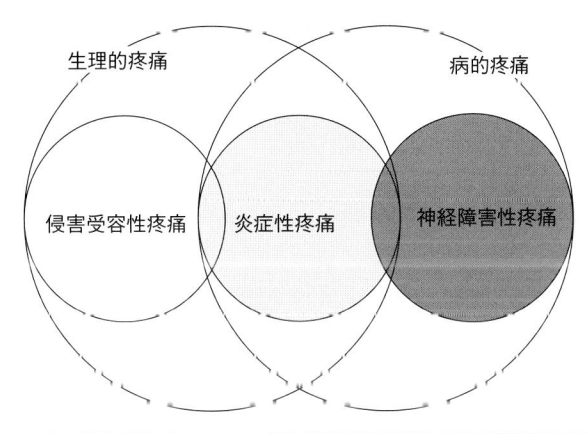

図1　痛みの病態分類

〔Devor M. Response of nerves to injury in relation to neuropathic pain. In：McMahon S, Koltsenburg M, Wall PD, editors. Textbook of pain（e-edition）. Philadelphia：Churchill-Livingstone；2005. p.905-24より改変引用〕

みと明確に区別された。さらに，神経疾患の経過中に出現する侵害受容性疼痛や筋・筋膜性疼痛とも厳密に区別された。新しい定義によって神経障害性疼痛の分類が明確になり，①病態の理解がさらに進展すること，②臨床研究や疫学的研究が進展すること，③診断ツールの開発などにより臨床診断が容易になること，④臨床的知見と基礎的研究との関係づけがしやすくなり発症メカニズムの解明や治療薬の開発が進展することなどの効果が期待される。

病態的特徴と診断

　神経障害性疼痛の特徴には，①持続性および発作性の自発痛（刺激がなくても痛みが起こる），②アロディニア（非侵害刺激で痛みが誘発される），③痛覚過敏（侵害刺激による疼痛閾値の低下がある），④しびれ（感覚低下を伴う），などが挙げられる。これらの感覚障害の症状・徴候は互いに関連しているが，それぞれに異なった発症メカニズムがあるものと考えられている。また，すべての神経障害性疼痛にこれらの感覚障害が揃って見られるわけではない。

　IASPの神経障害性疼痛分科会（The Special Interest Group on Neuropathic Pain：NeuPSIG）が提案した神経障害性疼痛の診断フローチャートでは，診断のための評価・検査として，①障害神経の解剖学的神経支配に一致した領域に観察される感覚障害の他覚的所見と，②神経障害性疼痛を説明する神経損傷，あるいは神経疾患を診断する検査

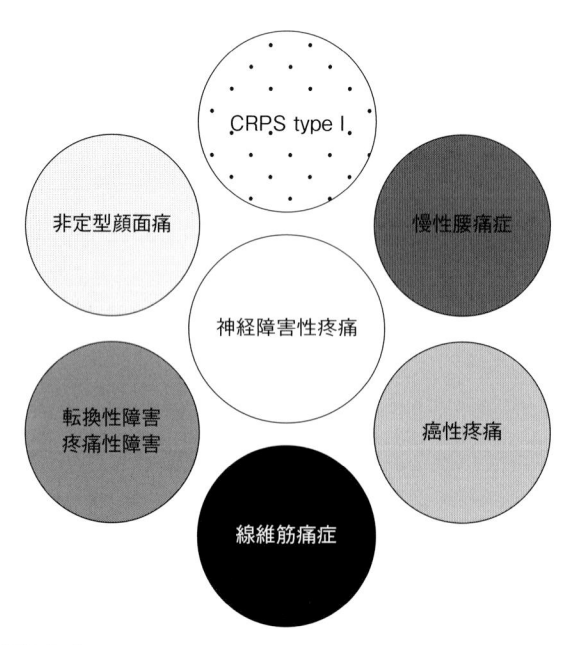

図2　神経障害性疼痛とその周辺疼痛

（Jensen TS. Neuropathic pain：Definition and screening. Eur J Pain 2007；11：S7-8より改変引用）

所見の2項目をもっとも重視している。現症と病歴において，痛みの範囲が解剖学的に妥当でかつ体性感覚伝導系の損傷や疾患を示唆すれば，診断のための評価・検査を行い，両項目とも当てはまる場合は"神経障害性疼痛と確定（definite）"し，当てはまるのが1項目の場合は"神経障害性疼痛の要素を一部もっている（probable）"と判定する。両方とも当てはまらない場合は"神経障害性疼痛の可能性はほとんどない（possible）"か，改めて再評価が必要と判定する[4]。

新しい定義によって，これまで神経障害性疼痛の範疇に入れられていた病的疼痛が神経障害性疼痛から外されることになり，神経障害性疼痛の周辺疼痛として位置づけられることになった（図2）[5]。現在，神経障害性疼痛に分類される疾患群として表に示すようなものがある。ここで注目したいのは，複合性局所疼痛症候群（complex regional pain syndrome：CRPS）として包括されているCRPSタイプⅠは神経障害性疼痛から外れて，CRPSタイプⅡは神経障害性疼痛に分類されているという事実である。これは，CRPSが症候群であることで，別の疼痛疾患であるタイプⅠおよびタイプⅡの症候がたまたま一致して揃っているということなのか，あるいはタイプⅠにも神経損傷あるいは神経の病的変化が潜在しているのか，今後に残された検討課題である。

発症メカニズム

神経障害性疼痛にはいろいろな種類と病態が存在し，単一のメカニズムでは説明できない。しかし，神経障害性疼痛が末梢から中枢神経系に及ぶ痛覚伝導路の機能的・可塑的変化によって引き起こされる病的疼痛であるという点では，共通しているものと考えられる。変化の起こる部位は末梢神経，脊髄および脳の各レベルに及び，それらの変化には，①痛覚系ニューロンの感作（sensitization），②神経線維の発芽を含む神経再構築（reorganization），③脱抑制や疼痛抑制系の変化（disinhibition, down-regulation），④情動的・精神的変調（emotional distress），などがある[6]。

表　神経障害性疼痛疾患

脳卒中後痛（視床痛）
脊髄損傷後痛
多発性硬化症
幻肢痛
腕神経叢引き抜き損傷後痛
帯状疱疹後神経痛
三叉神経痛・舌咽神経痛
術後瘢痕性疼痛
CRPSタイプⅡ（カウザルギー）
腰下肢痛に伴う神経障害性疼痛
糖尿病性ニューロパチー
抗癌薬性ニューロパチー
HIV性ニューロパチー

末梢神経が損傷を受けると，一次ニューロンレベルで神経損傷部における脱髄や神経腫形成による異所性発火現象，後根神経節（dorsal root ganglion：DRG）ニューロンの感作，そして交感神経の感覚神経への発芽現象（バスケット形成）などが惹起されて病的疼痛を引き起こす原因となる。最近の報告では，DRGニューロンの感作や交感神経の発芽誘導にマクロファージなどの免疫細胞が大きく関与していると考えられている[7]。その結果，末梢神経損傷部では刺激による異所性興奮の増強や自発的発火によって痛みが引き起こされる。さらに脊髄レベルでは，脊髄後角ニューロンの感作，神経再構築，そして下行性疼痛抑制系の減弱，下行性疼痛促進系の亢進，介在抑制ニューロンの脱抑制などの可塑的変化が起こり，自発痛やアロディニアなどの病的疼痛の原因となる[6,8]。最近，脊髄後角ニューロンの感作にはミクログリアやアストロサイトなどの免疫細胞の増殖と活性化が重要な働きをしていることが明らかになってきた[7〜9]。

脳レベルでも感覚伝導路の損傷後に種々の変化が惹起され，病的疼痛を引き起こす原因となることが最近少しずつ明らかになっている。痛みの認知は視床，一次体性感覚野（S1），二次体性感覚野（S2），島葉（insula），前帯状回（ACC），前頭前野（PFC）などで構成されるペインマトリックス（pain matrix）のなかでもたらされる[10]。さらに，痛みの認知は脳の神経再構築，意識のあり方（注意），予期・期待，さらに気分（不安，恐怖，うつなど）によって大きく影響を受ける。体性感覚伝導路に障害が起こると大脳皮質一次体性感覚野の再構築が起こり，それが異常な痛みの発症に深くかかわっていることが明らかになっている[11]。さらに，大脳の情動系中枢（扁桃核，島，前帯状回，視床下部など）と下行性疼痛調整系が密接に関連しており，不安，恐怖やうつなどの負の情動が強くなると下行性疼痛抑制系の機能低下が起こり，痛みの増強が引き起こされる[12]。神経障害性疼痛で強い痛みがある場合や，慢性痛として長期間持続すると負の情動が賦活され，さらなる痛みの増悪と持続がもたらされることになる。

■参考文献

1) Devor M. Response of nerves to injury in relation to neuropathic pain. In：McMahon S, Koltzenburg M, Wall PD, editors. Textbook of pain（e-edition）. Philadelphia：Churchill Livingstone；2005. p.905-24.
2) Merskey H, Bogduk N. Classification of chronic pain. Seattle：IASP Press；1994.
3) Loeser JD, Treede RD. The Kyoto protocol of IASP basic pain terminology. Pain 2008；137：473-7.
4) Treede RD, Jensen TS, Campbell JN, et al. Neuropathic pain：Redefinition and a grading system for clinical and research purposes. Neurology 2008；70：1630-5.
5) Jensen TS. Neuropathic pain：Definition and screening. Eur J Pain 2007；11：S7-8.
6) 眞下 節. 神経因性疼痛発症のメカニズム. 痛みと臨床 2003；3：61-71.
7) Scholz J, Woolf CJ. The neuropathic pain triad：Neurons, immune cells and glia. Nature Neurosci 2007；10：1361-8.
8) Beggs S, Salter MW. Neuropathic pain：Symptoms, models, and mechanisms. Drug Dev Res 2006；67：289-301.
9) Inoue K, Koizumi S, Tsuda M. The role of nucleotides in the neuron-glia communication responsible for the brain functions. J Neurochem 2007；102：1447-58.

10) Moisset X, Bouhassira D. Brain imaging of neuropathic pain. Neuroimage 2007 ; 37 : S80-8.
11) Flor H, Elbert T, Knecht S, et al. Phantom-limb pain as a perceptual correlate of cortical reorganization following arm amputation. Nature 1995 ; 375 : 482-4.
12) Tracey I, Mantyh W. The cerebral signature for pain perception and its modulation. Neuron 2007 ; 55 : 377-91.

（眞下　節）

II 神経障害性疼痛の発症メカニズムと病態を考える

II. 神経障害性疼痛の発症メカニズムと病態を考える

1 基礎的研究と神経障害性疼痛

A 末梢神経・一次ニューロンの可塑的変化から見る神経障害性疼痛

はじめに

　知覚神経系で最初に知覚刺激をとらえる神経線維は一次求心線維（primary afferent）と呼ばれ，その細胞体は primary afferent ニューロンまたは一次（知覚，primary sensory）ニューロンと呼ばれ，脊髄後根神経節（dorsal root ganglion：DRG）または三叉神経節（trigeminal ganglion：TG）にある。これらのニューロンは，軸索（axon）の末梢端で内因性物質や外部からの刺激を膜電位の変化に変換（transduction）し，それを累積して活動電位を発生させるとともに長い軸索を伝搬（propagation）し，さらに軸索の中枢端から脊髄二次ニューロンに伝達（transmission）するために，さまざまなレセプタ，イオンチャネル，神経伝達物質，神経ペプチドなど，数多くの分子を発現している。

変換器（トランスデューサ）

　われわれは，熱さ，冷たさ，針で刺したり，つねったり，さまざまな種類（modalities）の刺激を痛みとして感じるが，これらを一次求心線維の電気的興奮に変換する分子を変換器と呼んでいる。

■ 温度の変換器（thermal transducer）[1]

　温度変換器の研究は，1997 年のカプサイシンレセプタ（VR1 – TRPV1）のクローニングが突破口となり，あっという間に疼痛研究における大きな分野を占めるに至った。これまでに報告されている温度の変換器は，いずれも transient receptor potential（TRP）スーパーファミリーに属している。代表的なものを表1に挙げた。ただし，これらの温度閾値は各チャネルを強制発現した培養細胞の実験によるものが多く，実際の DRG ニューロンを使った細胞内 Ca^{2+} イメージングの実験では，冷刺激に対する反応性とメ

表1 温度の変換器とされるチャネル

系統名	興奮する温度閾値	発現
TRPV1	>43℃	DRGではC線維ニューロン。そのほか，三叉神経節，中枢神経や皮膚や膀胱の上皮細胞にも発現。
TRPV2	>52℃	DRGではA線維ニューロン。そのほか，中枢神経，腸，肺，脾臓にも発現。
TRPV3	>32-39℃	中枢神経系以外に多くの臓器でも発現あり。ヒトのDRGでは一部のニューロンに発現しており，TRPV1とヘテロマーを形成してTRPV1の機能を調節している可能性がある。
TRPV4	>27-35℃	最初は浸透圧レセプタとしてクローニングされた。皮膚の上皮細胞には発現しているが，DRGにおける発現については賛否両論がある。
TRPM8	<25-28℃	DRGではTrkA陽性のA線維およびC線維ニューロンに発現している。
TRPA1	<17℃	DRGではTRPV1陽性細胞の一部が発現している。最近ではこれを温度の変換器とするのを否定する研究も出ている。

ンソール（TRPM8アゴニスト）やマスタードオイル（TRPA1アゴニスト）に対する反応性とは相関しないという報告[2]がある。これは，実際の生体ではこれらのチャネルに影響を及ぼすさまざまな調節メカニズムが働いている可能性のほかに，細胞培養の条件など，*in vitro* での実験の限界かもしれない。

TRPA1やTRPV1は唐辛子，山椒，ニンニク，マスタード，シナモン，タマネギなど多くの食品に含まれる刺激性化学成分でも活性化されるという点で，後述する化学変換器としての性質も持つ。

2 機械的刺激の変換器（mechanotransducer）

電気生理学的には培養DRGニューロンを電極ピペットで圧迫すると，非選択的陽イオン電流が観察され，それが細胞骨格の破壊により減弱することから，機械的刺激であたかも蓋のように開閉するチャネルの存在が想定されている[3)〜6)]。しかし，体性感覚における機械的刺激の変換器はいまだにはっきり同定されていない。表2のような分子が候補として挙げられているが，いずれも直接的証明は成功していない。機械的刺激に感受性のあるチャネルが，必ずしも機械的刺激の変換器ではないとの指摘もある。一方で，蝸牛有毛細胞の機械的刺激の変換器候補が次々と挙げられているが（例；TRPML3），今のところ，あまり体性感覚の機械的刺激の変換器との共通性はないようである。

表2 機械的刺激の変換器の候補分子

P2Y1	Gタンパク共役型ATPレセプタの一つ。ただし機械的刺激により細胞外に漏出するATPを介したもので，厳密な意味では直接的な機械的刺激の変換器ではない[42]。
ASICs	元々H⁺"感受性"チャネルとしてクローニングされた分子であるが，その後機械的刺激との関連が報告[43]された。ASIC2a[44]とASIC3[45]の関与が報告されているが，ASICの機械的刺激の変換への関与については否定的なデータ[46]~[48]や，内臓痛にのみ関係しているという報告[49][50]もある。これらの論争は，最近のノックアウトマウスを使った研究でも解決していない[51]。
TRPs	TRPV4；ノックアウトマウスで圧迫刺激に対する反応性が低下する[52]。 TRPC5；電極ピペットによる圧迫で活性化する[53]。 TRPA1；内臓の機械的刺激を伝える[54]~[56]。
Cav	体毛の動きに反応するD-hair細胞の機械的刺激の変換機能にはCav3.2が必須であるという報告[57]がある。

一方，機械的刺激は一次求心線維が直接変換するのではなく，メルケル細胞などの特殊細胞[58]や，上皮細胞の分子グリコカリックス[59]，β1-インテグリン[60]が介在しているとの説もある。

3 化学的刺激の変換器（chemical transducer）

DRGニューロンでは，さまざまな化学物質に対するイオンチャネル型レセプタが見つかっているが，これらは外来化学物質を認識するためというよりも，体に異常がないかどうかをとらえるセンサーと考えるべきである。実際，化学変換器のほとんどすべてに内因性リガンドが見つかっている。代表的な化学変換器を表3に挙げた。

活動電位の伝播（action potential propagation）

変換器により，一次求心線維の末梢端で生じた膜の脱分極が重積してある閾値に達すると，活動電位が発生する。その発生閾値，形，頻度などの性質はNa⁺電流，K⁺電流，Ca²⁺電流によって決まっている。これらの電流を起こす分子は，電位依存性の各イオンチャネルである。

1 電位依存性Na⁺（voltage-gated sodium）チャネル

1つのαサブユニット（Nav）と1つ以上のβサブユニットからなる分子で，現在のところNav1.1-1.9までの9つのαサブユニットとβ1-4の4つのβサブユニットがクローニングされている。DRGニューロンにおける発現を表4にまとめた。

表3　DRGニューロンで見つかっている痛みに関係する化学変換器の例

リガンド	由来	レセプタ
H^+	局所炎症，虚血	ASICs, TRPV1
ノルアドレナリン	交感神経	アドレナリン作働性レセプタ
ATP	すべての細胞	P2Xレセプタ
アデノシン	ATPの分解産物	Aレセプタ
セロトニン	血小板	5-HTレセプタ
ブラジキニン	血管内皮細胞	B1レセプタ
ヒスタミン	肥満細胞	H1レセプタ
グルタミン酸	一次求心線維	NMDAレセプタ，カイニン酸レセプタ，AMPAレセプタ
サブスタンスP	一次求心線維	NK1レセプタ
CGRP	一次求心線維	CRLR, RAMP1
BDNF	一次求心線維	TrkB
GABA	脊髄下行性抑制系	$GABA_A$ レセプタ
グリシン	脊髄下行性抑制系	Glyレセプタ
アヘン製剤（エンドモルフィン，エンケファリン，ジノルフィン）	中枢神経，消化管など	オピオイドレセプタ

表4　DRGにおけるNavの発現

系統名	DRGでの発現
Nav1.1	ニューロフィラメント陽性（NF＋）ニューロンにのみ発現
Nav1.2	ほとんど発現せず
Nav1.3	正常では発現せず，軸索切断後，主にNF＋ニューロンで発現する
Nav1.4	なし
Nav1.5	ごく限られたニューロンに発現
Nav1.6	NF＋ニューロンにのみ発現
Nav1.7	ほとんどのニューロンに発現
Nav1.8	すべてのNF陰性（NF−）ニューロンと，一部のNF＋ニューロンに発現
Nav1.9	すべてのNF−ニューロンと，ごく一部のNF＋ニューロンに発現
Nav2.1	電位依存性チャネルではなく，Naの代謝に関係している。ニューロンとグリアに発現

2 電位依存性 K^+（voltage-gated potassium）チャネル

　　K^+チャネルは，イオンチャネルの中でも，もっとも大きなファミリーを形成し，い

表5 Cav α₁ サブユニットと電位依存性 Ca²⁺電流の関係

系統名	α₁ サブユニット	Ca²⁺電流
Cav1.1–1.4	α₁S, α₁C, α₁D, α₁F	L
Cav2.1	α₁A	P/Q
Cav2.2	α₁B	N
Cav2.3	α₁E	R
Cav3.1–3.3	α₁G, α₁H, α₁I	T

くつかのサブファミリーに数多くの分子が分類されている。実際，ヒトゲノムでは80以上のK⁺チャネル遺伝子が確認されている。活動電位の修飾に特に重要なのが，電位依存性K⁺チャネル（Kv）で，4つのファミリー（Kv1–4）からなる17種類のサブユニット（Kv1.1–1.8, Kv2.1とKv2.2, Kv3.1–3.4, Kv4.1–4.3）がクローニングされており，同じファミリーのサブユニットが少なくとも3つ結合して1つのカリウムチャネルを構成しているという。DRGでは，少なくとも3種類の電位依存性カリウム電流が見つかっているが，DRGニューロンでの各サブユニットの発現は詳しく分かっていない。

3 電位依存性 Ca²⁺ (voltage-gated calcium) チャネル

α₁, α₂δ, β, γ サブユニットからなる大きな分子であるが，電流の性質を特徴づけるのは主として α₁ サブユニットである。現在のところ，3つのファミリーに属する10個の α₁ サブユニットとそれらに対応する薬理学的に異なる L, N, P/Q, R, T の5種類の電位依存性カルシウム電流が分かっている（表5）。

神経伝達物質/神経調節物質（transmitter/modulator）

脊髄後角において脊髄ニューロンの樹状突起や細胞体とシナプスを形成している一次求心線維の中枢端に達した活動電位は，ある種のCavを開いてシナプス前側の細胞質において細胞内カルシウムイオン濃度（$[Ca^{2+}]i$）の上昇を起こし，これがきっかけとなって神経伝達物質であるグルタミン酸（Glu）や神経ペプチド（サブスタンスPやCGRP），さらには脳由来神経栄養因子（brain-derived neurotrophic factor：BDNF）を蓄えたシナプス小胞が細胞膜に融合して内容物が放出される。サブスタンスPは脊髄ニューロンのNK1レセプタに働き，N-メチル-D-アスパラギン酸（N-methyl-D-aspartic acid：NMDA）レセプタのリン酸化により中枢性感作を起こすことが知られている。

病的状態での分子発現の変化

　一次知覚ニューロンに発現している分子は，ある種の病的状態ではさまざまなメカニズムでリン酸化による機能調節を受け，知覚の伝達効率が変化する。末梢性感作と呼ばれるこの現象は，主に in vitro の炎症性疼痛モデルで広く研究されているが，本項では詳しくは触れない。

　一方，一次知覚ニューロンに発現している分子の中には，病的状態でその発現が変化し，遷延する異常な痛みの原因になりうる例が見つかっている。

1 末梢組織炎症モデル

　痛みの動物モデルとしてもっとも簡便でこれまで広く用いられてきたのは，（足底部や顔面の）皮下に起炎物質〔カラゲニンや完全フロイントアジェバント（complete Freund's adjuvant：CFA）が代表的〕を注射する末梢組織炎症モデルである。

　これらのモデルにおいては，DRG で Nav1.3, Nav1.7, Nav1.8 の発現が増加して活動電位の発生や伝達が亢進している[7]。さらには，炎症局所で生じた神経成長因子（nerve growth factor：NGF）が古典的神経調節物質であるサブスタンス P，CGRP，BDNF の発現を増加させ，一次求心線維の中枢側端から放出されたこれらのペプチドが脊髄ニューロンに働いて中枢性感作を起こし，興奮の伝達を促進していることが分かっている。NGF は，p38 MAPK の活性化を通じて変換器である TRPV1 や TRPA1 の発現も増加させ，熱知覚過敏や寒冷知覚過敏を引き起こすことも報告[8,9]されている。

2 神経障害性疼痛（neuropathic pain）モデル

　神経障害性疼痛の動物モデルは，主として坐骨神経の構成要素の一部を結紮もしくは切断する方法が用いられている（図）。これらのモデルでは，障害を受けた神経内に直接 axon を切断された（axotomized または injured）primary afferent とそれを免れた（spared または uninjured）primary afferent が混在しているという共通の特徴があり，両者における分子発現の変化と神経障害性疼痛発生のメカニズムへの関与はまったく異なるので，これらを区別して説明する。

　神経障害性疼痛モデルのうち，脊髄神経結紮（spinal nerve ligation：SNL）モデルは L5 DRG ニューロンの大部分（＞98％）は軸索切断されているのに対し，L4 DRG ニューロンは 3-12％が軸索切断されているだけなので，ほかのモデルと比べて障害されたニューロンと非障害ニューロンを区別して調べやすいという特徴がある。

　ラットの足底部の神経支配は図のようになっており，SNL モデルで L4 後根を切断すると，L4 や L5 の支配領域に与えられた刺激に対する知覚過敏反応が見られなくなるので，足底に与えた刺激が L4 脊髄神経を通って脊髄に伝達されていることは明らかである[10,11]。一方，同じモデルで L5 後根を切断または L5 DRG に局所麻酔薬を作用さ

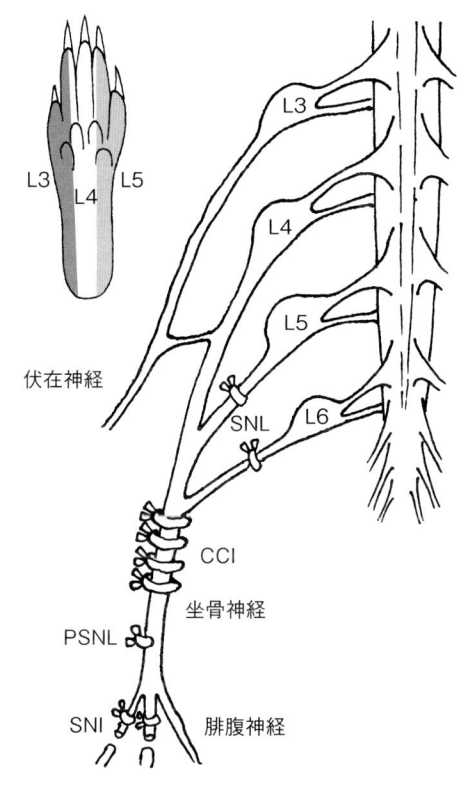

図 神経障害性疼痛の動物モデルとラット足底部の神経支配
ラット足底部はL3–L5によって支配されている。
SNL (spinal nerve ligation)：L5（ときにL6も）脊髄神経を結紮。CCI (chronic constriction injury)：坐骨神経を緩く結紮。PSNL (partial sciatic nerve ligation)：坐骨神経の1/2–1/3を強く結紮。SNI (spared nerve ligation)：腓腹神経のみを残して脛骨神経と総腓骨神経を結紮。坐骨神経はL4–L6脊髄神経からなっている。

せても神経障害性疼痛を抑えられることから，軸索切断されたL5脊髄神経を通ってくるなんらかの入力が脊髄ニューロンの機能亢進を起こしていることが示唆される[10)12)13)]（ただし，反論もある[11)]）。

3 軸索障害を受けたA線維ニューロン

　軸索障害を受けたニューロンは，支配していた末梢組織との解剖学的連絡を失うと同時に，元々発現していたほとんどのトランスデューサ，イオンチャネル，神経調節物質の発現が低下する。つまり，本来持っていた一次知覚ニューロンとしての機能は低下する。それでもなお，A線維を持つ軸索障害を受けたニューロンは，以下のような所見から神経障害性疼痛のメカニズムの一端を担っている可能性が示唆されている。
　①自発的発火（spontaneous firing/discharge）を起こすようになる。
　②ほかのNavが減少するなかで，Nav1.3の発現が増加する。

③神経調節物質であるサブスタンス P, CGRP, BDNF, NPY を新たに発現するようになる。
④脊髄内で前シナプス抑制を受けると考えられる $GABA_A$ レセプタの発現が低下する[14)15)]。

つまり，末梢からの刺激の入力なしで，活動電位を発生させ，中枢神経に伝えて，さらにそれをシナプス伝達する能力が残っているかもしれない．軸索を障害された A 線維のこれらの変化は，自発痛の原因となりうるだけでなく，中枢性感作によって非障害求心線維を通って入ってくる外部刺激に対する脊髄ニューロンの反応性を増幅させる可能性がある（注）．

《注》末梢神経を切断すると，もともと脊髄後角Ⅲ・Ⅳ層に終止する A 線維が，Ⅰ・Ⅱ層に発芽するという有名な現象[16)]が知られていたが，最近ではこれはアーチファクトであったというのが通説になっている[17)18)]。

A 線維は延髄後索核（dorsal column nucleus）にも投射している．触覚を中継しているとされるこの部位では，末梢神経切断後にサブスタンス P, CGRP, BDNF, NPY が増加し，少なくとも NPY は神経障害性疼痛モデルで機械的知覚過敏に関係していることが報告[19)]されている．しかし，通常脊髄での中枢性感作が起こるには C 線維を興奮させる強度の外部からの刺激入力が必要とされている．病的状態でこの A 線維の自発活動が本当に中枢性感作を起こしうるのかどうかは間接的証明しかなされていない．

少なくとも，前もって軸索切断された A 線維を電気刺激すると，正常よりずっと多くの脊髄ニューロンで Fos の誘導や，extracellular signal-regulated kinase（ERK）のリン酸化が起こることから[20)]，SNL モデルにおいても軸索切断された L5 脊髄神経から脊髄への入力は無視できない要素の一つであることは間違いないであろう．A 線維の自発発火は，糖尿病性ニューロパチーでも見つかっている[21)]。

4 軸索障害を受けた C 線維ニューロン

侵害受容器の大部分を含む C 線維ニューロンでは，軸索を障害されても自発発火は見られないか[22)23)]，あってもきわめて低頻度（約 0.1Hz）であることが分かっているので[24)〜26)]，A 線維とは別のメカニズムを考える必要がある．

切断された神経の中枢側端には再生しようとする軸索が結合組織などで捕われた神経腫が形成され，この部位が機械的刺激に対する異常な興奮性を獲得し，本来痛みを起こさないような自動運動や，隣接する小動脈の拍動に対して興奮して自発痛を起こすことが示唆されている．テトロドトキシン抵抗性 Na^+ チャネルである Nav1.8 は侵害受容器の活動電位発生に重要な働きをするとされており[27)]，神経の完全切断部位にはこのチャネルが集積することがいくつかのグループにより報告[28)〜30)]されていることから，この軸索障害を受けて過敏となった神経線維には中枢性感作を起こしうる C 線維が含まれているかもしれない．われわれの研究でも，正常ラットと新生児期にカプサイシンを皮

下注射してC線維ニューロンの機能的脱落を起こしたラットを用い，切断後の坐骨神経に対する0.1 mA電気刺激の影響を見たところ，A線維強度の刺激によって脊髄や後索核でリン酸化するERKの一部はC線維の興奮を介しているらしいことが分かった[20]。つまり，軸索切断されたC線維は本来A線維しか興奮させない弱い電気刺激でも興奮するらしい。したがって，神経腫において機械的刺激に過敏になっている神経線維にはC線維が含まれると考えられる。一方，脊髄内でC線維を前シナプス側で抑制している μ オピオイドレセプタは軸索切断後に発現が低下することが知られており[31)32)]，C線維の異常な興奮が脊髄に伝わりやすい状況になっている。

5 軸索障害を受けた未特定のニューロン

SNLモデルラットの脊髄に，各種電位依存性Ca^{2+}チャネル（VDCC）のブロッカーを投与して調べた実験によると，N-type VDCCのブロッカーのみがアロディニアを抑制する[33]。N-type VDCCはCav2.2であり，その構成要素である$\alpha_{1B}, \alpha_2\delta, \beta$サブユニットのうち，$\alpha_2\delta$サブユニットのみがL5 DRGにおいてmRNAレベルで増加し[34]，このサブユニットが後根を通って脊髄内で一次求心線維のシナプス前終末に集まっていることが分かっている[35)36)]。同様の現象は，CCIモデルや糖尿病性ニューロパチーモデルでも観察され[37]，N-type VDCC遮断薬は糖尿病性ニューロパチーモデルのアロディニアにも有効である[38]。$\alpha_2\delta$はN-type VDCCの機能を介して，神経伝達物質や神経調節物質の放出を調節していると考えられている。実際にヒトの神経障害性疼痛の治療に使われるガバペンチンはこの$\alpha_2\delta$サブユニットに働いている。

このVDCCの発現の変化が起こるDRGニューロンのタイプは分かっていないが，少なくともα_{1B}の免疫染色は脊髄表層でサブスタンスPと共存することが分かっているので[39]，ペプチド作動性ニューロンである可能性が高い。

6 軸索障害を免がれたニューロン

一方，L5 SNLモデルの障害部位より遠位の坐骨神経では障害を受けた神経にワーラー変性が生じ，シュワン細胞や浸潤してきた炎症細胞がNGFやさまざまな炎症性メディエータを放出する。同じ神経内を走行しているL4求心線維は末梢組織との連絡を保ちながら，それらの化学物質に曝されることになる。これはちょうど末梢組織炎症モデルで起こる現象と似ており，このモデルのL4 DRGニューロンでは末梢組織炎症モデルで見られるのと同じ疼痛関連分子（サブスタンスP，CGRP，BDNF，TRPV1）が増加する[10]。その後の研究でも，Nav1.8が障害を免れたL4脊髄神経内でタンパクレベルの転座を起こしていること[41]や，TRPA1がmRNAレベルで増加し，寒冷アロディニアの一因となっていることが分かった[9]。

おわりに

　神経障害性疼痛のメカニズムにおける一次知覚ニューロンの役割については，炎症痛におけるそれに比べて論争のあるところである．今回のレビューで要約したように，種々の分子の変化が一次知覚ニューロンで生じており，この変化が一次知覚ニューロンの興奮性の変化，そしてそれを介して脊髄ニューロン・グリア細胞の変化へつながっていると考えられる．脊髄の興奮性の維持には一次知覚ニューロンからの入力が必要条件であるといわれており，両者の連関が神経障害性疼痛のメカニズムとして重要であろう．神経障害性疼痛の種類，例えば機械的アロディニアと熱知覚過敏では，その病態における一次知覚ニューロンと脊髄ニューロン・グリアの寄与の重みづけが異なる可能性も示唆されている．神経障害性疼痛の症状，病期によって，種々の細胞で発現する多くの分子が特異的な役割を持っている，もしくはもっとも重要な分子や変化を見つけることが，今後の重要でかつ困難なテーマであるかもしれない．

■参考文献

1) Mandadi S, Roufogalis BD. ThermoTRP channels in nociceptors：Taking a lead from capsaicin receptor TRPV1. Curr Neuropharmacol 2008；6：21-38.
2) Munns C, AlQatari M, Koltzenburg M. Many cold sensitive peripheral neurons of the mouse do not express TRPM8 or TRPA1. Cell Calcium 2007；41：331-42.
3) Mannsfeldt AG, Carroll P, Stucky CL, et al. Stomatin, a MEC-2 like protein, is expressed by mammalian sensory neurons. Mol Cell Neurosci 1999；13：391-404.
4) McCarter GC, Reichling DB, Levine JD. Mechanical transduction by rat dorsal root ganglion neurons *in vitro*. Neurosci Lett 1999；273：179-82.
5) Cho H, Shin J, Shin CY, et al. Mechanosensitive ion channels in cultured sensory neurons of neonatal rats. J Neurosci 2002；22：1238-47.
6) Shafrir Y, Forgacs G. Mechanotransduction through the cytoskeleton. Am J Physiol Cell Physiol 2002；282：C479-86.
7) Black JA, Liu S, Tanaka M, et al. Changes in the expression of tetrodotoxin-sensitive sodium channels within dorsal root ganglia neurons in inflammatory pain. Pain 2004；108：237-47.
8) Ji RR, Samad TA, Jin SX, et al. p38 MAPK activation by NGF in primary sensory neurons after inflammation increases TRPV1 levels and maintains heat hyperalgesia. Neuron 2002；36：57-68.
9) Obata K, Katsura H, Mizushima T, et al. TRPA1 induced in sensory neurons contributes to cold hyperalgesia after inflammation and nerve injury. J Clin Invest 2005；115：2393-401.
10) Yoon YW, NaJ HS, Chung M. Contributions of injured and intact afferents to neuropathic pain in an experimental rat model. Pain 1996；64：27-36.
11) Li Y, Dorsi MJ, Meyer RA, et al. Mechanical hyperalgesia after an L5 spinal nerve lesion in the rat is not dependent on input from injured nerve fibers. Pain 2000；85：493-502.
12) Sheen K, Chung JM. Signs of neuropathic pain depend on signals from injured nerve fibers in a rat model. Brain Res 1993；610：62-8.
13) Sukhotinsky I, Ben-Dor E, Raber P, et al. Key role of the dorsal root ganglion in neuro-

pathic tactile hypersensitivity. Eur J Pain 2004 ; 8 : 135-43.
14) Fukuoka T, Tokunaga A, Kondo E, et al. Change in mRNAs for neuropeptides and the GABA (A) receptor in dorsal root ganglion neurons in a rat experimental neuropathic pain model. Pain 1998 ; 78 : 13-26.
15) Baba H, Ji RR, Kohno T, et al. Removal of GABAergic inhibition facilitates polysynaptic A fiber-mediated excitatory transmission to the superficial spinal dorsal horn. Mol Cell Neurosci 2003 ; 24 : 818-30.
16) Woolf CJ, Shortland P, Coggeshall RE. Peripheral nerve injury triggers central sprouting of myelinated afferents. Nature 1992 ; 355 : 75-8.
17) Tong YG, Wang HF, Ju G, et al. Increased uptake and transport of cholera toxin B-subunit in dorsal root ganglion neurons after peripheral axotomy : Possible implications for sensory sprouting. J Comp Neurol 1999 ; 404 : 143-58.
18) Hughes DI, Scott DT, Todd AJ, et al. Lack of evidence for sprouting of Abeta afferents into the superficial laminas of the spinal cord dorsal horn after nerve section. J Neurosci 2003 ; 23 : 9491-9.
19) Ossipov MH, Zhang ET, Carvajal C, et al. Selective mediation of nerve injury-induced tactile hypersensitivity by neuropeptide Y. J Neurosci 2002 ; 22 : 9858-67.
20) Wang H, Dai Y, Fukuoka T, et al. Enhancement of stimulation-induced ERK activation in the spinal dorsal horn and gracile nucleus neurons in rats with peripheral nerve injury. Eur J Neurosci 2004 ; 19 : 884-90.
21) Khan GM, Chen SR, Pan HL. Role of primary afferent nerves in allodynia caused by diabetic neuropathy in rats. Neuroscience 2002 ; 114 : 291-9.
22) Liu X, Eschenfelder S, Blenk KH, et al. Spontaneous activity of axotomized afferent neurons after L5 spinal nerve injury in rats. Pain 2000 ; 84 : 309-18.
23) Ma C, Shu Y, Zheng Z, et al. Similar electrophysiological changes in axotomized and neighboring intact dorsal root ganglion neurons. J Neurophysiol 2003 ; 89 : 1588-602.
24) Ali Z, Ringkamp M, Hartke TV, et al. Uninjured C-fiber nociceptors develop spontaneous activity and alpha-adrenergic sensitivity following L6 spinal nerve ligation in monkey. J Neurophysiol 1999 ; 81 : 455-66.
25) Wu G, Ringkamp M, Murinson BB, et al. Degeneration of myelinated efferent fibers induces spontaneous activity in uninjured C-fiber afferents. J Neurosci 2002 ; 22 : 7746-53.
26) Djouhri L, Koutsikou S, Fang X, et al. Spontaneous pain, both neuropathic and inflammatory, is related to frequency of spontaneous firing in intact C-fiber nociceptors. J Neurosci 2006 ; 26 : 1281-92.
27) Renganathan M, Cummins TR, Waxman SG. Contribution of Na (v) 1.8 sodium channels to action potential electrogenesis in DRG neurons. J Neurophysiol 2001 ; 86 : 629-40.
28) Novakovic SD, Tzoumaka E, McGivern JG, et al. Distribution of the tetrodotoxin-resistant sodium channel PN3 in rat sensory neurons in normal and neuropathic conditions. J Neurosci 1998 ; 18 : 2174-87.
29) Coward K, Plumpton C, Facer P, et al. Immunolocalization of SNS/PN3 and NaN/SNS2 sodium channels in human pain states. Pain 2000 ; 85 : 41-50.
30) Yiangou Y, Birch R, Sangameswaran L, et al. SNS/PN3 and SNS2/NaN sodium channel-like immunoreactivity in human adult and neonate injured sensory nerves. FEBS Lett 2000 ; 467 : 249-52.
31) Rashid MH, Inoue M, Toda K, et al. Loss of peripheral morphine analgesia contributes to the reduced effectiveness of systemic morphine in neuropathic pain. J Pharmacol Exp Ther 2004 ; 309 : 380-7.

32) Kohno T, Ji RR, Ito N, et al. Peripheral axonal injury results in reduced mu opioid receptor pre- and post-synaptic action in the spinal cord. Pain 2005；117：77-87.
33) Chaplan SR, Pogrel JW, Yaksh TL. Role of voltage-dependent calcium channel subtypes in experimental tactile allodynia. J Pharmacol Exp Ther 1994；269：1117-23.
34) Luo ZD, Chaplan SR, Higuera ES, et al. Upregulation of dorsal root ganglion (alpha) 2 (delta) calcium channel subunit and its correlation with allodynia in spinal nerve-injured rats. J Neurosci 2001；21：1868-75.
35) Li CY, Song YH, Higuera ES, et al. Spinal dorsal horn calcium channel alpha2delta-1 subunit upregulation contributes to peripheral nerve injury-induced tactile allodynia. J Neurosci 2004；24：8494-9.
36) Bauer CS, Nieto-Rostro M, Rahman W, et al. The increased trafficking of the calcium channel subunit alpha2delta-1 to presynaptic terminals in neuropathic pain is inhibited by the alpha2delta ligand pregabalin. J Neurosci 2009；29：4076-88.
37) Luo ZD, Calcutt NA, Higuera ES, et al. Injury type-specific calcium channel alpha 2 delta-1 subunit up-regulation in rat neuropathic pain models correlates with antiallodynic effects of gabapentin. J Pharmacol Exp Ther 2002；303：1199-205.
38) Calcutt NA, Chaplan SR. Spinal pharmacology of tactile allodynia in diabetic rats. Br J Pharmacol 1997；122：1478-82.
39) Westenbroek RE, Hoskins L, Catterall WA. Localization of Ca2+ channel subtypes on rat spinal motor neurons, interneurons, and nerve terminals. J Neurosci 1998；18：6319-30.
40) Fukuoka T, Noguchi K. Contribution of the spared primary afferent neurons to the pathomechanisms of neuropathic pain. Mol Neurobiol 2002；26：57-67.
41) Gold MS, Weinreich D, Kim CS, et al. Redistribution of Na (V) 1.8 in uninjured axons enables neuropathic pain. J Neurosci 2003；23：158-66.
42) Nakamura F, Strittmatter SM. P2Y1 purinergic receptors in sensory neurons：Contribution to touch-induced impulse generation. Proc Natl Acad Sci U S A 1996；93：10465-70.
43) Lingueglia E. Acid-sensing ion channels in sensory perception. J Biol Chem 2007；282：17325-9.
44) Garcia-Anoveros J, Samad TA, Zuvela-Jelaska L, et al. Transport and localization of the DEG/ENaC ion channel BNaC1alpha to peripheral mechanosensory terminals of dorsal root ganglia neurons. J Neurosci 2001；21：2678-86.
45) Price MP, McIlwrath SL, Xie J, et al. The DRASIC cation channel contributes to the detection of cutaneous touch and acid stimuli in mice. Neuron 2001；32：1071-83.
46) Drew LJ, Rohrer DK, Price MP, et al. Acid-sensing ion channels ASIC2 and ASIC3 do not contribute to mechanically activated currents in mammalian sensory neurones. J Physiol 2004；556：691-710.
47) Roza C, Puel JL, Kress M, et al. Knockout of the ASIC2 channel in mice does not impair cutaneous mechanosensation, visceral mechanonociception and hearing. J Physiol 2004；558：659-69.
48) Mogil JS, Breese NM, Witty MF, et al. Transgenic expression of a dominant-negative ASIC3 subunit leads to increased sensitivity to mechanical and inflammatory stimuli. J Neurosci 2005；25：9893-901.
49) Page AJ, Brierley SM, Martin CM, et al. The ion channel ASIC1 contributes to visceral but not cutaneous mechanoreceptor function. Gastroenterology 2004；127：1739-47.
50) Jones RC 3rd, Xu L, Gebhart GF. The mechanosensitivity of mouse colon afferent fibers and their sensitization by inflammatory mediators require transient receptor potential vanilloid 1 and acid-sensing ion channel 3. J Neurosci 2005；25：10981-9.

51) Staniland AA, McMahon SB. Mice lacking acid-sensing ion channels (ASIC) 1 or 2, but not ASIC3, show increased pain behaviour in the formalin test. Eur J Pain 2009 ; 13 : 554-63.
52) Suzuki M, Mizuno A, Kodaira K, et al. Impaired pressure sensation in mice lacking TRPV4. J Biol Chem 2003 ; 278 : 22664-8.
53) Gomis A, Soriano S, Belmonte C, et al. Hypoosmotic- and pressure-induced membrane stretch activate TRPC5 channels. J Physiol 2008 ; 586 : 5633-49.
54) Nagata K, Duggan A, Kumar G, et al. Nociceptor and hair cell transducer properties of TRPA1, a channel for pain and hearing. J Neurosci 2005 ; 25 : 4052-61.
55) Brierley SM, Hughes PA, Page AJ, et al. The ion channel TRPA1 is required for normal mechanosensation and is modulated by algesic stimuli. Gastroenterology 2009 ; 37 : 2084-95.
56) Corey DP, Garcia-Anoveros J, Holt JR, et al. TRPA1 is a candidate for the mechanosensitive transduction channel of vertebrate hair cells. Nature 2004 ; 432 : 723-30.
57) Shin JB, Martinez-Salgado C, Heppenstall PA, et al. A T-type calcium channel required for normal function of a mammalian mechanoreceptor. Nat Neurosci 2003 ; 6 : 724-30.
58) Fagan BM, Cahusac PM. Evidence for glutamate receptor mediated transmission at mechanoreceptors in the skin. Neuroreport 2001 ; 12 : 341-7.
59) Tarbell JM, Ebong EE. The endothelial glycocalyx : A mechano-sensor and -transducer. Sci Signal 2008 ; 1 : pt8.
60) Kippenberger S, Bernd A, Loitsch S, et al. Signaling of mechanical stretch in human keratinocytes via MAP kinases. J Invest Dermatol 2000 ; 114 : 408-12.

〔福岡　哲男, 野口　光一〕

II. 神経障害性疼痛の発症メカニズムと病態を考える

1 基礎的研究と神経障害性疼痛

B 脊髄・二次ニューロンの可塑的変化と神経障害性疼痛

はじめに

　神経障害性疼痛は，神経系の損傷や機能不全により発症する難治性疼痛で，触覚刺激で激烈な痛みを誘発するアロディニア（異痛症とも呼ぶ）や疼痛過敏，自発痛が特徴的である。モデル動物では，一次求心性感覚ニューロンすなわち後根神経節ニューロンを含む末梢神経をさまざまに傷害し，アロディニアを引き起こすが，末梢神経損傷後に，一次感覚ニューロンとともに，脊髄後角二次ニューロンでは，さまざまな遺伝子発現やタンパク質修飾が起こり，痛み情報伝達や神経回路に可塑的な変化が起こる。例えば，脊髄後角ニューロンの興奮を担う興奮性アミノ酸受容体のN-メチル-D-アスパラギン酸（N-methyl-D-aspartic acid：NMDA）受容体は，Srcファミリーチロシンキナーゼ（SrcやFyn）[1)2)]，プロテインキナーゼ（protein kinase：PK）AやPKC[3)]によってリン酸化修飾を受け，受容体機能やシナプス肥厚部での分布などに変化が起こり，末梢からの入力に対する後角ニューロンの感受性増加に重要な役割を果たしている。さらに，末梢神経障害後10日目に，後角ニューロンでナトリウムチャネルNav1.3の発現が新たに誘導され，神経障害後に見られる皮膚へのブラシ刺激によるニューロン過活動に関与している[4)]。一方，γアミノ酪酸（gamma-aminobutyric acid：GABA）については，その合成酵素であるグルタミン酸デカルボキシラーゼ（GAD）やGABAニューロンそのものが神経損傷後に減少し，脊髄ニューロンの活動性が亢進することも報告[5)6)]されている。また，オピオイドペプチドであるダイノルフィンAが神経損傷後に脊髄後角ニューロンに発現誘導され，一次求心性線維中枢端のブラジキニン受容体を活性化してカルシトニン遺伝子関連ペプチド（calcitonin gene-related peptide：CGRP）を放出し，アロディニアに関与していることも報告[7)8)]されている。さらに最近，脊髄後角二次ニューロンにおいて，神経損傷後にクロライドイオンのくみ出しポンプであるK^+-Cl^-共輸送体2（K^+-Cl^- cotransporter 2：KCC2）の細胞膜上での発現が急速に低下し，陰イオンに対する逆転電位（E_{anion}）が脱分極側へシフトすることが報告され，神経障害性疼痛との密接な関連が示唆された[9)]。

　このように，神経損傷に引き起こされる脊髄後角二次ニューロンの変化はさまざま

であるが，ごく最近，これらの変化を引き起こすことに重要なかかわりを持つ細胞群としてグリアが注目を浴びている。その中でも，脳脊髄では免疫に関与しているとされるミクログリアと神経障害性疼痛との関係は，非常に重要であることが多くの研究により明らかとなってきた。本項では，ミクログリアが関与する脊髄後角二次ニューロンの可塑的変化のうち，KCC2発現制御にかかわるアデノシン三リン酸（adenosine triphosphate：ATP）受容体サブタイプP2X4と神経障害性疼痛発症について述べる。

ミクログリア

中枢神経系における免疫担当細胞とも呼ばれるミクログリアは，中枢や末梢神経の損傷に応答して，細胞肥大などの形態学的変化や細胞増殖を起こし，活性化型ミクログリアへと変貌する。神経障害性疼痛モデルラットの脊髄後角でも，ミクログリアはアロディニアの発現の経時変化によく相関して激しく活性化する。ミクログリアは，骨髄由来単核細胞の前駆細胞が血液脳関門の不完全な時期に中枢に移行して，そこで成熟を遂げた細胞であると想定されており，中枢神経系細胞の5-20％を占める[10]。正常状態のミクログリアは，分岐の多い突起を長く伸ばした，ラミファイド（ramified）型で存在している。従来まで，ラミファイド型ミクログリアは"静止型"とされてきたが，最近の研究から，正常脳のミクログリアは静止しているのではなく，周囲の環境を監視するかのようにその突起を常に動かしていることが示された[11)12)]。神経障害性疼痛の動物モデルとして知られる末梢神経損傷モデル[13]，糖尿病モデル[14]，癌性疼痛モデル[15]などにおいて，脊髄ミクログリアの活性化が報告されている。末梢神経損傷モデルの場合，損傷24時間後で細胞体の肥大化が観察され，2～3日後には細胞分裂を起こし，ミクログリアの細胞数が2倍以上に増加する。さらに，この活性化型脊髄ミクログリアは，補体受容体（CR）3[16]，自然免疫を司るToll様受容体（TLR）4[17]，T細胞受容体（TCR）へ抗原提示を行う主要組織適合複合体（MHC）class II[18]，さらにATP受容体などの発現量を増加させる[19)~21)]。末梢神経損傷による脊髄ミクログリアの活性化メカニズムは不明であるが，最近われわれは，インターフェロン（interferon：IFN）-γによる作用が重要であることを見出した[22]。脊髄におけるIFN-γ受容体（IFN-γR）は，ミクログリア特異的に発現しており，正常動物でも多く発現が認められた。IFN-γを正常動物の脊髄腔内へ投与することで，ミクログリアの肥大化，突起の短縮，細胞数の増加など，神経損傷後に見られるミクログリアの形態変化と酷似した現象が誘発された。また，IFN-γにより著明かつ持続的なアロディニアが発症し，ミクログリアの活性化を抑制するミノサイクリンによって抑制された。さらに，IFN-γR欠損マウスでは，野生型マウスに比べて末梢神経損傷によるアロディニアおよびミクログリアの活性化が抑制されていた。したがって，IFN-γ受容体を介するIFN-γのシグナルが，神経損傷による脊髄ミクログリアの活性化機構として重要であると思われる[22]。

ATP受容体

　上述のように，ミクログリアには，静止型あるいは活性化型により異なるものの，多くの受容体などが細胞外に発現しており，外部環境の変化に応じて多様な反応を引き起こす。なかでも，神経細胞あるいはアストログリアなどから情報伝達物質として放出され，あるいは細胞損傷後に漏出したヌクレオチドを受容するATP受容体（別称P2プリン受容体）は，各種サブタイプ（後述）がミクログリアに発現してその多様な生理活性を担っている。ATP受容体は，既知の神経伝達物質受容体と類似して，イオンチャネル型受容体（P2X）とGタンパク質共役型受容体（P2Y）に大別され[23)〜25)]，今現在，サブタイプがそれぞれ7種類（P2X1〜7）および8種類（P2Y1，P2Y2，P2Y4，P2Y6，P2Y11〜14）報告[25)〜27)]されている。P2X受容体は，非選択的カチオンチャネルであり，その構造は細胞膜2回貫通型のサブユニット（約400〜600アミノ酸残基）が会合してイオンチャネルを形成している[24)28)]。最近われわれは，超高速原子間力顕微鏡を用いて，P2X4は3分子が会合して1つのチャネルを形成していること，さらにATP刺激により構造変化が生じ，細胞外ドメインが花弁のように開き，チャネルの開口が起こることもとらえた[29)]。7種類のP2X受容体は，それぞれすべて細胞外ATPにより活性化され，EC_{50}は1〜10 μM程度だが，P2X7受容体だけは活性化本体がATP^{4-}と考えられているため，その活性化に高濃度のATP（0.1〜1 mM）が必要となる[27)30)]。一方，P2X4受容体は，カルシウムの透過性が高いこと[30)]，持続的なアゴニストの刺激により，P2X7と同様に大きなチャネルポアを形成することがほかのサブタイプと比べて大きな特徴である[31)32)]。一方，P2Y受容体は，Gタンパク質共役型受容体スーパーファミリー（GPCRs）に属し，7回膜貫通型受容体で，約400前後のアミノ酸残基で構成されている[25)33)34)]。P2Y受容体を介する細胞内情報伝達において，P2Y1，P2Y2，P2Y4，P2Y6，P2Y11受容体は$G_{q/11}$と共役しており，ホスホリパーゼC（PLC）を活性化して，イノシトール-三リン酸（IP_3）やジアセルグリセロールを産生し，細胞内カルシウム動員やPKCの活性化を引き起こす[25)]。また，P2Y2やP2Y6は$G_{12/13}$とも共役している[35)]。P2Y12，P2Y13およびP2Y14は，$G_{i/o}$と共役しており，アデニル酸シクラーゼの活性を抑制し，サイクリックアデノシン一リン酸（AMP）の産生を減少させ，PKAの活性化を制御する[25)]。P2Y受容体には，ATP，アデノシン二リン酸（ADP），ウリジン5'-三リン酸（UTP），ウリジン5'-二リン酸（UDP）などのヌクレオチド，あるいは糖ヌクレオチドが内因性作動薬として作用する[25)33)34)]。

脊髄ミクログリアP2X4受容体の役割

　神経障害性疼痛モデルラット脊髄後角のミクログリアは，アロディニアの発現の経時変化によく相関して活性化し，ミクログリアでのP2X4受容体の発現も，正常では非常に低レベルに維持されているが，神経損傷により著しく上昇する[19)]。このモデルでのア

ロディニアは，P2X4受容体にも有効な拮抗薬TNP〔2',3'-O-(2,4,6-trinitrophenyl)〕-ATP，あるいはP2X4受容体アンチセンスの脊髄くも膜下腔内投与により抑制され，かつ，P2X4受容体欠損マウスでは発症せず，さらにATP刺激したミクログリア培養細胞を正常ラットの脊髄腔内へ投与するだけで再現できた[19]。次に，ATP刺激で活性化したミクログリアを脊髄くも膜下腔内へ投与することによりアロディニアを発症させたラットから，脊髄第Ⅰ層ニューロン標本を得て実験し，陰イオンに対する逆転電位（E_{anion}）が脱分極側へシフトすること，および抑制性伝達物質のGABAにより脱分極が誘発されることを見出した[36]。この現象は，神経損傷によりクロライドイオンくみ出しポンプであるKCC2の発現が抑制され，その結果引き起こされる現象と類似していた[9]。一方，正常ラットの脊髄くも膜下腔内へ脳由来神経栄養因子（brain-derived neurotrophic factor：BDNF）を投与することにより，E_{anion}の脱分極側シフトとアロディニアが観察され[36]，BDNFの機能阻害抗体やsiRNAにより，神経因性疼痛モデルのアロディニアとE_{anion}脱分極側シフトがともに抑制された。また，ミクログリアをATPで刺激することにより，BDNFが遊離され，その放出がP2X4遮断薬で抑制された[36,37]。以上の事実は，次の仮説を支持している（図）。触刺激は一般に一部が脊髄後角介在ニューロンへ入力しており，介在ニューロンからは抑制性の神経伝達物質であるGABAなどが放出される。GABAは二次ニューロンへ抑制的に働き，通常は痛み伝達を抑制している。しかし，アロディニアという病態ではP2X4刺激により活性化型ミクログリアがBDNFを放出し，それが痛覚二次ニューロンのE_{anion}を脱分極側へシフトさせる。そのために，触刺激により放出された抑制性の神経伝達物質GABAが痛覚二次ニューロンへ興奮性に作用し，その結果，二次ニューロンは脱分極してスパイクを発生させ，それが大脳皮質知覚領へと伝わり激痛として認識される。

脊髄ミクログリアP2X4受容体の過剰発現メカニズム

われわれは，ミクログリア培養細胞をフィブロネクチンで処置することで，P2X4のmRNAおよびタンパク質レベルの増加，さらにP2X4受容体介在性の細胞内Ca^{2+}応答の増大を確認した[38]。最近，フィブロネクチンなどの細胞外マトリックス（ECM）は細胞運動や遺伝子発現などにも影響を与える因子として注目されている。フィブロネクチンによるP2X4発現増強作用は，選択的β_1/β_3インテグリン拮抗薬のエチスタチンと，β_1インテグリン機能阻害抗体で抑制された[39]。神経障害性疼痛モデルの脊髄後角では，神経損傷後3～7日にフィブロネクチン発現レベルの増加が認められ，エチスタチン投与によりP2X4受容体の発現増加とアロディニアの形成が阻害された。さらに，フィブロネクチンを正常動物の脊髄くも膜下腔内へ投与することだけでアロディニアが発現し，一方，P2X4欠損マウスではアロディニアは生じなかった[39]。また，Srcファミリーキナーゼの一つであるLynが脊髄においてミクログリア特異的に発現し，P2X4過剰発現と神経障害性疼痛に重要であることを見出した[40]。これらのことから，フィブロネクチンはインテグリン-Lyn情報伝達系を介して，ミクログリアにおけるP2X4受容体過

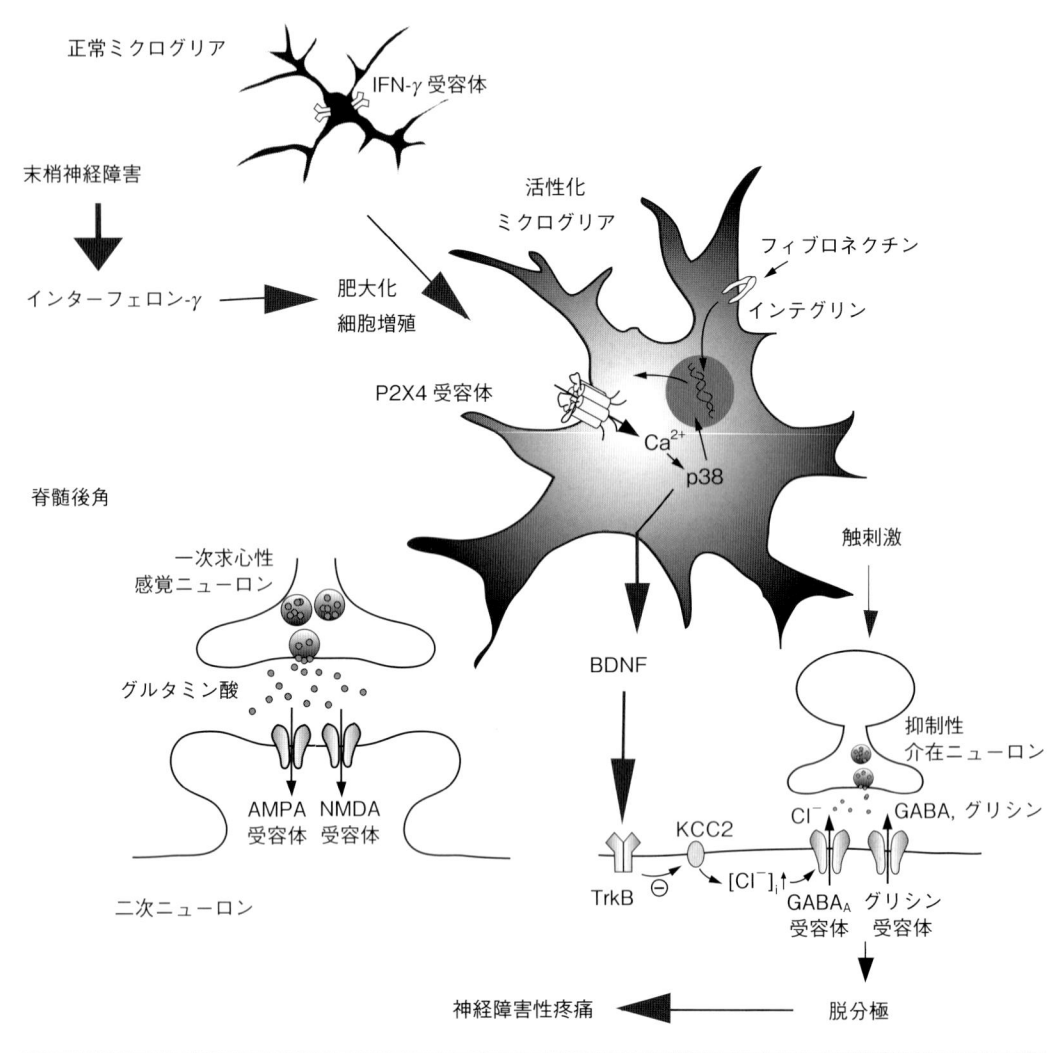

図 活性化ミクログリアが脊髄後角二次ニューロンに引き起こす現象：神経障害性疼痛発症メカニズム（仮説）

　一次求心性ニューロンは，痛みを伝える Aδ や C 線維のほかに触刺激を伝える Aβ などで構成され，Aδ や C 線維により伝えられた痛みインパルスは脊髄後角の二次ニューロン，さらに上位脳へと伝えられ，痛覚となる．また，触刺激の一部は Aβ を介して脊髄後角の抑制性介在ニューロンにも伝わり，GABA などの抑制性神経伝達物質の放出を促し，GABA は二次ニューロンの痛みシグナルを抑制するように働く．

　神経障害性疼痛発症モデル動物では，インターフェロン-γ により脊髄ミクログリアが活性化し P2X4 受容体を過剰発現する．P2X4 受容体刺激によりミクログリアから BDNF が放出され，BDNF は脊髄後角第一層の二次ニューロンに働き，陰イオン排出ポンプ（KCC2）の発現を抑える．その結果，細胞内の Cl$^-$ の濃度が高まり，陰イオンに対する逆転電位（E_{anion}）が脱分極側にシフトする．この病態生理条件下では，介在ニューロンから放出された GABA により Cl$^-$ チャネルが開くと Cl$^-$ イオンは細胞内から細胞外へ流出してしまい，抑制的に働くべき GABA の二次ニューロンへの作用が興奮性となり，ニューロンは脱分極する．このようにして，触刺激がアロディニアを引き起こすと考えられる．

剰発現に非常に重要な役割を担っていると考えられる．

おわりに

　末梢神経損傷後に，一次感覚ニューロンとともに，脊髄後角二次ニューロンでは，さまざまな遺伝子発現やタンパク質修飾が起こり，痛み情報伝達や脊髄後角神経回路網に可塑的な変化が起こる．われわれは，このような可塑性の発現の一部が活性化した脊髄ミクログリアによることをいち早く報告した．本項では，ミクログリアが関与する脊髄後角二次ニューロンの可塑的変化のうち，活性化ミクログリアに発現するATP受容体サブタイプのP2X4刺激とアロディニアについて述べた．そのデータを基に，次の仮説を考えている．触刺激は一部が脊髄後角の抑制性介在ニューロンへ入力しており，抑制性神経伝達物質GABAなどを放出される．GABAは二次ニューロンへ抑制的に働き，正常では痛み伝達を抑制している．アロディニアという病態では，活性化型ミクログリアのP2X4受容体刺激によりBDNFが放出され，それが痛覚二次ニューロンのE_{anion}を脱分極側へシフトさせる．その結果，触刺激により放出されたGABAは痛覚二次ニューロンに対して興奮性に作用し，脱分極させ，スパイクを発生させ，それが大脳皮質知覚領で激痛として認識される．このメカニズムが，ヒトの場合にどの程度寄与しているのかについては現在まったく知られていない．今後の検討が待たれる．

■参考文献

1) Liu XJ, Gingrich JR, Vargas-Caballero M, et al. Treatment of inflammatory and neuropathic pain by uncoupling Src from the NMDA receptor complex. Nat Med 2008；14：1325-32.
2) Abe T, Matsumura S, Katano T, et al. Fyn kinase-mediated phosphorylation of NMDA receptor NR2B subunit at Tyr1472 is essential for maintenance of neuropathic pain. Eur J Neurosci 2005；22：1445-54.
3) Kawasaki Y, Kohno T, Zhuang ZY, et al. Ionotropic and metabotropic receptors, protein kinase A, protein kinase C, and Src contribute to C-fiber-induced ERK activation and cAMP response element-binding protein phosphorylation in dorsal horn neurons, leading to central sensitization. J Neurosci 2004；24：8310-21.
4) Hains BC, Saab CY, Klein JP, et al. Altered sodium channel expression in second-order spinal sensory neurons contributes to pain after peripheral nerve injury. J Neurosci 2004；24：4832-9.
5) Moore KA, Kohno T, Karchewski LA, et al. Partial peripheral nerve injury promotes a selective loss of GABAergic inhibition in the superficial dorsal horn of the spinal cord. J Neurosci 2002；22：6724-31.
6) Scholz J, Broom DC, Youn DH, et al. Blocking caspase activity prevents transsynaptic neuronal apoptosis and the loss of inhibition in lamina II of the dorsal horn after peripheral nerve injury. J Neurosci 2005；25：7317-23.
7) Wang Z, Gardell LR, Ossipov MH, et al. Pronociceptive actions of dynorphin maintain chronic neuropathic pain. J Neurosci 2001；21：1779-86.
8) Lai J, Luo MC, Chen Q, et al. Dynorphin A activates bradykinin receptors to maintain neuropathic pain. Nat Neurosci 2006；9：1534-40.
9) Coull JA, Boudreau D, Bachand K, et al. Trans-synaptic shift in anion gradient in spinal lamina I neurons as a mechanism of neuropathic pain. Nature 2003；424：938-42.

10) Kreutzberg GW. Microglia : A sensor for pathological events in the CNS. Trends Neurosci 1996 ; 19 : 312-8.
11) Davalos D, Grutzendler J, Yang G, et al. ATP mediates rapid microglial response to local brain injury in vivo. Nat Neurosci 2005 ; 8 : 752-8.
12) Nimmerjahn A, Kirchhoff F, Helmchen F. Resting microglial cells are highly dynamic surveillants of brain parenchyma in vivo. Science 2005 ; 308 : 1314-8.
13) Tsuda M, Inoue K, Salter MW. Neuropathic pain and spinal microglia : A big problem from molecules in "small" glia. Trends Neurosci 2005 ; 28 : 101-7.
14) Tsuda M, Ueno H, Kataoka A, et al. Activation of dorsal horn microglia contributes to diabetes-induced tactile allodynia via extracellular signal-regulated protein kinase signaling. Glia 2008 ; 56 : 378-86.
15) Honore P, Rogers SD, Schwei MJ, et al. Murine models of inflammatory, neuropathic and cancer pain each generates a unique set of neurochemical changes in the spinal cord and sensory neurons. Neuroscience 2000 ; 98 : 585-98.
16) Coyle DE. Partial peripheral nerve injury leads to activation of astroglia and microglia which parallels the development of allodynic behavior. Glia 1998 ; 23 : 75-83.
17) Tanga FY, Nutile-McMenemy N, DeLeo JA. The CNS role of toll-like receptor 4 in innate neuroimmunity and painful neuropathy. Proc Natl Acad Sci U S A 2005 ; 102 : 5856-61.
18) Sweitzer SM, White KA, Dutta C, et al. The differential role of spinal MHC class II and cellular adhesion molecules in peripheral inflammatory versus neuropathic pain in rodents. J Neuroimmunol 2002 ; 125 : 82-93.
19) Tsuda M, Shigemoto-Mogami Y, Koizumi S, et al. P2X4 receptors induced in spinal microglia gate tactile allodynia after nerve injury. Nature 2003 ; 424 : 778-83.
20) Tozaki-Saitoh H, Tsuda M, Miyata H, et al. P2Y12 receptors in spinal microglia are required for neuropathic pain after peripheral nerve injury. J Neurosci 2008 ; 28 : 4949-56.
21) Kobayashi K, Yamanaka H, Fukuoka T, et al. P2Y12 receptor upregulation in activated microglia is a gateway of p38 signaling and neuropathic pain. J Neurosci 2008 ; 28 : 2892-902.
22) Tsuda M, Masuda T, Kitano J, et al. IFN-gamma receptor signaling mediates spinal microglia activation driving neuropathic pain. Proc Natl Acad Sci U S A 2009 ; 106 : 8032-7.
23) Burnstock G. Purinergic signalling and disorders of the central nervous system. Nat Rev Drug Discov 2008 ; 7 : 575-90.
24) Khakh BS, North RA. P2X receptors as cell-surface ATP sensors in health and disease. Nature 2006 ; 442 : 527-32.
25) Abbracchio MP, Burnstock G, Boeynaems JM, et al. International Union of Pharmacology LVIII : Update on the P2Y G protein-coupled nucleotide receptors : From molecular mechanisms and pathophysiology to therapy. Pharmacol Rev 2006 ; 58 : 281-341.
26) Burnstock G. Pathophysiology and therapeutic potential of purinergic signaling. Pharmacol Rev 2006 ; 58 : 58-86.
27) Jarvis MF, Khakh BS. ATP-gated P2X cation-channels. Neuropharmacology 2009 ; 56 : 208-15.
28) Kawate T, Michel JC, Birdsong WT, et al. Crystal structure of the ATP-gated P2X(4) ion channel in the closed state. Nature 2009 ; 460 : 592-8.
29) Shinozaki Y, Sumitomo K, Tsuda M, et al. Direct observation of ATP-induced conformational changes in single P2X4 receptors. PLoS Biol 2009 ; 7 : e103.
30) Khakh BS, Burnstock G, Kennedy C, et al. International union of pharmacology. XXIV. Current status of the nomenclature and properties of P2X receptors and their subunits.

Pharmacol Rev 2001 ; 53 : 107-18.
31) Surprenant A, Rassendren F, Kawashima E, et al. The cytolytic P2Z receptor for extracellular ATP identified as a P2X receptor (P2X7). Science 1996 ; 272 : 735-8.
32) Khakh BS, Bao XR, Labarca C, et al. Neuronal P2X transmitter-gated cation channels change their ion selectivity in seconds. Nat Neurosci 1999 ; 2 : 322-30.
33) Ralevic V, Burnstock G. Receptors for purines and pyrimidines. Pharmacol Rev 1998 ; 50 : 413-92.
34) Sak K, Webb TE. A retrospective of recombinant P2Y receptor subtypes and their pharmacology. Arch Biochem Biophys 2002 ; 397 : 131-6.
35) Nishida M, Sato Y, Uemura A, et al. P2Y6 receptor-Galpha12/13 signalling in cardiomyocytes triggers pressure overload-induced cardiac fibrosis. EMBO J 2008 ; 27 : 3104-15.
36) Coull JA, Beggs S, Boudreau D, et al. BDNF from microglia causes the shift in neuronal anion gradient underlying neuropathic pain. Nature 2005 ; 438 : 1017-21.
37) Trang T, Beggs S, Wan X, et al. P2X4-receptor-mediated synthesis and release of brain-derived neurotrophic factor in microglia is dependent on calcium and p38-mitogen-activated protein kinase activation. J Neurosci 2009 ; 29 : 3518-28.
38) Nasu-Tada K, Koizumi S, Tsuda M, et al. Possible involvement of increase in spinal fibronectin following peripheral nerve injury in upregulation of microglial P2X(4), a key molecule for mechanical allodynia. Glia 2006 ; 53 : 769-75.
39) Tsuda M, Toyomitsu E, Komatsu T, et al. Fibronectin/integrin system is involved in P2X(4) receptor upregulation in the spinal cord and neuropathic pain after nerve injury. Glia 2008 ; 56 : 579-85.
40) Tsuda M, Tozaki-Saitoh H, Masuda T, et al. Lyn tyrosine kinase is required for P2X(4) receptor upregulation and neuropathic pain after peripheral nerve injury. Glia 2008 ; 56 : 50-8.

〔井上 和秀, 津田 誠〕

II. 神経障害性疼痛の発症メカニズムと病態を考える

1 基礎的研究と神経障害性疼痛

C 脳の可塑的変化と神経障害性疼痛

はじめに

　疼痛とは，組織の実質的あるいは潜在的な障害に結びつくか，このような障害を表す言葉を使って述べられる不快な感覚，情動体験であると定義されている[1]。疼痛には，直接的に侵害入力があるものと，侵害入力はないがあるように体験されるものがあるが，いずれも主観的体験であることから，痛みを客観的に評価することは困難と考えられる。さらに，現在では，このような疼痛体験は，脳内で識別的側面と情動的側面とを含む複合的な系によって生み出されるものと考えられている。また，疼痛が慢性化した状態では，末梢神経や脊髄の機能的変化だけでなく，脳内の複合的な神経系の可塑的変化が痛覚情報認知に多大な影響を及ぼしていると考えられている。

　疼痛の中でも神経障害性疼痛は，神経系の損傷や機能障害によって引き起こされるものと定義され[1,2]，臨床上，さまざまな特性を有する症候群である。神経障害性疼痛は，人口の2〜7％が罹患しており[3]，生活の質や日常生活能の著しい低下を招く[4]。近年のポジトロン断層撮影（positron emission tomography：PET），磁気共鳴画像（magnetic resonance imaging：MRI），脳磁図検査（magnetoencephalography：MEG）を用いた脳イメージング研究の進歩によって，ヒトの脳活動を非侵襲的に測定できるようになり，慢性化する神経障害性疼痛患者における中枢神経系の活動変容や構造的変化について解明されつつある。

ペインマトリックス

　通常，脊髄視床路を上行してきた痛覚のシグナルは，視床を介して第一次・第二次体性感覚野（S1, S2），島皮質，前帯状回，前頭前野内側部などペインマトリックスと呼ばれる痛みに関連する脳部位に投射される[5]。視床は感覚の中枢と呼ばれ，痛覚の伝達においては先に述べた脊髄視床路が終末する部分でもある。疼痛情報の中継核である視床においては，外側脊髄視床路（＝新脊髄視床路）が終末している腹側基底核群と，前

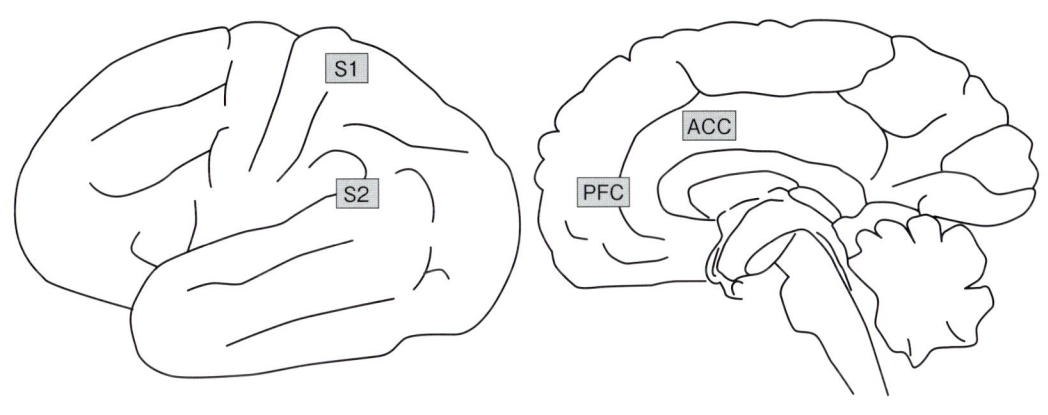

II. 神経障害性疼痛の発症メカニズムと病態を考える

(a) lateral pain system
S1：第一次体性感覚野，S2：第二次体性感覚野

(b) medial pain system
PFC：前頭前野，ACC：前帯状回

図1　ペインマトリックス

脊髄視床路（旧脊髄視床路）が終末している髄板内核群（主として外側中心核と束傍核）が重要な役割を果たしている。前者は主に大脳皮質に投射する中継点であり，皮膚，内臓，筋，関節からの識別性の感覚に関与している。一方，後者は大脳辺縁系に投射し，痛みに関する情動などに関与するとされている。S1，S2は，侵害受容情報の空間的認識など，疼痛の感覚識別における基本な働きを行い，外側脊髄視床路からS1，S2に至る系はlateral pain systemと呼ばれる[6]（図1-a）。島皮質，前帯状回は，体性内臓痛や体性感覚刺激の認識を行い疼痛による情動や動機づけ形成において重要であり，また，前頭前野は記憶や刺激強度の認識などの認知に関与していると考えられている。前脊髄視床路からこれらの大脳辺縁系に至る系はmedial pain systemと呼ばれる[7]（図1-b）。

神経障害性疼痛における脳の可塑的変化

　神経障害性疼痛で起こる脳の活動亢進として，ペインマトリックスでの活動亢進とペインマトリックス以外にまで及ぶ脳の活性化がある[8]。

　神経障害性疼痛では，さまざまな病態生理機序が働いて症状を引き起こしているため，自発痛と誘発痛に分けて考える必要がある。神経障害性疼痛に見られる自発痛は，末梢損傷部での異所性興奮や脊髄後角神経細胞の感作に由来するものや，中枢での脱抑制現象に由来するものがある。慢性痛の脳機能イメージング法として，安定した基礎脳活動測定が可能なPETが早くから用いられてきた。PETによる研究で，神経障害性疼痛患者においては，疼痛時に，主に刺激伝達の中継点である対側視床の脳血流がむしろ低下しているという報告[9]がある。MRIによる研究で，このような対側視床の活動低下は，病期が長くなるに従って著明になることが示されている[10]（図2）。一方，S1，S2では脳血流の増加は認められないが，島皮質，前帯状回，頭頂連合野，前頭前野では血流増加が認められる[11]。

　末梢や中枢神経に障害がある神経障害性疼痛患者の誘発痛について，機械刺激を与え

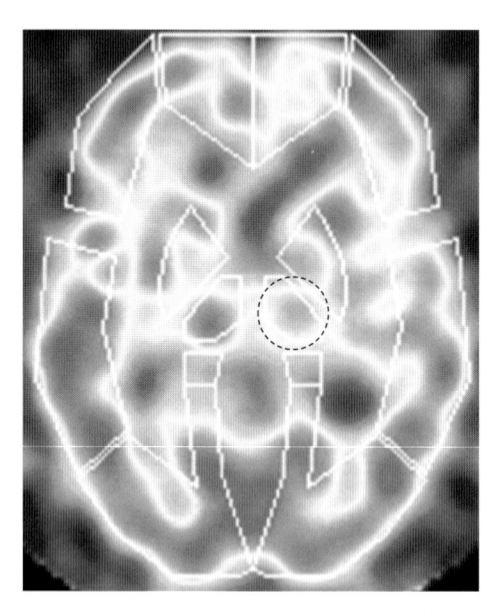

図2 右上肢慢性神経障害性疼痛症例の視床血流の低下

たときの脳活動が調べられている。神経障害性疼痛においてしばしば見られるアロディニアは、通常では痛みを引き起こさない程度の刺激によって痛みが生じる病態である。このアロディニアの発症メカニズムについてはいまだ不明な点が多いが、主には脊髄の感作や可塑的変化、一次感覚線維の発芽（sprouting）によるものなどが関与すると考えられている[12]。アロディニアの痛みに関する脳活動を調べる目的で、患者の疼痛部位に通常では痛みを起こさない程度の機械的刺激（非侵害刺激）を加えたときと、健常者に機械的な侵害および非侵害刺激を加えたときの脳活動を機能的MRI（fMRI）を用いて比較した報告がある。それによると、健常者に侵害刺激を加えた場合、視床、S1、S2、帯状回、小脳の活動性亢進が検出された一方、患者に非侵害刺激を加えると健常者よりも視覚的評価尺度（visual analogue scale：VAS）が高値を示し強い痛みとして認知されたにもかかわらず、末梢からの痛みの中継核である視床の活動性は検出されず、S1、S2、帯状回（主として前帯状回）、運動野、補足運動野の活動が認められた[13]。しかし、ほかの研究結果を踏まえると、前帯状回での活動に関しては一致した結果が得られておらず、一致した見解としてはlateral pain system（S1、S2）、島皮質、頭頂皮質、前頭皮質の活動亢進が示されている。さらに、手にアロディニアを有する神経障害性疼痛患者に対して、手掌が筆で触られている動画（図3）を見せ、視覚刺激のみを与えた実験では、前帯状回と内側前頭前野の活動が健常者に比べて亢進していることが分かった[14]（図4）。前帯状回は、健常者が"痛そうな"画像を見たときに賦活することがすでに示されており、したがって手掌が筆で触られる動画は神経障害性疼痛患者に"痛そうな"情動を無意識のうちに引き起こした可能性がある。

ペインマトリックスを超えてほかの大脳領域にまで及ぶ脳活動の亢進は、機械刺激によって生じるアロディニアや痛覚過敏において見られる。この活動亢進の部位として、疼痛修飾系である一連の脳幹核と前脳の背外側部が含まれる[15]。さらに、多くの研究で

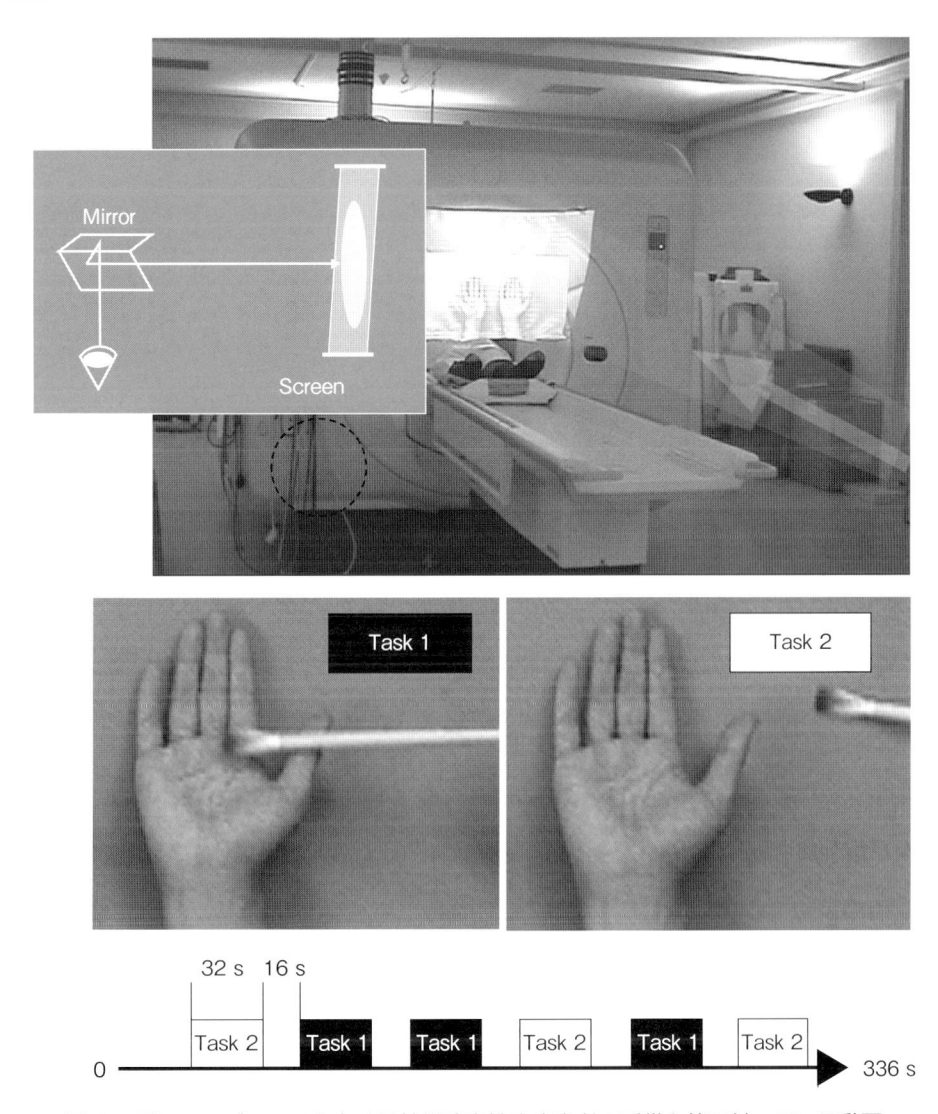

図3 手にアロディニアを有する神経障害性疼痛患者の手掌を筆で触っている動画

頭頂連合野が有意に活動亢進していることも明らかにされている[16]。

また，慢性化した神経障害性疼痛で起こっている脳の変化として，大脳皮質の再構築と不適切な神経可塑的変化がある．体性感覚は，本来，体表面における感覚受容細胞の空間位置情報が，S1において保存されることで空間的に認識，表現される．しかし，幻肢痛患者では，顔への刺激によって，切断して存在しない腕に触覚を感じるという投射性感覚が認められることから，S1での体性位相保存的配列の変化について調べた研究がある．MEGによる研究の結果，幻肢痛患者のS1では，口の感覚領域が切断されている手の感覚領域へ移行していることが明らかになった[17]．興味深いことに，この感覚領域の移行は幻肢痛の痛みの程度と相関関係にあった．さらに，体性局在マップの再構築は一次運動野にも見られ，S1の変化と同様であることが示されている[18]．多数の

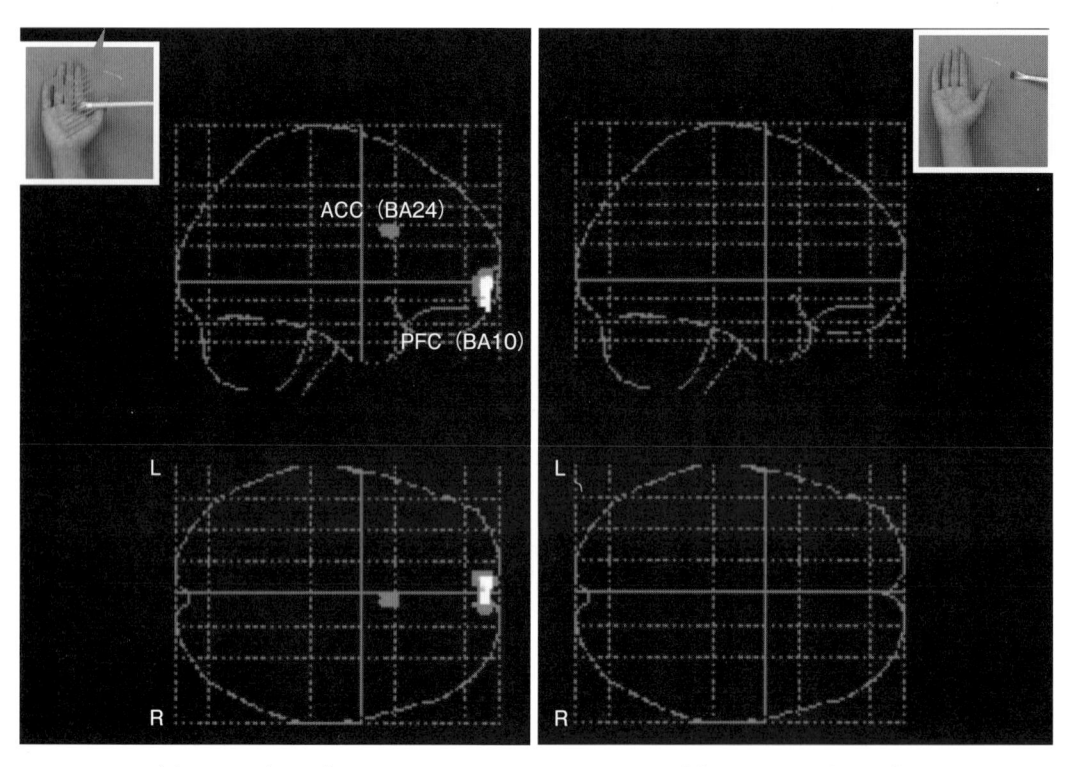

(a) Touch (task 1) (b) Non-touch (task 2)
PFC：前頭前野，ACC：前帯状回

図4　アロディニアを有する神経障害性疼痛患者における脳の活動

研究によって，複合性局所疼痛症候群（complex regional pain syndrome：CRPS）の病因として中枢神経の変化が挙げられている。体性感覚系の変化として，CRPS患者のS1領域において，機能局在マップの再構築が起こっていることが明らかにされている[19)20)]。腕のCRPS患者で，疼痛側と対側の手の体性感覚局在領域が極端に狭小していることが明らかにされた。さらに，中枢の運動系においても有意な変化が生じている。CRPS患者の罹患部位では，全筋肉の筋力低下，複雑な運動パターンの遂行困難，自動運動の可動域低下が認められ，姿勢振戦や動作時振戦も見られる[21)]。さらに，ほかの運動障害として，ジストニアやミオクローヌスも見られる。電気生理学的研究で，脳内の対側一次運動野において抑制系の活動低下や興奮性の亢進が起こっていることが示されている[22)]。興味深いことに，抑制系の異常は同側の運動野にも認められている。さらに，一次運動野と補足運動野の活動亢進も含めた中枢運動系回路の再構築が起こっていることが明らかになり，CRPS患者では中枢運動系の情報処理過程において広範囲に障害や可塑的変化が生じていることが示唆される。

神経障害性疼痛における神経化学的・解剖学的変化

　神経障害性疼痛における脳の局所的疼痛病態の神経化学的な解明を行うため，非侵襲性のPETと磁気共鳴スペクトロスコピー法（magnetic resonance spectroscopy：^{1}H-MRS）を用いた研究が試みられている．リガンドPETでは，オピオイド系のリガンドを用いて臨床的な疼痛研究が行われており，天然リガンドのレセプタ占拠の変化を調べることが可能である．一般的には，lateral pain system, medial pain systemの両方においては，オピオイドレセプタの結合能は同等であるが，神経障害性疼痛患者においては，前頭前野，前帯状回，島，頭頂連合野と視床でのオピオイドレセプタリガンドの結合が減少するといわれている[23]．また，一部の神経障害性疼痛患者においては，側坐核，扁桃体，背側帯状皮質を含む疼痛体験の修飾を行ういくつかの部位において，結合していないフリーのオピオイドレセプタが少ないことも明らかにされている[24]．それらの機序として，結合能の変化ならびにオピオイドレセプタの発現低下が提唱されている．

　^{1}H-MRSは，脳内の各部位における特異的代謝物の量を詳細に測定することができる．N-アセチルアスパラギン酸は，神経が整合性を保ちながら機能していることの指標となる物質で，神経障害性疼痛患者を対象とした研究が行われている．N-アセチルアスパラギン酸の量は，健常者の視床や神経障害性疼痛患者の疼痛部位と同側の視床と比べ

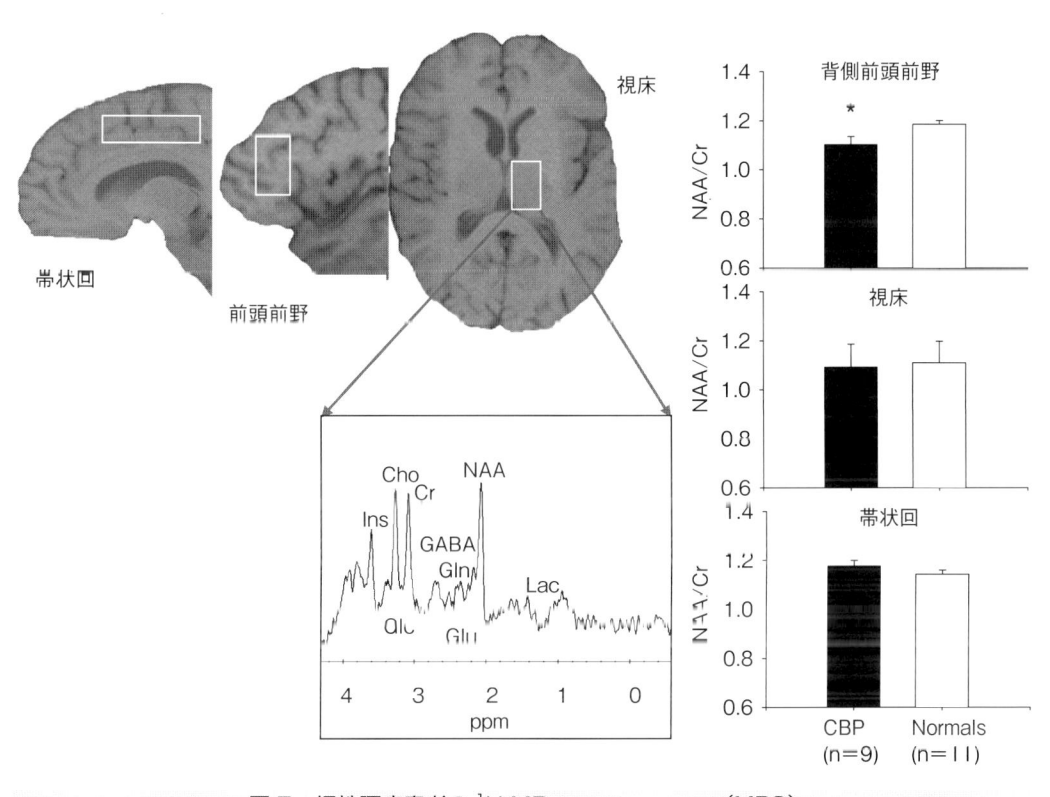

図5　慢性腰痛患者の^{1}H-MR spectroscopy（MRS）

て，疼痛部位の対側視床で低下していることが示された[25]。一方，慢性腰痛患者では，前頭前野における N-アセチルアスパラギン酸とグルコースの濃度が減少することが示されている[26]（図5）。脊髄損傷患者においても，対側の視床で N-アセチルアスパラギン酸量の低下が認められ，さらにこの低下は神経障害性疼痛の強度と負の相関がある[27]。

最近の脳形態研究で注目されているものの一つに，voxel based morphometry（VBM）がある。VBM は，解剖学的標準化，組織分画法および画素ごとの画像統計の手法を用いて脳形態の画像解析を行うもので，加齢による脳形態変化のみならず脳疾患の解析をも可能にしている。神経障害性疼痛患者を対象とした脳形態解析にも VBM が使用されており，一側の上肢切断患者において，対側視床の灰白質の体積が減少していることが報告[28]されている。灰白質の体積減少は，幻肢痛の発現の有無や程度に関係なく，切断後の経過時間の長さと正の相関関係にあるとされている。一方，前頭前野，帯状回，補足運動野や背側中脳では，灰白質の体積が疼痛の程度と正の相関関係にあることが示されている。慢性腰痛においては，広範囲の脳内灰白質，局所的には両側の前頭前野と右側の視床で灰白質の体積減少が報告[29]されている。線維筋痛症患者においては，全灰白質の減少と前脳前野，帯状回や島前部での灰白質の密度の減少が報告[30]されている。しかし，ほかの報告ではこのような結果は再現されておらず，他の部分の構造的変化が認められている。このような VBM による異なった研究結果を踏まえると，さらに多数症例の検証と改善された方法を用いたさらなる研究が必要と考える。

■参考文献

1) International Association for the Study of Pain. Pain terms：A list with definitions and notes on usage. Recommended by the IASP Subcommittee on Taxonomy. Pain 1979；6：249.
2) Merskey H, Bogduk N. Classification of chronic pain. Seattle：IASP Press：1994.
3) Toth C, Lander J, Wiebe S. The prevalence and impact of chronic pain with neuropathic pain symptoms in the general population. Pain Med 2009；10：918-29.
4) McDermott AM, Toelle TR, Rowbotham DJ, et al. The burden of neuropathic pain：Results from a cross-sectional survey. Eur J Pain 2006；10：127-35. Links
5) Melzack R. From the gate to the neuromatrix. Pain 1999；Suppl 6：S121-6.
6) Rainville P, Duncan GH, Price DD, et al. Pain affect encoded in human anterior cingulate but not somatosensory cortex. Science 1997；277：968-71.
7) Sewards TV, Sewards MA. The medial pain system：Neural representations of the motivational aspect of pain. Brain Res Bull 2002；59：163-80.
8) Seifert F, Maihöfner C. Central mechanisms of experimental and chronic neuropathic pain：Findings from functional imaging studies. Cell Mol Life Sci 2009；66：375-90.
9) Iadarola MJ, Max MB, Berman KF, et al. Unilateral decrease in thalamic activity observed with positron emission tomography in patients with chronic neuropathic pain. Pain 1995；63：55-64.
10) Fukumoto M, Ushida T, Zinchuk VS, et al. Contralateral thalamic perfusion in patients with reflex sympathetic dystrophy syndrome. Lancet 1999；354：1790-1.
11) Hsieh JC, Belfrage M, Stone-Elander S, et al. Central representation of chronic ongoing neuropathic pain studied by positron emission tomography. Pain 1995；63：225-36.
12) Woolf CJ, Shortland P, Coggeshall RE. Peripheral nerve injury triggers central sprouting

of myelinated afferents. Nature 1992 ; 355 : 75-8.
13) Ikemoto T, Ushida T, Tanaka S, et al. Painful mechanical stimulation evokes activation of distinct functional areas in the brain : Comparison of normal subjects and two patients with neuropathic pain. Pain Research 2003 ; 18 : 137-144.
14) Ushida T, Ikemoto T, Taniguchi S, et al. Virtual pain stimulation of allodynia patients activates cortical representation of pain and emotions : A functional MRI study. Brain Topogr 2005 ; 18 : 27-35.
15) Tracey I, Mantyh PW. The cerebral signature for pain perception and its modulation. Neuron 2007 ; 55 : 377-91.
16) Witting N, Kupers RC, Svensson P, et al. Experimental brush-evoked allodynia activates posterior parietal cortex. Neurology 2001 ; 57 : 1817-24.
17) Flor H, Elbert T, Knecht S, et al. Phantom-limb pain as a perceptual correlate of cortical reorganization following arm amputation. Nature 1995 ; 375 : 482-4.
18) Lotze M, Grodd W, Birbaumer N, et al. Does use of a myoelectric prosthesis prevent cortical reorganization and phantom limb pain? Nat Neurosci 1999 ; 2 : 501-2.
19) Schwenkreis P, Janssen F, Rommel O, et al. Bilateral motor cortex disinhibition in complex regional pain syndrome (CRPS) type I of the hand. Neurology 2003 ; 61 : 515-9.
20) Pleger B, Tegenthoff M, Ragert P, et al. Sensorimotor retuning [corrected] in complex regional pain syndrome parallels pain reduction. Ann Neurol 2005 ; 57 : 425-9.
21) Schwartzman RJ, Kerrigan J. The movement disorder of reflex sympathetic dystrophy. Neurology 1990 ; 40 : 57-61.
22) Juottonen K, Gockel M, Silén T, et al. Altered central sensorimotor processing in patients with complex regional pain syndrome. Pain 2002 ; 98 : 315-23.
23) Jones AK, Watabe H, Cunningham VJ, et al. Cerebral decreases in opioid receptor binding in patients with central neuropathic pain measured by [11C] diprenorphine binding and PET. Eur J Pain 2004 ; 8 : 479-85.
24) Harris RE, Clauw DJ, Scott DJ, et al. Decreased central mu-opioid receptor availability in fibromyalgia. J Neurosci 2007 ; 27 : 10000-6.
25) Fukui S, Matsuno M, Inubushi T, et al. N-acetylaspartate concentrations in the thalami of neuropathic pain patients and healthy comparison subjects measured with (1)H-MRS. Magn Reson Imaging 2006 ; 24 : 75-9.
26) Grachev ID, Fredrickson BE, Apkarian AV. Abnormal brain chemistry in chronic back pain : An in vivo proton magnetic resonance spectroscopy study. Pain 2000 ; 89 : 7-18.
27) Pattany PM, Yezierski RP, Widerström-Noga EG, et al. Proton magnetic resonance spectroscopy of the thalamus in patients with chronic neuropathic pain after spinal cord injury. AJNR Am J Neuroradiol 2002 ; 23 : 901-5.
28) Draganski B, Moser T, Lummel N, et al. Decrease of thalamic gray matter following limb amputation. Neuroimage 2006 ; 31 : 951-7.
29) Apkarian AV, Sosa Y, Sonty S, et al. Chronic back pain is associated with decreased prefrontal and thalamic gray matter density. J Neurosci 2004 ; 24 : 10410-5.
30) Kuchinad A, Schweinhardt P, Seminowicz DA, et al. Accelerated brain gray matter loss in fibromyalgia patients : Premature aging of the brain? J Neurosci 2007 ; 27 : 4004-7.

〔新井 健一, 下 和弘, 西原 真理, 牛田 享宏〕

II. 神経障害性疼痛の発症メカニズムと病態を考える

1 基礎的研究と神経障害性疼痛

D 神経障害性疼痛と情動

はじめに

　痛みは，侵害刺激が加わった場所とその強さの認知にかかわる感覚的側面（sensory component）と，侵害刺激の受容に伴う不安，抑うつ，恐怖，嫌悪などの負の情動（以下，不快情動）の生起にかかわる情動的側面（emotional component）からなる複雑な体験である。これまでに，痛みの感覚的側面に関しては精力的に研究がなされ，その神経機構もしだいに明らかになりつつあるが，情動的側面に関する研究はいまだ緒についたばかりである。痛みによる不快情動の生起は，生体警告系として生体防御機構の一翼を担っている。しかしながら，神経障害性疼痛などの慢性的な痛みでは，痛みにより引き起こされる不安や抑うつなどの不快情動は，生活の質（quality of life：QOL）を著しく低下させるだけでなく，精神疾患あるいは情動障害の引き金ともなり，また，そのような精神状態が痛みをさらに悪化させるという悪循環をも生じさせる（図1）。北米での調査によると，慢性的な痛みを有している者では，不安障害，うつ病，パニック障害など

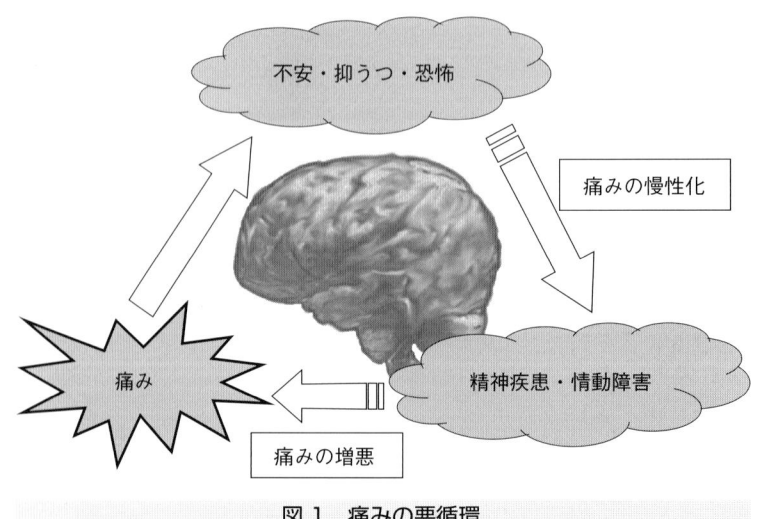

図1　痛みの悪循環

の精神疾患・情動障害を患う割合が有意に高くなる[1]。このような調査結果は，痛みの感覚的側面だけでなく情動的側面をも考慮した慢性疼痛治療の必要性，加えて，その基盤となる基礎的知見の集積の必要性を示唆している。

本項では，近年，実験動物を用いた行動薬理学的研究により明らかにされてきた，痛みによる不快情動生成に関与する脳領域と神経情報伝達機構について述べるとともに，神経障害性疼痛が情動に及ぼす影響についての最近の知見を紹介する。

行動薬理学的手法を用いた痛みによる不快情動の定量的評価

近年，米国の Johansen ら[2,3] や著者ら[4〜8] のグループによる条件づけ場所嫌悪性（conditioned place aversion：CPA）試験を用いた行動薬理学的解析により，痛みによる不快情動生成に関与する脳領域と神経情報伝達機構が明らかにされてきた。CPA 試験には，図2-a のような壁の色と床の材質が異なった2つのボックスからなり，ラットがお

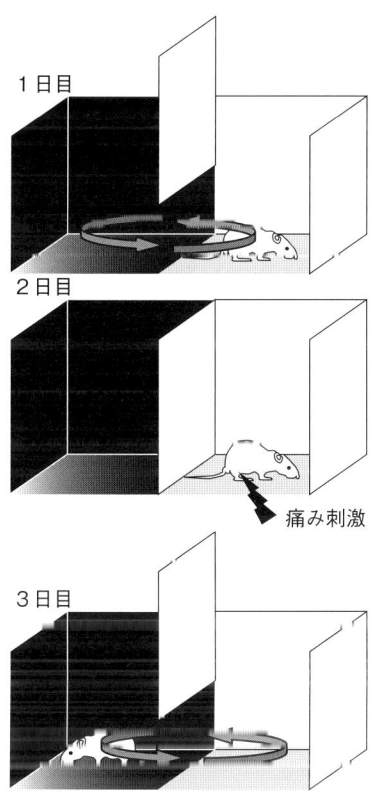

(a) 条件づけ場所嫌悪性試験のスキーム 詳細は本文参照。

(b) 小ルマリン後肢皮下投与により条件づけを行った場合 pain-paired side での滞在時間が条件づけ後に減少する"場所嫌悪反応"が見られる（＊＊：P＜0.01）。

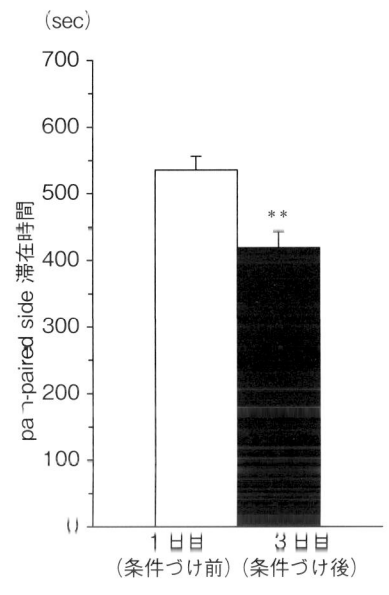

図2　条件づけ場所嫌悪性（CPA）試験

のおののボックスに滞在した時間を自動計測できる装置を用いる。痛み刺激としてホルマリン後肢皮下投与を条件づけに用いる場合を例に説明すると，実験1日目に中央のスライドドアを開け両ボックス間の移動が可能な状態でラットを入れ，一定の観察時間内にそれぞれのボックスに滞在した時間を計測する。2日目の条件づけ時には，中央のスライドドアを下ろしボックス間の移動ができない状態で，コントロールとして生理食塩液を一側後肢皮下に投与して一方のボックスに閉じ込め（図では示していない），その後さらに痛み刺激としてホルマリンを反対側後肢皮下に投与して反対のボックスに閉じ込める。3日目に，再び中央のスライドドアを開けた状態でテストを行い，ラットが各ボックスに滞在した時間を測定する。ホルマリン後肢皮下投与により条件づけを行った場合，痛みを与えたほうのボックスでの滞在時間が条件づけ後に減少する"場所嫌悪反応"が見られる（図2-b）。この場所嫌悪反応を指標として，痛みによる不快情動を定量的に解析できる。

痛みによる不快情動生成における前帯状回の役割

Johansenら[2]は，興奮性神経毒による前帯状回の破壊により，ホルマリン後肢皮下投与により惹起される不快情動が抑制されることを，CPA試験を用いて明らかにしている。この場合，痛みの感覚的側面の指標である侵害受容行動（ホルマリン後肢皮下投与により惹起される licking, biting, shaking, lifting などの行動）は影響を受けないことから，前帯状回破壊による場所嫌悪反応の抑制は，痛みの情動的側面に特異的な機序によるものであると考えられる。さらに，前帯状回への非選択的グルタミン酸受容体拮抗薬投与によりホルマリン後肢皮下投与による場所嫌悪反応が抑制されること，痛み刺激の代わりに前帯状回へのグルタミン酸受容体作動薬投与による条件づけを行うことにより場所嫌悪反応が惹起されることを明らかにし，前帯状回でのグルタミン酸神経情報伝達の亢進が，体性痛による不快情動生成に重要な役割を果たしていることを示している[3]。

痛みによる不快情動生成における扁桃体基底外側核および中心核の役割

著者ら[4]は，興奮性神経毒の局所微量注入により扁桃体中心核あるいは基底外側核のいずれか一方を両側性に破壊したラットを用いて，痛みによる不快情動生成へのこれら神経核の関与を検討した。ホルマリン後肢皮下投与により惹起される場所嫌悪反応は，基底外側核あるいは中心核いずれの破壊によっても消失した。一方，酢酸腹腔内投与により惹起される場所嫌悪反応は，中心核の破壊によって消失したが基底外側核の破壊では影響を受けなかった。これら行動薬理学的実験の結果から，これらの痛み刺激による不快情動生成にかかわる神経回路については，図3のように考えている。すなわち，扁桃体での情報伝達は，ホルマリン後肢皮下投与（体性痛）では，まず基底外側核に情報が入力され，次に中心核に伝えられ不快情動が惹起されるが，酢酸腹腔内投与（内臓痛）

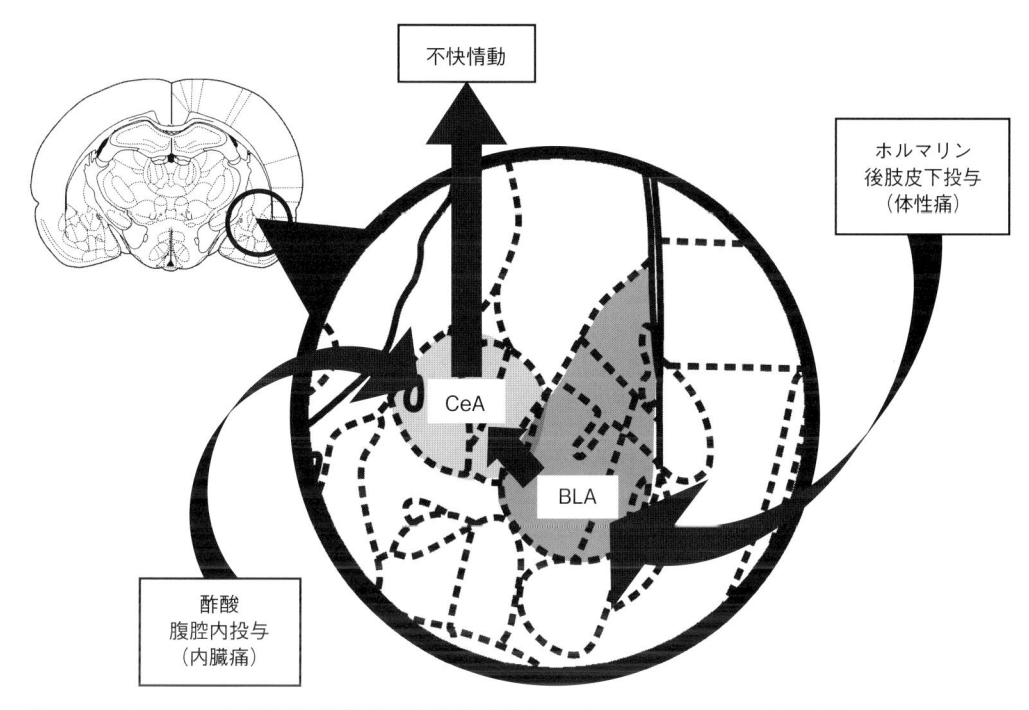

図3 体性痛および内臓痛による不快情動生成に関与する扁桃体神経回路

では，基底外側核を経由せず，中心核に直接情報が入力され不快情動が惹起されるものと考えられる。この中心核への直接入力については，外側傍腕核から扁桃体中心核に侵害情報を伝達する神経投射があることが知られている。一方，基底外側核への侵害情報の入力は，島皮質や視床からの入力である可能性が考えられる。

扁桃体基底外側核での神経情報伝達について検討を行った[5]。ホルマリン後肢皮下投与によりグルタミン酸遊離量の増加が認められたことから，ホルマリン後肢皮下投与により惹起される場所嫌悪反応に対する各種グルタミン酸受容体拮抗薬の基底外側核内局所投与の効果を検討した。N-メチル-D-アスパラギン酸（N-methyl-D-aspartic acid：NMDA）受容体拮抗薬 MK801 を両側基底外側核に投与することにより，場所嫌悪反応はほぼ完全に抑制されたが，AMPA/カイニン酸受容体拮抗薬 CNQX や代謝型グルタミン酸受容体拮抗薬 AP3 を同部位に投与しても，場所嫌悪反応に対して有意な影響は見られなかった。これらの結果より，扁桃体基底外側核における NMDA 受容体を介したグルタミン酸神経情報伝達の亢進が，体性痛による不快情動生成に重要な役割を果たしていることが示唆された。

さらに，ホルマリン後肢皮下投与により惹起されるグルタミン酸遊離量増加および場所嫌悪反応に対する基底外側核内モルヒネ局所投与の効果を検討した[5]。ホルマリン後肢皮下投与によるグルタミン酸遊離量増加は，マイクロダイアリシス灌流液中にモルヒネを加えることにより有意に抑制され，場所嫌悪反応も，ホルマリン皮下投与前にモルヒネを両側基底外側核に投与することによりほぼ完全に抑制された。一方，感覚的側面の指標である侵害受容反応は，基底外側核内モルヒネ投与によりほとんど抑制されな

かった。以上より，基底外側核に投与されたモルヒネは，グルタミン酸作動性神経にシナプス前性に作用しグルタミン酸遊離を抑制することにより不快情動を抑制する可能性が考えられる。

痛みによる不快情動生成における分界条床核の役割

　分界条床核は，扁桃体中心核と双方向の密な神経連絡により"extended amygdala"と呼ばれる構造を作っており，不安や恐怖などの不快情動生成に重要な役割を果たしていることが報告されている。ホルマリン後肢皮下投与および酢酸腹腔内投与のいずれにより惹起される場所嫌悪反応も分界条床核の破壊により消失したことから，痛みによる不快情動生成に分界条床核が重要な役割を果たしていることが明らかとなった[6]。

　分界条床核の腹側領域は，脳幹のA1/A2領域からノルアドレナリン神経の密な投射を受けていることが報告されている。そこで，著者ら[7)8)]は，痛みによる不快情動生成における腹側分界条床核内ノルアドレナリン神経情報伝達の役割について検討を行った。ホルマリン後肢皮下投与および酢酸腹腔内投与を行い，腹側分界条床核内における細胞外ノルアドレナリン量の変化をインビボマイクロダイアリシス法により測定したところ，細胞外ノルアドレナリン量は痛み刺激により有意に増加した。そこで，ホルマリン後肢皮下投与あるいは酢酸腹腔内投与の10分前に腹側分界条床核内にβアドレナリン受容体拮抗薬チモロールを投与したところ，場所嫌悪反応は用量依存的に抑制された。一方，痛みの感覚的側面の指標である侵害受容行動は，チモロール投与の影響を受けなかった。痛み刺激の代わりに，β受容体作動薬イソプロテレノールの腹側分界条床核内投与により条件づけを行ったところ，イソプロテレノールは用量依存的に場所嫌悪反応を惹起した。さらに，βアドレナリン受容体の下流に存在するcAMP-プロテインキナーゼA（protein kinase A：PKA）系の関与を検討するためにPKA阻害薬Rp-cAMPSの効果を検討したところ，ホルマリン後肢皮下投与および腹側分界条床核内イソプロテレノール投与により惹起される場所嫌悪反応はともに，腹側分界条床核へのRp-cAMPS投与により抑制された。これらの結果は，痛み刺激により腹側分界条床核内でノルアドレナリン遊離が促進され，このノルアドレナリンによるβアドレナリン受容体を介したcAMP-PKA系活性化が痛みによる不快情動生成に重要な役割を果たしていることを示している（図4）。

神経障害性疼痛と情動

　Naritaら[9)]は，マウス坐骨神経部分結紮による4週間の慢性疼痛により不安が惹起されることを明暗試験や高架式十字迷路試験により明らかにし，この不安惹起に扁桃体オピオイド神経情報伝達の変化が関与している可能性を報告している。同グループ[10)]は，神経障害性疼痛により惹起される不安が，三環系抗うつ薬イミプラミンやセロトニン・

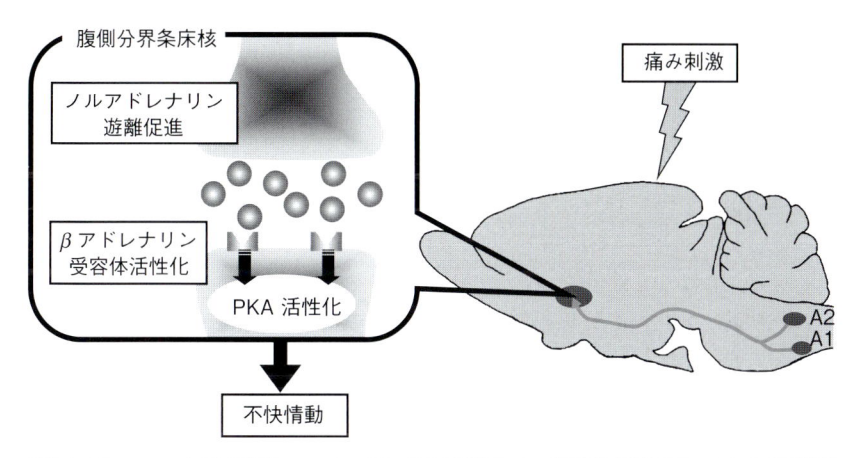

図4 痛みによる不快情動における分界条床核内ノルアドレナリン神経情報伝達の役割

　ノルアドレナリン再取り込み阻害薬（SNRI）ミルナシプラン，選択的セロトニン再取り込み阻害薬（SSRI）パロキセチンの反復投与，特に帯状回や扁桃体への投与により抑制されることも報告している。ラットにおいても，神経障害性疼痛モデル（chronic constriction injury：CCI）モデルによる神経障害性疼痛が結紮後3〜4週で不安を惹起することが高架式十字迷路試験により示されている（坐骨神経部分結紮モデルでは傾向は見られるものの有意ではなかった）[11]。このCCIモデルでの不安惹起は，ミダゾラム，モルヒネ，ガバペンチンで抑制され，このうち，モルヒネとガバペンチンは疼痛閾値も上昇させた。ラットCCIモデルを用いた実験では，不安感受性の高い系統と低い系統を比較した研究も報告されているが，どちらの系統においても神経障害性疼痛は不安を惹起する[12]。この研究では，不安感受性の高い系統のほうが結紮後1〜2週での疼痛閾値の低下が大きいことが報告されており，不安などの負の情動が痛みを増悪することを示すデータとして興味深い。

　神経障害性疼痛が，抑うつ状態を引き起こすことも報告されている。ラットCCIモデルによる神経障害性疼痛が結紮後3〜4週で抑うつを惹起すること，デシプラミンが抑うつ状態を改善することが，強制水泳試験を用いた研究により明らかにされている[13]。ラットspared nerve injuryモデルを用いた別の研究では，処置2カ月後に強制水泳試験で抑うつ状態が観察されることが報告されており，さらに，扁桃体の体積が神経新生により大きくなっている可能性が示されている[14]。spared nerve injuryモデルマウスでも抑うつ状態が惹起されていることが，強制水泳試験により示されており，この場合には，前頭前野における炎症性サイトカイン産生亢進が関与している可能性が示されている[15]。

　このように，最近，神経障害性疼痛が情動に与える影響と，それに対する薬物の作用を検討した研究結果が多く報告されるようになってきており，本研究分野に対する高い注目度がうかがわれる。

おわりに

　痛みの情動的側面に関する研究は緒についたばかりである。上述のように，これまでに，前帯状回，扁桃体，分界条床核が痛みによる不快情動生成に関与することが明らかとなっているが，これらの脳領域がどのような神経回路を構築して痛みによる不快情動を生起させるかについてはいまだ不明な点が多い。神経障害性疼痛などの慢性疼痛が，不安や抑うつなどの不快情動を惹起し痛みを増悪する機構，さらには，精神疾患や情動障害の引き金となるメカニズムについても不明な点が多く，その解明にはさらに多くの研究の積み重ねが必要であろう。痛みによる不快情動生成の神経機構を明らかにし，身（からだ）と心（こころ）の両方を苦痛から解放することが，21世紀の疼痛研究，さらには疼痛治療に求められる。

■参考文献

1) McWilliams LA, Cox BJ, Enns MW. Mood and anxiety disorders associated with chronic pain：An examination in a nationally representative sample. Pain 2003；106：127-33.
2) Johansen JP, Fields HL, Manning BH. The affective component of pain in rodents：Direct evidence for a contribution of the anterior cingulate cortex. Proc Natl Acad Sci USA 2001；98：8077-82.
3) Johansen JP, Fields HL. Glutamatergic activation of anterior cingulated cortex produces an aversive teaching signal. Nat Neurosci 2004；7：398-403.
4) Tanimoto S, Nakagawa T, Yamauchi Y, et al. Differential contributions of the basolateral and central nuclei of the amygdala in the negative affective component of chemical somatic and visceral pains in rats. Eur J Neurosci 2003；18：2343-50.
5) Deyama S, Yamamoto J, Machida T, et al. Inhibition of glutamatergic transmission by morphine in the basolateral amygdaloid nucleus reduces pain-induced aversion. Neurosci Res 2007；59：199-204.
6) Deyama S, Nakagawa T, Kaneko S, et al. Involvement of the bed nucleus of the stria terminalis in the negative affective component of visceral and somatic pain in rats. Behav Brain Res 2007；176：367-71.
7) Deyama S, Katayama T, Ohno A, et al. Activation of the beta-adrenoceptor-protein kinase A signaling pathway within the ventral bed nucleus of the stria terminalis mediates the negative affective component of pain in rats. J Neurosci 2008；28：7728-36.
8) Deyama S, Katayama T, Kondoh N, et al. Role of enhanced noradrenergic transmission within the ventral bed nucleus of the stria terminalis in visceral pain-induced aversion in rats. Behav Brain Res 2009；197：279-83.
9) Narita M, Kaneko C, Miyoshi K, et al. Chronic pain induces anxiety with concomitant changes in opioidergic function in the amygdala. Neuropsychopharmacology 2006；31：739-50.
10) Matsuzawa-Yanagida K, Narita M, Nakajima M, et al. Usefulness of antidepressants for improving the neuropathic pain-like state and pain-induced anxiety through actions at different brain sites. Neuropsychopharmacology 2008；33：1952-65.
11) Roeska K, Doods H, Arndt K, et al. Anxiety-like behaviour in rats with mononeuropathy is reduced by the analgesic drugs morphine and gabapentin. Pain 2009；139：349-57.

12) Roeska K, Ceci A, Treede R-D, et al. Effect of high trait anxiety on mechanical hypersensitivity in male rats. Neurosci Lett 2009 ; 464 : 160-4.
13) Hu B, Doods H, Treede R-D, et al. Depression-like behaviour in rats with mononeuropathy is reduced by the CB2-selective agonist GW405833. Pain 2009 ; 143 : 206-12.
14) Goncalves L, Silva R, Pinto-Ribeiro F, et al. Neuropathic pain is associated with depressive behaviour and induces neuroplasticity in the amygdala of the rat. Exp Neurol 2008 ; 213 : 48-56.
15) Norman GJ, Karelina K, Zhang N, et al. Stress and IL-1β contribute to the development of depressive-like behavior following peripheral nerve injury. Mol Psychiatry 2009 ; 197 : 1-11.

〈南　雅文〉

II. 神経障害性疼痛の発症メカニズムと病態を考える

1 基礎的研究と神経障害性疼痛

E 神経障害性疼痛と遺伝

はじめに

　神経障害性疼痛を引き起こす遺伝疾患は，実際診察をする機会のない，大変まれなものが多い。一方，その対極として先天性無痛症という疾患群が存在するが，それらの研究が新しい創薬ターゲットに結びつく可能性があり，その病態を理解することは重要と考えられる。

ナトリウムチャネル（Nav1.7）の異常

　ナトリウムチャネルのうち Nav1.7 は，後根神経節や交感神経節に存在する。後根神経節内で，Nav1.7 は Aβ や C タイプの神経細胞に存在する。動物実験において，特に炎症性疼痛でよく研究されており，そのチャネルに関与する因子として炎症性サイトカインである神経成長因子（nerve growth factor：NGF）が挙げられている。NGF の発現が増加するとことにより，Nav1.7 のタンパクが多く産生され，その機能が高まることにより疼痛行動が強まると考えられている[1]。

1 遺伝性肢端紅痛症（inherited erythromelalgia, 表）[1]

　1 歳から発症し，生涯にわたって焼け付くような痛み（burning pain）に苦しむ疾患である。その痛みは温かい刺激や運動で誘発され，紅斑と，手足やときに顔，耳に及ぶ中等度の腫脹を伴う。痛みの発作は年齢が上がるにつれて，頻度，症状とも悪化する。自律神経症状は伴わない。神経学的には脳磁気共鳴画像（MRI），感覚神経，運動神経の検査は正常である。C 線維の過活動によって放出された血管拡張物質であるサブスタンス P とカルシトニン遺伝子関連ペプチド（CGRP）と，そして本来血管収縮を担う交感神経活動の低下が原因である可能性が考えられている。遺伝学的には，Nav1.7 の変異と考えられている。成人発症の肢端紅痛症のなかには Nav1.7 の異常は否定されて

いるが，同じクラスターの SCN9A 内の異常であると考えられているものもある。

2 paroxysmal extreme pain disorder[1] (表)

　肢端紅痛症とは異なる部位の Nav1.7 の変異が原因である。症状は家族性の肛門痛，顎下腺，直腸の痛みで，出生時より症状は出現するが，年齢とともに軽快する。カルバマゼピンが有効である。

ファブリー病[2)3)] (表)

　ファブリー病は，リソソーム蓄積異常症でX染色体上にあるαガラクトシダーゼA遺伝子の異常で，αガラクトシダーゼAの欠損の結果，スフィンゴ糖脂質の異常な蓄積をもたらす。その結果，腎障害，発汗，胃腸症状，聴力低下，呼吸器症状，そして神経障害性疼痛になる。痛みと肢端感覚異常は，末梢神経の還流障害か神経，後根神経節，脊髄へのスフィンゴ糖脂質の蓄積の結果，細い無髄神経線維の萎縮が起こると考えられている。痛みは初発症状であるばかりでなく，特に 20 歳代まではもっとも生活を脅かす症状で，ファブリー・クライシスと呼ばれる手足から中心に向かって広がる激しい痛みが起こる。激しい痛みのために，患者はうつ状態になり，青年期の自殺の原因になることさえある。カルバマゼピン，フェニトイン，ガバペンチンなどが有効である。そのほかの症状にある程度有効といわれている酵素置換療法の痛みに対する効果は定かではない。

遺伝性神経筋萎縮症（hereditary neuralgic amyotrophy, 表)[4]

　遺伝性神経筋萎縮症は非常にまれで，繰り返す激しい痛みと筋力低下，肩から上肢にかけての萎縮を特徴とする。常染色体優性の場合と弧発症例が存在する。SEPT9 遺伝子が原因と考えられている。病因に，免疫系の関与が考えられている。多くは回復するが，ときに軽い麻痺が残る場合がある。初発は 20 ～ 30 歳代が多い。

家族性アミロイドポリニューロパチー（familial amyloid polyneuropathy, 表)[3)5)]

　トランスサイレチン遺伝子の異常で，アミロイドの蓄積が起こる。30 ～ 40 歳代で発症する。症状は多臓器にわたり，進行が速く 5 ～ 15 年で死に至る。感覚異常と神経因性疼痛を合併し，手根管症候群になる。肝臓移植が，現在存在する唯一の治療である。肝臓移植により神経症状も改善する。

遺伝性感覚性自律神経性ニューロパチー（hereditary sensory and autonomic neuropathy：HSAN）type I[5)6)]（表）

　HSAN I は，SPTLC1 遺伝子の変異に関係する常染色体優性遺伝である。酵素が変異することによってグルコシルセラミドの合成が進み，結果としてアポトーシス，神経細胞死を引き起こすと考えられている。症状は強く，進行性のすべての感覚の脱失で，特に Aδ と C 線維を介する温度覚と痛覚の脱失が著しい。繰り返す足底潰瘍，疲労骨折，シャルコー型関節症の症状を呈する。痛みの性質は，焼けるような，うずくような，刺すような痛みである。症状は，左右対称で下肢が侵されやすい。発症は少年期〜成人で，進行は非常に遅い。

シャルコー・マリー・ツース病（Charcot-Marie-Tooth disease：CMT，表）[7)8)]

　CMT は，下腿と足の筋萎縮と感覚障害を特徴とし，進行すると上肢や手にも障害を生じる変性性末梢神経障害で，遺伝性運動性感覚性ニューロパチー（hereditary motor and sensory neuropathy：HMSN）とも呼ばれる。もっとも頻度が高いのは，脱髄を伴い神経伝導速度の著明な低下を認めるタイプであるが，軸索障害が主体のタイプもあり，遺伝形式や原因遺伝子は多様である。診断は，臨床症状と家族歴，神経伝達速度，デオキシリボ核酸（DNA）解析が用いられる。CMT で痛みを訴えるのは約半数という報告があるが，うち神経障害性疼痛の症状を呈するものも存在する。進行は遅く生命予後には影響しない。有効な治療法は今のところ存在せず，リハビリテーションが中心で，痛みに対しても対症療法を行う。

うつ病

　慢性疼痛患者の 22 〜 78％が，うつ状態であるという報告がある。神経障害性疼痛も合併しやすい疾患であると考えられる[9)]。うつ病の遺伝背景については，精神科領域でよく研究されている。多くは遺伝子変異に関係がある。代表的なのは，セロトニントランスポーターのプロモーター領域[10)]，セロトニン 2A 受容体[11)]，カテコール-O-メチルトランスフェラーゼ（catechol-O-methyl transferase：COMT）[12)]，モノアミンオキシダーゼ（monoamine oxidase：MAO）[13)]，脳由来神経栄養因子（brain-derived neurotrophic factor：BDNF）[14)]，副腎皮質刺激ホルモン放出ホルモン（corticotropin-releasing hormone：CRH）受容体[15)]である。

表 神経障害性疼痛と遺伝子

病名	痛みの機序	遺伝子	遺伝子座	症状	発症年齢	治療	予後
遺伝性肢端紅痛症	Nav.7の変異。C線維の過活動、交感神経活動の低下	SCN9A	2q31-32	手足の腫脹を伴う、焼け付く痛み	出生時～小児期	冷却。遺伝性のものにアスピリンは無効。	年齢とともに悪化
paroxysmal extreme pain disorder	Nav.7の変異によるニャネルの機能亢進	SCN9A	2q31-32	肛門痛	出生時	カルバマゼピン	年齢とともに軽快
ファブリー病	スフィンゴ糖脂質の蓄積の結果、細い無髄神経線維の萎縮が起こる	α-galactosidase A	Xq22	手足から中心に広がる激しい痛み	3～4歳で発症	カルバマゼピン、フェニトイン、ガバペンチン	痛みは20歳までに治まる。心・腎症状の予後で決まる。
遺伝性神経筋萎縮症	免疫系の関与	SEPT9	17q25	腕神経叢領域の繰り返す激しい痛み	20～30歳代	ステロイドが著効する症例あり。	多くは回復。軽い麻痺が残る場合あり。
家族性アミロイドニューロパチー	アミロイド蓄積	transthyretin	18q11.2-12.1	手根管症候群	30～40歳代	肝臓移植	発症後5～15年で死亡。
遺伝性感覚性自律神経性ニューロパチー	グルコシルセラミドの合成促進による神経細胞死	SPTLC1	9q22.1-22.3	すべての感覚脱失	少年期～成人	足の潰瘍のケアが中心	進行は非常に遅い。
シャルコー・マリー・ツース病	脱髄や軸索障害	さまざま(25種見つかっている)	遺伝子によってさまざま	足・下腿・腰の痛み	20歳までに発症	有効な治療はない。	進行は遅く生命予後に影響しない。

先天性無痛症

1 先天性無痛無汗症（congenital insensitivity to pain with anhidrosis：CIPA）もしくは HSAN-IV[16]

常染色体劣性遺伝で TrkA が関与する交感神経節ニューロン，温痛覚を伝える感覚神経の消失により，発汗が生じず，無痛である。

2 先天性無痛症（hereditary sensory and autonomic type V：HSAN-V）[17]

常染色体劣性遺伝で，NGFβ 遺伝子の突然変異が原因である。先天性の無痛と温痛覚の欠損を認めるが，発汗は低下しているが生じる。

3 SCN9A チャネロパチー[18]

Nav1.7 の異常で，常染色体劣性遺伝と考えられている。触覚，圧覚，温度感覚も正常で，痛みのみを感じない。

まとめ

神経障害性疼痛に直接結びつく遺伝疾患は，頻度が非常に少ない。神経障害性疼痛の多くは悪性疾患の神経浸潤や骨転移による神経の圧迫，整形外科疾患で二次的に起こる症状であるが，その症状に個人差が大きい。これらについては，複合性局所疼痛症候群（complex regional pain syndrome：CRPS）についても家族発症の報告[19]があり，その症状の重篤化のメカニズムに関しても今後遺伝背景が明らかになる可能性が期待される。

■参考文献

1) Dib-Hajj SD, Cummins TR, Black JA, et al. From genes to pain：Nav1.7 and human pain disorders. Trends Neurosci 2007；30：555-63.
2) Zarate YA, Hopkin RJ. Lysosomal storage disease 3；Fabry's disease. Lancet 2008；372：1427-35.
3) Freeman R. Autonomic peripheral neuropathy. Lancet 2005；365：1259-70.
4) Watts GDJ, O'Briant KC, Borreson TE, et al. Evidence for genetic heterogeneity in hereditary neuralgic amyotrophy. Neurology 2001；56：675-8.
5) Pareyson D. Diagnosis of hereditary neuropathies in adult patients. J Neurol 2003；250：148-60.
6) Hilz MJ. Assessment and evaluation of hereditary sensory and autonomic neuropathies with

autonomic and neurophysiological examinations. Clin Auton Res 2002 ; 12 (Suppl1) : I/33-43.
7) Gemignani F, Melli G, Alfieri S, et al. Sensory manifestations in Charcot-Marie-Tooth disease. J Peripheral Nervous System 2004 ; 9 : 7-14.
8) Pareyson D, Marchesi C. Diagnosis, natural history, and management of Charcot-Marie-Tooth disease. Lancet Neurol 2009 ; 8 : 654-7.
9) Argoff CE. The coexistence of neuropathic pain, sleep, and psychiatric disorders. Clin J Pain 2007 ; 23 : 15-22.
10) Pezawas L, Meyer-Lindenberg A, Drabant EM, et al. 5HTTLPR polymorphism impacts human cingulated-amygdala interactions : A genetic susceptibility mechanism for depression. Nat Neurosci 2005 ; 8 : 828-34.
11) Jokela M, Keltikangas-Jarvinen L, Kivimaki M, et al. Serotonin receptor 2A gene and the influence of childhood maternal nuturance on adulthood depressive symptoms. Arch Gen Psychiatry 2007 ; 64 : 356-60.
12) Smolka MN, Schumann G, Wrase J, et al. Catechol-O-methyltransferase val158met genotype affects processing of emotional stimuli in the amygdale and prefrontal cortex. J Neurosci 2005 ; 25 : 836-42.
13) Dannlowski U, Ohrmann P, Konrad C, et al. Reduced amygdale-prefrontal coupling in major depression : Association with MAOA genotype and illness severity. Int J Neuropsychopharmacol 2009 ; 12 : 11-22.
14) Pezawas L, Verchinski BA, Mattay VS, et al. The brain-derived neurotrophic factor val-66met polymorphism and variation in human cortical morphology. J Neurosci 2004 ; 24 : 10099-102.
15) Bradley RG, Binder EB, Epstein MP, et al. Influence of child abuse on child adult depression : Moderation by the corticotrophin-releasing hormone receptor gene. Arch Gen Psychiatry 2008 ; 65 : 190-200.
16) Minde JK. Norrbottnian congenital insensitivity to pain. Acta Orthop Suppl 2006 ; 77 : 2-32.
17) Minde J, Svensson O, Holmberg M, et al. Orthopedic aspects of familial insensitivity to pain due to a novel nerve growth factor beta mutation. Acta Orthop 2006 ; 77 : 198-202.
18) Cox JJ, Reimann F, Nicholas AK, et al. An SCN9A channelopathy causes congenital inability to experience pain. Nature 2006 ; 444 : 894-8.
19) Rooij AM, Mos M, Sturkenboom MCJM, et al. Familial occurrence of complex regional pain syndrome. Eur J Pain 2009 ; 13 : 171-7.

(中江　文)

II. 神経障害性疼痛の発症メカニズムと病態を考える

2 臨床から見た神経障害性疼痛の病態

A 神経障害性疼痛の診断

はじめに

　神経障害性疼痛は，"体性感覚系の病変あるいは疾患が原因で生じる痛み"である。本稿では，一般的なベッドサイドの問診や診察・検査のポイント，スクリーニングのための問診票，診断制度を高めるために作成された質問票，さらに高度な研究施設で行われる電気生理学的検査，定量的感覚試験，皮膚生検や機能的脳画像診断など，神経障害性疼痛の診断について最近の知見を概説する。

臨床的な概念と定義

1 概念の歴史

　神経が損傷を受けると，慢性的な強い痛みや特異な感覚異常を生じることがある。この現象を初めて詳細に報告したのは，Wir Mitchellである。1864年，Mitchellは南北戦争の傷病兵の観察をもとに"Gunshot Wounds and Other Injuries of Nerves"と題する医学書を著した。その著書に，銃創を負った傷病兵48症例に見られた奇異な感覚の異常と，特徴的な焼けるような痛みの症候群を記載した[1]。1872年，Mitchellは，患者が"焼けるような痛み"を訴えることから，この痛みの症候群に対して，カウザルギー（causalgia）という名称を付けた。カウザルギーは，ギリシャ語の熱を意味するkausosと痛みを意味するalgosからなる造語である。南北戦争のころから用いられるようになったライフル銃の弾丸が，太い神経を鋭く穿通し神経損傷を起こすようになったことが，カウザルギーの発症と密接な関係があるとされる[2]。カウザルギーは，神経障害性疼痛の先駆概念である。

　現在の神経障害性疼痛の概念と用語（neuropathic pain）が，痛みの医学の領域で注目され，用いられるようになったのは，1980年代後半である[2]。1980年代中ごろまで，

neuropathic pain という用語は，その明確な定義がないまま，まれに末梢神経障害に伴って見られる疼痛の意味で使用されていた．1980 年代後半になって，神経障害性疼痛に関するいくつかの論文が発表された．その一つ Mucke ら[3]の論文では，"神経障害性疼痛は，末梢や中枢の体性感覚経路が障害されたときに生じ，侵害性の体性痛とは異なる臨床的に特異な疼痛で，しばしば患者に遷延性の苦痛を与え，リハビリテーションの妨げとなる"と述べられ，神経障害性疼痛のメカニズム解明や治療法確立の必要性が強調された．

一方，1988 年，Bennett と Xie[4] は "ヒトで見られる疼痛感覚疾患と同様の症状を呈する末梢モノニューロパチー"をラットで作製することに成功した[4]．これは，坐骨神経を縫合糸で 4 回軽く結紮する神経障害動物実験モデルである．その後，Seltzer らの坐骨神経部分結紮モデルや，Kim と Chung による脊髄神経結紮モデルなど，神経障害性疼痛実験モデルが確立された[2,5]．これらの動物モデルを用いて，同時期に急速に進歩した分子生物学的手法を用いて，神経障害性疼痛の詳細な発生メカニズムが明らかにされるようになった[2,5]．

2 IASP の定義

1994 年，国際疼痛学会（International Association for the Study of Pain：IASP）の用語委員会は，慢性疼痛分類第 2 版に，初めて神経障害性疼痛の定義を記載した．神経障害性疼痛は，"神経系の原発性病変あるいは機能異常（dysfunction）を契機とし，あるいは原因として生じる痛み"と定義された[6]．この定義は一般に広く受け入れられてきたが，"機能異常（dysfunction）による痛み"の持つ意味の曖昧な点が，指摘されるようになった[7]．2008 年，IASP に属する Treede ら[8]の研究グループは，新しい定義と診断基準を提案した（表 1）．この診断基準は 4 つの項目からなるが，神経障害性疼痛と診断するためには，"痛みが明瞭に解剖学的に納得できる分布をしている"ことと，"末梢あるいは中枢神経の，体性感覚系を侵す，明らかな病変や疾患を示唆する病変がある"ことの 2 つの診断基準を満たすことが必須条件であるとした．このような提案を受けて，2011 年 7 月，IASP の用語委員会は，痛み用語の全面改訂（脚注 1）に伴って，神経障害性疼痛の新しい定義を"体性感覚系の病変あるいは疾患が原因で生じる痛み"とした．新しい定義の注釈には，"神経障害性疼痛は，明らかな病変や疾患があり，神経学的診断基準を満たす場合に限定して用いられる用語である"こと，"感覚誘発性の痛みのような自覚症状や徴候があるだけで，神経障害性（neuropathic）という用語を用いることは正しくない"ことが述べられている．

《脚注 1》IASP Taxonomy：IASP home page. http://www.iasp-pain.org/AM/Template.cfm?Section=Pain Defi...isplay.cfm&ContentID=1728（アクセス 2011.7.18）

表1　新しく提案された神経障害性疼痛の定義と診断のグレード

定義：体性感覚系を侵す病変や疾病の直接の結果として生じる痛み

診断のグレード*：個々の患者で以下の診断基準を評価する

1）痛みが明瞭に解剖学的に納得できる分布をしている
2）末梢あるいは中枢神経の，体性感覚系を侵す，明らかな病変や疾患を示唆する病歴がある
3）明瞭な神経解剖学的に納得できる分布をしている痛みであることが，少なくとも1つの確定的な検査によって示される
4）体性感覚系を侵す，明らかな病変や疾患が少なくとも1つの確定的な検査によって示される

*：神経障害性疼痛の可能性の評価〔診断基準1～4のすべてを満たす：確実（definite），診断基準1と2を満たし，3か4のいずれかを満たす：可能性が高い（probable），診断基準1と2のみを満たす：可能性がある（possible）〕

(Treede RD, Jensen TS, Campbell JN, et al. Neuropathic pain : Redefinition and a grading system for clinical and research purposes. Neurology 2008 ; 70 : 1630-5 より引用)

ベッドサイドの問診と診察

　日常臨床では，神経障害性疼痛の診断は，患部の単純X線写真，コンピュータ断層撮影（computed tomography：CT），磁気共鳴画像（magnetic resonance imaging：MRI）などの画像所見を参考としながら，問診や診察，ベッドサイドで行う感覚異常の診察によって行われる．問診や画像診断では，神経障害性疼痛の原因となる中枢性，末梢性のさまざまな疾患や神経障害の存在の傍証を得ることが鍵になる．近年，質問票や簡易な感覚検査により，神経障害性疼痛の診断確度を上げる試みが行われるようになった．

1 一般診察と画像診断

　神経障害性疼痛は，外傷，虚血，感染や自己免疫疾患による炎症，代謝障害，腫瘍，変性疾患，遺伝性疾患などさまざまな病態によって生じる神経障害が原因となる（表2）[9]．問診によって，これらの病態の存在を明らかにする．また，診察によって疼痛部位や神経症状に異常が見られる部位を身体表面にマッピングし，画像診断を参考にして，神経障害を客観的に裏づける[9,10]．末梢性神経障害性疼痛のうち，絞扼性神経障害，外傷性神経障害，神経叢損傷による痛みや三叉神経痛，舌咽神経痛，癌関連疼痛では，単純X線写真，CT，MRIなどの画像所見が参考になる場合がある[11]．しかし，放射線療法や化学療法による末梢神経障害性疼痛は，画像診断ではとらえることができない．一方，中枢性の神経障害性疼痛の診断には，画像診断がきわめて重要である．脳卒中，多発性硬化症，脊髄損傷，脊髄・延髄空洞症，頭蓋内あるいは脊柱管内の占拠性による中枢性神経障害性疼痛が原因として考えられる場合には，CT，MRIなどの画像検査を躊躇すべきではない[11]．

表2　神経障害性疼痛の原因疾患/病態

末梢
- 外傷性（医原性）神経損傷
- 虚血性ニューロパチー
- 神経圧迫/絞扼
- 多発性ニューロパチー（遺伝性，代謝性，中毒性，炎症性，感染性，腫瘍随伴，栄養性，アミロイドーシス，血管炎）
- 神経叢損傷
- 神経根圧迫
- 四肢切断後の断端痛，幻肢痛
- 帯状疱疹後神経痛
- 三叉神経痛/舌咽神経痛
- 癌性ニューロパチー（腫瘍の神経浸潤，外科手術後の神経損傷，放射線性神経損傷，化学療法性ニューロパチー）
- 瘢痕部疼痛

中枢
- 脳卒中（梗塞/出血）
- 多発性硬化症
- 脊髄損傷傷害
- 脊髄空洞症/延髄空洞症

〔森脇克行．ニューロパシックペイン（神経因性疼痛）はここまでわかった―基礎知識のまとめと最新の知見―．JSA リフレッシャーコース 2006．日本麻酔科学会教育委員会・安全委員会編．東京：メディカル・サイエンス・インターナショナル；2006．p. 55-66 および Hasson PT. Neuropathic pain：Definition, diagnostic criteria, clinical phenomenology, and differential diagnostic issues. In：Lopes-Castro JM, Raja S, Schmelz M, editors. Pain 2008 ― Chapter 28. An updated review：Refresher course syllabus. Seattle：IASP Press；2008. p.271-5 より引用〕

2 質問票によるスクリーニング

　神経障害性疼痛では，自発性疼痛や刺激誘発性の疼痛が認められる[2)5)9)]。これらに加えて神経障害性疼痛には，さまざまな特徴的な感覚の異常が認められる[9)]。質問票をもとに，これらの特徴的な痛みや感覚の異常の有無から神経障害性疼痛を診断しようとする問診式診断法が報告されている。ID pain[12)]，neuropathic pain questionnaires（NPQ）[13)]，painDETECT[14)]などである。これらの質問票には"自発的な痛み"の性質として，チクチクする，ヒリヒリする，針で刺すような（不愉快な感覚），電気ショックのような，撃たれたような，熱いあるいは焼けるような，しびれた感じ，冷たいように痛い，凍りそうな痛みなどが取り上げられている[10)15)]。一方，"刺激によって誘発される痛み"の性質として，ちょっと触れただけで痛い，ちょっと押しただけでも痛い，熱や冷たい感じで誘発される痛みなどの複数の項目の組み合わせが用いられている[10)15)]。これらの質問票を用いた神経障害性疼痛の診断の感度と特異度は，例えばpainDETECTによる腰痛における神経障害性疼痛の診断では，約80％と報告[15)]されている。

3 質問票と身体検査による診断法

ID pain，NPQ，painDETECT（上述）などの質問事項に，ピンプリック，触覚鈍麻，軽い刺激で誘発される痛みなどの簡単な感覚異常の検査を加えることによって，問診単独のスクリーニング診断法に比べて，さらに高い神経障害性疼痛の診断的確度が得られることが報告されている。LANSS pain scale[16]やneuropathic pain diagnostic questionnaire（DN4）[17]などの診断法である。このうち，フランスの研究グループにより作成されたDN4（図）は，2つの問診，2つの簡易身体検査の合わせて4つの質問項目からなる。10の質問に答え，"はい"と答えた場合を1点，"いいえ"を0点とし，合計4点以上では神経障害性疼痛の可能性が高いと判断する[17]。神経障害性疼痛の診断感度は83％，特異度は90％と報告[15)17]されている。

最近，Scoltzら[18]によって新しい"標準化された痛み評価法"が発表された。Scoltzら[18]の研究グループは，糖尿病性ニューロパチー，帯状疱疹後神経痛，根性の末梢神経

下記の4つの質問の各項目にもれなくチェックを付けて質問票を完成させてください。

【問診】

質問1：痛みには次の性質がありますか？

	はい	いいえ
1 − 焼けるような痛み		
2 − 冷感を伴う痛み		
3 − 電気ショックのような痛み		

質問2：次のような感覚が痛い場所に感じられますか？

	はい	いいえ
4 − ひりひり，ぴりぴり疼くような感覚		
5 − 針を刺されるような感覚		
6 − 痺れて鈍い感覚		
7 − 痒み		

【身体検査】

質問3：以下の検査所見が見られる場所に痛みがありますか？

	はい	いいえ
8 − 触覚に対する感覚鈍麻		
9 − 針刺激に対する感覚鈍麻		

質問4：痛い場所に次の刺激が加わったとき，痛みは誘発されたり増強しますか？

	はい	いいえ
10 − 筆で擦る刺激		

図　神経障害性疼痛の質問票（DN4）

はい＝1点，いいえ＝0点として，各質問項目の合計を計算する。合計点が4点以上なら，神経因性疼痛の可能性が高い。

〔Bouhassira D, Attal N, Alchaar H, et al. Comparison of pain syndromes associated with nervous or somatic lesions and development of a new neuropathic pain diagnostic questionnaire（DN4）. Pain 2005；114：29-36 より引用〕

障害性疼痛患者130症例と，非神経障害性腰痛の57症例を対象として，16項目の質問事項，23種類のベッドサイド検査からなる調査を行った．そのデータを階層クラスター分析，分類ツリー分析などの統計学的手法を用いて分析し，その結果をもとに6つの質問項目，10の身体検査からなる信頼性の高い標準化痛み評価法（standardized evaluation of pain：StEP）を作成した．StEPの神経障害性疼痛の診断感度，特異度は高く，腰痛患者における神経障害性疼痛の診断感度は92％，特異度は97％であったと報告[18]されている．

詳細な神経学的検査

詳細な神経学的検査には，神経伝導速度の測定，体性感覚刺激誘発性電位測定，レーザー誘発性電位や皮膚生検，機能的脳画像診断法などが含まれる[10]．これらの神経学的な検査は，高度な研究施設で行われている．

1 電気生理学的検査

電気生理学的検査には，神経伝導速度の測定，体性感覚刺激誘発性電位測定，レーザー誘発性電位などがある．神経伝導速度の測定や，体性感覚刺激誘発性電位測定検査では，Aβ神経など非侵害性求心性感覚神経の機能を検査することができる．しかし，これらの検査では侵害受容経路の神経機能は評価できない[19]．侵害受容系の神経機能の異常を特異的に検知する方法には，遅延性レーザー誘発性電位（late laser-evoked potentials：Aδ-LEPs）がある．この方法によって，末梢や中枢性の神経障害性疼痛の診断ができるとする報告[20]がある．

2 定量的感覚試験

定量的感覚試験（quantitative sensory testing：QST）は，皮膚に加える刺激強度を増減して痛みの閾値を決定する方法である[21]．QSTは，糖尿病性ニューロパチーなどの細い神経線維の異常の診断や，さまざまな痛みにおける治療薬の効果の評価に有用とされる[21]．しかし，温熱や寒冷刺激に対する痛覚鈍麻，触覚に対する感覚過敏の異常の評価は難しく，神経障害性疼痛の確定的な診断法としての意義は少ないとされる[10)19)21]．QSTは高度な手技と時間を要する検査で，QSTを行える施設は世界的に見ても一部の専門性の高い研究機関に限られている．

3 皮膚生検

細い径の神経線維の障害を診断するために，パンチ皮膚生検が用いられる[22]．生検で得られた皮膚組織の表皮に分布するAδ，C線維の密度を組織化学的に検査する方法で

ある。この方法は比較的侵襲が少なく、繰り返しの検査が可能とされるが、神経障害性疼痛の診断法としての報告は少なく、特に中枢性疼痛や脱髄性の神経障害ではその診断的価値は少ないとされる[23)24)]。

4 機能的脳画像診断

近年、ポジトロン断層撮影 (positron emission tomography：PET)、機能的 MRI (fMRI)、脳磁図などの脳の機能的脳画像 (brain imaging) を神経障害性疼痛の評価に応用するための、多くの研究が行われてきた[25)]。PET の研究から、神経障害性疼痛で見られる自発痛には、視床と内側疼痛システム（痛みの感情的な側面に関係する視床内側、前帯状回、島前部で形成されるシステム）の活動性の変化が指摘されている[25)]。しかし、神経障害性疼痛で認められるアロディニアや痛覚過敏に関する脳画像所見は一定していない[25)]。生理学的な痛みと神経障害性疼痛の fMRI や PET 所見には相違が認められる点もあるが、オーバーラップする部分も多い。そのため現時点では、機能的脳画像によって神経障害性疼痛を生理学的な痛みや侵害受容性疼痛と判別する方法は確立されていない[9)25)]。その診断的価値の評価は、将来の研究に委ねられている。

鑑別診断

神経障害性疼痛と鑑別を要する疼痛疾患には、神経の器質的な障害を伴わない炎症性、外傷性、腫瘍性あるいは変性性疾患の"侵害性疼痛 (nociceptive pain)"、身体表現性障害などの"精神心理的要因による痛み"などがある[9)]。本来、神経障害性疼痛は、灼熱痛に代表される特異な自発痛や、刺激によって誘発されるアロディニアなどの特徴的な異常感覚などの症状をもとに形成された概念である[5)]。しかし、筋骨格筋の侵害性の疼痛でも、神経障害性疼痛と同様の異常感覚を認めることが報告[26)27)]されている。したがって、神経障害性疼痛の特徴的な痛みや感覚異常が存在するからといって、厳密に神経障害性疼痛の診断が確定できるわけではない[9)]。また、ガバペンチンなど神経障害性疼痛に有効な薬物に対して治療効果があるからといって侵害性疼痛が否定できるわけでもない[9)28)]。ガバペンチンには、手術後の侵害性疼痛も軽減する作用があることが示されている[28)]。鑑別診断には、神経障害の有無、病歴、痛みや感覚異常の自他覚所見、画像診断などから総合的な判断が求められる。

まとめ

神経障害性疼痛は、さまざまな原因によって生じる末梢神経障害や、中枢神経障害の後に発生する"疼痛疾患の総称"である。神経障害の存在がその診断の大前提である。神経障害性疼痛の核となる症状は、特徴的な自発痛と、刺激誘発性の疼痛や感覚異常である。的確な臨床診断を行うためには、これらの症状の背後にある神経障害性疼痛の発

生メカニズムの知識と適切な感覚異常検査が不可欠である．同時に，帯状疱疹後神経痛，三叉神経痛，脊髄損傷後疼痛，脳卒中後疼痛症候群など，個々の疼痛疾患について十分な知識と経験が必要である．

■参考文献

1) Mitchell SW, Keen W Jr, Morehouse G. Gunshot wounds and other injuries of nerves. Philadelphia：JB Lippincott；1864.
2) 森脇克行．ニューロパシックペイン（神経因性疼痛）はここまでわかった―基礎知識のまとめと最新の知見―．JSA リフレッシャーコース 2006．日本麻酔科学会教育委員会・安全委員会編．東京：メディカル・サイエンス・インターナショナル；2006．p.55-66.
3) Mucke L, Maciewicz R. Clinical management of neuropathic pain. Neurol Clin 1987；5：649-63.
4) Bennett GJ, Xie YK. A peripheral mononeuropathy in rat that produces disorders of pain sensation like those seen in man. Pain 1988；33：87-107.
5) Woolf CJ, Mannion RJ. Neuropathic pain：Aetiology, symptoms, mechanisms, and management. Lancet 1999；353：1959-64.
6) Merskey H, Bogduk N. Part III pain terms：A current list with definitions and notes on usage. In：Merskey H, Bogduk N, editors. Classification of chronic pain. 2nd ed. Seattle：IASP press；1994．p.207-13.
7) Backonja M. Defining neuropathic pain. Anesth Analg 2003；97：785-90.
8) Treede RD, Jensen TS, Campbell JN, et al. Neuropathic pain：Redefinition and a grading system for clinical and research purposes. Neurology 2008；70：1630-5.
9) Hasson PT. Neuropathic pain：Definition, diagnostic criteria, clinical phenomenology, and differential diagnostic issues. In：Lopes-Castro JM, Raja S, Schmelz M, editors. Pain 2008―Chapter 28. An updated review：Refresher course syllabus. Seattle：IASP Press；2008. p.271-5.
10) Cruccu G, Truini A. Tools for assessing neurogenic pain. PLoS Medicine 2009；6：1-5.
11) 森脇克行．ニューロパシックペインの画像診断．弓削孟文ほか編．ニューロパシックペインの今．麻酔科診療プラクティス．6巻．東京：文光堂；2002．p.26-30.
12) Portenoy R. Development and testing of a neuropathic pain screening questionnaire：ID pain. Curr Med Res Opin 2006；22：1555-65.
13) Krause SJ, Backonja MM. Development of a neuropathic pain questionnaire. Clin J Pain 2003；19：306-14.
14) Freyhagen R, Baron R, Gockel U, et al. painDETECT：A new screening questionnaire to detect neuropathic components in patients with back pain. Curr Med Res Opin 2006；22：1911-20.
15) Bennett MI, Attal N, Backonja MM, et al. Using screening tools to identify neuropathic pain. Pain 2007；127：199-203.
16) Bennett MI. The LANSS pain scale：The Leeds assessment of neuropathic symptoms and signs. Pain 2001；92：147-57.
17) Bouhassira D, Attal N, Alchaar H, et al. Comparison of pain syndromes associated with nervous or somatic lesions and development of a new neuropathic pain diagnostic questionnaire (DN4). Pain 2005；114：29-36.
18) Scoltz J, Mannion RJ, Hord DE, et al. A novel tool for the assessment of pain. Validation in low back pain. PLoS Med 2009；6：e1000047.
19) Cruccu G, Anand P, Attal N, et al. EFNS guidelines on neuropathic pain assessment. Eur J

Neurol 2004 ; 11 : 153-62.
20) Treede RD, Lorenz J, Baumgartner U. Clinical usefulness of laser-evoked potentials. Neurophysiol Clin 2003 ; 33 : 303-14.
21) Rolke R, Baron R, Maier C, et al. Quantitative sensory testing in German Research Network on Neuropathic Pain (DFNS) : Standardized protocol and reference values. Pain 2006 ; 123 : 231-43.
22) Tavee J, Zhou L. Small fiber neuropathy : A burning problem. Cleve Clin J Med 2009 ; 76 : 297-305.
23) Lauria G, Cornblath DR, Johansson O, et al. EFNS guidelines on the use of skin biopsy in the diagnosis of peripheral neuropathy. Eur J Neurol 2005 ; 12 : 747-58.
24) England JD, Gronseth GS, Franklin G, et al. Evaluation of distal symmetric polyneuropathy : The role of autonomic testing, nerve biopsy, and skin biopsy (an evidence-based review). Muscle Nerve 2009 ; 39 : 106-15.
25) Moisset X, Bouhassira D. Brain imaging of neuropathic pain. Neuroimage 2007 ; 37 Suppl 1 : S80-8.
26) Leffler AS, Hasson P, Kosek E. Somatosensory perception in patients suffering from long-term trapezius myalgia at the site overlying the most painful part of the muscle and in an area of pain referral. Eur J Pain 2003 ; 7 : 267-76.
27) Leffler AS, Kosek E, Hasson P. The influence of pain intensity on somatosensory perception in patients suffering from subacute/chronic lateral epicondylalgia. Eur J Pain 2000 ; 4 : 57-71.
28) Mathiesen O, Moiniche S, Dahl JB. Gabapentin and postoperative pain : A qualitative and quanative systematic review, with focus on procedure. BMC Anesthesiol 2007 ; 7 : 6.

〔森脇　克行〕

II. 神経障害性疼痛の発症メカニズムと病態を考える

2 臨床から見た神経障害性疼痛の病態

B 痛みの種類と特徴

はじめに

本項では，神経障害性疼痛に見られる痛みの種類とその特徴について述べる。

言葉の定義 (表1)

本症を診る医療従事者の間で痛みに関する言葉の意味を統一しておく必要があるので，まず，国際疼痛学会（International Association for the Study of Pain：IASP）による言葉の定義を表1に示した[1]。

痛みの種類

痛みを分類する場合，その発生原因から侵害受容性疼痛，神経障害性疼痛および心因性疼痛に分類される。また，その痛みが自発痛なのか誘発痛なのかも重要な点である。
　神経障害性疼痛の定義は，"体性感覚系に対する損傷や疾患によって直接的に引き起こされる疼痛"であり，まず，痛みが神経障害性疼痛であるのかどうかを診断する必要がある。

1 神経障害性疼痛かどうかの段階的評価 (図)

Treedeら[2]により，神経障害性疼痛であるかを段階的に評価するあるシステムが発表されている。これらは，次の4つの項目が満足されるかどうかにより判定される（Grade C）。
　①疼痛の範囲が神経解剖学的に妥当であるか，あるいは体性感覚系の損傷あるいは疾患を示唆する。

2. 臨床から見た神経障害性疼痛の病態

表1　IASPの言葉の定義

- Pain（痛み）
  実際または潜在的な組織傷害に伴って起こるか，またはそのような言葉を使って述べられる感覚的，情動的な不快な体験。
- Allodynia（アロディニア，異痛）
  通常では痛みを起こさないような刺激によっても起こる痛み。
- Causalgia（カウザルギー）
  外傷性神経損傷の後に起こる持続する灼熱痛，アロディニアと感覚異常過敏を持った症候群で，通常，血管運動障害，発汗異常，後期になって栄養障害を伴うもの。
- Dysesthesia（異常感覚）
  不快な異常感覚。自発的でも誘発的でもよい。
- Hyperalgesia（痛覚過敏）
  痛み刺激に対する亢進した反応。
- Hyperpathia（感覚異常過敏）
  ある刺激，特に繰り返し刺激に対して異常な疼痛反応を起こすことを特徴とした疼痛症候群。
- Neuralgia（神経痛）
  1つ，もしくはいくつかの神経の分布に一致した痛み。
- Neuropathic pain（神経障害性疼痛）
  体性感覚系に対する損傷や疾患によって直接的に引き起こされる疼痛。
- Neuropathy（神経障害）
  ある神経における病理学的変化，あるいは障害。神経が1本の場合はmononeuropathy，数本の場合はmononeuropathy multiplex，広範か両側性の場合はpolyneuropathyとする。
- Nociceptor（侵害受容器）
  侵害性刺激や，長く続いた場合に侵害刺激になるような，刺激に特に敏感な受容体。
- Noxious stimulus（侵害刺激）
  正常な組織を破壊するような侵襲的刺激。
- Paresthesia（感覚異常）
  自発的，あるいは誘発的に起こる感覚の異常。

(Descriptions of chronic pain syndromes and definitions of pain terms: Pain terms. In: Merskey H, Bogduk N, editors. Classification of chronic pain. Seattle: IASP Press; 1994. p.207-13 より引用)

②末梢神経系あるいは中枢神経系に影響を与える明らかな障害，あるいは疾患の存在がある。
③少なくとも1つの確認試験によって，明らかな神経解剖学的に妥当な疼痛範囲がある。
④少なくとも1つの確認試験によって，関係がある障害か疾患が存在する。
神経障害性疼痛かどうかの評価は以下のとおりである。
・明確に神経障害性疼痛であるといえる：上記①〜④のすべてが当てはまる場合。
・おそらく神経障害性疼痛であろう：①と②，プラス③もしくは④の存在。
・神経障害性疼痛かもしれない：①と②はあるが，③もしくは④の事実がない。
上記の診断基準により神経障害性疼痛と判断された場合，どのような痛みが見られるのかを次に述べる。なお，診断についての詳細は前項（第Ⅱ章-2 Ａ）に詳しく記載されている。

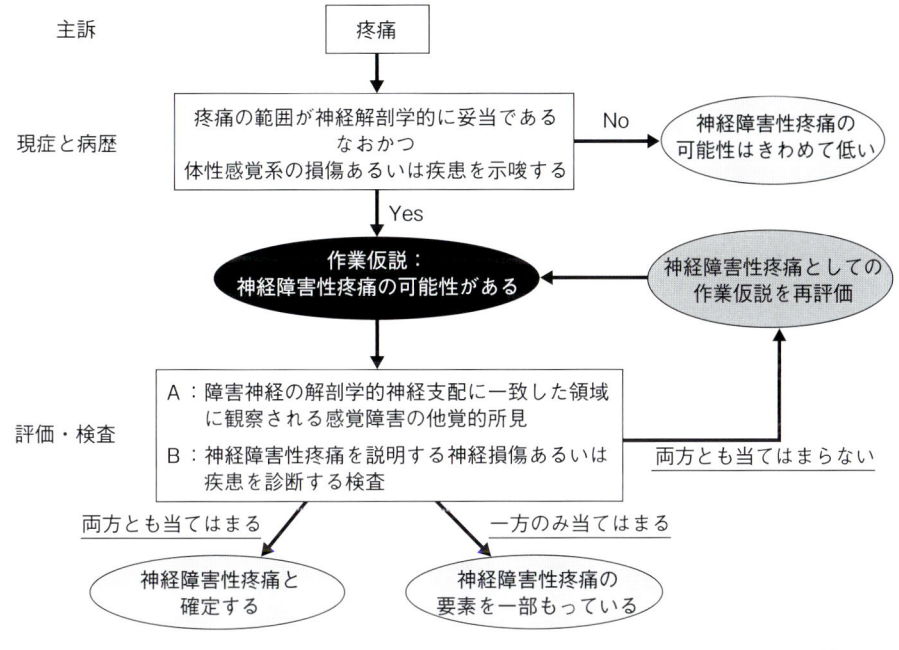

図 神経障害性疼痛かどうかの段階的評価
(Galer BS, Jensen MP. Development and preliminary validation of a pain measure specific to neuropathic pain : The neuropathic pain scale. Neurology 1997 ; 48 : 332-8 より改変引用)

2 神経障害性疼痛に見られる痛みの種類と特徴[3]

　神経障害性疼痛では知覚異常，痛みの性質，痛みの強弱，痛みの発現パターンなどに次のような種類と特徴がある。
　①知覚異常の種類と特徴：痛覚過敏，アロディニア，感覚異常，異常感覚が共通した特徴である。各知覚異常の定義は表1を参照のこと。
　②痛みの性質：電撃痛，刺すような痛み，灼熱痛，鈍痛，うずくような痛み，拍動痛などを感じる。
　③痛みの強弱：さまざまであるが，その測定法については次項の"痛みの測定"を参照のこと。
　④痛み発現のパターン：持続的に発生している自発痛であったり，発作的に発生する自発痛や誘発痛が，単独でまたは混合して存在する。

3 神経障害性疼痛のスクリーニングツール (表2)

　神経障害性疼痛患者がどのような痛みをよく訴えるかによって本症を診断しようとする"神経障害性疼痛のスクリーニングツール（簡易調査票）"を，本邦麻酔科・ペインクリニック科14施設が集まって行った神経障害性疼痛スクリーニング研究会[注]が発表している（第43回日本ペインクリニック学会，名古屋市，2009）。この調査票のうち，

表2 神経障害性疼痛スクリーニングツール研究会による質問表

（痛みのある部分で）あなたが感じる痛みはどのように表現されますか？
　1）針で刺されるような痛みがある
　2）電気が走るような痛みがある
　3）焼けるようなひりひりする痛みがある
　4）しびれの強い痛みがある
　5）衣類に触れたり，冷風に当たったりするだけで痛みが走る
　6）痛みの部位の感覚が低下していたり，過敏になっていたりする
　7）痛みの部位の皮膚がむくんだり，赤や赤紫に変色したりする

　各質問に対し，5つの段階（まったくない，少しある，ある，強くある，非常に強くある）のどこに当てはまるかをチェックしてもらい，"まったくない"を0点，"少しある"を1点，"ある"を2点，"強くある"を3点，"非常に強くある"を4点として，7問の合計点を算出する。
　合計点9点以上で，感度70%，特異度76%で神経障害性疼痛と診断できる。
（小川節郎：痛みの診断．小川節郎編．神経障害性疼痛診療ガイドブック．東京：南山堂；2010．p.30-34 より一部改変引用）

　痛みの性質を尋ねる質問表を表2に示した。質問は7つあり，それぞれの質問に対して5つの段階（まったくない，少しある，ある，強くある，非常に強くある）のどこに当てはまるかをチェックしてもらい，"まったくない"を0点，"少しある"を1点，"ある"を2点，"強くある"を3点，"非常に強くある"を4点として，7問の合計点を算出した。

　その結果，合計点が9点を超えると感度70%，特異度76%で神経障害性疼痛と診断できることが判明したとしている。これら7つの質問の中で，もっとも神経障害性疼痛に特徴的であった質問は，ロジスティックモデルにより解析したところ，5番目の質問の"衣服がすれたり，冷風に当たったりするだけで痛みが走る"というものであり，いわゆるアロディニアの存在が神経障害性疼痛をもっともよく表す痛みであるとしている。

　《注》神経障害性疼痛スクリーニング研究会参加施設：旭川医科大学，日本医科大学千葉北総病院，順天堂大学，昭和大学，昭和大学横浜市北部病院，NTT東日本関東病院，日本大学，京都府立医科大学，大阪大学，奈良県立医科大学，愛媛大学，兵庫医科大学，島根大学，福岡大学。

4 心因性疼痛との鑑別（表3）

　神経障害性疼痛の多くは，急性の組織損傷が治癒した後も遷延している痛みであることが多いので，心因性疼痛との鑑別が必要な場合もまれではない。その詳細については，"第Ⅳ章-4．心因性疼痛との鑑別"に記載してあるが，ここでは表3に挙げた日本語版簡易型McGill疼痛質問表（short-form McGill pain questionnaire：SF-MPQ）を示す[4]。本質問表は，痛みを表す言葉15について，痛みの強さを0～3の4段階で回答するものである。痛みを表す言葉のうち1～11は感覚を表しており，12～15は感情を表現するようになっている。

表3　SF-MPQ

① throbbing（ずきんずきん）
② stabbing（刃物で突き刺されるような）
③ cramping（ひきつるような）
④ hot-burning（熱い-焼けるような）
⑤ heavy（重苦しい）
⑥ splitting（割れるような）
⑦ sickening（吐き気がする）
⑧ punishing-cruel（痛めつけられるような-残酷な）
⑨ shooting（ビーンと走るような）
⑩ sharp（鋭い）
⑪ gnawing（かじり続けられるような）
⑫ aching（うずくような）
⑬ tender（触られると痛い）
⑭ tiring-exhausting（うんざり-げんなりした）
⑮ fearful（こわいような）

以上の15の単語（項目）について，none：0点，mild：1点，moderate：2点，severe：3点として点数を与え，加算して点数化する。

(Melzack R. The short-form McGill pain questionnaire. Pain 1987；30：191-7 より和訳して引用)

表4　neuropathic pain scale（NPS）

味の好みや，音楽の音の大きさに各人によって違いがあるように，痛みにも個人個人によって感じ方が違います。以下の質問にお答えいただくことによって，あなたがご自身の痛みをどのように感じているかを知りたいと思います（すべて0点から最高10点までの数字のスケールがありますので，それぞれどの程度かをX印で示してください：訳者加筆）。

1. 強さはどのくらいですか？（NRS）：最強は"想像できる最高の痛み"
2. 鋭さはどのくらいですか？：最強は"ナイフで切られるよう"
3. ひりひり感はどのくらいですか？：最強は"火で焼かれるよう"
4. だるさはどのくらいですか？：最強は"想像できる最大"
5. 冷たさを感じますか？　どのくらい冷たいですか？：最強は"凍りつくほど"
6. 皮膚の感覚の過敏さはどのくらいですか？：最強は"剥がれた皮膚のよう"
7. かゆみはどのくらいですか？：最強は"poison oakのよう"
8. あなたの痛みの時間的経過についてもっとも当てはまる表現はどれですか？
　①いつもずっと痛んでおり，ときに激しくなる。
　②いつも同じ1種類の痛みを感じている。
　③同じ種類の痛みをときどき感じるが，無痛のときもある。
9. どのくらい不快ですか？：最強は"耐えられないほど"
10. 深いところに感じる痛みと表面の痛みについて，それぞれの強さを示してください。
　①深いところに感じている痛みの程度は？：NRSによる。
　②表面に感じている痛みの程度は？：NRSによる。

(Galer BS, Jensen MP. Development and preliminary validation of a pain measure specific to neuropathic pain：The neuropathic pain scale. Neurology 1997；48：332-8 より改変引用)

5　神経障害性疼痛患者の痛みの表現（表4）[5]

神経障害性患者自身が自身の痛みをどのように感じているかを調べる調査票がある。

表4に，Galerら[5]によるneuropathic pain scaleを示した．本症患者の痛みの特徴がよく現れている．

おわりに

以上，神経障害性疼痛における痛みの種類と特徴について総論的に述べた．各疾患によって痛みの性質，特徴があるので，それらについては各疾患の項目を参照願いたい．

■参考文献

1) Descriptions of chronic pain syndromes and definitions of pain terms：Pain terms. Merskey H, Bogduk N, editors. Classification of chronic pain. Seattle：IASP Press；1994. p.207-13.
2) Treede RD, Jensen TS, Campbell JN, et al. Neuropathic pain：Redefinition and a grading system for clinical and research purposes. Neurology 2008；70：1630-5.
3) 細川豊史．神経障害性疼痛．小川節郎編．痛みの概念が変わった―新キーワード100＋α．東京：真興交易医書出版部；2008. p.52-3.
4) 平川奈緒美．"痛み"のスケール．ペインクリニック 2008；29：1580-8.
5) Galer BS, Jensen MP. Development and preliminary validation of a pain measure specific to neuropathic pain：The neuropathic pain scale. Neurology 1997；48：332-8.

(小川　節郎)

II. 神経障害性疼痛の発症メカニズムと病態を考える

2 臨床から見た神経障害性疼痛の病態

C 痛みの測定・評価

はじめに

　神経障害性疼痛などの慢性痛において，患者が持つ痛みを正確に把握し，治療につなげていくことは非常に重要である．しかし，痛みは主観的で，その成り立ちにはさまざまな要素がかかわっており，したがって，ある患者の痛みを評価できる単一の測定法は確立されていない．実際には，痛みの強さや性質の測定，電気生理学的手法，熱量測定法，日常生活における活動性の評価，心理的評価などを駆使して総合的に判断する．ここでは，症状把握，治療方針の決定や治療効果の判定に不可欠である，痛みの強さや性質を明らかにするための測定法を中心に述べる．

痛みの測定

　痛みの主たる測定法を表1に示す．それらの目的は，①痛みの強さや性質を明らかにすること，あるいは②痛みの病態や原因を解明することである．①の痛みの強さや性質

表1　痛みの主たる測定・評価法

痛みの強さの測定法	視覚的評価尺度（visual analogue scale：VAS） 数値評価スケール（numerical rating scale：NRS） 言語式評価スケール（verbal rating scale：VRS） フェイススケール（faces scale） 痛み緩和スケール（pain relief scale） 痛み属測定
多面的評価法	マギル痛み質問表（McGill pain questionnaire：MPQ） 簡易型マギル痛み質問表（short-form McGill pain questionnaire：SF-MPQ）
その他の測定法	Neurometer™ サーモグラフィ

の測定法には、患者に測定ツールを示して回答を得る、あるいは質問表の記入により答えを得る方法などがあるが、最近では機器を用いた痛みの強さの測定も可能となった[1,2]。一方、②においては機器の使用が必要であり、例として、Neurometer^{TM}[3,4]のように、痛みにどの知覚神経線維が関与しているかを解明する方法や、サーモグラフィのように自律神経系の関与の有無などを明らかにする方法がある。

痛みの強さの測定法

1 主観的な方法

患者に自ら、現在の痛みの強さを指し示してもらう方法である。

a. 視覚的評価尺度（visual analogue scale：VAS）

もっとも一般的な方法は、水平な 10 cm、あるいは 100 mm の直線の左端に"痛みなし"、右端に"想像できる最大の痛み"と記して（図1）、患者に現在感じている痛みの強さの位置にマークをつけてもらい、左端からマークまでの距離を測り数値を得る[5]。測定用具にカーソルをつけておき、患者にカーソルを動かして位置を決めさせ、裏に記入された数値を読み取る方法が便利である。本法は、簡便[6]で非常に感度の高い痛みの評価法[7]と報告されているが、想像できる最大の痛みが個人により異なるので、患者間のVAS値を比較検討することが難しい。また、小児や老人では、測定法を理解できず、測定値を得られないことがある。

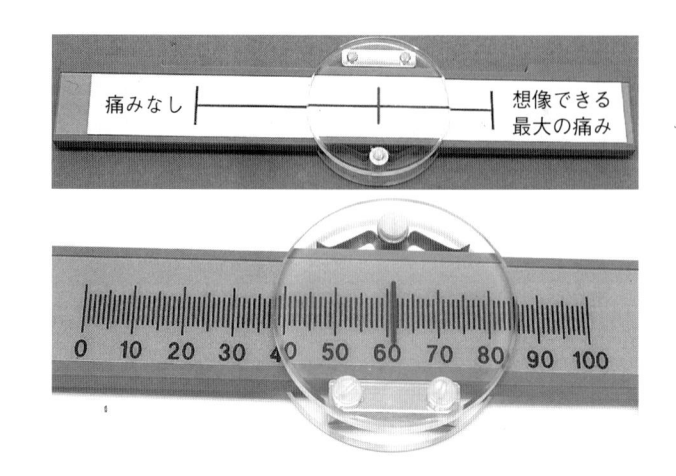

図1 視覚的評価尺度（VAS）
カーソルをつけたもの。カーソルを用いて現在感じられる痛みの位置を示させ、裏面の数値より痛みの強さを読み取る。この場合、痛みの強さは 61 mm である。

b. 数値評価スケール（numerical rating scale：NRS）

直線を0〜10の11段階，あるいは0〜100の101段階に区切り，0を"痛みなし"，10あるいは100を"想像できる最大の痛み"と記して，現在の痛みの強さを患者に数値で示してもらう方法である（図2）。

小児や高齢者では，痛みを数値化できないことがある。また，11段階法では好みの数値を選びやすい欠点がある。

c. 痛み緩和スケール（pain relief scale：PRS）

初診時あるいは治療前の痛みを10とし，痛みなしを0として，現在の痛みはいくらかを数値で示してもらう。患者が答えやすく，短時間で治療による痛みの減少度を判定できるので，臨床の場において有用である。

d. 言語式評価スケール（verbal rating scale：VRS）

数段階の痛みの強さを表す言葉を示し，患者の痛みの強さを評価する方法である。例えば，0：痛みがない，1：少し痛い，2：かなり痛い，3：耐え難いほど痛い，の4段階に分けて，現在の痛みの強さに該当する言葉を選択させる[8]。それぞれの言葉の意味する範囲が明確ではないという欠点がある。

e. フェイススケール（faces scale）

直線や言葉の代わりに顔の表情で痛みの強さを段階的に示し，該当する表情を選ばせて数値化する方法で，小児や高齢者で汎用される。多くのフェイススケールがあるが，図3に示すWong-Baker faces scale[9]がもっともよく使用されている。また，表面に数

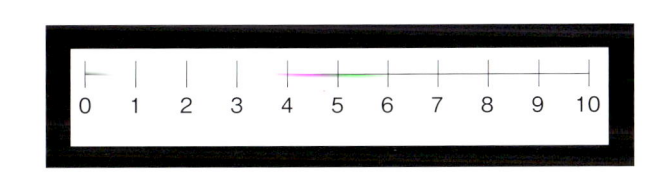

図2 数値評価スケール（NRS）
直線を0-10の11段階に区切ったスケールを示す。

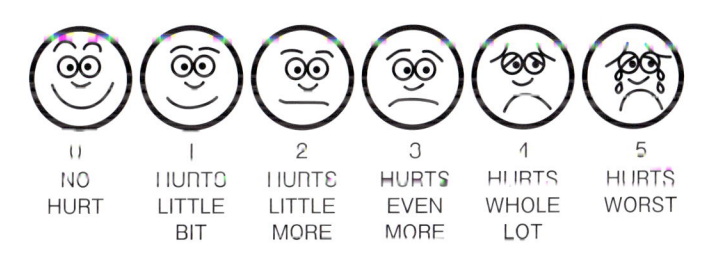

図3 Wong-Baker faces scale
（Wong DL, Baker CM. Pain in children：Comparison of assessment scales. Pediatr Nurs 1988；14：9-17より引用）

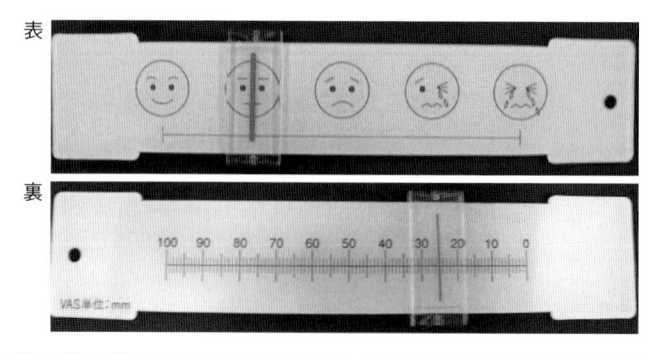

図4 faced visual analogue scale
faces scaleとVASを表の面に併記する。裏面に数値が記されており，痛みの強さを数値化できる。
（花岡一雄，有田英子，長瀬真幸ほか．痛み治療の選択基準―ドラッグチャレンジテストによる基準．BRAIN and NERVE 2008；60：519-25 より引用）

段階の顔の表情を描き，顔の部位に限定せず現在の痛みに該当する位置をカーソルで示させ，裏面の数値を読み取る方法もある。この際，数段階の顔と直線を併記し，カーソルで現在の痛みに相当する位置を示させる方法（図4）を花岡ら[10]は考案し，faced visual analogue scaleと称することを提唱している。

これらの方法は，小児や老人にも理解できる方法であるが，標準的なフェイススケールはなく，使用するフェイススケールにより結果が異なるので，施設間の比較などを行いにくい欠点がある。

2 定量的測定法

これまでの主観的な痛みの測定法では，患者間の痛みの強さを比較検討することが難しい。また，ある患者における最大の痛みの基準がときにより変化する可能性もある。
嶋津ら[1]により考案された定量的痛みの強さの測定法を示す。

a. PainVision® による痛み度測定[2]

知覚・痛覚定量分析装置（PainVision® PS-2100）により痛みの強さを測定する。皮膚に装着した双極電極により痛みではなく異種感覚を生じるパルス状電流波を与え，刺激量を漸増させる。最初に電気刺激を感じた値を電流知覚閾値（最小感知電流値），痛みの大きさに相当する感覚を与えた電流値を痛み対応電流値とし（図5），これらより痛み度を計算する。

痛み度＝100×(痛み対応電流値−電流知覚閾値)/電流知覚閾値

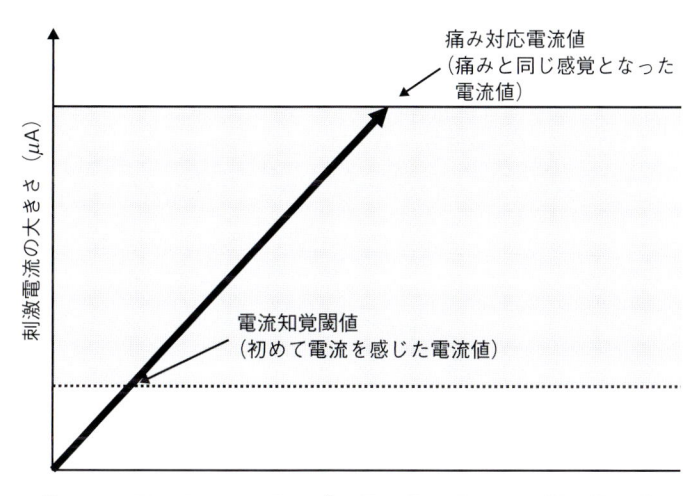

図5 PainVision® PS-2100 による測定
刺激電流の大きさを増加させていき，初めて電流を感じた電流値が電流知覚閾値（最小感知電流値），痛みと同じ感覚となった電流値が痛み対応電流値である。
（有田英子，井関雅子，佐伯　茂ほか．痛みの客観的測定法：Pain Vision．ペインクリニック 2008；29：115-22 より引用）

多面的痛みの評価法

痛みを多面的に評価する方法である。代表的な測定法を示す。

1 マギル痛み質問表（McGill pain questionnaire：MPQ）

1975 年，Merzack[11]が痛みを評価するための質問表として発表した。78 の痛みを表す言葉が 1～20 群に分けて収録されており（表2）[12]，各群内の言葉は痛みの強さが弱い順に記載され，それぞれ点数化されている。1～10 群は痛みの感覚的表現，11～15 群は痛みによる感情（情動）的表現，16 群は痛みの評価的表現，17 群以下は臨床的に不足であった言葉の群を加えたものである。患者は，質問表から自分の痛みを表現している言葉を選ぶ。痛みの強さは，20 の群の点数合計および第 16 群の結果から分かる。痛みの感覚的・感情的評価は個別に行える。

MPQ の日本語版が作成されている[12]が，文化や言葉の違いにより，表現法が異なることが問題である。また，回答に時間がかかるため，状態の悪い患者などには施行しにくい。

2 簡易型マギル痛み質問表（short-form McGill pain questionnaire：SF-MPQ）

MPQ は時間がかかり，臨床の場で使用しにくい。そこで，Melzack[13]は簡易型 MPQ

表2 MPQの痛み表現語リスト

1	2	3	4
Flickering Quivering Pulsing Throbbing Beating Pounding	Jumping Flashing Shooting	Pricking Boring Drilling Stabbing Lancinating	Sharp Cutting Lacerating
5	6	7	8
Pinching Pressing Gnawing Cramping Crushing	Tugging Pulling Wrenching	Hot Burning Scalding Searing	Tingling Itchy Smarting Stinging
9	10	11	12
Dull Sore Hurting Aching Heavy	Tender Taut Rasping Splitting	Tiring Exhausting	Sickening Suffocating
13	14	15	16
Fearful Frightful Terrifying	Punishing Gruelling Cruel Vicious Killing	Wretched Blinding	Annoying Troublesome Miserable Intense Unbearable
17	18	19	20
Spreading Radiating Penetrating Piercing	Tight Numb Drawing Squeezing Tearing	Cool Cold Freezing	Nagging Nauseating Agonizing Dreadful Torturing

数字は群。
(熊澤孝朗,波多野敬.痛みの表現語.日本疼痛学会,日本ペインクリニック学会編.標準痛みの用語集.第1版.東京:南江堂;2000. p.250-66より引用)

であるSF-MPQを作成した。痛みを表す言葉15のそれぞれにつき,痛みの強さを0〜3の4段階で回答させる。言葉の1〜11は感覚を,12〜15は感情を表している。さらに,痛みの強さをVASおよびpresent pain intensity(PPI)[11]による6段階で測定する。

日本語版SF-MPQが作成されており(図6),活用されている[14〜16]。

おわりに

いくつかの痛みの測定・評価法を述べた。このほかにも,痛み日記[17],腰痛患者の活動性に関する質問表であるRoland Morris disability questionnaire(RDQ)[18],心理的評

II. 神経障害性疼痛の発症メカニズムと病態を考える

```
名前 _____ (男・女)    年齢 ___ 歳
記入日：西暦 _____ 年 ___ 月 ___ 日

1. 以下に痛みを表す 15 の表現があります．あなたの痛みの状態について，その程度を○で囲んでお答え
   ください．
   また，自分の痛みと無関係の項目については 0 を○で囲んで付け落としのないようにしてください．

                                                    全く    いくら   かなり   強く
                                                    ない   かある   ある    ある
   ① ズキンズキンと脈打つ痛み ……………………………   0      1       2      3
   ② ギクッと走るような痛み ………………………………   0      1       2      3
   ③ 突き刺されるような痛み ………………………………   0      1       2      3
   ④ 鋭い痛み ………………………………………………   0      1       2      3
   ⑤ しめつけられるような痛み …………………………   0      1       2      3
   ⑥ 食い込むような痛み …………………………………   0      1       2      3
   ⑦ 焼けつくような痛み …………………………………   0      1       2      3
   ⑧ うずくような痛み ……………………………………   0      1       2      3
   ⑨ 重苦しい痛み …………………………………………   0      1       2      3
   ⑩ さわると痛い …………………………………………   0      1       2      3
   ⑪ 割れるような痛み ……………………………………   0      1       2      3
   ⑫ 心身ともにうんざりするような痛み ………………   0      1       2      3
   ⑬ 気分が悪くなるような痛み …………………………   0      1       2      3
   ⑭ 恐ろしくなるような痛み ……………………………   0      1       2      3
   ⑮ 耐え難い，身のおきどころのない痛み ……………   0      1       2      3

2. 下の線上で自分の痛みを表す位置に（／）で印をつけてください．

   痛みはない ├─────────────────────────────┤ これ以上の痛みはないくらい強い

3. あなたの痛みの現在の強さはどのようなものですか．以下の 6 つのうちでお答えください．
   0 まったく痛みなし
   1 わずかな痛み
   2 わずらわしい痛み
   3 やっかいで情けない痛み
   4 激しい痛み
   5 耐え難い痛み
```

図 6　日本語版簡易型 McGill 痛み質問表 (SF-MPQ)

〔横田直正，井上秀也，東　航ほか．慢性疼痛に対する選択的セロトニン再取り込み阻害薬（SSRI）の有効性の検討．整形外科 2005；56：32-6 より引用〕

価の一つで不安に関する質問表である状態-特性不安検査（state-trait anxiety inventory：STAI）[19]など，多くの痛みに対するアプローチの方法，測定・評価法がある．これはいい換えれば，決定的な測定・評価法がないということでもあり，痛みの測定・評価の難しさが分かる．

しかし，患者を治療していると感じられることであるが，痛みの強さが軽減するし，明らかに患者の表情がよくなり，活動性も上昇する．このことより，さまざまな測定法の中でもっとも重要であるのは，痛みの強さの測定であると考える．主観的な痛みの強さの測定法で信頼性が高く，しかも簡便な方法は VAS である．一方，最近，臨床的に使用可能となった知覚・痛覚定量分析装置は，痛みの強さの測定に機器を使用するもの

75

で，定量的に痛みの強さを測定できる．今後の臨床における活用が期待される．また，痛みの性質を知ることは治療方針や投与薬物の決定に重要である．

これらを総合すると，多忙を極める臨床の場で実際に施行できる痛みの測定法として，簡便に施行でき信頼性がもっとも高いVAS，今後有用性が期待される痛み度，SF-MPQの測定を中心に，各施設で必要と思われる測定法を加えるのがよいと考える．

■参考文献

1) 嶋津秀昭，瀬野晋一郎，加藤幸子ほか．電気刺激を利用した痛み定量計測法の開発と実験的痛みによる評価．生体医工学 2005；43：117-23.
2) 有田英子，井関雅子，佐伯　茂ほか．痛みの客観的測定法：Pain Vision．ペインクリニック 2008；29：115-22.
3) Katims JJ. Electrodiagnostic functional sensory evaluation of the patient with pain：A review of the neuroselective current perception threshold and pain tolerance threshold. Pain Digest 1998；8：219-30.
4) 有田英子，花岡一雄．CPT．ペインクリニック 1999；20：1035-44.
5) Joyce CRB, Zutshi DW, Hrubes V, et al. Comparison of fixed interval and visual analogue scales for rating chronic pain. Europ J Clin Pharmacol 1975；8：415-20.
6) Huskisson EC. Measurement of pain. Lancet 1974；304：1127-31.
7) Scott J, Huskisson EC. Graphic representation of pain. Pain 1976；2：175-84.
8) Jensen MP, Karoly P, Braver S. The measurement of clinical pain intensity：A comparison of six methods. Pain 1986；27：117-26.
9) Wong DL, Baker CM. Pain in children：Comparison of assessment scales. Pediatr Nurs 1988；14：9-17.
10) 花岡一雄，有田英子，長瀬真幸ほか．痛み治療の選択基準―ドラッグチャレンジテストによる基準．BRAIN and NERVE 2008；60：519-25.
11) Melzack R. The McGill pain questionnaire：Major properties and scoring methods. Pain 1975；1：277-99.
12) 熊澤孝朗，波多野敬．痛みの表現語．日本疼痛学会，日本ペインクリニック学会編．標準痛みの用語集．第1版．東京：南江堂；2000. p.250-66.
13) Melzack R. The short-form McGill pain questionnaire. Pain 1987；30：191-7.
14) 横田直正，井上秀也，東　航ほか．慢性疼痛に対する選択的セロトニン再取り込み阻害薬（SSRI）の有効性の検討．整形外科 2005；56：32-6.
15) 青山　宏，山口真人，熊野宏昭ほか．SF-MPQからみた慢性疼痛の鑑別診断．慢性疼痛 1998；17：72-5.
16) 横田直正，時枝文秋，田中純一ほか．慢性疼痛患者に対する簡易型マッギル疼痛質問表の信頼性．整・災外 2005；48：773-7.
17) 十時忠秀，高崎光浩，米倉雅之ほか．自己評価法の有用性とQOL．綜合臨牀 1992；41：74-8.
18) Roland M, Morris R. A study of the natural history of back pain. Part Ⅰ：Development of a reliable and sensitive measure of disability in low-back pain. Spine 1983；8：141-4.
19) Nakazato K, Mizuguchi T. Development and validation of the Japanese version of the state-trait anxiety inventory. Shinshin-Igaku 1982；22：102-12.

（有田　英子，花岡　一雄）

II. 神経障害性疼痛の発症メカニズムと病態を考える

2 臨床から見た神経障害性疼痛の病態

D 神経障害性疼痛と運動異常

はじめに―運動障害の診かた―

神経障害性疼痛には運動障害を伴うことが少なくない。
このような状態を大別すると,
①神経障害が運動神経にも及んでおり運動麻痺を伴う場合
②痛みによる二次的な現象として運動障害が見られる場合
③神経系の障害と関連した痙性や失調, ジストニアなどの不随意運動を伴い同時に痛みもある場合
に分けることができる。

患者に見られる運動障害が上記のいずれであるのか（複数該当する場合もある）を評価することは, 病態を把握し治療方針や治療目標を決めるうえで大変重要なことである。原因不明の痛みの原因を運動障害の所見から神経障害部位を明らかにし, 確定診断に至ることも少なくない。痛みが主観的であるのに対して, 運動障害は客観性が高く, 神経障害の有無, 部位診断, 身体機能評価のために重要な神経学的所見である。

脳や脊髄の損傷による運動障害部位に継続した痛みがある場合, その痛みが神経障害性疼痛であるかどうかの判別は必ずしも容易ではない。感覚神経の障害による神経障害性疼痛の場合と, 運動障害を代償するために筋や関節などの負荷が増大したことによる侵害受容性疼痛の場合とがある。

神経障害が運動神経にも及んでおり運動麻痺を伴う場合

運動麻痺が主症状で軽度の痛みを伴う場合, 神経障害性疼痛が主症状で軽微な運動障害を伴う場合など, 運動障害と痛みの割合は症例によって異なる。機械的な圧迫によって末梢神経が軽微な損傷を受けた場合や, 皮神経など知覚神経のみが選択的に障害された場合には, 運動障害は見られないか軽微であることが多い。神経の障害部位によって, それぞれ神経根, 神経束固有の運動麻痺と感覚障害を起こす。脊髄に障害がある場合に

は，その髄節に応じた感覚運動麻痺を伴う。脊髄や脳の障害で神経障害性疼痛を引き起こす病態は，温痛覚の伝導路障害を伴うことが多いとされている[1]。

臨床現場で見る機会の多い疾患について解説する。

1 神経根障害

a．脊椎変性疾患

頸椎・腰椎（胸椎はまれ）の椎間板ヘルニア，腰部脊柱管狭窄症，後縦靱帯骨化症，変形性脊椎症などの脊椎疾患による神経根圧迫によって，神経障害性疼痛と運動障害が起こる。神経根の圧迫によって起こる痛みの多くは，消炎鎮痛薬や神経ブロックに反応する。病態としてはそのほかの神経障害性疼痛とは異なるが，近年はそのうちの一部を神経障害性疼痛の中に含めてとらえるという考え方が受け入れられ始めている[2]。神経根圧迫の様式や程度，期間によっては手術によって，圧迫を取り除いても知覚異常や運動障害が残存し，いわゆる神経障害性疼痛の病態に移行することもある。損傷神経根と運動障害との関連を示す。頸部，上肢，上背部の筋のほとんどは頸神経の支配を受けており，そのうちの１本ないし複数の神経根が損傷を受けた際に共通して見られる代表的な所見を理解しておかなければならない。

C5：三角筋，上腕二頭筋：肩の外転，肘の屈曲
C6：上腕二頭筋，上腕橈骨筋：肘の屈曲，前腕の回内外
C7：上腕三頭筋，円回内筋：肘の伸展，手関節の屈曲，手指の伸展
C8：骨間筋：指の内外転

b．その他

帯状疱疹に運動障害を伴うことは多くない。しかし，皮疹が重篤な場合に筋力低下を来すことがあり，注意が必要である。C4神経罹患による横隔神経麻痺，C5神経罹患による三角筋の麻痺，下部胸椎罹患による腹筋麻痺，L3神経根障害による膝伸展障害などがまれに見られる。多くは単根障害であるため，回復することが多い。

脊椎周囲の手術操作によって神経根を損傷し，術後に痛みと運動障害を残すことがある。術後急性期の痛みが強いほど術後遷延性疼痛が発生しやすいことから，早期からの疼痛緩和により術後遷延性疼痛を予防できる可能性が期待されている[3]。

悪性腫瘍（転移性を含む）の浸潤によって，神経根障害を起こすことがある。

2 神経束の障害

脊椎椎間孔から末梢神経が出て，筋などの効果器に達するまでの間に，外傷，機械的圧迫，腫瘍，感染，なんらかの医療行為などによる神経損傷が起こると，障害された神

経の支配に応じた運動障害と痛みが発生する。これらのうちで比較的多く見られるものに絞扼性神経障害がある。

a. 手根管症候群

手根管は手関節の骨と靱帯によって構成されており，正中神経がこの部位で圧迫を受けて関節部よりも末梢の神経障害を起こすものをいう。中年の女性に多く，反復的に手首を動かすパソコン入力作業などに携わる者に多い。母指から中指にかけてのビリビリするような痛みとしびれ，特に夜間痛が特徴的である。母指球の筋萎縮が見られることがある。神経障害による直接の運動障害はまれである。手関節掌側でのTinel徴候が特徴的である。

b. 足根管症候群

内顆と踵骨の辺縁を結ぶ屈筋支帯と，踵骨と距骨の内側表面とで囲まれた領域を足根管と呼ぶ。後脛骨神経は屈筋支帯の直下で内側枝と外側枝に分岐し，足の小さな筋と足底の皮膚知覚を支配している。足根管内の腫瘍，骨棘，ガングリオン，外傷，感染，過度な運動などが同部位の神経を圧迫し，痛みやしびれの原因となる。同部位の神経は足の内在筋を支配しており，筋力低下を来しうる。足関節の動きによって痛みを生ずるので，二次的な運動障害も起こりうる。内顆のTinel徴候が特徴的で，足底から踵にかけ放散する。

c. 正中神経麻痺

母指の屈曲障害が主症状で，対立動作が困難となり，典型症例は祈禱手と呼ばれ，握りこぶしを作らせると尺側の3指しか屈曲しない。尺骨神経麻痺を合併すると，猿手となる。

d. 尺骨神経麻痺

骨間筋の萎縮と小指球の萎縮が起こり，典型症例では鷲手を呈する。

e. 橈骨神経麻痺

完全に麻痺すると手関節の背屈が困難となり，下垂手を呈する。

f. 腓骨神経麻痺

足の背屈が不能となり，下垂足を呈する。歩行は鶏歩（steppage gait）となる。下肢外側および足背に知覚障害域が見られる。

g. 脛骨神経麻痺

足底屈曲，足指の足底屈曲が不能となる。足底部に知覚障害が起こる。

3 多発性末梢神経障害

わが国の日常診療でしばしば見られる多発性神経障害には，糖尿病性神経障害，アルコール性神経障害，抗癌薬による神経障害などがある。これらの神経障害による神経症状はたいてい両側性であり，四肢の末梢部に特に多く見られる。手袋状，靴下状の知覚脱失，筋萎縮を伴った弛緩性麻痺が見られる。糖尿病性神経障害による神経障害性疼痛は，糖尿病患者の11％程度に見られるとされ[4]，頻度のもっとも多い神経障害性疼痛である。これらの神経障害は感覚神経の障害が中心で，運動障害を伴うことは多くない。

4 脊髄障害

脊髄の障害に痛みと運動障害が併発することは少なくないが，その原因として，外傷，腫瘍，血管障害，変性疾患，医原性，脊髄空洞症などが挙げられる。脊髄症に対する除圧術の適応は，主に運動障害に対して行われるが，それは，除圧によって運動麻痺の回復ないし悪化の予防が期待できるからである。一方，脊髄障害による神経障害性疼痛の場合は，除圧して痛みが緩和するかどうかは病態によって異なり，結果を予想することは困難である。脊髄障害による痛みは，麻痺のデルマトームのレベルに一致した at level の痛みと，麻痺より尾側に起こる below level の痛みに大別される。わが国では，後縦靱帯骨化症などの脊椎変性疾患に伴う脊髄障害性疼痛が多いのが特徴である。

5 脳障害

脳梗塞や脳内出血などの血管障害，外傷，腫瘍摘出後などに見られる。特に痛覚伝導路の選択的な障害では，温痛覚の鈍麻の領域に灼熱痛を伴う場合がある。

運動障害が痛みによる二次的な現象の場合

痛みによって動きが損なわれることは，日常頻繁に見られる現象であり，哺乳動物の自然な行動であるが，意外にもこのことに焦点を当てた研究は少ない。理論的には，痛みを起こす刺激のエネルギー量とその動きへの影響は客観的に観察できるが，この両者の関係に影響を与える個体の集中力や注意の向きなど，ヒトのトップダウン機構の定量化や制御ができないからであろう。今までのところ，侵害受容性疼痛と神経障害性疼痛と脳の活動部位に顕著な違いは同定されていない。痛みは侵害受容性か神経障害性かにかかわらず，脳内の認知機構がほとんど共通のプロセスであると仮定すれば，痛覚は生体警告系であるので，神経障害性疼痛においても動きが損なわれることはむしろ当然であろう。痛みにうち勝って動かそうとする場合，トップダウンの機構が大きく影響するので，疾病利得など環境因子が関与する場合には，動きの評価を行っても客観性が乏し

くなり，その解釈が難しい．現在のところ，この問題を克服する方法はない．客観性を重視する医療において痛みを診療の対象とするのが困難なのは，この問題を克服できないからかもしれない[5]．神経障害性疼痛が，運動によって増強することが多いことは広く知られている．

痙性，失調，不随意運動

脊髄障害や脳卒中で，錐体路に障害が及ぶと痙性を来す．頸椎症性頸髄症では，上肢の巧緻障害と下肢の痙性を特徴とする．下肢のバビンスキー反射，チャドック反射，上肢ではホフマン反射，ワルテンベルグ反射，トロムナー反射が陽性となり，腱反射が亢進する．痙性に伴う筋痛は，くも膜下バクロフェンなどの方法で疼痛緩和が期待できるが，そのような病態が脊髄障害性疼痛に占める割合は多くない．脳幹部の腫瘍や血管障害によって，神経障害性疼痛に運動失調を伴うことがある．神経障害性疼痛の治療には，抗うつ薬や抗てんかん薬，麻薬性鎮痛薬など，眠気やふらつきを副作用とするものが使われることが多いので，運動障害を伴う症例に対しては，転倒の危険があり注意が必要である．

卒中後痛や複合性局所疼痛症候群（complex regional pain syndrome：CRPS）type II などの神経障害性疼痛に，ジストニアを合併することがある[6]．脳卒中後のジストニア患者では，運動イメージタスクによって補足運動野などの活動が健常者以上に亢進しているのに対して，CRPS type I 患者（現在の定義では神経障害性疼痛には含まれないが）でジストニアを合併する患者での運動イメージをタスクとした脳機能画像研究では，運動系を含めて脳活動の賦活部位が少ないという興味深い研究結果がある．ジストニアはさまざまな病態で出現する徴候であるが，この研究結果はジストニアの病態の複雑さを示唆している[7]．

大脳皮質運動野刺激による疼痛緩和

大脳皮質運動野電気刺激によって卒中後痛が緩和することが坪川らによって報告され，幻肢痛をはじめとするさまざまな神経障害性疼痛に試みられ，その評価がなされている．近年では，経頭蓋磁気刺激によって同様の効果が期待されている（第V章-3．神経電気刺激療法を参照）．今の段階では，どのような神経障害性疼痛の病態で運動野刺激によって痛みが緩和するかは明らかではない．将来的には，神経障害性疼痛の病態解明に経頭蓋磁気刺激が役立つことが期待される．

■参考文献

1) Boivie J. Central pain and the role of quantitative sensory testing (QST) in research and diagnosis. Eur J Pain 2003；7：339-43.

2) Freynhagen R, Rolke R, Baron R, et al. Pseudoradicular and radicular low-back pain―A disease continuum rather than different entities? Answers from quantitative sensory testing. Pain 2008；135：65-74.
3) Kehlet H, Jensen TS, Woolf CJ. Persistent postsurgical pain：Risk factors and prevention. Lancet 2006；367：1618-25.
4) 弘世貴久，河盛隆造．糖尿病性神経障害診療の実態と薬物療法の限界．Progress in Medicine 2005；25：1415-23.
5) Leeuw M, Goossens ME, Linton SJ, et al. The fear-avoidance model of musculoskeletal pain：Current state of scientific evidence. J Behav Med 2007；30：77-94.
6) Schrag A, Trimble M, Quinn N, et al. The syndrome of fixed dystonia：An evaluation of 103 patients. Brain 2004；127：2360-72.
7) Lehericy S, Gerardin E, Poline JB, et al. Motor execution and imagination networks in post-stroke dystonia. Neuroreport 2004；15：1887-90.

〔柴田　政彦〕

II. 神経障害性疼痛の発症メカニズムと病態を考える

2 臨床から見た神経障害性疼痛の病態

E 神経障害性疼痛と自律神経異常

はじめに

　自律神経系には2種類の神経，すなわち交感神経と副交感神経が含まれており，全身の臓器，組織はこれらの神経の片方か，もしくは両者の二重支配を受けている。痛覚経路を形作る組織も自律神経系の支配を受けているため，痛覚系と自律神経系の間には機能的に密接な関係があり，臨床的には交感神経の関与が特に問題となる。健常では，交感神経の興奮が惹起されるようなストレス時には，急性痛（生理的な痛覚経路の活動による痛み）は抑制されるほうに働く。一方，神経障害性疼痛のように慢性の経過をたどる病態痛は，逆に増強することが多い。このような場合，痛みの発症や増悪のメカニズムに交感神経が関与していると考えられることから，交感神経依存性疼痛（sympathetically maintained pain：SMP）と呼ばれている。筆者はこれまで，神経障害性疼痛ならびに慢性炎症性疼痛における自律神経異常の関与メカニズムを明らかにすることを目的として，慢性痛モデル動物を用いた in vitro, in vivo 実験を行ってきた。また，臨床研究では神経障害性疼痛の血行動態を解析し，患部の自律神経異常について検討を行った。本項では，これらの実験から得た知見を含め，神経障害性疼痛と自律神経の関連について概説する。

神経障害性疼痛モデルと交感神経

　神経障害性疼痛モデルとして，大別して4種類の神経損傷モデルが研究に用いられている。多くは，げっ歯類の坐骨神経を損傷することによって作製する。
　神経完全切断モデルは，坐骨神経を完全に結紮切断することで断端部に神経腫を形成させるものである。このモデル動物では，切断された神経支配領域に一致して，趾を咬む，損傷するなどの自傷行動が観察される。これらの異常行動は自発痛によるものと考えられ，交感神経が賦活される寒冷環境下では誘発あるいは増強される。このことは，このモデルの疼痛行動が交感神経活動に依存していることを示唆している。

神経完全切断モデルにおける交感神経系の関与メカニズムについては，動物実験に多くの報告がある。坐骨神経断端に形成される神経腫は，圧刺激に対して敏感に反応するのと同時に，神経腫内に発芽した神経枝が交感神経の電気刺激やカテコラミンの局所投与に対して反応性を示すことが明らかにされている。さらに，この興奮メカニズムには，受容体作動薬を用いた実験によりα受容体が関与していることも示された。ヒトの神経切断部に形成される神経腫が触圧刺激に敏感で，自発痛がさまざまなストレス時に増強することが知られており，神経完全切断モデルで観察される所見はそれらを模擬している。また，糖尿病や帯状疱疹による神経障害部位においても同様の神経発芽が生じることが分かっており，この発芽部位では異所性の自発性活動放電と圧刺激に対する過敏反応が認められる。これらの結果から，神経腫内では痛覚線維と交感神経との間に機能的な連絡（クロストーク）が出現することが明らかである。一方McLachlanら[1]は，ラットの坐骨神経を切断すると，後根神経節（dorsal root ganglion：DRG）において大・中サイズの感覚神経細胞を取り囲む形で交感神経線維がバスケット状に分枝を出すようになることを発見した。さらに，これらのDRGニューロンの一部は交感神経の電気刺激によって興奮することが報告されたことから，DRGにおいても交感神経と感覚神経細胞との間にクロストークが形成されることが証明された。しかしながら，その後の研究により交感神経刺激の長期的な効果としては，DRGニューロンの活動を抑制することが分かり，DRG内における交感神経と痛覚線維の連絡メカニズムは交感神経依存性疼痛にはそれほど重要でないと考えられるようになっている。

坐骨神経の50％程度を部分的に結紮すると，坐骨神経の支配領域に痛覚過敏行動が見られる（Seltzerら[2]の坐骨神経部分結紮モデル）。すなわち，足底への圧刺激と熱刺激および冷刺激に対して，疼痛閾値の低下と反応性の増強を示す。このうち，圧刺激と熱刺激に対する過敏性において，明らかな交感神経依存性があることが報告されている。

筆者ら[3]は，ウサギの大耳介神経に部分的な損傷（50％程度の部分切断など）を加え，耳介皮膚に受容野を持つ皮膚痛覚線維（ポリモーダル受容器）の神経活動に対するノルアドレナリンの局所動脈内投与と頸部交感神経刺激の効果を観察した。健常ウサギから記録した痛覚線維はこれらの刺激に影響を受けることはないが，神経を部分損傷し4日以上経過したウサギから記録した痛覚線維のうち，約半数が交感神経刺激やノルアドレナリンに対する感受性を示すようになった。また，皮膚の受容野への熱刺激に対する痛覚線維の反応も，ノルアドレナリンの局所投与後に増大することが分かった。さらに，この増強効果は$α_2$受容体阻害薬の前投与によって抑制・消失することから，メカニズムには$α_2$受容体が関与していると考えられた。同様の痛覚線維のノルアドレナリン感受性は，糖尿病性ニューロパチーモデルと慢性炎症モデルの皮膚標本でも観察されている。

Bennettら[4]は，ラットの坐骨神経を腸線縫合糸で軽く結紮することで，患肢の挙上体位と，足底への圧・温冷刺激に対する疼痛閾値の低下と反応性の増強が出現することを報告した（坐骨神経慢性絞扼モデル）。行動研究によれば，程度の差はあるが，どの刺激要素に対する逃避反応も交感神経依存性であることが分かっている。このモデルの交感神経線維と痛覚線維のクロストークについては，以下のようないくつかの実験結果

がある。坐骨神経に慢性的な絞扼損傷を与えると，一部の DRG ニューロンがノルアドレナリンに反応性を示すようになる。また，α_{2A} 受容体を持つ DRG ニューロンの割合が坐骨神経損傷後に増加することが報告されている。これらの結果から，一次求心神経の細胞体には健常でも α 受容体がもともと存在するが，神経損傷時には交感神経分枝の出現とともに α 受容体の数が増加するものと考えられる。この変化は，交感神経依存性疼痛のメカニズムの一つの候補と考えられるが，交感神経の分枝数とモデル動物の疼痛行動量が正比例していないことから，いまだ不明な点が残っている。最近，慢性絞扼損傷後に神経支配領域の皮膚真皮層に交感神経線維が発芽迷入し，感覚神経線維の周囲を取り囲むような組織像が見られることが報告された。この結果は，損傷された神経線維が支配する皮膚においても，DRG 内と同様に痛覚線維と交感神経線維との間にクロストークが形成されることを示している。

　Kim ら[5]によって報告された脊髄神経部分切断モデルは，ラットの第 5・6 腰髄由来の脊髄神経を結紮切断し，第 4 腰髄の脊髄神経のみ無傷とする坐骨神経の部分損傷モデルである。後に，その変法として第 5 腰髄の脊髄神経のみを損傷するモデルも，多く用いられるようになっている。この動物でも Bennett モデルと同様に，足底への圧刺激，温冷刺激に対する疼痛閾値の低下と反応増強が出現する。Seltzer モデル，Bennett モデルに比べて手術手技が難しいが，疼痛行動の強さに動物間のばらつきが少なく安定している利点がある。痛覚過敏行動のほとんどが交感神経除去によって減弱・消失するので，交感神経依存性が明らかである。このモデルの交感神経線維と痛覚線維のクロストークについては，DRG 内での交感神経線維の分枝形成が報告されている。この変化は損傷 2 日目から損傷側の DRG に出現し，20 週後からは反対側にも出現する。よって，中枢メカニズムの関与が示唆される。

神経障害性疼痛モデルに見られる自律神経異常

　前述した神経障害性疼痛モデルを用いた実験で明らかなように，坐骨神経などの比較的太い神経の障害後には DRG あるいは末梢組織で痛覚線維と交感神経のクロストークが形成され，交感神経の興奮が直接に痛覚線維の興奮を引き起こすメカニズムが働くことが想像される。よって，患部に分布する交感神経の活動をなんらかの方法でブロックすれば，交感神経依存性疼痛を軽減させることが可能と考えられる。しかしながら，実際の臨床では交感神経ブロック療法（星状神経節ブロックなど）に期待するほどの鎮痛効果が得られない症例があることも事実である。この乖離はいったいどこから来るのであろうか。筆者は，この原因として交感神経活動の不安定性，すなわち交感神経依存性疼痛と思われる病態でも交感神経は常に興奮しているのでなく，病期によっては正常かあるいは低下しているからではないかと考えている。もしそうであれば，交感神経活動が低下している時期に交感神経ブロックを行っても，鎮痛効果は期待できないことになる。この考えの基礎となる研究結果がある。Drummond ら[6]によれば，交感神経依存性疼痛の代表疾患である反射性交感神経性ジストロフィ〔現在では複合性局所疼痛症候群

(complex regional pain syndrome：CRPS）という〕の慢性期の病変部では，静脈血のノルアドレナリン量は低下しており，皮膚血管収縮神経を電気的に刺激しても血流や皮膚温の低下が観察されなかった。すなわち，慢性期の CRPS 患肢の交感神経は緊張状態になく，逆に機能が低下しているものと考えられる。そうすると，交感神経依存性疼痛の本体は交感神経活動の異常亢進にあるのではなく，交感神経活動が低下することによって標的組織である患部の血管，痛覚線維などに脱交感神経性興奮のメカニズムが働き，カテコラミン受容体の数の増加と活性化が生じることにある。このメカニズムによって，交感神経興奮が誘発されるようなストレス時には患部の血流低下や痛覚線維の興奮が容易に起こり，疼痛悪化となる可能性が高い。

そこで筆者ら[7]は，神経障害性疼痛モデルでも自律神経機能が病期によって変化しているのでないかと考え，Bennett モデルラットの心循環パラメータを経日的に追跡して自律神経機能の変動を観察した。坐骨神経を部分絞扼したラットの安静時血圧値の経過を見たところ，術後4～11日目に上昇し，その後は術前値に戻ることが判明した。また，心拍数は4日目に上昇したが，その後は徐々に低下し2～3週目には有意に低値を示した。一方，心拍間隔変動パワースペクトルのうち副交感神経活動を反映する高周波成分（HF）のパワーは術後11日目以後に有意に高値を示した。以上の測定結果から，この病態モデルの術後早期には交感神経系が賦活されるが，この興奮は長続きせず，圧痛覚過敏が顕著な2週目後半には副交感神経優位に変化することが分かった。また，血中ノルアドレナリン量を経日測定したところ，神経損傷後の1週間以内では一過性に高い値を示すが，それは短期間であり，1週目以降は損傷前と同様のレベルで推移することも分かった。

ヒトの神経障害性疼痛と自律神経異常

筆者は，正中神経部分断裂の縫合術後で，遷延する手指の疼痛，しびれ感，冷感を主訴とする神経障害性疼痛患者の患部に温度刺激を与え，温冷覚・痛覚の評価と血行動態の解析を行った。寒冷曝露前の手指の体表面温度は正中神経の支配領域である第2～4指で著しく低下し，局所を手根関節上まで冷水（15℃）に浸したところ，曝露後の体表面温度の回復は患指（特に第2指）で著しく遅延していた。また，両手の拇指球（正中神経支配領域）に熱流束方式温冷覚閾値計（intercross 200）の刺激素子を当て，35℃から0.5℃/sec の速度で冷却あるいは加温したところ，患部の温覚・温痛覚の閾値温度は患側が高く，冷痛覚の閾値温度は患側が明らかに高かった（図）。これらの結果から，本症例では正中神経支配領域の皮膚血管収縮反応が亢進していることが明らかであり，それが患肢の疼痛，しびれ感，冷感の原因である可能性が考えられた。

この症例に見られるように，神経障害性疼痛では患部の交感神経活動の変化や，その標的臓器（組織）である血管や汗腺などに機能異常が見られることが少なくない。特に，神経障害性疼痛の関連疾患である CRPS では，皮膚温の変化や発汗異常などの自律神経機能変化が見られることが知られている。急性期には患部皮膚温の上昇が見られ，発

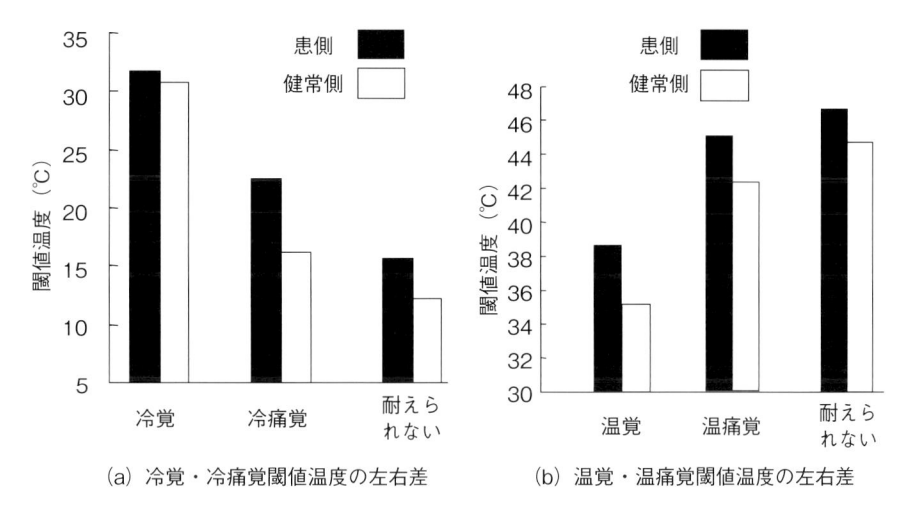

図 神経障害性疼痛患者の温冷刺激による感覚（痛覚）閾値温度の変化

熱流束方式温冷覚閾値計（intercross 200）を用いて測定した。両手の拇指球（正中神経支配領域）に刺激素子を当て，35℃から0.5℃/secの速度で冷却あるいは加温した。冷覚（a）の閾値温度は患側と健常側に差はないが，冷痛覚閾値温度と耐えられない（限界）温度は患側で高かった。一方，温覚（b）の閾値温度，温痛覚閾値温度，耐えられない（限界）温度は患側で高かった。

汗の低下が顕著で，全身の冷却や呼吸コントロールにより交感神経系を刺激しても皮膚温の低下が見られない。中間期には皮膚温と発汗量は正常よりも高いか低いかの異常値を示し，慢性期には皮膚温は低く発汗量は少なくなる。この変化は，神経損傷のないタイプ（CRPS 1型）でも起こることなので，自律神経中枢の機能異常が原因である可能性がある。また，先に述べたDrummondら[6]の研究結果によれば，CRPSの慢性期には皮膚温が低いにもかかわらず血中ノルアドレナリン量が低いことから，患部の交感神経活動は低下していて，それがカテコラミン受容体の脱交感神経性興奮を誘導して局所血管の収縮を引き起こしている可能性がある。実際に，皮膚生検により患部皮膚にアドレナリンα受容体が増加しているという報告がある。先述した神経障害性疼痛症例の患指にも，同様の変化が起こっているものと推察している。

おわりに

以上，神経障害性疼痛における自律神経異常について概説した。これまでの動物実験から，神経障害後に交感神経と痛覚線維の間にクロストークが生まれることが交感神経依存性疼痛の重要な要素であると考えてよい。また，神経障害後の経過を観察すると，交感神経の一過性の興奮期とその後の減衰期があることも分かった。ヒトの神経障害性疼痛においても同様の経時的変化が示唆されているので，交感神経ブロックの十分な治療効果を得るためには施行のタイミングが重要となってくる。

■参考文献

1) McLachlan EM, Janig W, Devor M, et al. Peripheral nerve injury triggers noradrenergic sprouting within dorsal root ganglia. Nature 1993 ; 363 : 543-6.
2) Seltzer D, Dubner R, Shir Y. A novel behavioral model of neuropathic pain disorders produced in rats by partial sciatic nerve injury. Pain 1990 ; 43 : 205-18.
3) Sato J, Perl ER. Adrenergic excitation of cutaneous pain receptors induced by peripheral nerve injury. Science 1991 ; 29 : 1608-10.
4) Bennett GJ, Xie Y. A peripheral mononeuropathy in rat that produces disorders of pain sensation like those seen in man. Pain 1988 ; 33 : 87-107.
5) Kim KJ, Yoon YW, Chung JM. An experimental model for peripheral neuropathy produced by segmental spinal nerve ligation in the rat. Pain 1992 ; 50 : 355-63.
6) Drummond PD, Finch PM, Smythe GA. Reflex sympathetic dystrophy : The significance of differing plasma catecholamine concentrations in affected and unaffected limbs. Brain 1991 ; 114 : 2025-36.
7) Yu J, Sato J, Omura S, et al. Changes in cardiovascular parameters and plasma norepinephrine level in rats after chronic constriction injury on the sciatic nerve. Pain 2008 ; 135 : 221-31.

〈佐藤　純〉

II. 神経障害性疼痛の発症メカニズムと病態を考える

2 臨床から見た神経障害性疼痛の病態

F 神経障害性疼痛と情動異常

はじめに

痛みは，器質的病変に基づいた感覚というだけでなく，感情的，主観的な要素を含んでいる．特に疼痛が長期間遷延する慢性疼痛の場合には，心理的，情緒的，社会的，経済的要因などのさまざまな要因が病状に影響を与える．また，痛みの持続により伝達・制御・認知機構の変化や異常が起こってくる．慢性疼痛患者では，抑うつ気分，不安，不眠などの精神症状が認められることがあり，慢性疼痛の1/4〜2/3で抑うつ状態を示すといわれる．

近年，痛みにより情動に関与する中枢神経系の変化が生じることが示唆されている．これらの中枢神経系には，前帯状回，扁桃体，島などの部位が関与すると考えられている．本項では，神経障害性疼痛と情動との関係について概説する．

痛みと不快情動

痛みは，感覚的成分と情動的成分からなることは知られている．感覚的成分に関する研究は，古くから行われてきているが，情動的成分に関する研究も最近活発に行われるようになってきている．痛みの情動的成分である"負の情動：不快情動"に関する神経回路が，体性痛と内臓痛とでは異なることが示唆されている[1,2]．内臓痛に関する情報は扁桃体中心核（central amygdaloid nuclei：CeA）を介して，一方，体性痛に関する情報は扁桃体基底外側核（basolateral amygdaloid nuclei：BLA）を経てCeAに入った後，不快情動を生成することが場所嫌悪反応などの研究で示されている．さらに，体性痛による不快情動生成には，BLAでのN-メチル-D-アスパラキン酸（N-methyl-D-aspartic acid：NMDA）受容体を介したグルタミン酸神経情報伝達の亢進が重要であり，モルヒネの鎮痛作用は，痛覚情報伝達を抑制する直接的な作用機序のみでなく，不快情動の情報伝達を抑制するという作用機序も関与していることが報告されている．さらに，前帯状回においてもNMDA受容体を介したグルタミン酸神経情報伝達の亢進が，痛みによ

る不快情動生成に重要であることが報告[3]されている。

慢性痛と情動

　怒りは急性痛の際に生じるが，慢性痛患者では，不安や抑うつなどが引き起こされる[4]。また，痛みによる心理的なストレスは，痛みを増強することにもなる。慢性痛患者では，気分障害，不安症，うつ病，パニック障害などの精神疾患・情動障害を合併する割合が有意に高い[5)6)]。多くのヒトや動物での研究より，身体的なストレス（痛み）と情動的なストレスの調整に，内因性オピオイド特にμオピオイド受容体が関与していることが示唆されている[7]。また，複合性局所疼痛症候群（complex regional pain syndrome：CRPS）患者においては，ストレスや不安，怒り，抑うつなどの情動の変化を含む心理学的要因は全身のカテコラミン活性の上昇とも関係しており，痛みはこれらの不安や抑うつを増悪し，さらにこれらの情動の変化は痛みを増悪させて悪循環となる（図1）[8]。このような痛みと情動との関係から，痛みにより情動に関与する中枢神経系の変化が生じることが示唆されている。また，痛みが慢性化，複雑化することの原因の一つとして，情動行動を調節している上位中枢が疼痛刺激により変化している可能性が示唆される。慢性痛の中でも，神経障害性疼痛は，各種の障害による末梢神経系・中枢神経系の器質的・機能的な変化に起因する痛みである。

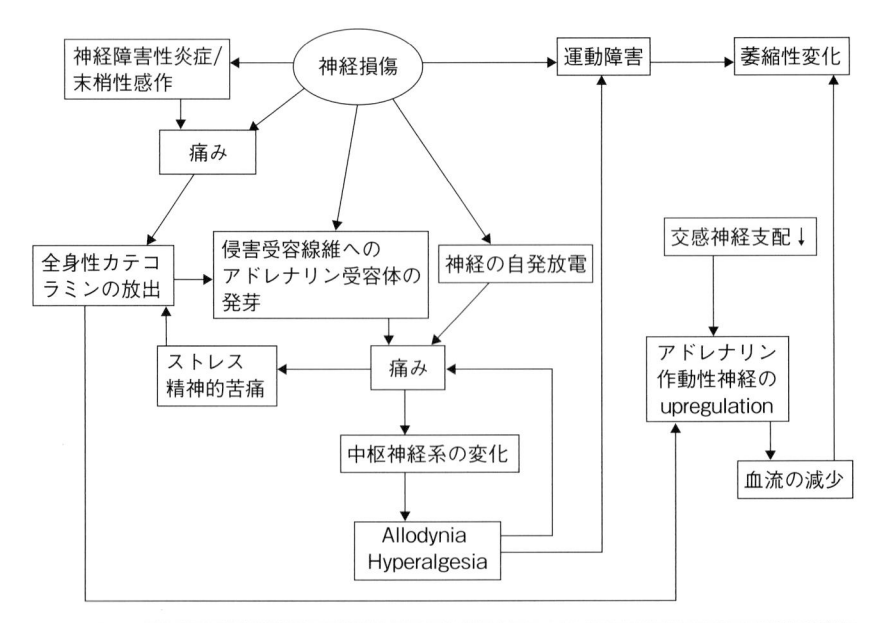

図1　CRPSの病態生理学的機序に関与していると考えられる心理学的/行動学的要因の相関関係

（Bruel S, Chung OY. Psychological and behavioral aspects of complex regional pain syndrome management. Clin J Pain 2006；22：430-7 より改変引用）

痛みと情動に関係する中枢神経系の部位

　痛み情報は，2つの経路と機能に大別される。痛みの強さや場所といった感覚・弁別的側面と，痛みの情動・認知・評価的側面である。前者は外側系，後者は内側系と呼ばれてきた。痛みの情動的側面は，不快な感情と痛みの予知に関する情動（secondary affect）から構成される。辺縁系や視床内側系から大脳領域に投射する脊髄経路は，情動に関与している[9)10)]。多くのポジトロン断層撮影（positron emission tomography：PET）や機能的磁気共鳴画像（functional magnetic resonance imaging：fMRI）を用いた研究から，痛みと関係して活動性の変化が起こる部位は，中脳内側，視床，レンズ核，小脳，島皮質，前前頭皮質，一次体性感覚野，前帯状回である。このことは，痛みの体験と反応に多くの構成要素が関係するのに対応して，感覚野，運動野，連合野，辺縁系が統合して関連していることを示している（図2，図3）。

　情動に関する中枢神経領域の中で，前帯状回は疼痛に伴う不安やうつなどの情動障害に関与し，帯状回は情動・感覚の処理ならびに本能行動の制御に関与している。また，前帯状回は，"情動"と"認知"に関与する領域からなる。情動に関与するのは，25野，33野，24野の吻側で，これらの領域からは扁桃体と水道組織周囲灰白質（periaqueductal gray：PAG）に投射する[11)]。痛みの感覚は変えずに，痛みに対する情動反応のみを変化させた場合，前帯状回24野の背側部の脳血流の変化が認められることからも，この部位が痛みの情動面に関与していると考えられる[12)]。fMRIを用いた研究から，島前部と前帯状回の吻側部は，他人の痛みに共感することによっても活性化されることが報

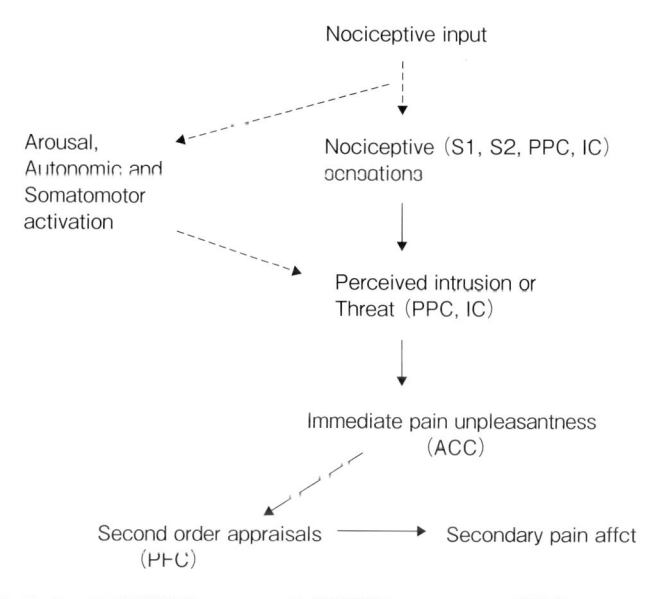

図2　痛みと情動の伝達
（Price DD. Psychological and neural mechanisms of the affective dimension of pain. Science 2000；288：1769-72 より引用）

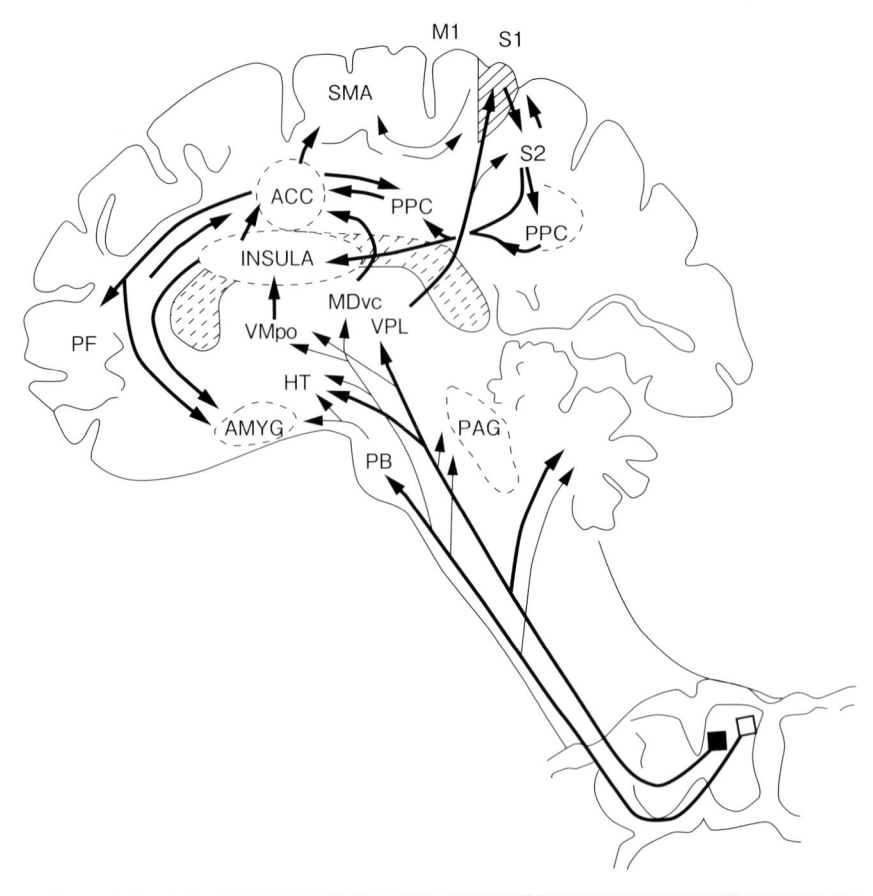

2. 臨床から見た神経障害性疼痛の病態

図3 痛みの中枢回路
脊髄からの上行路と痛みの情報処理に関与する皮質の核，大脳皮質領野間の関係。
ACC (anterior cingulated cortex)：前帯状回, Amy (amygdale)：扁桃体, HT (hypothalamus)：視床下部, IC (insular cortex)：島皮質, M1 (primary motor cortex)：一次運動野, PAG (periaqueductal gray)：水道組織周囲灰白質, PB (parabrachial nucleus)：脚傍核, PCC (posterior cingulated cortex)：後帯状回, PFC (prefrontal cortex)：前頭前野, PPC (posterior parietal cortex)：後部頭頂葉, SMA (supplementary motor area)：捕捉運動野
(Price DD. Psychological and neural mechanisms of the affective dimension of pain. Science 2000；288：1769-72 より引用)

告[13]されている。この結果は，痛みのネットワークの中のこれらの部位が痛みの感覚ではなく，情動に関与していることを示唆している。

また，扁桃体は，本能・情動による行動の中枢である。CeA は，脊髄-橋-扁桃体路の終点にある。扁桃体 CeA の中の lateral capsular subdivision (CeLC) は，"nociceptive amygdale" と呼ばれており[14]，侵害情報を統合している。扁桃体のコルチコトロピン放出因子 (corticotropin-related factor：CRF) と G タンパク結合 CRF1 受容体と CRF2 受容体は，痛みにおける情動反応と不安行動における重要な役割を果たしており，扁桃体における内因性 CRF1 受容体の活性化は後シナプス機序により興奮性の増強と痛み行動や不安行動の惹起に関与している[14)15]。

神経障害性疼痛と情動

　ヒトにおいては，慢性疼痛患者において前帯状回などの血流が低下していることが認められているが，ラットの神経障害性疼痛（spared nerve injury：SNI）モデルにおいても脳の解剖学的変化が認められており，これは痛みや行動異常の発現時期や持続期間との相関性が認められており，モデル作製後数カ月後に不安感受性の亢進が見られるのと同時期に前頭皮質，前帯状回の容量の減少が認められている[16]。

　動物実験で，神経障害性疼痛（坐骨神経結紮）モデルと炎症性疼痛〔完全フロインドアジュバント（CFA）注入〕モデルでは，モデル作製後4週で，ともに不安感受性の亢進を示し，扁桃体における内因性オピオイドの機能の変化を生じる[17]。両方のモデルで，μオピオイドおよびδオピオイド受容体の結合は抑制され，炎症性疼痛モデルでは，さらにκオピオイド受容体の結合は増加していることが認められている。神経障害性疼痛モデルでは，感覚異常の出現より遅れて不安やうつ状態関連の行動が出現することも報告されている。また，坐骨神経結紮モデルで不安感受性の亢進の認められた動物に一次体性感覚領域へ選択的セロトニン再取り込み阻害薬（SSRI）を微量注入することにより，熱痛覚過敏反応の有意な抑制が認められ，前帯状回およびBLAへ微量注入した場合には，不安感受性亢進の抑制が認められている[18]。このように，抗うつ薬は，脳のいろいろな部位に作用して効果が出現すると考えられる。臨床においても，抗うつ薬は，うつ病の治療に使用する量より低用量で慢性疼痛に有効であり，また，慢性疼痛に見られる不安やうつ状態にも有効である。

　また，神経障害性疼痛モデルにおいて前帯状回にモルヒネを微量注入した場合や，逆に電気的に破壊した場合には，感覚には影響を与えないが不快な情動にのみ影響を与えることが観察されている[19]。そして，動物実験から前帯状回におけるγアミノ酪酸$_A$（$GABA_A$）受容体が関与していることが報告されている。これらのことは，前帯状回が疼痛に伴う不安やうつといった情動障害に大きく関与していることを示している。

　また，最近の基礎研究においては，疼痛刺激による情動障害には，前帯状回におけるグリオーシスやグリア細胞に存在する受容体や輸送体の発現変化が重要である可能性が示唆されている[20,21]。

　負の情動は痛みを増強し，ポジティブな情動は痛みの伝達を抑制すると考えられている（図4，図5）。痛みに性差があることは，これまでに多くの報告がある。女性では，男性よりも痛みの持続時間も長く，痛みの程度も強いと考えられている。この性差には，情動が関与していることも報告されている。特に，女性では負の情動との関与が大きいが，男性では快感との関与が大きい[22]。

　神経障害性疼痛患者の治療において，鎮痛薬治療で痛みが軽減すると気分も改善し，生活の質（quality of life：QOL）も向上するが，鎮痛薬の副作用などにより気分やQOLに悪影響が起こると，痛みの軽減にも悪い影響を及ぼすことがある。このことも，神経障害性疼痛において，情動が大きく関与していることを示唆している。神経障害性疼痛患者の治療には，支持と痛みを軽減するための自己管理と対処する技量を指導する

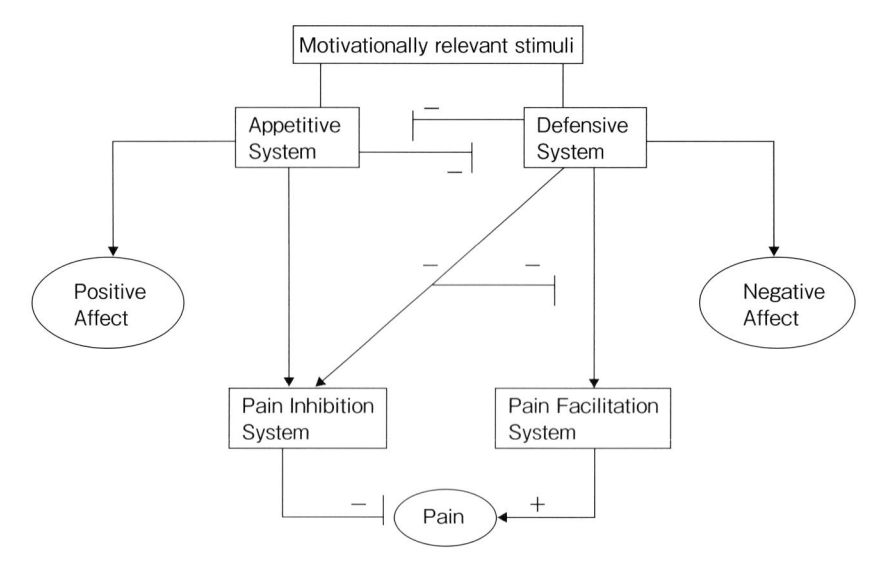

2. 臨床から見た神経障害性疼痛の病態

図4 the relationship between affective-motivational systems and pain modulation（情動-動機づけ系と疼痛調節系との相関関係）
(Kuzumaki N, Narita M, Narita M, et al. Chronic pain-induced astrocyte activation in the cingulate cortex with no change in neural or glial differentiation from neural stem cells in mice. Neurosci Lett 2007；415：22-7 より引用)

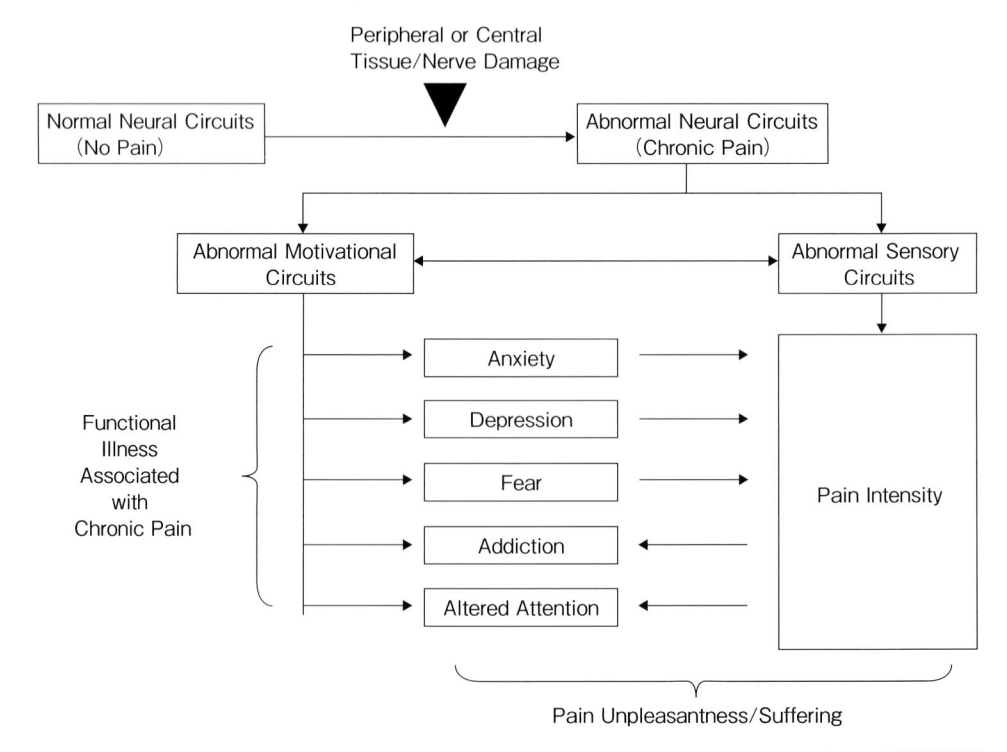

図5 慢性疼痛における動機づけ，情動，行動の変化
(Rhudy JL, Williams AE. Gender differences in pain：Do emotions play a role? Gend Med 2005；2：208-26 より引用)

ことが大切である。

■参考文献

1) Nakagawa T, Katsuya A, Tanimoto S, et al. Differential patterns of c-fos mRNA expression in the amygdaloid nuclei induced by chemical somatic and visceral noxious stimuli in rats. Neurosci Lett 2003 ; 344 : 197-200.
2) Tanimoto S, Nakagawa T, Yamauchi Y, et al. Differential contribution of the basolateral and central nuclei of the amygdala in the negative affective component of chemical somatic and visceral pains in rats. Eur J Neurosci 2003 ; 18 : 2343-50.
3) Lei LG, Sun S, Gao YJ, et al. NMDA receptors in the anterior cingulated cortex mediate pain-related aversion. Exp Neurol 2004 ; 189 : 413-21.
4) Ruoff GE. Depression in the patients with chronic pain. J Family Prac 1996 ; 43 : S25-33.
5) McWilliams LA, Cox BJ, Enns MW. Mood and anxiety disorders associated with chronic pain : An examination in a nationally representative sample. Pain 2004 ; 106 : 127-33.
6) Borsook D, Becerra L, Carlezon WA, et al. Reward-aversion circuitry in analgesia and pain : Implications for psychiatric disorders. Eur J Pain 2007 ; 11 : 7-20.
7) Ribeiro SC, Kennedy SE, Smith YR, et al. Interface of physical and emotional stress regulation through the endogenous opioid system and μ-opioid receptors. Prog Neuropsychopharmacol Biol Psyciatry 2005 ; 29 : 1264-80.
8) Bruel S, Chung OY. Psychological and behavioral aspects of complex regional pain syndrome management. Clin J Pain 2006 ; 22 : 430-7.
9) Treede RD, Kenshalo DR, Graccly RH, et al. The cortical representation of pain. Pain 1999 ; 79 : 105-11.
10) Price DD. Psychological and neural mechanisms of the affective dimension of pain. Science 2000 ; 288 : 1769-72.
11) Davis KD, Taylor SJ, Crawley AP, et al. Functional MRI of pain- and attention-related activations in the human cingulate cortex. J Neurophysiol 1997 ; 77 : 3370-80.
12) Rainville P, Duncan GH, Price DD, et al. Pain affect encoded in human anterior cingulated but not somatosensory cortex. Science 1997 ; 277 : 968-71.
13) Singer T, Seymour B, O'Doherty J, et al. Empathy for pain involves the affective but not sensory components of pain. Science 2004 ; 303 : 1157-61.
14) Neugebauer V, Li W, Bird GC, et al. The amygdale and persistent pain. Neuroscientist 2004 ; 10 : 221-34.
15) Yu Fu, Neugebauer V. Differential mechanisms of CRF1 and CRF2 receptor functions in the amygdale in pain-related synaptic facilitation and behavior. J Neuroscience 2008 ; 28 : 3861-76.
16) Seminowicz DA, Laferriere AL, Millecamps M, et al. MRI structural brain changes associated with sensory and emotional function in a rat model of long-term neuropathic pain. Neuroimage 2009 ; 47 : 1007-14.
17) Narita M, Kaneko C, Miyoshi K, et al. Chronic pain induces anxiety with concomitant changes in opioidergic function in the amygdala. Neuropsychopharmacology 2006 ; 31 : 739-50.
18) Matsuzawa-Yanagida K, Narita M, Nakajima M, et al. Usefullness of antidepressants for improving the neuropathic pain-like state and pain-induced anxiety through actions at different brain sites. Neuropsychopharmacology 2008 ; 33 : 1952-65.
19) LaGraize SC, Borzan J, Peng YB, et al. Selective regulation of pain affect following acti-

vation of the opioid anterior cingulated cortex system. Exp Neurol 2006 ; 197 : 22-30.
20) Narita M, Kuzumaki N, Natita M, et al. Chronic pain-induced emotional dysfunction is associated with astrogliosis due to cortical δ-oioid receptor dysfunction. J Neurochem 2006 ; 97 : 1369-78.
21) Kuzumaki N, Narita M, Narita M, et al. Chronic pain-induced astrocyte activation in the cingulated cortex with no change in neural or glial differentiation from neural stem cells in mice. Neurosci Lett 2007 ; 415 : 22-7.
22) Rhudy JL, Williams AE. Gender differences in pain : Do emotions play a role? Gender Medicine 2005 ; 2 : 208-26.

(平川　奈緒美)

III

神経障害性疼痛の疫学

はじめに

　神経障害性疼痛に対するよりよい治療法が開発されるためには，社会的な関心が高まることが必要である．この点において，疫学的研究は不可欠であり，きわめて重要である．神経障害性疼痛の原因となる疾患は，糖尿病，帯状疱疹，脊髄損傷，脳血管障害，多発性硬化症，外傷性神経障害，手術による神経障害，頸部・腰部の神経根障害，癌などである．これらの個々の疾患の中で，痛みを持つ患者の割合に関する調査は，比較的多くなされている．ところが，神経障害性疼痛全体の発生率に関する疫学的研究はきわめて少ない．その理由は，診断の難しさによるところが大きいと考えられる．

大規模疫学調査

　疫学調査には多くのサンプルが必要であり，アンケート形式で行われる場合が多い．その場合，神経障害性疼痛と確定するための簡便で信頼性の高いツール（問診表）が必要である．これまでのところ，世界的に広く用いられている神経障害性疼痛の診断基準や問診表は存在しないが，いくつかの報告はなされている．最近，このような簡易的問診票を用いたアンケート方式，あるいは市民のデータベースを基にした大規模疫学調査によって，神経障害性疼痛の発生率を調査した報告が散見されるので紹介する．

1 イギリスでの調査

　アンケート方式による前向き研究[1]で，グランピアン，リーズ，ロンドンの3都市で行われた調査である．1,000名を無作為に抽出して統計処理を行った．この作業を各都市で2回ずつ行い，計6,000名の調査を行った．この調査では，The Leeds Assessment of Neuropathic Symptom and Signs Scaleを基にした問診票（S-LANSS）によって神経障害性疼痛を診断している．S-LANSSは，痛みの性質を問う5つの質問と，自ら行う簡単な2つの診察項目からなり，合計で24点満点となる問診票である．先行研究によると，合計点が12点以上の場合には，76％の確率で痛み専門医によって神経障害性疼痛と診断されていた．そこで，この調査ではS-LANSSが12点以上のものをchronic pain of predominantly neuropathic origin（POPNO）と定義した．アンケートは郵送によって行われ，すべての質問項目に回答が得られた2,957名に関して解析を行った．3カ月以上続いている慢性痛がある者の割合は48％（1,420名）であった．このうち，POPNOは241名で評価対象者全体の8.2％，慢性痛を持つ者の中では17％であった．すなわち，慢性痛がある患者の6名に1名の割合で神経障害性疼痛の性質を持つ痛みが存在することになる．POPNOを持つ患者は女性に多く，部位では四肢，胸部，腹部に多く，腰部や股関節には少ない．POPNOの痛みは，通常の慢性痛よりも痛みの程度が強かった．以上をまとめると，神経障害性疼痛の性質を持つ痛みは全体の8.2％，慢

性痛がある者の 17％であった。

2 フランスでの調査

　アンケート方式による前向き研究[2]である。対象は，無作為に選ばれたフランス全土に在住する 18 歳以上の 30,155 名で，2004 年の 8 月から 11 月に実施された。調査は，郵送によって 11 の項目からなる質問事項に回答する形式で行われた。11 の質問のうちの 2 つは DN4 スコアと呼ばれる問診票の中からの質問で，その合計点が 3 点以上であると，神経障害性疼痛の特徴を有することが先行研究で明らかになっている。そこで，この調査では DN4 スコアが 3 点以上のものを chronic pain with neuropathic characterics（NC）と定義した。回答を得た 23,712 名を評価したところ，31.7％（7,522 名）が 3 カ月以上続く慢性の痛みを有していた。NC は 1,631 名であり，すなわち評価対象者全体の 6.9％が神経障害性疼痛の性質を持つ痛みを有していた。これは，慢性痛がある者の 21.7％に相当する。NC の痛みは，NC でない慢性痛より強く（5.1 ± 2.1 vs 4.2 ± 2.0），60.5％は女性であり，年齢とともに増加しそのピークは 50–64 歳であった。以上をまとめると，神経障害性疼痛の性質を持つ痛みは全体の 6.9％，慢性痛がある者の 21.7％であった。

3 オランダでの調査

　データベースを基に行われた前向き研究[3]である。1996 年 1 月から 2003 年 12 月までの間に，最低でも 1 年以上経過観察できた患者を対象とした。患者の電子カルテを基に，神経障害性疼痛の発生率を調べた。神経障害性疼痛と判断する基礎となる病態は，帯状疱疹後神経痛，糖尿病性ニューロパチー，三叉神経痛，舌咽神経痛，非定型顔面痛，単神経障害，術後性疼痛，外傷性神経障害，手根管症候群，頸髄症，幻肢痛，脊髄損傷，脊髄空洞症，癌転移による脊髄の圧迫である。これらの疾患がある患者のなかから特定の症状（shooting, burning pain, tingling, numbness など）がある場合を神経障害性疼痛と断定し，観察期間中にこのような痛みが出現する率を算出した（表 1）。362,693 名について平均 3 年間経過観察し，9,135 症例の新たなる神経障害性疼痛が出現した。これは人口 1,000 名あたり年間 8.2 名に相当した。単神経障害と手根管症候群がもっとも多く，1,000 名あたりの年間発生頻度はそれぞれ 4.3，2.3 名であった。1996 年から 2002 年までの経時変化を見ると，神経障害性疼痛の発生率は減少傾向にあるが，糖尿病性ニューロパチーに関しては増加傾向にあった。年齢別に見ると，神経障害性疼痛は 50 〜 90 歳の間に多く認められ，発生率のピークは 70 〜 79 歳であった。性差は女性に多く，人口 1,000 名あたり女性は年間 10.1 名，男性は 6.2 名であった。以上をまとめると，神経障害性疼痛の発生率は人口 1,000 名あたり年間 8.2 名であった。

表1　各種神経障害性疼痛の発生率

神経障害性疼痛の種類	人口100,000名あたりの年間発生率（人）	95%信頼区間
単神経症（四肢）	428.3	(406.6-430.6)
手根管症候群	233.1	(222.0-239.8)
糖尿病性ニューロパチー	72.8	(67.3-77.2)
帯状疱疹後神経痛	41.8	(38.1-45.7)
非定型顔面痛	39.5	(35.9-43.2)
三叉神経痛	28.9	(25.8-32.1)
術後性疼痛	23.2	(20.5-26.2)
頸部神経根症	16.6	(14.3-19.1)
外傷性神経損傷	3.5	(2.5-4.7)
幻肢痛	2.2	(1.5-3.3)
脊髄損傷後疼痛	1.1	(0.6-1.8)
脊髄空洞症	0.5	(0.2-1.1)
舌咽神経痛	0.4	(0.1-0.9)

（Dieleman JP, Kerklaan J, Huygen FJ, et al. Incidence rates and treatment of neuropathic pain conditions in the general population. Pain 2008 ; 137 : 681-8 より改変引用）

各種神経障害性疼痛の疫学

1 三叉神経痛

　三叉神経痛は，比較的多くの疫学調査が存在する。ほかの神経障害性疼痛と比較して，診断が容易なためではないかと推測される。イギリスにおける調査では，人口100,000名あたり年間8名との報告[4]がある。一方，アメリカ合衆国では，人口100,000名あたり年間4.7名との報告[5]がある。最新の疫学調査では，人口100,000名あたり年間28.9名[3]または26.8名[6]と報告されている。

2 帯状疱疹後神経痛

　帯状疱疹後神経痛（postherpetic neuralgia：PHN）の人口100,000名あたりの年間の発生頻度は，41.8名[3]または40.2名[6]と報告されている。帯状疱疹に罹患した者がPHNとなる確率に関する正確なデータは少ない。以下に，イギリスとアメリカ合衆国で行われた前向き研究について述べる。この調査では，帯状疱疹の皮疹の発現から72時間以内に診察できた患者を対象とし，その後4カ月間にわたって経過観察可能であった855名に関して統計処理を行った。発症から4カ月後に痛みが残存している場合をPHN，発症から3カ月の時点で痛みが存在したが，4カ月後には消失していた場合は亜急性PHNとした。PHNの発生率は13%（114/855），亜急性PHNは4.6%（39/855）であった[7]。

3 糖尿病性ニューロパチー

　糖尿病性神経障害によって発症する末梢性の痛みの中にも，神経障害性疼痛の要素を持つものがあり，painful diabetic peripheral neuropathy（PDPN）と呼ばれる。人口100,000名あたりの年間発生頻度は72.3名[3]あるいは15.3名[6]と報告されている。糖尿病を有する患者の発生率はどの程度であろうか。イギリス・リバプールにおいて，糖尿病患者350名を対象にPDPNの発生率をアンケート方式で調べた報告では，16.2％にPDPNが認められた。この調査では，同時に糖尿病を持たない者344名を対象に，有痛性の末梢神経障害の発生率を調べたところ4.9％であった[8]。一方，イギリス・ウェールズの住民を対象にした報告もある。この調査では，まず糖尿病患者にアンケート方式で痛みに関する質問を行った。回答を得た患者の中から269名を対象に医師が実際に診察し，PDPNの発生率を調査した。その結果19.0％（51名）がPDPN，36.8％（99名）が神経障害性疼痛でない痛み，7.4％（20名）がPDPNと神経障害性疼痛でない痛みの混合型，残りの36.8％（99名）は痛みがなかった。よって，PDPNの発生率は26.4％であった[9]。

4 幻肢痛

　外傷や外科的に四肢を切断された後に，存在しない部位の痛みを感じる場合であり，人口100,000名あたりの年間発生頻度は，2.2名[3]または1.5名[6]と報告されている。四肢切断術後の発生率は，およそ50％程度と報告[10)11]されている。発症の危険因子は，術前の強い痛み，術中および術後の不十分な疼痛管理，心理的因子である[12]。下肢切断術において，術前から十分な鎮痛を行うことによって，幻肢痛の発症を防止できるか否かに関する研究がなされているが，一定の結論は得られていない。

5 脊髄損傷後疼痛

　慢性痛は，脊髄損傷のもっとも重大な後遺症の一つである。神経障害性疼痛も高頻度に認められる。オーストラリアで行われた前向き研究を紹介する。外傷性脊髄損傷で治療を行った患者に関して，5年後に電話による聞き取り調査を行った。対象となった73名のうち，81％（59名）が5年後にも痛みがあった。このうち，75％（55名）が損傷部位または損傷より尾側の神経障害性疼痛であった。そのほか，筋骨格系の痛みを持つ患者59％（43名），内臓痛5％（4名）であった。受傷後早期から神経障害性疼痛が存在した患者は，5年後にも同様の痛みが認められた[13]。

6 脳卒中後疼痛

　脳卒中後に発症する痛みは，痛みの存在する領域に感覚障害を伴っている場合が多く，

神経障害性疼痛の代表的なものであると考えられる。脳卒中後に痛みが残る確率に関して，興味深い報告がある。デンマークで行われた前向き調査を紹介する。脳卒中後，最短でも6カ月以上にわたって経過観察できた患者を実際の診察によって評価した。最終的に，191名を発症後1年間観察することができた。脳卒中後疼痛は，発症から1カ月後4.8％，6カ月後6.5％，12カ月後8.4％（16/191）の患者に認められた。1年後も痛みが存在した16名の痛みの発症時期は，1カ月以内63％，1～6カ月19％，6カ月以降19％であった[14]。

7 術後性疼痛

外科的な侵襲によって起こる神経障害性疼痛が，術後性疼痛のもっとも重要な原因と考えられる。イギリスとアメリカ合衆国における術後性疼痛の発生率を表2に示す[15]。複合性局所疼痛症候群（complex regional pain syndrome：CRPS）は，神経障害性疼痛と若干異なる痛みであるが，術後の慢性痛として重要な痛みである。手術に起因するCRPSは，四肢の整形外科手術後に発症する場合がほとんどであり，膝関節鏡手術後2.3～4％，手根管症候群手術後2.1～5％，足関節手術後13.6％，膝関節手術後0.8～13％，手首骨折後7～37％，デュピュイトラン拘縮に対する手術後4.5～50％などと報告[16]されている。

8 癌性疼痛

癌性疼痛はさまざまな痛みから成立しており，神経障害性疼痛も癌性疼痛の要因の一つである。International Association for the Study of Painの癌性疼痛タスクフォースによって行われた前向き研究では，世界24カ国で1,095名の癌性疼痛を持つ患者を対象に，その痛みの性質を医師が実際に診察して評価した。92.5％の患者が癌そのものによる痛みを，20.8％が癌の治療によって惹起された痛みを訴えていた。体性侵害受容性疼痛は71.6％，内臓の侵害受容性疼痛は34.7％，神経障害性疼痛は39.7％に認められた[17]。

表2　イギリスとアメリカ合衆国における手術数と術後性疼痛の発生率

手術	慢性痛の発生率	手術数（UK：2005-6）	手術数（USA：1994）
合計		7,125,000	22,629,000
乳房切除術	20-50％	18,000	131,000
帝王切開	6％	139,000	858,000
四肢切断術	50-85％	15,000	132,000
心臓手術	30-55％	29,000	501,000
鼠径ヘルニア	5-35％	75,000	609,000
胆嚢摘出術	5-50％	51,000	667,000
人工股関節	12％	61,000	
開胸術	5-65％		66,000

（Macrae WA. Chronic post-surgical pain：10 years on. Br J Anaesth 2008；101：77-86 より改変引用）

9 多発性硬化症

多発性硬化症を有する患者には，中枢性の痛み（三叉神経痛を含む），てんかんに伴う痛み，筋攣縮に伴う痛み，末梢性の神経障害性疼痛など，さまざまな痛みが認められる。では，神経障害性疼痛を有する患者はどの程度であろうか。スウェーデンで行われた前向き研究を紹介する。多発性硬化症の患者を対象にアンケート調査を行い，必要に応じて電話による聞き取りと外来での診察を行った。対象となった364名のうち，57.5％になんらかの痛みの経験があった。中枢性疼痛と考えられる患者は27.7％（101名），三叉神経痛4.9％（18名），末梢神経障害性疼痛2.2％（8名）であった。これらの痛みを神経障害性疼痛と考えると，34.8％の患者がその特徴を持った痛みを抱えていることになる[18]。

おわりに─今後の疫学研究の展望─

前記のとおり，社会における重要性が指摘されているわりに，神経障害性疼痛の疫学的研究は貧弱な状態である。疫学の全貌が明らかにならなければ，社会や行政，財界の関心を引き寄せ，深刻度に見合った投資を受けることは困難である。疾患の定義が定着してきたことに鑑み，広く利用されうる診断マニュアルの整備ならびに広範なデータ収集に踏み出すべき段階と考えられる。その際，疾患メカニズムや治療方針に基づいた，疾患サブタイプの整備は欠かせないものと思われる。あまりに包括的すぎる定義のみでは，疾患の解釈や治療の方策もまちまちになると考えられるからである。早期に，多くの臨床医と研究者を巻き込んだ疫学調査が，各国で開始されることを期待したい。

■参考文献

1) Torrance N, Smith BH, Bennett MI, et al. The epidemiology of chronic pain of predominantly neuropathic origin. Results from a general population survey. J Pain 2006；7：281-9.
2) Bouhassira D, Lantéri-Minet M, Attal N, et al. Prevalence of chronic pain with neuropathic characteristics in the general population. Pain 2008；136：380-7.
3) Dieleman JP, Kerklaan J, Huygen FJ, et al. Incidence rates and treatment of neuropathic pain conditions in the general population. Pain 2008；137：681-8.
4) MacDonald BK, Cockerell OC, Sander JW, et al. The incidence and lifetime prevalence of neurological disorders in a prospective community-based study in the UK. Brain 2000；123：665-76.
5) Katusic S, Williams DB, Beard CM, et al. Epidemiology and clinical features of idiopathic trigeminal neuralgia and glossopharyngeal neuralgia：Similarities and differences, Rochester, Minnesota, 1945-1984. Neuroepidemiology 1991；10：276-81.
6) Hall GC, Carroll D, Parry D, et al. Epidemiology and treatment of neuropathic pain：The UK primary care perspective. Pain 2006；122：156-62.
7) Jung BF, Johnson RW, Griffin DR, et al. Risk factors for postherpetic neuralgia in patients with herpes zoster. Neurology 2004；62：1545-51.

8) Daousi C, MacFarlane IA, Woodward A, et al. Chronic painful peripheral neuropathy in an urban community : A controlled comparison of people with and without diabetes. Diabet Med 2004 ; 21 : 976-82.
9) Davies M, Brophy S, Williams R, et al. The prevalence, severity, and impact of painful diabetic peripheral neuropathy in type 2 diabetes. Diabetes Care 2006 ; 29 : 1518-22.
10) Wartan SW, Hamann W, Wedley JR, et al. Phantom pain and sensation amang British veteran amputees. Br J Anaesth 1997 ; 78 : 652-9.
11) Kooijman CM, Dijkstra PU, Geertzen JH, et al. Phantom pain and phantom sensations in upper limb amputees : An epidemiological study. Pain 2000 ; 87 : 33-41.
12) Perkins FM, Kehlet H. Chronic pain as an outcome of surgery. A review of predictive factors. Anesthesiology 2000 ; 93 : 1123-33.
13) Siddall PJ, McClelland JM, Rutkowski SB, et al. A longitudinal study of the prevalence and characteristics of pain in the first 5 years following spinal cord injury. Pain 2003 ; 103 : 249-57.
14) Andersen G, Vestergaard K, Ingeman-Nielsen M, et al. Incidence of central post-stroke pain. Pain 1995 ; 61 : 187-93.
15) Macrae WA. Chronic post-surgical pain : 10 years on. Br J Anaesth 2008 ; 101 : 77-86.
16) Reuben SS. Preventing the development of complex regional pain syndrome after surgery. Anesthesiology 2004 ; 101 : 1215-24.
17) Caraceni A, Portenoy RK. An international survey of cancer pain characteristics and syndromes. Pain 1999 ; 82 : 263-74.
18) Osterberg A, Boivie J, Thuomas KA. Central pain in multiple sclerosis-prevalence and clinical characteristics. Eur J Pain 2005 ; 9 : 531-42.

(小幡　英章, 齋藤　繁)

IV

神経障害性疼痛の症候と診断

IV. 神経障害性疼痛の症候と診断

1 神経障害性疼痛

A 帯状疱疹後神経痛

はじめに

　帯状疱疹は，水痘・帯状疱疹ウイルスの回帰感染であり，水痘・帯状疱疹ウイルスに対する細胞性免疫の低下により発症する[1]。水痘・帯状疱疹ウイルスに対する細胞性免疫は，加齢，悪性腫瘍に対する化学療法，基礎疾患に対する免疫療法などにより低下するので，医学が進歩し，高齢者が増加している日本をも含めた先進国で，帯状疱疹はきわめて重要な疾患となっている。

　帯状疱疹の治療は，皮疹，帯状疱疹の合併症の防止，痛みに対する治療に分けられる。水痘・帯状疱疹ウイルスに有効な抗ウイルス薬の早期からの使用により，皮疹の治癒は促進し，帯状疱疹後神経痛以外の合併症の頻度は低下している。しかし，帯状疱疹の発症早期から抗ウイルス薬を使用しても，帯状疱疹に関連した痛みの治療は重要な問題として残っている[2]。

　帯状疱疹に関連した痛みは図のように，帯状疱疹の皮疹が発現する前の前駆痛，皮疹が発現したときの急性帯状疱疹痛と，皮疹が治癒した後の帯状疱疹後神経痛に分けられ

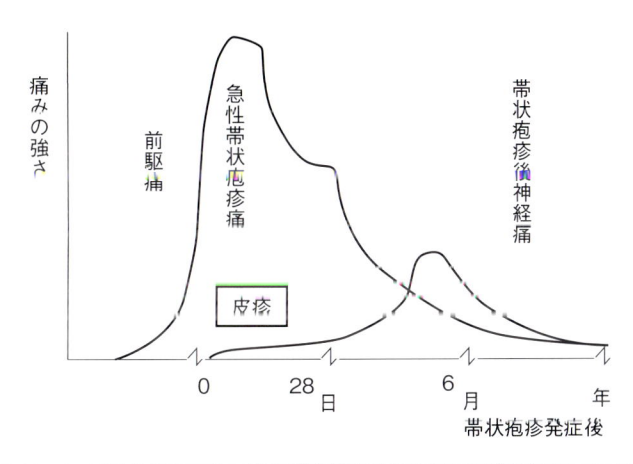

図　帯状疱疹に関連した痛み

る。帯状疱疹患者の一部では，皮疹があるときには痛みは軽度で，皮疹が治癒した後に痛みが増強することがある。

帯状疱疹後神経痛は，帯状疱疹のもっとも頻度が高い合併症である[3)4)]。帯状疱疹を発症して6カ月後でも，日本では年間にほぼ新たに60,000名が痛みに苛まれていると推測される。活動的な生活をしていた高齢者が，帯状疱疹後神経痛だけにより社会生活が困難になることがまれではない。

定義と疫学

帯状疱疹後神経痛は，帯状疱疹発症後の旧皮疹部の慢性の痛みである[5)]。帯状疱疹発症からの期間についての定義は，統一されていない。最近，帯状疱疹後神経痛の臨床研究では，痛みの自然消失を考慮し，皮疹発症から少なくとも4カ月以上経過しても，日常生活に支障がある痛みが残存している症例を帯状疱疹後神経痛として検討すべきであるとする考えが提唱されている[6)]。

急性帯状疱疹痛から帯状疱疹後神経痛への移行頻度は，加齢とともに高くなる。60歳以上では，抗ウイルス薬を用いても，10～25％に帯状疱疹発症6カ月後に痛みが残存している[2)7)]。細胞性免疫が低下する疾患があると，帯状疱疹後神経痛への移行頻度が高くなる[8)]。三叉神経領域の帯状疱疹は，帯状疱疹の重症度を考慮すると，帯状疱疹後神経痛へ移行する頻度は，ほかの領域と異なっていない[9)10)]。

臨床像

帯状疱疹後神経痛は，表面あるいは深部の痛みと，持続的あるいは間歇的な痛みに分けられる。持続的な痛みは灼ける，疼く，刺す，ずきんずきんと表現され，間歇的な痛みは鋭い，電気が走る，裂けると表現されることが多い[11)]。個々の症例ではこれらの痛みが混在しており，時間経過とともに痛みの性質も変化する。痛みがある皮膚の感覚は鈍麻していることが多く，約半数の症例で，軽微な皮膚への触刺激により痛みが誘発されるアロディニアがある[12)]。

帯状疱疹後神経痛は同一の病態と想定され，帯状疱疹後神経痛に対する治療成績は，帯状疱疹発症からの時期が同一であれば，同一の群として解析されていた。しかし，痛みがある皮膚の感覚，アロディニアの誘発，局所麻酔薬の除痛効果，アドレナリンの局所注入による痛みの増強，カプサイシンに対する反応により，表1に示すように帯状疱疹後神経痛の病態を3種類に分けることが提唱されている[13)]。

表1 帯状疱疹後神経痛の種類

	温覚低下	アロディニア	局麻による痛みの軽減	アドレナリンの局所注入	カプサイシンへの反応
侵害受容器の被刺激性亢進	ほとんどなしまたは温痛覚過敏	著明	長時間軽減	疼痛増強	灼熱感の誘発
求心路遮断痛でアロディニアなし	著しく低下	なし	変化なし	変化なし	感覚なし
求心路遮断痛でアロディニアあり	著しく低下	あり	短時間軽減	痛み軽度増強	灼熱感は低下

(Rowbothan MC, Petersen KL, Fields HL. Is postherpetic neuralgia more than one disorder? Pain Forum 1998 ; 7 : 231-7 より引用)

表2 帯状疱疹後神経痛に対する各種薬物のNNTとNNH

	NNT	軽度の副作用のNNH	大きな副作用のNNH
三環系抗うつ薬	2.64	5.67	16.90
ガバペンチン	4.39	4.07	12.25
プレガバリン	4.93	4.27	N.S.
オピオイド	2.67	3.57	6.29

NNT : number needed to treat, NNH : number needed to harm, N.S. : 記載なし

(Johnson RW, Wasner G, Saddier P, et al. Herpes zoster and postherpetic neuralgia : Optimizing management in the elderly patient. Drug Aging 2008 ; 25 : 991-1006 より一部改変引用)

治療

　帯状疱疹後神経痛を短期間で確実に消失させる治療法は現在ない。帯状疱疹後神経痛の治療には薬物療法，神経ブロックがあるが，基本的な治療は，薬物による痛みの軽減である[14]。

1 薬物療法

　帯状疱疹後神経痛に使用されている薬物は，三環系抗うつ薬，抗痙攣薬，局所麻酔薬の貼付，オピオイド，N-メチル-D-アスパラギン酸（N-methyl-D-aspartic acid : NMDA）受容体拮抗薬，非ステロイド性抗炎症薬である。

　表2に帯状疱疹後神経痛の治療における三環系抗うつ薬，抗痙攣薬，オピオイドの有効性と副作用の危険性をnumber needed to treat（NNT）とnumber needed to harm（NNH）

で表したものを示す．NNTは，何名の患者を治療したら1名の患者が50％以上の痛みが軽減するのかで示しており，NNHは，何名の患者を治療したら1名の患者が副作用で服用を止めるのかで示している[15]．NNTが小さいほど有効性が高く，NNHが小さいほど副作用での中止が多くなると解釈される．

三環系抗うつ薬がNNTはもっとも小さく，NNHはもっとも大きい．ガバペンチン，プレガバリンのNNTは，三環系抗うつ薬よりも大きい．オピオイドのNNHはもっとも小さく，副作用で服用を中止する症例が多い．

a. 三環系抗うつ薬

帯状疱疹後神経痛を軽減することが確立している三環系抗うつ薬は，アミトリプチリンとノルトリプチリンである[16]．アミトリプチリンは，アミトリプチリンとその代謝産物のノルトリプチリンにより痛みを軽減する．

三環系抗うつ薬は，抗うつ作用ではなく，薬物自体が神経障害痛を軽減する．三環系抗うつ薬が痛みを軽減する機序は，Naチャネル遮断作用，セロトニン・ノルアドレリンの再取り込み阻害による痛みの下行性抑制系の賦活作用，NMDA受容体遮断作用が考えられていた．最近，アミトリプチリンとノルトリプチリンは，臨床使用量の血中濃度で強いNaチャネル遮断作用を示すことが明らかとなり，三環系抗うつ薬は主にNaチャネル遮断作用により神経障害痛を軽減していると考えられるようになっている[17]．

アミトリプチリンとノルトリプチリンは，副作用を最小限にするために，少量から始め，漸増する．高齢者では10 mgから，若年者では25 mgから始め，4～5日ごとに痛みが軽減するまで10～25 mgずつ増量する．アミトリプチリンあるいはノルトリプチリンが帯状疱疹後神経痛を軽減する必要量は，個々の症例で著しく異なっているので，特定の量を上限に設定するのではなく，痛みが軽減するか副作用で服用が困難になるまで増量する[18]．三環系抗うつ薬の副作用に，口内乾燥，眠気，鎮静，起立性低血圧，便秘，排尿困難がある．投与前に副作用を患者に十分説明しておく．

アミトリプチリンあるいはノルトリプチリンは入眠を良好にし，日中の眠気を避けるために，就寝時に1回で服用する[11,18]．副作用の眠気は，ノルトリプチリンよりアミトリプチリンで起こりやすい．痛みで睡眠障害がある症例には，アミトリプチリンがより有用である．

b. 抗痙攣薬

神経障害痛の治療に用いられる抗痙攣薬には，カルバマゼピン，バルプロ酸，ガバペンチン，プレガバリンがある．

帯状疱疹後神経痛にカルバマゼピンを勧めている成書が多い．しかし，カルバマゼピンが帯状疱疹後神経痛を軽減することは例外的である[19]．

バルプロ酸は，γアミノ酪酸（gamma-aminobutyric acid：GABA）受容体を介して神経障害性疼痛を軽減する[18]．バルプロ酸は200 mg/日から始め，800～1,200 mg/日に漸増する．

ガバペンチンとプレガバリンは，Caチャネルの$\alpha_2\delta$リガンドに結合し，カルシウム

遮断作用によりシナプス前に神経伝達物質の遊離を抑制し，神経障害痛を軽減する[18]。

ガバペンチンとプレガバリンは，三環系抗うつ薬よりも副作用が少なく，帯状疱疹後神経痛を軽減するということで，欧米では帯状疱疹後神経痛の第一選択薬として勧められるようになっている[18)20]。ガバペンチンとノルトリプチリンの帯状疱疹後神経痛に対する痛み軽減作用の比較では，痛みの軽減作用に違いはなく，副作用はガバペンチンが少ないことが示されている[21]。

ガバペンチンは，ふらつき，眠気，悪心などの副作用の発現を防止するために，300 mg/日から始め，1,200～2,400 mg/日に増量する。プレガバリンは，ガバペンチンより早く増量しても，ふらつき，眠気，悪心などの副作用の発現は少なく，痛みは早い時期に軽減する。プレガバリンは 150 mg/日から始め，300～600 mg/日に漸増する[18]。

ガバペンチンとプレガバリンはともに腎排泄性であり，腎機能が低下している症例では減量する[18]。

c. 局所麻酔薬の局所貼付，塗布

5％のリドカインのパッチあるいはゲルが，帯状疱疹後神経痛を軽減する[22)23]。局所麻酔薬の貼付，塗布が有効な帯状疱疹後神経痛は，侵害受容器の興奮性が亢進しており，アロディニアが顕著な症例と思われる。

リドカインのパッチあるいはゲルの副作用は皮膚の刺激だけであるので，欧米では帯状疱疹後神経痛の治療で最初に使用する薬物として勧められている[18]。しかし，リドカインのパッチあるいはゲルが帯状疱疹後神経痛を軽減する程度は低い。

d. オピオイド

オピオイドにより，帯状疱疹後神経痛が軽減する症例がある[24]。モルヒネとノルトリプチリンの二重盲検法での検討では，帯状疱疹後神経痛の軽減効果に違いはないが，副作用で服用が継続できなかったのはモルヒネを服用した症例に多い[25]。

帯状疱疹後神経痛に対するオピオイドは，ほかの治療で帯状疱疹後神経痛の軽減が得られない症例で，オピオイドの主作用，副作用を理解できる症例に限定する。

e. NMDA 受容体拮抗薬

帯状疱疹後神経痛の治療に用いられた NMDA 受容体拮抗薬に，ケタミンとデキストロメトルファンがある。

ケタミンは，帯状疱疹後神経痛を軽減する[26]。しかし，ケタミンは副作用の精神症状が問題となる。デキストロメトルファンは，糖尿病性神経障害による痛みを軽減させるが，帯状疱疹後神経痛を軽減させない[27]。

f. 非ステロイド性抗炎症薬

非ステロイド性抗炎症薬は，確立した帯状疱疹後神経痛を軽減しない[14)18]。高齢者では，非ステロイド性抗炎症薬による消化管からの出血が起こりやすく，痛みが軽減しなければ，非ステロイド性抗炎症薬は早期に中止する。

2 神経ブロック

帯状疱疹を発症してから1年以上経過した帯状疱疹後神経痛は，体性神経ブロックで軽減するが，交感神経ブロックでは軽減しない[28]。激しい帯状疱疹後神経痛により不眠を来している症例では，三環系抗うつ薬を開始し，三環系抗うつ薬の効果が発現するまでの期間を体性神経ブロックで痛みの軽減を図ることがある。

局所麻酔薬とステロイドを併用した神経根ブロックが，帯状疱疹後神経痛を短期間軽減させることは確立している。帯状疱疹後神経痛に対する神経根ブロックの長期成績の報告が待たれる。

帯状疱疹の発症防止

急性帯状疱疹痛ならびに帯状疱疹後神経痛の治療には難渋することが多く[6]，痛みだけによる社会的損失，医療経済学的にも帯状疱疹そのものの発症を防止することが検討されてきた。

水痘生ワクチンを高齢者に接種すると，水痘・帯状疱疹ウイルスに対する細胞性免疫が賦活され，帯状疱疹の発症はほぼ半減し，帯状疱疹を発症して帯状疱疹後神経痛による病悩も半減する[29]。今後は，水痘ワクチンにより，帯状疱疹そのものの発症を積極的に防止することが勧められる。米国では，2011年3月に，50歳以上の者に帯状疱疹ワクチンの接種が認可された[30]。

まとめ

確立した帯状疱疹後神経痛を短期間で消失させる治療法はない。しかし，帯状疱疹後神経痛を軽減することは可能である。帯状疱疹後神経痛に対する第一選択の治療法は，現在の日本では，三環系抗うつ薬の服用である。三環系抗うつ薬により帯状疱疹後神経痛が軽減しないときに，初めてほかの治療を考慮すべきである。帯状疱疹後神経痛は，医師の恣意で治療してはならない。

■参考文献

1) Oxman MN. Varicella and herpes zoster. In：Braude AI, Davis CE, Fierer J, editors. Medical microbiology and infectious diseases. Philadelphia：WB Saunders；1981. p.1652-71.
2) Higa K. Acute herpetic pain and post-herpetic neuralgia. Eur J Pain 1993；14：79-90.
3) Ragozzino MW, Melton LJ 3rd, Kurland LT, et al. Population-based study of herpes zoster and its sequelae. Medicine (Baltimore) 1982；61：310-6.
4) Galil K, Choo PW, Donahue JG, et al. The sequelae of herpes zoster. Arch Intern Med 1997；157：1209-13.
5) Mersky H, Bogduk N. Postherpetic neuralgia. Classification of chronic pain：Descriptions

of chronic pain syndromes and definitions of pain terms. 2nd ed. Seattle：IASP Press；1994. p.61-2.
 6) Dworkin RH, Johnson RW, Breuer J, et al. Recommendations for the management of herpes zoster. Clin Infect Dis 2007；44（Suppl 1）：S1-26.
 7) Beutner KR, Friedman DJ, Forszpaniak C, et al. Valaciclovir compared with acyclovir for improved therapy for herpes zoster in immunocompetent adults. Antimicrob Agents Chemother 1995；39：1546-53.
 8) Snoeck R, Andrei G, De Clercq E. Current pharmacological approaches to the therapy of varicella zoster virus infections：A guide to treatment. Drugs 1999；57：187-206.
 9) Dworkin RH, Nagasako EM, Johnson RW, et al. Acute pain in herpes zoster：The famciclovir database project. Pain 2001；94：113-9.
10) Higa K, Mori M, Hirata K, et al. Severity of skin lesions of herpes zoster at the worst phase rather than age and involved region most influences the duration of acute herpetic pain. Pain 1997；69：245-53.
11) 山村秀夫, 檀健二郎, 若杉文吉ほか. ノイロトロピン錠の帯状疱疹後神経痛に対する効果：プラセボ錠を対照薬とした多施設二重盲検試験. 医学のあゆみ 1988；147：651-64.
12) Nurmikko T, Bowsher D. Somatosensory findings in postherpetic neuralgia. J Neurol Neurosurg Psychiatry 1990；53：135-41.
13) Rowbothan MC, Petersen KL, Fields HL. Is postherpetic neuralgia more than one disorder? Pain Forum 1998；7：231-7.
14) Kanazi GE, Johnson RW, Dworkin RH. Treatment of postherpetic neuralgia：An update. Drugs 2000；59：1113-26.
15) Johnson RW, Wasner G, Saddier P, et al. Herpes zoster and postherpetic neuralgia：Optimizing management in the elderly patient. Drug Aging 2008；25：991-1006.
16) Watson CP, Vernich L, Chipman M, et al. Nortriptyline versus amitriptyline in postherpetic neuralgia：A randomized trial. Neurology 1998；51：1166-71.
17) Dick IE, Brochu RM, Purohit Y, et al. Sodium channel blockade may contribute to the analgesic efficacy of antidepressants. J Pain 2007；8：315-24.
18) Attal N, Cruccu G, Haanpaa M, et al. EFNS guidelines on pharmacological treatment of neuropathic pain. Eur J Neurol 2006；13：1153-69.
19) Rowbotham MC. Postherpetic neuralgia. Semin Neurol 1994；14：247-54.
20) Rowbotham M, Harden N, Stacey B, et al. Gabapentin for the treatment of postherpetic neuralgia：A randomized controlled trial. J Am Med Assoc 1998；280：1837-42.
21) Chandra K, Shafiq N, Pandhi P, et al. Gabapentin versus nortriptyline in post-herpetic neuralgia：A randomized, double-blind clinical trial—The GONIP trial. Int J Clin Pharmacol Ther 2006；44：358-63.
22) White WT, Patel N, Drass M, et al. Lidocaine patch 5％ with systemic analgesics such as gabapentin：A rational polypharmacy approach for the treatment of chronic pain. Pain Med 2003；4；321-30.
23) Rowbotham MC, Davies PS, Fields HL. Topical lidocaine gel relieves postherpetic neuralgia. Ann Neurol 1995；37：246-53.
24) Watson CPN, Babul N. Efficacy of oxycodone in neuropathic pain：A randomized trial in postherpetic neuralgia. Neurology 1998；50：1837-41.
25) Raja SN, Haythornthwaite JA, Pappagallo M, et al. Opioids versus antidepressants in postherpetic neuralgia：A randomized, placebo-controlled trial. Neurology 2002；59：1015-21.
26) Eide PK, Jorum E, Stubhaug A, et al. Relief of post-herpetic neuralgia with the N-methyl-

D-aspartic acid receptor antagonist ketamine : A double-blind, cross-over comparison with morphine and placebo. Pain 1994 ; 58 : 347-54.
27) Nelson KA, Park KM, Robinovitz E, et al. High-dose oral dextromethorphan versus placebo in painful diabetic neuropathy and postherpetic neuralgia. Neurology 1997 ; 48 : 1212-8.
28) Nurmikko T, Wells C, Bowsher D. Pain and allodynia in postherpetic neuralgia : Role of somatic and sympathetic nervous systems. Acta Neurol Scand 1991 ; 84 : 146-52.
29) Oxman MN, Levin MJ, Johnson GR, et al. A vaccine to prevent herpes zoster and postherpetic neuralgia in older adults. N Engl J Med 2005 ; 352 : 2271-84.
30) FDA : FDA approves Zostavax vaccine to prevent shingles in individuals 50 to 59 years of age (http://www.fda.gov/newsevents/newsroom/pressannouncements/ucm248390.htm, 2011年9月12日アクセス).

(比嘉　和夫, 生野　慎二郎, 仁田原　慶一)

IV. 神経障害性疼痛の症候と診断

1 神経障害性疼痛

B 糖尿病性ニューロパチー，薬物性ニューロパチー

はじめに

　先進国において糖尿病性ニューロパチーは末梢神経障害でもっとも頻度が高い疾患である。同疾患の臨床型は多彩であり，疼痛やしびれを伴うか所や発症の様式（急性〜慢性）などを注意深く観察し，病態を見極めることが重要となる。

　薬物性ニューロパチーは各疾患の薬物治療に伴い医原性に生じる末梢神経障害であり，実際の診断には原因となりうる薬物への知識が不可欠である。

　本項ではさまざまな病型を来すこの2疾患について，実際の臨床診断に役立つそれぞれの特徴をまとめつつ，ペインクリニシャンが行うべき疼痛治療について概説する。

糖尿病性ニューロパチー

1 概　念

　糖尿病は，中年以降の日本人の1割が罹患する国民病である。糖尿病性ニューロパチーは，糖尿病の合併症の中でももっとも高頻度で，かつ早期から出現すると考えられている。糖尿病に伴う神経障害は，自律神経障害や単神経障害といった多岐にわたる障害が生じるが，なかでも対称性，遠位性で感覚障害が主体となる多発神経障害（polyneuropathy）はもっとも頻度が高く，わが国では糖尿病患者のおよそ30〜40％前後に見られ，進行すると疼痛を呈する疾患であり，一般的に狭義の糖尿病性ニューロパチーとして理解されている。

2 病　態

　糖尿病性ニューロパチーの病態機序はいまだに明確には解明されていないが，高血糖

が長期間にわたり持続することで，ポリオール代謝亢進による細胞機能障害，タンパクの過剰糖化やフリーラジカルの関与と，神経内鞘の細小血管障害が複合的に関与していると考えられている。

3 臨床症状

　糖尿病による神経障害は，傷害される神経の種類により多彩な症状を呈する。一般的な多発神経障害では，太い有髄線維（Aβ線維）の障害による異常感覚・感覚鈍麻と，小径線維（Aγ：有髄，C：無髄）の障害による疼痛や冷感が生じる。臨床症状としては，末梢神経の長さに比例して感覚障害が生じる。すなわち，末梢神経のもっとも遠位部である足趾が侵され，順に足から下腿へと感覚障害が進展する。
　そのほかに，単神経障害では動眼神経をはじめとした脳神経障害のほか肋間神経障害や尺骨，橈骨，腓骨神経などの四肢末梢神経も障害される。症状としては，急性に痛みや異常感覚を伴うことが多く，原因は栄養血管の閉塞や神経炎が考えられている。運動神経が障害されることはまれであるが，下肢近位部筋群が疼痛とともに筋力低下，筋萎縮を呈するものとして近位部運動性ニューロパチー（diabetic amyotrophy）がある。

4 診　断

　障害神経により，臨床症状が多岐にわたることから，問診および診察が大変重要となる。問診では，発症の様式（急性，亜急性，慢性）が重要となる。慢性的な高血糖が続いた場合や，インスリンによる急激な血糖是正時に，四肢に激しいしびれや疼痛を生じる治療後有痛性障害（post-treatment neuropathy）は，急性発症で適切な治療を行わないと難治性神経障害性疼痛となりうる。また，臨床症状により多発性か単発性かの判別はその後の治療転帰も異なることからも必須であり，多発末梢性障害は代謝性や中毒性などが原因でも起こるが，通常両側性で上肢への障害は下肢に遅れて同様の進展経過を示すため，手指や上肢の症状が先行する場合は，頚椎症や単神経障害などをまず考える必要がある。一方，単神経障害では，絞扼や圧迫によって生じるそのほかの単神経炎（手根管症候群，肘部管症候群など）との鑑別が必要となり，糖尿病による単神経炎は血糖コントロールの良し悪しにかかわらず急性発症であることがポイントとなる。
　臨床的評価として，アキレス腱反射や音叉を使った振動覚測定が簡便である。これらを使った糖尿病性多発神経障害の簡易診断基準が，"糖尿病性神経障害を考える会"より提唱されている（表1）。電流知覚閾値（current perception threshold：CPT）を測定できるneurometerは3種類の異なる直径の知覚神経（Aβ, Aγ, C）をタイプ別に評価することが可能である点と，知覚過敏あるいは知覚鈍麻の両者を定量的に評価できる点で優れている[1]。神経伝導速度検査は糖尿病性神経障害に特異的ではないものの，進行した多発神経障害や，急性の単神経障害では速度低下を認めるため，病態評価として有効である。
　表2では，Dyckら[2]が提唱した糖尿病性多発神経障害の病期分類と，Thomas[3]が提

表1　糖尿病性多発神経障害（distal symmetric polyneuropathy）の簡易診断基準

必須項目：以下の2項目を満たす
1. 糖尿病が存在する。
2. 糖尿病性多発神経障害以外の末梢神経障害を否定しうる。

条件項目：以下の3項目のうち2項目以上を満たす場合を"神経障害あり"とする。
1. 糖尿病性多発神経障害に基づくと思われる自覚症状
2. 両側アキレス腱反射の低下あるいは消失
3. 両側内踝の振動覚低下（C128音叉で10秒未満）

注意事項
1. 糖尿病性多発神経障害に基づくと思われる自覚症状とは，
   1) 両側性
   2) 足趾先および足底の"しびれ""疼痛""異常感覚"のうち，いずれかの症状を訴える。上記の2項目を満たす。上肢のみの症状の場合および"冷感"のみの場合は，含まれない。
2. アキレス腱反射の検査は膝立位で確認する。
3. 振動覚低下とはC128音叉で10秒以下を目安とする。
4. 高齢者については老化による影響を十分考慮する。

参考項目
以下の参考項目のいずれかを満たす場合は，条件項目を満たさなくても"神経障害あり"とする。
1. 神経伝導検査で2つ以上の神経でそれぞれ1項目以上の検査項目（伝導速度，振幅，潜時）の明らかな異常を認める。
2. 臨床症候上，明らかな糖尿病性自律神経障害がある。しかし，自律神経機能検査で異常を確認することが望ましい。

（"糖尿病性神経障害を考える会"作成．2002年1月改訂）

唱した糖尿病性神経障害の分類を参考にして，診断の指標となる特徴的自覚症状および他覚所見についてまとめた。

5 治　療

　基本治療は，血糖コントロールにより，無症候期より予防に努めることである。目標設定としてHbA1c 6.5%以下に維持すれば，発症進展は抑制されることが明らかにされている。病態機序から，ポリオール代謝亢進を是正するアルドース還元酵素阻害薬（ARI：エパルレスタット）は，神経障害の進展を抑制する予防・治療薬として有効である[4]。しかし，有痛性の神経障害を生じている中等度以降の段階では，これらの治療だけでは満足のいく症状改善は得られない。疼痛を伴った多発神経障害の欧米のガイドラインでは，第一選択として抗てんかん薬であるガバペンチン，プレガバリンと三環系抗うつ薬であるアミトリプチリンが推奨されている[5]。多発神経障害は，痛覚過敏と交感神経系活動亢進の関与も考えられることから，腰部交感神経ブロックが行われることがある[6]。また，急性の経過をたどる単神経ニューロパチーや疼痛性ニューロパチーでは，激しい疼痛を伴うため，硬膜外ブロックなどのブロック治療が有効である[6]。表2で，治療法の要点・転帰についてもまとめている。

1. 神経障害性疼痛

表2 糖尿病性ニューロパチーの分類と治療

	病態	自覚症状	他覚所見	治療法	転帰
多発神経障害	無症候性期 (asymptomatic)	なし	腱反射低下 振動覚低下	血糖コントロール アルドース還元酵素阻害薬	適切な治療で可逆性
	症候性期 (symptomatic)	冷感・しびれ 軽度の痛み	神経伝導速度の低下	三環系抗うつ薬 抗てんかん薬	進行しだいでは不可逆性
	廃疾期 (disabling)	高度のしびれ・痛み 筋力低下など	皮膚潰瘍 壊疽	上記薬物に加え腰部交感神経ブロックなどの神経ブロック	不可逆性のため対症療法中心
	自律神経障害 (dysautonomia)	起立時低血圧 胃腸機能低下など	心電図上RR間隔変動低下	血糖コントロールで進行防止 進行症例には対症療法	ほとんどが不可逆性
単神経障害	第Ⅲ・第Ⅳなど脳神経障害	突発的な複視 眼周囲・前頭部鈍痛	眼瞼下垂 対光反射正常	血糖コントロール PGE1などの末梢血流改善薬	急性発症だが数カ月で寛解
	運動性障害 (amyotrophy)	非対称性の下肢筋痛 筋力低下・筋委縮	感覚障害なし 深部反射消失	血糖コントロール リハビリによる筋力回復	適切な治療で可逆性
	孤立した末梢神経障害	一部の肋間神経痛や腓骨神経などの麻痺	神経伝導速度の低下	血糖コントロールが主だが激しい痛みでは神経ブロック	治療が遅れると麻痺残存
	治療後有痛性障害 (post treatment neuropathy)	下腹部から下肢にかけての急激な激痛 感覚低下・灼熱痛	月に1%以上のHbA1cの改善	抗てんかん薬などの薬物療法 腰部硬膜外ブロックなどの神経ブロック治療	数カ月〜1年で自然軽快も感覚低下は残存

薬物性ニューロパチー

1 概 念

　薬物には，神経系に毒性を発揮して種々の障害を引き起こすものがあり，薬物治療により医原性に生じる末梢神経障害を薬物性ニューロパチーと総称する。神経障害の原因は多岐にわたるため，病状のみから各種病因を鑑別することは非常に困難であることから，薬物処方を行う医師には，ニューロパチーを惹起する可能性のある薬物についての広範な知識が要求されることとなる。

2 病　態

　原因薬物は，運動・感覚神経ニューロン（細胞体）や軸索，シュワン細胞などの代謝を直接阻害することで末梢神経線維変性を引き起こす．末梢神経のどの部分を障害するかにより，軸索障害（axonopathy），髄鞘障害（myelinopathy），細胞障害（neuronopathy）の3病型に分類され，一般的には軸索障害型を呈することが多い．障害神経のパターンとしては，知覚神経優位，知覚・運動混合型がほとんどで，自律神経や運動神経障害はまれである．

3 症状と原因薬物

　糖尿病性ニューロパチーと同様に，末梢神経遠位型いわゆる四肢末端のしびれ・痛みが主症状となることが多く，重症度は薬物投与の期間・投与量との関連が見られる．しかし，薬物によっては投与から数週～数カ月程度遅れて発症するものもあり，注意を要する．表3に，神経障害を来しやすい薬物とその特徴について示す[7]．

4 診　断

　薬物性ニューロパチーとして特異的な所見や検査は存在せず，病歴聴取による神経障害を惹起する薬物の使用の有無が一番重要となる．ただし，神経障害が報告されたことのない薬物によってニューロパチーが引き起こされることもあり，発症と服薬の関連についての注意が必要となる．
　臨床症状として，四肢の表在感覚・深部覚障害および筋力・筋委縮の程度と広がりをしっかり把握する必要がある．客観的指標としては，感覚神経および運動神経伝導検査を行う．軸索変性型の多い薬物性ニューロパチーで，感覚神経電位の振幅低下や消失所見は，ニューロパチーの有無や重症度判定の重要な指標になる．

5 治　療

　予防的措置として，一般に発症には原因薬物との間に用量依存性があるから，神経毒性が明らかな薬物を使用する場合には最少有効量を想定して治療を開始すべきである．また，薬物代謝経路である肝腎機能の検査をこまめに行い，代謝臓器に機能低下が見られた場合は，投与量の減量や薬物変更などを行うことが神経障害の発症防止につながる．
　薬物によるニューロパチーが疑われた場合は，治療薬としての必要性・利益とニューロパチーの症状や，後遺症の危険性とを十分に吟味し，原薬物投与の継続，中止，減量や他剤への変更を決定する．ほとんどの薬物性ニューロパチーは可逆性であり，感覚症状が出現した段階で投与を中止すれば，後遺症を来さず改善が得られることが多い．
　薬物投与を中止した後もしびれや疼痛が残存してしまった場合には，ほかの神経障害

表3 神経障害を来す薬物とそれぞれの特徴

薬物	軸索性 急性	軸索性 亜急性	軸索性 慢性	脱髄性 急性	脱髄性 亜急性	脱髄性 慢性	感覚性か運動性か	自律神経症状	中枢神経症状	備考
シスプラチン（抗癌薬）	−	+	+	−	−	−	S	−	−	重度感覚障害，聴器毒性
パクリタキセル（抗癌薬）	±	+	±	±	+	±	S＞M	−	−	用量依存性
ビンクリスチン（抗癌薬）	−	+	+	−	−	−	S＞M	−	−	足より手に生じやすい
イソニアジド（抗結核薬）	−	±	+	−	−	−	SM	±	−	ビタミンB6拮抗薬
アミオダロン（抗不整脈薬）	−	−	+	−	−	+	SM	−	−	用量依存性，減量で可逆性
オーロチオグルコース（抗リウマチ薬）	±	±	−	+	+	−	SM	−	−	特異的反応？免疫異常
ジスルフィラム（嫌酒薬）	±	+	+	−	−	−	SM	−	±	使用数カ月後に発症
ヒドララジン（降圧薬）	−	±	+	−	−	−	S＞M	−	−	ビタミンB6拮抗薬
メトロニダゾール（腟トリコモナス治療薬）	−	−	±	−	−	−	S or SM	−	+	用量依存性 末梢性の軸索障害
フェニトイン（抗てんかん薬）	−	−	+	−	−	−	S＞M	−	−	使用20〜30年後で発症
ピリドキシン（ビタミンB6）	−	±	+	−	−	−	S	−	−	大量投与で発症
ジアフェニルスルホン（癩病治療薬）	−	±	+	−	−	−	M	−	−	用量依存で運動性障害
ニトロフラントイン（殺菌薬）	−	±	+	−	−	−	SM	−	−	腎不全により毒性増強

＋：通常，±：ときどき，−：まれ．S：感覚性，M：運動性，SM：感覚運動性．
〔Dyck PJ, Karnes JL, Daube J, et al. Clinical and neuropathological criteria for the diagnosis and staging of diabetic polyneuropathy. Brain 1985；108（Pt 4）：861-80 より改変引用〕

性疼痛と同様に対症療法が必要となる．薬物性ニューロパチーに特異的な治療はなく，三環系抗うつ薬や抗てんかん薬，Naチャネル拮抗薬などの神経障害性疼痛治療薬が用いられる．痛みが強く，薬物治療のみでの症状緩和が困難な場合は，神経ブロック治療や脊髄刺激電極[8]による疼痛緩和療法が有効なことがある．

■参考文献

1) Masson ER, Veves A, Femando D, et al. Current perception threshold：A new, quick, and

reproducible method for the assessment of peripheral neuropathy in diabetes mellitus. Diabetologia 1989 ; 32 : 724-8.
2) Dyck PJ, Karnes JL, Daube J, et al. Clinical and neuropathological criteria for the diagnosis and staging of diabetic polyneuropathy. Brain 1985 ; 108 : 861-80.
3) Thomas PKPK. Metabolic neuropathy. Clin Med 1973 ; 7 : 154.
4) Goto Y, Hotta N, Shigeta Y, et al. Effects of an aldose reductase inhibitor, epalrestat, on diabetic neuropathy. Clinical benefit and indication for the drug assessed from the results of a placebo-controlled double-blind study. Biomed Pharmacother 1995 ; 49 : 269-77.
5) Attal N, Cruccu G, Haanpää M, et al. EFNS guideline on pharmacological treatment of neuropathic pain. Eur J Neurol 2006 ; 13 : 1153-69.
6) 日本ペインクリニック学会ペインクリニック治療指針検討委員会編. 糖尿病性末梢神経障害. ペインクリニック治療方針. 改訂第2版. 日本ペインクリニック学会誌 2006 ; 別冊 : 27-8.
7) Asbury AK. Approach to the patients with peripheral neuropathy. In : Braunwald E, Fauci AS, Casper DL, et al, editors. Harrison's principles of internal medicine. 15th ed. New York : McGraw-Hill ; 2001. p.2498-507.
8) Spinal cord stimulation for the management of pain : Recommendations for best clinical practice. The British Pain Society, March 2005.

(井福　正貴, 井関　雅子)

IV. 神経障害性疼痛の症候と診断

1 神経障害性疼痛

C 三叉神経痛

はじめに

三叉神経痛（trigeminal neuralgia：TN）は，三叉神経領域に強い痛みを起こす顔面の代表的な痛みである[1]。

TN の痛みは激烈で患者の苦痛は強く，正確な診断と的確で迅速な治療を要する。また，TN は特有の症状および治療に対する反応性を示し，その発症機序は興味深い。本項では，主に TN の診断法，発症機序および治療法について述べる。

疫　学[2]

TN はまれな疾患で，本邦の疫学的調査はないが，欧米の報告によれば，発生頻度は男 2.5 ～ 2.7，女 5 ～ 5.7 名/100,000 名で，年齢とともに増加し，罹患率は 75 歳以上で 11 名/100,000 名と推定されている。発症は通常 40 歳以降で，30 歳以前にはまれである。TN が多発性硬化症患者に起こる危険性（relative risk）は，20 倍と推定されている。また，高血圧症の患者では発生頻度が高いとの報告がある（オッズ比が 1.96）。本疾患の発生と家族歴を明解に示した報告はない。

臨床的特徴[1]

TN の臨床的特徴を表 1 に示す。TN では三叉神経領域の 1 つまたはそれ以上の分枝に通常は片側性に，短時間続く，電気が走るような強い痛みが繰り返し起こる。痛みの発作は三叉神経領域への非侵害刺激（洗顔，歯磨き，会話など）で誘発され，痛みの出現には周期性があり，発作期と緩解を繰り返す。

表1 三叉神経痛の臨床的特徴

痛みの部位	三叉神経領域に限局し，片側性が95%で，通常は1分枝で，2分枝のこともあり，非常にまれに全枝に分布する。罹患率は2枝がもっとも高く，3枝，1枝の順である。
痛みの特徴	痛みの性質：トリガーポイントおよび領域に，軽い機械的な接触により，数秒（まれに1～2分）の鋭い，電気が走るような痛みが皮膚または粘膜の表層に起こり，それに続いて数分間の間歇期がある。 時間的経過：発作は間隔を置いて，または1日に何回か，またまれに連続して起こる。特徴的な周期性があり，数週間から1～2カ月間続く発作の期間があり，数カ月～数年の痛みのない期間（緩解期）が続き，それから痛みが再発する。 強さ：非常に強い。
痛みの誘発	痛みの発作はトリガー領域，すなわち感覚過敏になっている三叉神経領域からの些細な感覚で誘発される。トリガー現象は軽く触れること，髭剃り，洗顔，咀嚼などで起こる。
随伴徴候	ときに軽度の紅斑が発作時に認められる。三叉神経痛では，トリガーポイントを除いて一般的な神経学的検査では通常異常所見はない。特別な増悪因子はない。

(Task force on taxonomy, neuralgias of the head and face. In：Merskey H, Bogduk N, editors. Classification of chronic pain. 2nd ed. Seattle：IASP Press；1994. p.59-60 より改変引用)

診断および鑑別疾患

1 診 断[1)][3)]

TNの国際頭痛学会による診断基準を表2に示す。典型的な症状を示す症例では，診断は容易である。ただ，典型的な症状を示さない場合，特にTNの初期（pretrigeminal syndrome）では，鈍い痛みが主体の場合があり，持続性持発性顔面痛（後述）と鑑別が難しい場合がある。また神経ブロック施行例では，ブロックによる神経障害による痛みとTNの再発の鑑別が難しい場合がある。著者らは，通常は痛みを起こさない非侵害刺激で痛みが誘発されることがTNの必須症状と考え，カルバマゼピンで鎮痛効果が認められるか神経ブロック（破壊術）で長期間の鎮痛が得られる場合（治療の項を参照のこと）にTNと診断している。

2 鑑別を要する疾患

TNと診断する場合には，頭蓋外，頭蓋内の器質的疾患を除外する必要がある。

a. 症候性TN[1)～3)]

TNの症状を示し，原因がはっきりしないか血管の圧迫による場合を（真性，特発性）

表2 三叉神経痛の診断基準

A. 三叉神経分枝の1つまたはそれ以上の部位に起こる2分以内持続する発作性の痛みで，かつBおよびCを満たす

B. 痛みは以下の特徴のうち少なくとも1項目を有する
1. 強い，鋭い，表在性または刺すような痛み
2. トリガー領域またはトリガー因子により発生する

C. 発作は個々の患者で定型化する

D. 臨床的に明白な神経障害は存在しない

E. 他の疾患によらない

〔Headache Classification Subcommittee of the International Headache Society. The international classification of headache disorders : 2nd edition. Cephalalgia 2004 ; 24（Suppl 1）: 126-7 より引用〕

表3 持続性特発性顔面痛

以前に非定型顔面痛（atypical facial pain）といわれていた疾患である。
神経痛の性質をもたず，ほかの原因による疾患によらない持続的な顔面痛である。

A. 連日かつほぼ終日にわたり持続する顔面痛で，BおよびCを満たす。

B. 痛みは発現時には顔面片側の限局した部位にあり，かつ局在性の乏しい深部痛である

C. 痛みは感覚消失などの身体徴候を伴わない

D. 顔面・顎X線検査を含む検査により問題となる異常所見は得られない

〔Headache Classification Subcommittee of the International Headache Society. The international classification of headache disorders : 2nd edition. Cephalalgia 2004 ; 24（Suppl 1）: 133 より引用〕

三叉神経痛，腫瘍などはっきりした原因による場合を症候性三叉神経痛と呼ぶ。症候性TNでは感覚障害があり，特発性ではそれがないとよくいわれるが，特発性でも感覚障害がある場合があり，また症候性でない場合がある。いずれにしても，TNの症状がある場合には画像検査〔磁気共鳴画像（MRI）〕で両者の鑑別および圧迫血管の有無の確認が必要である。また，症候性TNは若年発症の場合に特に疑う必要がある。

b. 持続性特発性顔面痛（非定型顔面痛）[3]

持続性特発性顔面痛は，持続性の鈍痛を主症状とする原因不明の疾患である。この疾患の診断基準を表3に示すが，痛みの性状はTNと著しく異なり，大半の症例で鑑別は容易であるが，両者の中間の性状を示す場合には診断が難しい場合がある（診断の項を参照のこと）。

c. 舌咽神経痛

舌咽神経痛は，TNよりさらにまれな疾患であり，痛みの性状はTNに類似しているが痛みの部位が異なり診断は容易である。3枝領域のTNとの鑑別が難しい場合があるが，その場合には下顎神経ブロック，舌咽神経ブロックの鎮痛効果の差異が診断の参考になる。

d. そのほかの疾患

三叉神経・自律神経性頭痛（trigemino-autonomic cephalalgia：TAC）[4]は群発頭痛に代表される頭部，顔面の自律神経症状（眼球結膜充血，流涙，鼻閉など）を伴う顔面の発作的，間歇的な痛みを起こす疾患であり，TN と誤診される場合がある。TAC は，群発頭痛のほかに，発作性片側頭痛（paroxismal hemicrania），short lasting unilateral neuralgiform headache attacks with conjunctival injection and tearing（SUNCT）を含むが，これらの疾患は，自律神経症状を伴うこと，痛みの性状，誘発因子などが TN と著しく異なるので，鑑別は容易である。これらの疾患は，TN と有効な治療法が異なるので鑑別が大切である。

経　過

TN は未治療症例がきわめて少ないので，自然経過は明らかでないが，著者らの施設を受診する症例では，時間経過とともに痛みの程度が強くなり，緩解期が短縮またはなくなる場合が多い。ただ，薬物治療のみで長期間コントロールできる症例，1 回の発作のみで以後長期間（死亡時まで）痛みがない症例，また，しだいに軽快した症例もある。

病　因

TN の原因の大半は，後頭蓋窩での動脈による三叉神経圧迫によると考えられている。この考えは，神経血管減荷術が有効なことより支持されている。ただ，血管の圧迫のない症例，また血管が圧迫していても本疾患の発生のない症例もある。これらのことは，血管圧迫が唯一の原因ではなく，ほかの TN を起こす原因と相まって TN が発症することを示唆している。

発症機序[2]

TN の発症機序に関しては，いろいろな説が提唱されている。代表的な説を概説するが，TN の特徴的な症状すべてを説明できる説はない。

1 末梢神経説

Jannetta は，中枢の乏枝神経膠細胞よりなる髄鞘と，末梢のシュワン細胞からなる髄鞘の移行部が圧迫に感受性が高く，この部位で短絡回路が形成され TN の発作が起こるとする説を提唱している。Pappaport ら[5]は，三叉神経節または三叉神経根の損傷により，

過興奮になっている三叉神経節の細胞群がトリガー刺激で連続活動を起こし，この活動が三叉神経節内を広がり痛みを起こす説を提唱している．

2 中枢神経説

Dubnerら[6]は，歯の抜髄などにより三叉神経第一次ニューロンの部分的脱神経が起こり，延髄の三叉神経後角の広作動域（wide dynamic range：WDR）ニューロンの非侵害刺激に反応する末梢受容野の中心部が拡大し，非侵害刺激で興奮する神経が増加し，非侵害刺激でWDRニューロンが興奮し痛みが起こる説を提唱している．

3 末梢・中枢神経説

Pagni[7]は，血管などにより圧迫され損傷または歪んだ神経根に脱髄，微小神経腫などが形成され，この部位で異所性インパルス後発射が，また三叉神経節で自発発射が起こり，これらの慢性的な異常求心性入力により，三叉神経核に痙攣性の潜在焦点が形成される．この潜在焦点がトリガー部位の刺激で長く続く痙攣放電を起こすことにより，痛み発作が起こる，とする説を提唱している．

治　療[2]

1 治療の概略

TNには，まず薬物治療を行う．薬物で治療困難な場合には，神経ブロック，脳外科的治療（神経・血管減荷術），放射線治療（ガンマナイフ）などの侵襲的治療が適応になる．

2 薬物治療（表4）[2)8)]

カルバマゼピンがTNに対する第一選択の薬物であり，TNの約70％の症例に持続的鎮痛効果が得られる．カルバマゼピンの無効は，鎮痛効果が得られない場合と重篤な副作用の発現する場合である．副作用のために5〜20％の症例で服用を中止せざるをえない．副作用として，めまい，運動失調，眠気，嘔気・嘔吐などの中枢神経症状，血液障害（再生不良性貧血，無顆粒球症），過敏反応（皮膚炎，好酸球症，リンパ腺症，脾腫）や水分の貯留がある．中枢神経症状には，耐性が生じ，少量から徐々に増量することにより減らすことができる．肝酵素の上昇が5〜10％の患者で起こる．白血球減少症が起こるが，多くは一時的で軽度で治療の開始4カ月以内に改善するが，約2％で持続性の白血球減少症のために中止を余儀なくされる．また，一時的な血小板減少症も起こる．

IV. 神経障害性疼痛の症候と診断

表4 三叉神経痛の薬物治療

- 第一選択はカルバマゼピン（CBZ, 150〜1,200 mg/日）
- CBZが副作用で使用できない場合
    - ラモトリギン（50〜400 mg/日）
    - バクロフェン（5〜30 mg/日）
    - ゾニサミド（エクセグラン™ 100〜600 mg/日）
    - フェニトイン（300〜400 mg/日）
    - クロナゼパム（1.5〜6 mg/日）
    - バルプロ酸（400〜1,200 mg/日）
    - ガバペンチン（600〜2,000 mg/日）
- CBZの鎮痛効果が不十分な場合
    - ラモトリギン（50〜400 mg/日）またはバクロフェン（5〜30 mg/日）を追加

〔Sindrup SH, Jensen TS. Pharmacotherapy of trigeminal neuralgia. Clin J Pain 2002；18：22-7 より日本人に合うように薬品添付文書を参考に改変引用。ゾニサミドは本邦での開発品であり，森本昌宏，井尻好雄，森本眞美ほか．三叉神経痛に対する抗てんかん薬（ゾニサミド）の臨床効果．日本ペインクリニック学会誌 1996；3：333 を参考に作成〕

再生不良性貧血は200,000症例に1症例の頻度で起こる。カルバマゼピン投与前および投与開始後に定期的（例えば1ヵ月後，半年後，以後半年間隔）に血液検査をする必要がある。また，カルバマゼピンは肝酵素を誘導し，ほかの薬物の効果に影響を与える場合があるので併用薬には注意を要する[9]。

カルバマゼピンの血中濃度のピークは服用4〜8時間後であるが，個人差が大きく24時間後に認められる症例もあり，食事時に痛む症例では服用時間を調節することにより鎮痛効果が改善する場合がある。痛みが長期間（1ヵ月間程度）消失したときには，緩解期になっている可能性があるので服用を漸減・中止してみる。

カルバマゼピンの無効症例，副作用出現症例では，ほかの薬物に変更，またはほかの薬物が併用される。表4にその際に使用する薬物を示すが，いずれも大規模研究は行われておらず，エビデンスは十分でない。著者らは，カルバマゼピン無効または副作用発現症例では，バクロフェン，ゾニサミド，ガバペンチンへの変更，追加をしている[8)10]。

3 侵襲的治療[2]

理想的な侵襲的治療は，施行が容易で患者の苦痛が少なく，特別な装置を要せず，すぐに鎮痛でき，長期間の鎮痛が得られ，再発した場合には繰り返しの施行が可能で，合併症・副作用がなく，そして費用が安いことである。現在行われている侵襲的治療は，いずれもこの条件すべてを満たしていないが，適切に行えば安全に鎮痛が得られる。それぞれの方法に利点・欠点があるので，患者ごとに適した方法を選択することが大切である。

a. 神経ブロック[11]

TNにはトリガーポイントを支配する神経の遮断により鎮痛が得られる特徴があり，神経遮断はいろいろな方法（局所麻酔薬，高濃度局所麻酔薬，無水アルコール，電気凝

固)で,いろいろな神経レベル(末梢枝,節,根)で施行される。

1) 特徴
(a) 鎮痛効果

神経ブロックの利点は,特別な器具・装置を必要とせず,施行後ただちに鎮痛が得られることである。鎮痛期間は,神経破壊の強さ,ブロックの部位により異なり,神経破壊の程度が強いほど,また中枢に近いほど,長くなる。末梢で破壊された神経は再生し,しだいに感覚が戻り,感覚の正常化につれて痛みが再発する。除痛期間は上顎・下顎神経ブロックでは1〜2年,眼窩下神経ブロックでは0.5〜1年である。神経節および根レベルでは,破壊された神経は再生せず,この部位で三叉神経が完全(十分)に破壊されると長期間の(半永久的な)鎮痛が得られる。

(b) 合併症

神経ブロックは,手技に習熟すれば安全・確実に施行できるが,神経ブロックに内在する合併症として神経障害による不快な異常感覚(ジセステジア),感覚障害,しびれ感,痛みなどがある。これらは,大半の症例で元の痛みより苦痛は軽いが,ときに強い苦痛になる場合があるので術前の患者への十分な説明が必要である。

2) 神経ブロックの対象患者

神経ブロックは,薬物治療で鎮痛困難なすべての症例に適応になるが,強い痛みがありただちに鎮痛を要する場合,(超)高齢者,血管減荷術およびガンマナイフで十分な鎮痛が得られなかった場合などに良い適応がある。

3) 神経ブロック法の選択

末梢枝ブロックを選ぶか,節または根(中枢)ブロックを選択するかは,議論が分かれる。初めから長期の鎮痛が期待できる節または根ブロックを選択する医師も多いが,著者らは初め末梢神経ブロックを施行し,頻回の末梢枝ブロックが必要な症例(現在では初めての再発時)に三叉神経節または根の電気凝固術を勧めている。この理由は,節または根でのブロックで強い感覚異常が出現した場合には長期間患者を苦しめ,末梢枝ブロックでは感覚異常が起こっても一時的であるためである。末梢枝ブロックで強いジセステジアが起こった場合の再発例には,積極的にほかの侵襲的方法を勧めている。著者らの経験では,繰り返し末梢神経ブロックを施行すると,組織変化(瘢痕化)がしだいに進み,神経の同定が難しくなり,ブロック効果が低下し,またジセステジアが起こる率が高くなる。そのために,頻回の末梢ブロックを要すると考えられる症例では,中枢のブロックを早めに施行するのがよい。

4) 神経ブロック施行法

三叉神経ブロックの施行に際しては,正確な位置に針を刺入する(確実にブロックをする)ことおよび施行時の患者の苦痛を軽減することが大切である。著者らは,苦痛を減少させる目的で,プロポフォールで意識消失後に痛みを生じる操作(神経への針の接

触，造影剤，局所麻酔薬の注入など）を行い，覚醒後に感覚消失・低下の有無を調べている。

施行法の実際はほかの書を参考されたい。

b. 定位放射線治療（gamma knife surgery：GKS）[2)12)]

GKSは，高容量の放射線，通常70-90グレイを三叉神経の槽または神経節に照射し，非選択的な軸索損傷，髄鞘の空胞化，すなわち神経障害を起こし鎮痛を得る方法である。軽い鎮静と局所麻酔で施行でき，侵襲的な方法で安全性はもっとも高い。ただ，鎮痛効果はほかの侵襲的方法に比べて劣るようであり，長期間の良好な鎮痛効果が得られるのが50～60％と報告されている。神経障害が完成するのに6カ月程度かかり，鎮痛効果発現には0～25週間（中間値10日後）を要する。神経障害による感覚低下は30％程度に起こり，ジセステジアを起こす症例も少数あるが，神経ブロックほど高率ではなく程度も軽い。著者らは，神経ブロックによる感覚低下を嫌がる患者，神経血管減荷術が適応にならない高齢者や合併症を有する患者などが良い適応と考えている。ただ，わが国では現在保険適用になっていないという問題がある。

c. 後頭蓋窩手術（神経血管減荷術）[13)]

血管と神経を離し，その間に非吸収性のテフロンなどを入れる治療法が，現在の脳外科治療の主流になっている。この治療法の特長は，原則として神経障害が起こらないので，ジセステジア，感覚低下，痛みなどが起こらないことである。Barkerらは長期の治療成績を調べ，10年後の著効が70％で，手術に伴う死亡0.2％，脳幹梗塞0.1％，聴力低下1％であったと述べている。この方法では，手術による合併症の危険はあるが，神経障害を起こすことなく長期間または一生の鎮痛が得られるので，圧迫血管があるすべての患者が対象になる。特に，顔面の感覚低下を嫌がる患者には勧めるべきである。

4 そのほかの治療上考慮すべき点

TNの患者は，TNおよび治療（特に神経ブロック）時に経験した強い痛みが心的外傷になり，痛みの再発，また治療を恐れ，不安が強く抑うつ状態になる患者もいる。患者に痛みが起こればすぐ対処できることを伝え，痛みなく治療を行うことが大切である。

おわりに

TNは患者を非常に苦しめる疾患であるが，鎮痛できる疾患である。そのためには，正確な診断，また患者に合った治療法を行う必要がある。ただ，現在の治療は経験的であり完全ではなく，今後の発生機序の解明，それに基づいた治療法の開発が期待される。

■参考文献

1) Task force on taxonomy, neuralgias of the head and face. In：Merskey H, Bogduk N, edi-

tors. Classification of chronic pain. 2nd ed. Seattle：IASP Press；1994. p.59-60.
2) Zakrzewska JM, Lopez BC. Trigeminal and glossopharyngeal neuralgia. In：McMahon SB, Koltzenburg M, editors. Text of pain. 5th ed. Edingurgh：Churchill Livingstone；2006. p.1001-10.
3) Headache Classification Subcommittee of the International Headache Society. The international classification of headache disorders. 2nd ed. Cephalalgia 2004；24（Suppl 1）：9-160.
4) May A. Update on the diagnosis and management of trigemino-autonomic headaches. J Neurol 2006；253：1525-32.
5) Pappaport ZH, Devor M. Trigeminal neuralgia：The role of self-sustaining discharge in the trigeminal ganglion. Pain 1994；56：127-38.
6) Dubner R, Sharav Y, Gracely RH, et al. Idiopathic trigeminal neuralgia：Sensory features and pain mechanisms. Pain 1987；31：23-33.
7) Pagni CA. The origin of tic douloureux：A unified view. J Neurosurg Sci 1993；37：185-94.
8) Sindrup SH, Jensen TS. Pharmacotherapy of trigeminal neuralgia. Clin J Pain 2002；18：22-7.
9) McNamara JO. Pharmacotherapy of the epilepsies. In：Brunton LL, editor. The pharmacological basis of therapeutics. 11th ed. New York：McGraw-Hill；2006. p.501-26.
10) 森本昌宏，井尻好雄，森本眞美ほか．三叉神経痛に対する抗てんかん薬（ゾニサミド）の臨床効果．日本ペインクリニック学会誌 1996；3：333.
11) 長櫓 巧，檜垣暢宏，武智健一ほか．神経ブロックの適応と方法．麻酔 2008；57：1371-8.
12) Regis J, Metellus P, Hayashi ME, et al. Prospective controlled trial of gamma knife surgery for essential trigeminal neuralgia. J Neurosurg 2006；104：913-24.
13) Barker FG, Jannetta PJ, Bissonette DJ, et al. The long-term outcome of microvascular decompression for trigeminal neuralgia. N Engl J Med 1996；334：1125-8.

〈長櫓　巧，武智　健一〉

IV. 神経障害性疼痛の症候と診断

1 神経障害性疼痛

D 幻肢痛

はじめに

　文献上遡及できる最初の幻肢の記録は，兵士の四肢切断を行ったAmbroïse Paré（仏・外科医）[1]により1551年に記載されている。その後17世紀に，Descartesの報告や，英国の提督Nelsonの戦傷で切断した手掌に"爪が食い込む"感覚が記録されている。19世紀には，文学作品（米・Melville, Moby-Dick, 1851）にも幻肢痛が描写されているが，一方でMoritz H. Romberg（独・神経内科医）の成書には記載がない。Nelsonが幻肢感覚を"人間に魂がある真の証拠"ととらえたように，長く，幻肢と幻肢痛は医学的に認識されなかった。初めて幻肢痛を知覚の問題としてとらえたのは，William Porterfield（スコットランド・内科医）である。最初の"phantom limb"という医学用語の記載は，Silas Weir Mitchell（米・神経内科医）[2]によるもので，1866年に南北戦争で切断を余儀なくされた兵士の幻肢の報告している。しかし，その後1世紀，幻肢の医学的解明は進まず，幻肢痛が正式に医学用語としてIndex Medicusに収載されたのは1954年のことであった。

概　念

　国際疼痛学会（International Association for the Study of Pain：IASP）では，"身体の一部の切断後に，切断した部位に痛みが出る病態"と定義している。求心路遮断性疼痛（deafferentation pain）の一種である。
　四肢の切断後にも，四肢が現実に存在するかのような感覚を幻肢感覚（phantom limb sensation）と呼び，その感覚の対象を幻肢，幻肢に出現する痛みを幻肢痛（phantom pain）と呼ぶ。四肢切断と同様に，乳房，陰茎，眼球（phantom eye syndrome），歯牙（phantom tooth pain）の切除後にも同様の感覚体験と痛みが出現する報告がある。

発症機序

幻肢・幻肢痛を説明する多くの説が提唱されているが，完全な機序は未解明である。機能的磁気共鳴画像（fMRI），脳磁図，ポジトロン断層撮影（PET）など脳機能画像の発達により，大脳に幻肢痛の発症機序の中心があると判明しつつある。幻肢には，皮質・皮質下の再構築，皮質・皮質下間の相互の相関が深くかかわっており，幻肢痛は，脊髄後角の過剰興奮，痛覚伝導，認知，情動系をも含めた広範囲なネットワークの変調であると推定されている[3)4)]。

各仮説を記載する。

1 末梢説

四肢切断後，末梢神経断端で神経腫が発生し，C線維や脱髄したA線維が拡大した結果生じる自発的発火の亢進が，幻肢痛を発生させるとする概念である。しかし，幻肢痛の多くは，神経腫の発生前から存在し，断端の局所麻酔でも消失しない幻肢痛を説明できない[5)]。

2 脊髄説

脊髄後角の痛覚中継細胞が過剰発火を続け，幻肢痛を発生させるという概念である。幻肢が脊髄髄節に対応した形状にならないことや，硬膜外麻酔でも消失しない幻肢痛を説明できない[5)]。

3 neuromatrix 理論

1990年，Melzack[6)]が提唱した理論である。先天的に四肢が欠損していても幻肢が現れることがあるように，自己の身体と他者を区別する認識機構（neuromatrix）が先天的に脳内に備わっていて，身体に欠損後も認識機構が存在するために幻肢感覚が起き，末梢からの信号の途絶が起こす認識機構の混乱が幻肢痛を発生させるという仮説である。

4 reorganization 説

1995年，Ramachandran[7)]が提唱した説である。中枢神経での機能再構築（reorganization）が，幻肢痛の発症機序であるとする仮説である。1次体性感覚野（S1）には，身体各部に応じた脳領域が局在する（somatosensory topography：somatotopy）（図1-a）。somatotopy上から読み取れる矮小したヒト型の像をホムンクルス（ラテン語で小人の意味）と呼ぶ。1次運動野（M1）にも同様の局在があり，ホムンクルスが認められる。

IV. 神経障害性疼痛の症候と診断

(a) 切断前　　　　　　　　　　　　　　　(b) 上肢切断後

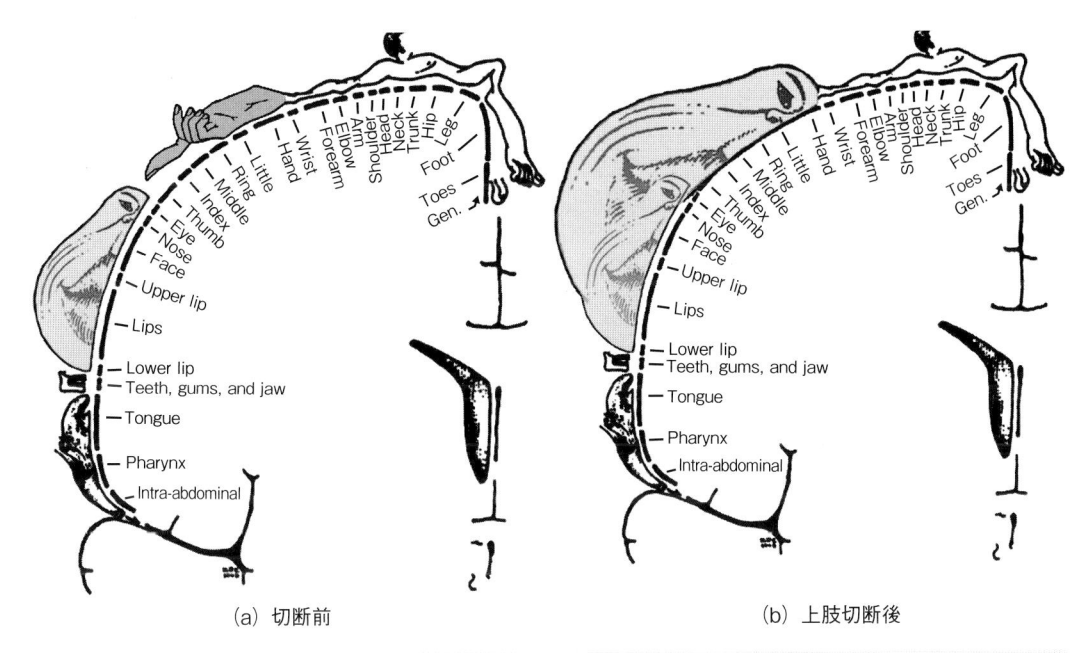

図1　上肢切断前後での somatotopy の変化の模式図
切断に伴い，ホムンクルスの顔の領域が上肢の領域に拡大している。
(Farnè A, Roy AC, Giraux P, et al. Face or hand, not both：Perceptual correlates of reafferentation in a former amputee. Curr Biol 2002；12：1342-6 より改変引用)

末梢神経が損傷を受けると，末梢からの感覚入力や運動出力の遮断により可塑的変化が起き，somatotopy が変化する。S1 では，損傷神経に対応する受容野の縮小をもたらす。例えば，上肢切断後には患側上肢に相当する S1 領域が縮小し，上肢に隣接する口や顔面の領域が拡大する（図1-a から b へ）[8]。その結果，このような四肢切断後には，顔を触られただけで失った上肢の感覚が生じる現象が高率に発生する。同様の現象が1次運動野（M1）にも認められ，上肢の幻肢痛では M1 の上肢領域の縮小と，口と顔面領域の拡大が認められる。S1 と M1 の再構築は，幻肢痛を伴わない幻肢感覚のみでは観察されない（図2）[9]。また，M1 への磁気・電気刺激が幻肢痛を軽減する報告[10)11)]があり，M1 も幻肢痛に関連している。幻肢痛の程度と，S1 と M1 の再構築の程度は相関するという報告[12]もある。また，神経損傷による可塑的変化は，大脳皮質のみならず，視床などの皮質下でも生じる。皮質よりも視床のほうが再構築の領域が大きく[13]，視床電気刺激による治療で正常地図へと再び再構築が起きるので[14]，視床も幻肢痛と密接に関連している。

神経損傷による再構築は経時的に変化する。指に局所麻酔薬を注入し感覚遮断すると，数分以内に S1 での再構築が生じ，ほかの指の領域が麻酔した指の領域に拡大する[15]。局所麻酔を受けた身体部位を腫れているように感じるのは，再構築の反映である[16]。麻酔が消失すると，数分～数時間以内に再構築も消失する。再構築は急性期にはきわめて可逆的であるが，長期間持続すると固定化する傾向がある[17]。下肢の神経切断におけるS1 の再構築が，切断後1日で起こり，5～6カ月を経て下肢の半分の領域に再構築が

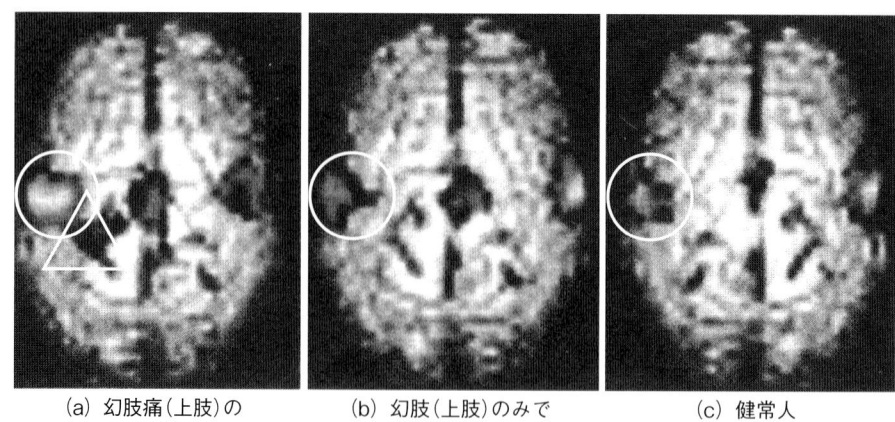

(a) 幻肢痛（上肢）の　　(b) 幻肢（上肢）のみで　　(c) 健常人
　　ある症例　　　　　　　幻肢痛のない症例

図2　幻肢痛・幻肢と健常人の somatotopy

口唇をすぼめる動きを反復した際の fMRI 画像である。健常人と幻肢のみの症例では，S1・M1 の口唇領域（○）が賦活されたが，幻肢痛のある症例では手・腕の領域（△）も賦活されている。

（Flor H, Nikolajsen L, Staehelin Jensen T. Phantom limb pain：A case of maladaptive CNS plasticity? Nat Rev Neurosci 2006；7：873-81 より改変引用）

生じ，7～8 カ月を経て完全に坐骨神経領域に変わるという報告[18]がある。しかし，この機能再構築はほかの難治性疼痛でも報告[19)20]されており，再構築だけで幻肢や幻肢痛の機序を完全には説明できない。

症　候

1 診断基準

　幻肢痛は，元来四肢が存在した空間における主観的感覚体験であり，その症状は患者の訴えの表現によらざるをえず，他覚的所見を得る検査法も確立していないので，IASP などの機関によって決められた診断基準は現在のところ存在しない。

2 頻　度

　幻肢感覚は四肢切断後のほとんどの患者に認められるが，幻肢感覚と幻肢痛の間に明確な鑑別診断基準を設けられないため，幻肢痛の発生頻度は報告によってまちまちである[21]。切断直後から発生する場合もあれば，数カ月後に生ずることもあるが，年単位を経て発生する報告は認められない。幻肢痛は 50～75％ で発生し，その 20％ は治療を要したとの報告[22]がある。切断前の疼痛と幻肢痛の発生に関しては，切断直後では幻肢痛との関連があるが，遅れて発症する幻肢痛とは関連がないとの報告[23]があり，先行鎮痛（preemptive analgesia）の評価は一定でない。

3 領　域

　一般的に，幻肢痛は四肢遠位部を中心に発生し，その発現領域は多様である（図3）[24]。幻肢は，常に一定に知覚されるわけではなく，幻肢を正常な長さの肢のように感じたり，断端部に手が埋まっているような非常に短い肢に感じたりと，幻肢の大きさ知覚はさまざまに変化する。このように，幻肢が望遠鏡の筒がはまりこむように大きさが変化する現象をテレスコープ現象（telescoping）と呼び（図4），幻肢痛にも認め

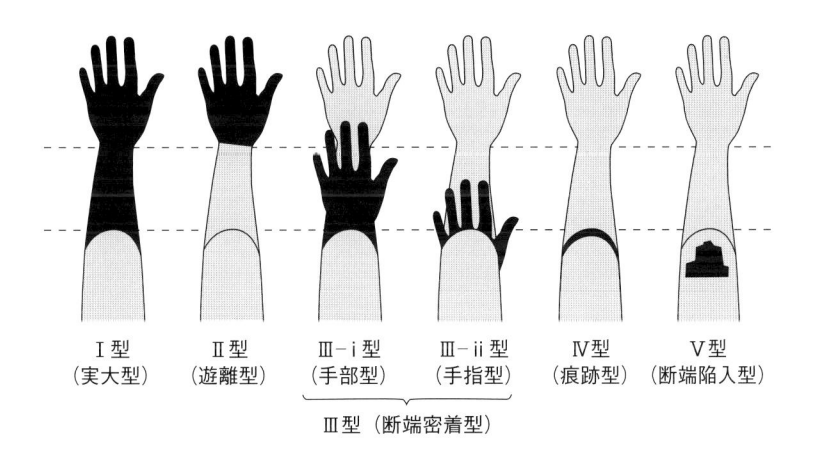

図3　幻肢の形態的分類

Ⅰ型（実大型）：幻肢がほぼ元の四肢の形態を残している。
Ⅱ型（遊離型）：幻肢が切断より遊離し部分的に残っている。
Ⅲ型（断端密着型）
　Ⅲ-ⅰ〔手（足）部型〕：幻肢の手（足）関節部より末端が切断端に密着している。
　Ⅲ-ⅱ〔手（足）指型〕：幻肢の手（足）指部が切断端に密着している。
Ⅳ型（痕跡型）：幻肢が切断端に痕跡程度に残っている。
Ⅴ型（断端陥入型）：幻肢が切断端のなかに陥入している。
（大塚哲也．四肢切断による痛み．市岡正道，中浜　博，山村秀夫編．痛み—基礎と臨床　東京：朝倉書店；1980 p.248-65 より引用）

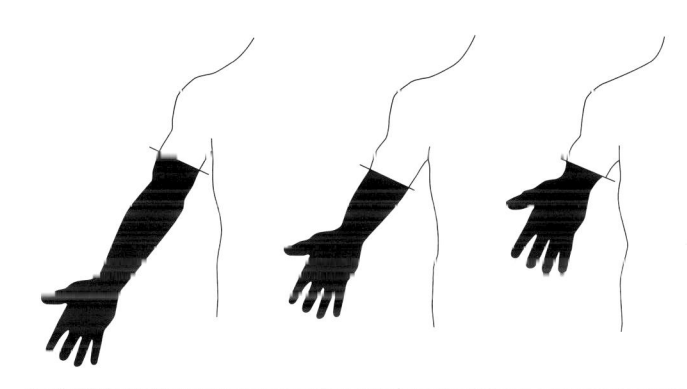

図4　テレスコープ現象
（Nikolajsen L, Jensen TS. Phantom limb pain. Br J Anaesth 2001；87：107-16 より引用）

られ，幻肢の消失とともに痛みが消退（fading）することがある[25]。

4 性　質

　幻肢感覚は多様で，幻肢の存在する場所，長さ，大きさの感覚もまちまちで，自覚的に動かせると感じる場合もあれば，不随意運動をしていると感じる場合もある。

　幻肢痛患者は，さまざまな性質の痛みを訴える。痛みは四肢の遠位に感じることが多い。個人差が大きく，表現は多彩である。対人地雷により四肢を失った幻肢痛患者1,250名を対象とした調査（ボスニア・ヘルツェゴビナ：BiH）では，刃物でえぐられるような（27％），電撃が走るような（17％），沁みるような（14％）など，皮膚表面の外受容性（exteroceptive）疼痛を約58％の患者が訴える。一方で，筋肉が痙攣するような，こむら返りのような（16％），突っ張るような（14％），圧迫されるような（5％）など，運動感覚を伴う自己受容性（proprioceptive）疼痛を約42％の患者が訴え，半数近くの患者が幻肢の不快な不随意運動を知覚している（図5）。痛みの持続に関しては，程度の変化の差異はあるものの四肢切断症例の約45％が常時持続性の痛みを訴えるのに対し，突発的な痛みは14％，反復性の痛みは4％であった[26]。また，断端を局所麻酔する神経ブロックで，幻肢痛が一過性に消失したり，ブロックの反復で幻肢痛が消失する症例がある[27]。

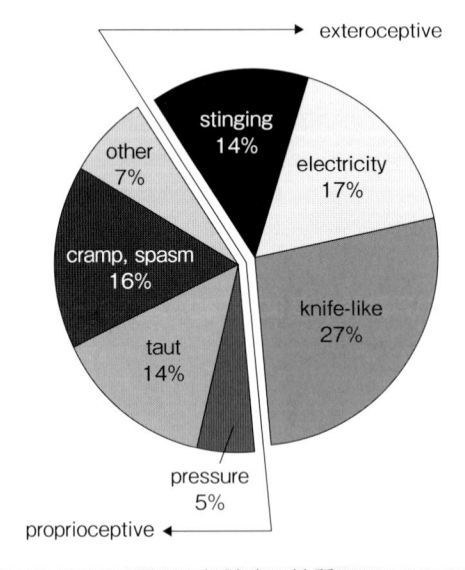

図5　幻肢痛の性質

　exteroceptive（外受容性）：stinging（沁みるような），electricity（電撃が走るような），knife-like（刃物でえぐられるような）
　proprioceptive（自己受容性）：pressure（圧迫されるような），taut（突っ張るような），cramp, spasm（筋肉が痙攣するような，こむら返りのような）
　ボスニア・ヘルツェゴビナ 1,250 症例の幻肢痛のデータより
　〔Karkin-Tais A, Muftic M, Suljevic S, et al. 13-year study of pain in phantom limbs of amputees-victims of war in Sarajevo（period 1992-2005）. Proceedings of Pain in Europe V より許可を得て引用〕

痛みの程度については，幻肢痛を持つ患者では，切断された四肢に対応するS1・M1での再構築の程度が幻肢痛と高い相関を示すことが報告[7]されている。

5 予　後

幻肢は，数年で徐々に消失することが多いが，この現象は痛みのない場合の典型的な経過であって，実際にはばらつきが多い。幻肢痛の長期予後は報告によって異なるものの，数年を経ても大部分の患者では残存している[23]。上記BiHでの1,250症例の13年間の追跡調査では，直後には四肢切断患者の87％に認めていた幻肢痛症例は，4年後には75％に，13年後には20％にと経年的に減少した。なんらかの治療による改善症例が20％であり，47％は自然経過のうちに幻肢痛が消失している[26]。

6 増強因子

ほかの神経障害性疼痛と同様，悪天候による気圧の低下，季節の変化などで痛みの増強を認めることが多い。複合性局所疼痛症候群 (complex regional pain syndrome：CRPS) と異なり，幻肢痛の発生と心理的素因との関連は少ないと考えられているが，発生した場合には情動と疼痛は密接に関連する。

7 鑑別診断

幻肢痛と混在することが多く，鑑別が必要な痛みに切断後断端痛 (postamputation stump pain) がある。断端痛は，創傷が治癒した後にも切断断端部に遷延する持続性の痛みで，三叉神経痛のように非侵害刺激により電気が走るような強い痛みが誘発されたり，CRPSのようにアロディニアなどの感覚障害を伴うことがある。治療として神経腫切断術が行われることが多かったが，手術により痛みが緩和しないばかりか，増悪する症例もある。

検　査

患者の主観的な表現に依存する幻肢痛において，疼痛を客観的に検査することはできない。幻肢痛の診療では，患者が具体的に幻肢について口述するがそれを医師が共有することはできず，患者との相互理解の障壁となりうる。幻肢の大きさや姿勢・運動については多くの脳機能画像研究が報告されているが，一般的な検査としては使用されていない。

■参考文献

1) Pare A. In：Malgaigne JF, editor. Oeuvres completes d'Amboise Pare. Vol II. Paris：

Baillere；1840-41. p.221.
2) Mitchell SW. Phantom limbs. Lippincott's Mag Popular Literature & Science 1871；8：563-9.
3) Kaas JH, Florence SL, Jain N. Subcortical contributions to massive cortical reorganizations. Neuron 1999；22：657-60.
4) Krupa DJ, Ghazanfar AA, Nicolelis MA. Immediate thalamic sensory plasticity depends on corticothalamic feedback. Proc Natl Acad Sci U S A 1999；96：8200-5.
5) 石島武一. 幻覚痛. 痛みの神経科科学. 東京：メジカルビュー社；1997. p.109-16.
6) Melzack R. Phantom limbs and the concept of a neuromatrix. Trends Neurosci 1990；13：88-92.
7) Ramachandran VS, Rogers-Ramachandran D, Cobb S. Touching the phantom limb. Nature 1995；377：489-90.
8) Farnè A, Roy AC, Giraux P. Face or hand, not both：Perceptual correlates of reafferentation in a former amputee. Curr Biol 2002；12：1342-6.
9) Flor H, Nikolajsen L, Jensen TS. Phantom limb pain：A case of maladaptive CNS plasticity? Nat Rev Neurosci 2006；7：873-81.
10) Saitoh Y, Shibata M, Sanada Y, et al. Motor cortex stimulation for phantom limb pain. Lancet 1999；353：212.
11) Hirayama A, Saitoh Y, Kishima H, et al. Reduction of intractable deafferentation pain by navigation-guided repetitive transcranial magnetic stimulation of the primary motor cortex. Pain 2006；122：22-7.
12) Ramachandran VS, Hirstein W. The perception of phantom limbs. The D. O. Hebb lecture. Brain 1998；121：1603-30.
13) Davis KD, Kiss ZHT, Luo L, et al. Phantom sensations generated by thalamic microstimulation. Nature 1998；391：385-7.
14) Yamamoto Y, Katayama Y, Obuchi T, et al. Thalamic sensory relay nucleus stimulation for the treatment of peripheral deafferentation pain. Stereotact Funct Neurosurg 2006；84：180-3.
15) Rossini PM, Martino G, Narici L, et al. Short-term brain 'plasticity' in humans：Transient finger representation changes in sensory cortex somatotopy following ischemic anesthesia. Brain Res 1994；642：169-77.
16) Gandevia SC, Phegan CML. Perceptual distortions of the human body image produced by local anesthesia, pain and cutaneous stimulation. J Physiol 1999；514：609-16.
17) Merzenich MM, Nelson RJ, Stryker MP, et al. Somatosensory cortical map changes following digit amputation in adult monkeys. J Comp Neurol 1984；224：591-605.
18) Cusick CG. Extensive cortical reorganization following sciatic nerve injury in adult rats versus restricted reorganization after neonatal injury：Implications for spatial and temporal limits on somatosensory plasticity. Prog Brain Res 1996；108：379-90.
19) Jeannerod M. The mechanisms of self-recognition in humans. Behav Brain Res 2003；142：1-15.
20) Botvinick M. Probing the neural basis of body ownership. Science 2004；305：782-3.
21) Jensen TS, Ramussen P. In：Wall P, Melzach RA, editors. Textbook of pain. Edinburgh：Chruchill Livingstone；1984. p. 401-12.
22) Sherman RA, Griffin VD, Evans CB, et al. Temporal relationships between changes in phantom limb pain intensity and changes in surface electromyogram of the residual pain. Int J Psychophysiol 1992；13：71.
23) Jensen TS, Krebs B, Nielsen J, et al. Immediate and long-term phantom limb pain in ampu-

tees : incidence, clinical characteristics and relationship to pre-amputation pain. Pain 1985 ; 21 : 267-78.
24) 大塚哲也. 四肢切断による痛み. 市岡正道, 中浜 博, 山村秀夫ほか編. 痛み―基礎と臨床. 東京：朝倉書店；1980. p.248-65.
25) Nikolajsen L, Jensen TS. Phantom limb pain. Br J Anaesth 2001 ; 87 : 107-16.
26) Karkin-Tais A, Muftic M, Suljevic S, et al. 13-year study of pain in phantom limbs of amputees-victims of war in Sarajevo（period 1992-2005）. Proceedings of Pain in Europe V.
27) Gross D. Contralateral local anesthesia in stump, phantom and post-traumatic pain. Reg Anaesth 1984 ; 7 : 65-73.

（前田　倫）

IV. 神経障害性疼痛の症候と診断

1 神経障害性疼痛

E 術後瘢痕性疼痛

はじめに

　術後の創部痛は，通常であれば術後2～3日で軽減し，1週間も経過すればほとんど痛みを残すことなく創傷は治癒する。しかしながら，創部の瘢痕部とその周囲に，年余にわたり慢性的な痛みが残ってしまう場合がある。これが，術後瘢痕性疼痛である。痛みの程度は，軽いものから日常生活能（activities of daily living：ADL）が著しく障害されるほどのものまでさまざまで，各種治療に抵抗する場合もある。

　一方，強い創部痛がいつまでも続いていることを執刀医に訴えても信じてもらえず，どの診療科で診てもらえばよいのかも分からず，医療機関を受診せずに悩み続けている症例も存在すると考えられる。術後数年を経てペインクリニック科を訪れ，ようやく治療を開始する症例もいるほどである。

　本項では，術後瘢痕性疼痛について解説する。

術後瘢痕性疼痛の原因となる手術

　さまざまな手術が，術後瘢痕性疼痛の原因となりうる（図1）。開胸手術後，乳房切除術後の瘢痕性疼痛は有名であるが，それ以外にも腎摘出術後，下肢静脈瘤に対するストリッピング術，鼠径ヘルニア修復術，心臓手術時の胸骨切開術（ワイヤによる神経絞扼，過敏反応，不完全な骨癒合，肋骨骨折などが原因），上腹部手術，会陰切開術，手根管症候群術をはじめとした四肢の手術，顔面の手術など，さまざまな手術後に術後瘢痕性疼痛が出現する可能性がある[1]。なんらかの外傷が生体にが加われば，術後瘢痕性疼痛が出現する可能性があると認識しておくべきである。

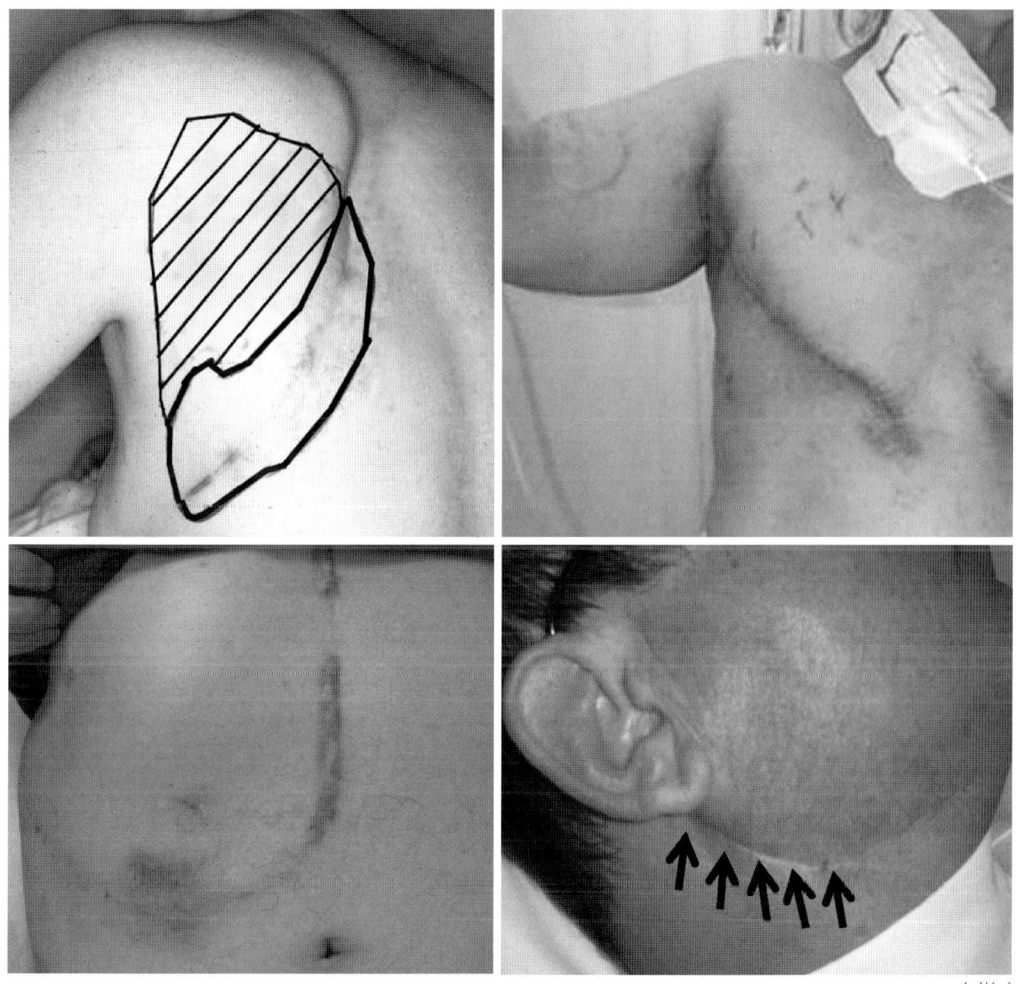

IV. 神経障害性疼痛の症候と診断

図1　各種術後瘢痕性疼痛
(a) 開胸術後：黒線の範囲内の創部周囲の痛みのみならず，肩甲部の斜線の範囲の痛みも訴えていた。
(b) 乳房切除後：創部の瘢痕組織とその周辺，右上肢の痛みを訴えていた。
(c) 肝切除後：創部に沿ったあざは，局所麻酔薬によるトリガーポイント注射の跡である。
(d) 頸部腫瘍切除後：耳下部から下顎ラインに沿っての傷跡（→）とその周囲，右頬部，頸部の痛みも訴えていた。

術後瘢痕性疼痛の発生頻度

　皮膚切開，外傷後の遷延する痛みの発生率を正確に確定することは難しいものの，外科手術の約10％とする報告[1]がある。一方，わが国で行われた，18,300名の各種慢性疼痛患者を対象とした大規模調査では，"手術による痛み"は全体の2.8％と報告[2]されている。すなわち，100名の痛みの患者が受診したらそのうち約3名は手術に関連した痛みを訴えているということを示唆している。また，後述するが術後の遷延する痛みは術後瘢痕性疼痛のみでなく，瘢痕部以外に出現する痛みを含めて調査しているものが多

く，術式ごとの正確な術後瘢痕性疼痛の発生率について記載した論文は少ない。術後瘢痕性疼痛の患者は，非常に多いというわけではないが，痛みの有する患者を診療する医師として，知っておかなければならない疼痛性疾患である。

術後瘢痕性疼痛の発生機序

1 神経線維の切断，損傷

神経の切断や損傷が起これば，そこには神経腫が発現してくる[3,4]。末梢神経に損傷が加わったことによる病態は，複合性局所疼痛症候群（complex regional pain syndrome：CRPS）としてとらえられている。損傷された神経や神経腫は自発発射，誘発発射が増加し[5〜7]，これが痛みと認識される。また，同部は外部からの刺激に対し非常に敏感な状態にあるため，わずかな非侵害刺激に対しても過剰にかつ長期にわたり反応し，痛みとして認識されることになる。

また，神経腫には異所性αアドレナリン受容体，異所性Naチャネルが発現し，これらも痛みの発現に関与してくる。αアドレナリン受容体は，血液中に存在する通常量のカテコラミンに対し過剰に反応することになる。Naチャネルの増加は，損傷された神経の脱分極の亢進，異常興奮を誘発する。

2 筋組織の切断，断裂

筋線維を切断した場合よりも，筋線維の走行に沿ってかき分けて目的の組織に到達したほうが，術後の疼痛が少ないとされている[8]。術後痛が強ければ，痛みの悪循環の関与から，術後創部痛は長期に持続することが予測されるが，この論文では発生率に関するフォローアップは行われていない。

3 痛みの悪循環の関与

組織損傷（明確な神経損傷はない）により痛みが出現すると，その部位の血管収縮，皮膚温の低下，発汗亢進など，交感神経緊張状態となり，局所の代謝産物の蓄積が起こり，これが知覚神経を刺激し，痛みはますます増加することとなる（CRPS）。

4 素　因

動物実験では，神経腫の自発放電の獲得には遺伝的素因が関与しているとされている。術後に瘢痕性疼痛を来した症例では，新たな別の部位の手術に際しては瘢痕性疼痛が出現する可能性がある[1]。

5 精神的な要因の関与

不安感,うつ状態の存在,悪性疾患であること,社会的地位などが慢性痛の認識とその結果に影響している[9]。

6 その他

エファプスの発現,交感神経線維の発芽,脊髄の過敏化など神経損傷により生じるさまざまな神経系の変化が痛みの慢性化に関与していると考えられる。

術後瘢痕性疼痛の所見と症状

1 手術創の跡,瘢痕組織の存在

痛む部位に一致し,手術の傷跡や瘢痕組織が存在する。典型的な瘢痕組織もなく,創部は傷跡がかろうじて認識できる程度の目立たない状態でありながら,痛みが存在することもある。

2 痛みの性質

瘢痕組織およびその周辺の正常と思われる皮膚の自発痛,圧痛を訴える。痛みの範囲が予想以上に広範にわたる場合もある(図1-a)。指で軽くたたくことにより,痛みが誘発される場合もある(Tinel徴候)。

3 感覚障害

神経が損傷あるいは切断された状態であれば,神経障害性疼痛の所見が認められる。すなわち,アロディニア,有痛性感覚脱出症,異常感覚,痛覚過敏,感覚鈍麻,感覚過敏など,さまざまな感覚障害が認められる。

4 随伴する症状

痛みは瘢痕部のみならず,それ以外の部位にも広がる場合がある。例えば,開胸術後であれば肩の痛み,乳房手術後であれば幻乳房痛,上肢の痛みが四肢切断後の断端部痛であれば幻肢痛などが認められる。また,局所の交感神経緊張状態のため血流障害を来し,皮膚の色調の変化,発汗亢進を来す場合もある。

さらに，長期に痛みが続いていればそれがストレスとなり，うつ状態，うつ病のような病態が随伴している場合もある。

術後瘢痕性疼痛の原因となりうる代表的な手術

開胸手術，乳腺手術が挙げられる。International Association for the Study of Pain (IASP)[10]では，それぞれの手術後の遷延する痛み（術後瘢痕性疼痛も含む）に開胸術後疼痛症候群（post-thoracotomy pain syndrome：PTPS），乳房切除後疼痛症候群（postmastectomy pain syndrome：PMPS）という名称がつけられている。

1 開胸術後の瘢痕性疼痛

IASPの定義では，PTPSは"術後少なくとも2カ月以上持続するか，2カ月を経過してから出現する開胸部位の傷跡（瘢痕）に沿った痛み"とされている[10]。術式によりPTPSの発生率は異なり，胸壁切除術で50％，胸膜切除術で20％であるが，肺切除術では5％と前二者に比べ発生率は低いことが報告[11]されている。PTPSの発生率は1990年代における報告でも，11～80％とばらつきがある。1990年代から最近の論文における発生率を表[11)～17)]に示した。

一方，ビデオ下胸腔鏡手術（video-assisted thoracic surgery：VATS）は従来の開胸手術に比べ術後合併症が少なく，術後急性痛が少ない，在院日数が短縮できるなどの利点はあるものの，PTPSの発生率は変わらないとされている[18)～20)]。その理由として，トロッカー挿入時の神経損傷，肋骨損傷，肋骨骨折，鉗子，カメラ操作時の過剰な外力がトロッカーに加わることなどが挙げられている。

a．PTPSに特徴的な原因

PTPSと腫瘍の再発の鑑別は，非常に重要である。手術後は，痛みがないか，あったとしても，軽度であったのが徐々に増強してくる場合には腫瘍の再発を考慮すべきである[11]。

1）肋間神経の損傷

開胸操作時には肋間神経切断，肋間神経損傷が，開胸器の使用中には肋間神経の圧迫，圧挫が起こりうる。開胸中に肋間神経を刺激し肋間筋から運動誘発電位（motor evoked potentials：MEP）を導出した研究では，開胸時には正常であったMEPが開胸器を外した後では全症例で切開創直下の肋間神経の完全遮断が認められたことから，開胸器を用いれば肋間神経損傷が必ず起こることが証明されている[21]。

2）閉胸操作よる肋間神経の圧迫，絞扼

閉胸時に上下肋骨を寄せすぎると，上下肋骨により肋間神経の圧迫，絞扼[22]が，閉胸

表 開胸術後の遷延する痛みの発生率

報告者	文献	報告年代	術式	患者数	発生率
Keller SM	11)	1994	開胸術	238名	11% 　胸壁切除術 50% 　胸膜切除術 20% 　肺切除術 5%
Katz J	12)	1996	開胸術	30名	52%
Perttunen K	13)	1999	開胸術	67名	67%（重症症例 3〜5%） 　術後3カ月 80% 　術後6カ月 75% 　術後1年 61%
Pluijms WA	14)	2006	開胸術	149名	52% 　軽症 32% 　中等症 16% 　重症 3%
Maguire M	15)	2006	開胸術, VATS	600名 　開胸術 80.3% 　VATS 19.7%	45% 　7〜12カ月 57% 　4〜5年 36% 　6〜7年 21%
Steegers MA	16)	2008	開胸術, VATS	開胸術 144名 VATS 60名	開胸術 40% VATS 47%（全体の23%が 神経障害性疼痛）
Katz J	17)	2009	開胸術	52名	6カ月 68.1% 12カ月 61.1%

時の縫合糸による肋間神経損傷[23]などが起こりうる。

3）その他

肋骨軟骨炎，肋骨・肋軟骨の位置異常，局所感染なども原因となりうる。

b．PTPS 発症の予測因子

術後の急性痛の存在[14]，性別（女性に多い）[24,25]，遺伝的素因[26]などが考えられている。

2 乳房手術後の瘢痕性疼痛

近年，乳腺腫瘍に対する術式のうち定型的乳房切断術の施行割合は減少傾向にあり，乳房温存手術，内視鏡下手術などの縮小手術が施行される割合が増えてきた。10年前の報告[27]でも，乳房温存手術は乳房手術全体の約40%を占めるほどになってきている。乳房腫瘍切除後の瘢痕性疼痛は，幻乳房痛，上肢の痛み，肩の痛みなども含めた乳房切除後疼痛症候群（PMPS）として論じられていることが多く，実際に瘢痕性疼痛のみならず，肩甲部痛，上肢痛を同時に訴える症例を経験することのほうが多い。ここでは，

瘢痕性疼痛に焦点を絞って解説する。

a．PMPS の定義

　IASP によれば，"乳房切断術後，腫瘤摘出術後すぐにあるいはしばらくしてから始まる前胸部，腋窩，上腕内側の痛み"と定義されている[10]。しかしながら，Jung ら[28]はこの定義は不正確であるとして，乳癌手術後の痛みを以下の4つに分類している。すなわち，①幻乳房痛，②乳癌術後の肋間上腕神経支配領域に起こる痛み，感覚異常を主体とする肋間上腕神経痛，③神経腫によって二次的に生ずる痛み，④胸背神経，長胸神経など，その他の神経損傷により生ずる痛みである。これらのうち，③が瘢痕性疼痛の原因と考えられる。

b．乳房手術後の瘢痕性疼痛の発症機序

　瘢痕組織内に形成された神経腫，瘢痕組織内に巻き込まれた軸索が異常な神経活動を来し自発放電，機械的刺激による興奮を来し痛みを起こすと考えられる。神経腫は乳房切除術であっても，腫瘤摘出術であっても形成される[29]が，むしろ腫瘤摘出術において形成されやすいとする報告[30]もある。

　なお，悪性の再発との鑑別も重要である。

c．発生頻度

　瘢痕性疼痛に限定した発生頻度に関して明確な報告はなく，大部分の報告が PMPS の発生頻度として記載されている。神経腫によると考えられる瘢痕性疼痛は 23〜49% と報告[28]されているが，この中には瘢痕性疼痛以外の胸部や腕の痛みも含まれている。また，Krøner ら[31]は幻乳房痛と明確に区別可能な瘢痕性疼痛の発現率は1年間，6年間の経過観察でそれぞれ 22.7%，30.9% と報告している。

3 鼠径ヘルニア手術後の瘢痕性疼痛

　鼠径ヘルニア手術後に生ずる慢性痛の発生率は 0〜37% と報告[32]されているが，これは瘢痕性疼痛にかぎらず，鼠径部周辺の痛みやヘルニアの再発なども含まれている。鼠径ヘルニア手術後の瘢痕性疼痛に絞った発生率は筆者が検索したかぎりでは，見つけることができなかった。これら慢性痛の発生率は，腹腔鏡下手術と従来のメッシュを使用しないヘルニア修復術との間では，差があるという報告[32]とないという報告[33]があり，見解は一致していない。鼠径ヘルニア術後の瘢痕性疼痛の原因は，①神経損傷（腸骨鼠径神経，腸骨下腹神経，陰部大腿神経），②瘢痕組織内に神経が巻き込まれること，③瘢痕組織内の神経腫，瘢痕組織自体，④組織損傷，メッシュの位置異常，⑤メッシュの収縮，瘢痕化，硬化，⑥感染，などが複雑に絡み合って出現してくるものと考えられる。

4 四肢切断後の瘢痕性疼痛

四肢切断時には,太い神経線維を切断しなければならない。この神経線維に神経腫が形成されると,瘢痕部の痛みの原因となりうる(図2)。

5 脊椎手術後の瘢痕による腰痛

脊椎手術後,6〜12週を経過してから腰痛が再発し,その後長期間にわたり持続する症例を経験する。その原因として,硬膜外腔に形成された瘢痕組織が,神経を圧迫あるいは神経と癒着することが考えられる。腰椎の手術であれば,腰下肢痛の原因となりうる。厳密にいえば,皮膚の瘢痕組織に由来する痛みではないため多少意味合いは異なるものの,瘢痕組織が痛みの引き金になっていることを考えれば,瘢痕性疼痛として分類できないこともないと考える。

かつては,瘢痕組織を取り除く手術が行われていたが,度重なる手術により瘢痕組織は増大し,さらに神経組織を圧迫するなどして痛みがさらに増強する可能性がある(multiple operative back)ので,現在では再手術は禁忌とされている[34]。

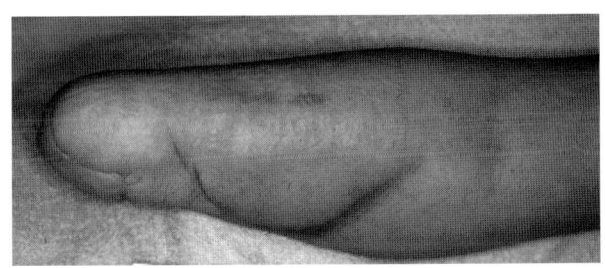

(a) 前腕遠位部で切断された右上肢
創部の瘢痕に沿った痛みと,断端部痛を訴えていた。

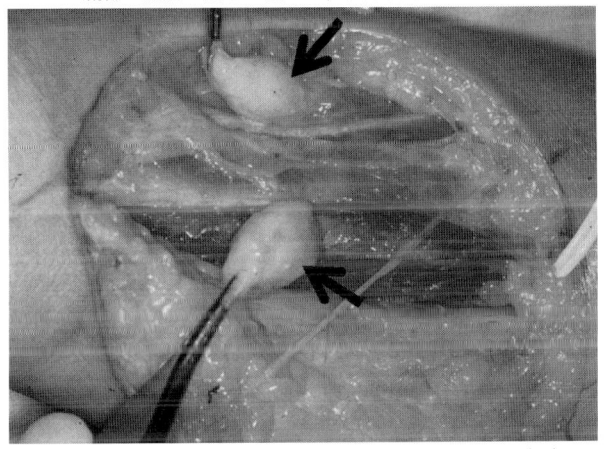

(b) 神経線維腫の摘出術時に確認された神経線維腫(→)

図2 右上肢切断後の断端部痛

術後瘢痕性疼痛の治療方法

まず痛みの性質を見極めることが重要である．そのうえで，神経ブロック（硬膜外ブロック，交感神経節ブロックなど），瘢痕部とその周囲のトリガーポイントへの局所麻酔薬の浸潤，高周波熱凝固術，光線療法，脊髄刺激療法，硬膜外鏡（脊椎手術後の腰痛に対し），太い神経にできた神経腫に対する神経硬化療法（超音波エコー下に80％フェノール水を神経腫に注入[35]），針治療，経皮的電気的神経刺激（TENS），各種薬物療法〔非ステロイド性抗炎症薬（NSAIDs），オピオイド，鎮痛補助薬〕などが行われる．難治性である可能性が高いことを念頭に置き治療に当たるべきである．これらの治療効果は症例により異なるため，個々の症例に適した治療法，薬物を見つけ出すことが重要である．必要に応じ，精神神経科的な治療も考慮するべきである．

■参考文献

1) Cousins M, Power I. Acute and post operative pain. In：Wall PD, Melzack R, editors. The text book of pain. 4th ed. London：Churchill Livingstone；1999. p.447-91.
2) 服部政治, 佐野博美, 田中清孝ほか. 日本における慢性疼痛を保有する患者に関する大規模調査. ペインクリニック 2009；30：S3-S14.
3) Singson RD, Feldman F, Slipman CW, et al. Postamputation neuromas and other symptomatic stump abnormalities：Detection with CT. Radiology 1987；162：743-5.
4) Singson RD, Feldman F, Staron R, et al. MRI of postamputation neuromas. Skeletal Radiol 1990；19：259-62.
5) Wall PD, Gutnick M. Properties of afferent nerve impulses originating from a neuroma. Nature 1974；248：740-3.
6) Devor M, Wall PD, Catalan N. Systemic lidocaine silences ectopic neuroma and DRG discharge without blocking nerve conduction. Pain 1992；48：261-8.
7) Kajander KC, Wakisaka S, Bennett GJ. Spontaneous discharge originates in the dorsal root ganglion at the onset of a painful peripheral neuropathy in the rat. Neurosci Lett 1992；138：225-8.
8) Freiha F, Zeineh S. Dorsal approach to upper urinary tract. Urology 1983；21：15-6.
9) Taenzer P, Melzack R, Jeans ME. Influence of psychological factors on postoperative pain, mood and analgesic requirements. Pain 1986；24：331-42.
10) Merskey H, Bogduk N. Classification of chronic pain, descriptions of chronic pain syndrome and definition of pain terms. 2nd ed. Seattle：IASP；1994. p.142-4.
11) Keller SM, Carp NZ, Levy MN, et al. Chronic post thoracotomy pain. J Cardiovasc Surg 1994；35：161-4.
12) Katz J, Jackson M, Kavanagh BP, et al. Acute pain after thoracic surgery predicts long-term post-thoracotomy pain. Clin J Pain 1996；12：50-5.
13) Perttunen K, Tasmuth T, Kalso E. Chronic pain after thoracic surgery：A follow-up study. Acta Anaesthesiol Scand 1999；43：563-7.
14) Pluijms WA, Steegers MA, Verhagen AF. Chronic post-thoracotomy pain：A retrospective study. Acta Anaesthesiol Scand 2006；50：804-8.
15) Maguire MF, Ravenscroft A, Beggs D, et al. A questionnaire study investigating the prevalence of the neuropathic component of chronic pain after thoracic surgery. Eur J Cardio-

thorac Surg 2006 ; 29 : 800-5.
16) Steegers MA, Snik DM, Verhagen AF, et al. Only half of the chronic pain after thoracic surgery shows a neuropathic component. J Pain 2008 ; 9 : 955-61.
17) Katz J, Asmundson GJ, McRae K, et al. Emotional numbing and pain intensity predict the development of pain disability up to one year after lateral thoracotomy. Eur J Pain 2009 ; 13 : 870-8.
18) Landreneau RJ, Mack MJ, Hazelrigg SR, et al. Prevalence of chronic pain after pulmonary resection by thoracotomy or video-assisted thoracic surgery. J Thorac Cardiovasc Surg 1994 ; 107 : 1079-85.
19) Kirby TJ, Mack MJ, Landreneau RJ, et al. Lobectomy—video-assisted thoracic surgery versus muscle-sparing thoracotomy. A randomized trial. J Thorac Cardiovasc Surg 1995 ; 109 : 997-1001.
20) Furrer M, Rechsteiner R, Eigenmann V, et al. Thoracotomy and thoracoscopy : Postoperative pulmonary function, pain and chest wall complaints. Eur J Cardiothorac Surg 1997 ; 12 : 82-7.
21) Rogers ML, Henderson L, Mahajan RP, et al. Preliminary findings in the neurophysiological assessment of intercostal nerve injury during thoracotomy. Eur J Cardiothorac Surg 2002 ; 21 : 298-301.
22) Strebel BM, Ross S. Chronic post-thoracotomy pain syndrome. CMAJ 2007 ; 177 : 1027.
23) Hardy PA. Post-thoracotomy intercostal neuralgia. Lancet 1986 ; 1 : 626-7.
24) Gotoda Y, Kambara N, Sakai T, et al. The morbidity, time course and predictive factors for persistent post-thoracotomy pain. Eur J Pain 2001 ; 5 : 89-96.
25) Unruh AM. Gender variations in clinical pain experience. Pain 1996 ; 65 : 123-67.
26) Diatchenko L, Nackley AG, Tchivileva IE, et al. Genetic architecture of human pain perception. Trends Genet 2007 ; 23 : 605-13.
27) Iglehart DJ, Kaelin CM. Diseases of the breast. In : Townsend CM, editor. Sabiston textbook of surgery. 16th ed. Philadelphia : WB Saunders ; 2001. p.556-90.
28) Jung BF, Ahrendt GM, Oaklander AL, et al. Neuropathic pain following breast cancer surgery : Proposed classification and research update. Pain 2003 ; 104 : 1-13.
29) Rosso R, Scelsi M, Carnevali L. Granular cell traumatic neuroma : A lesion occurring in mastectomy scars. Arch Pathol Lab Med 2000 ; 124 : 709-11.
30) Tasmuth T, von Smitten K, Hietanen P, et al. Pain and other symptoms after different treatment modalities of breast cancer. Ann Oncol 1995 ; 6 : 453-9.
31) Krøner K, Knudsen UB, Lundby L, et al. Long-term phantom breast syndrome after mastectomy. Clin J Pain 1992 ; 8 : 346-50.
32) Perkins FM, Kehlet H. Chronic pain as an outcome of surgery. A review of predictive factors. Anesthesiology 2000 ; 93 : 1123-33.
33) Liem MS, van der Graaf Y, van Steensel CJ, et al. Comparison of conventional anterior surgery and laparoscopic surgery for inguinal hernia repair. N Engl J Med 1997 ; 336 : 1541-7.
34) Fandino J, Botana C, Viladrich A, et al. Reoperation after lumbar disc surgery : Results in 130 cases. Acta Neurochir 1993 ; 122 : 102-4.
35) Gruber H, Glodny B, Kopf H, et al. Practical experience with sonographically guided phenol instillation of stump neuroma : Predictors of effects, success, and outcome. AJR Am J Roentgenol 2008 ; 190 : 1263-9.

〈佐伯　茂〉

IV. 神経障害性疼痛の症候と診断

1 神経障害性疼痛

F 腕神経叢引き抜き損傷後痛

はじめに

　腕神経叢には，上肢を支配する運動神経，知覚神経，および自律神経線維が含まれており，その損傷により，運動麻痺，感覚障害，自律神経障害の症状が出現する。加えて，神経障害性疼痛も生ずる。必要度の高い上肢の麻痺であり，日常生活での制約が大きく，腕神経叢の構造の複雑さゆえに，現在でも治療困難な神経損傷である。また，腕神経叢引き抜き損傷後痛は，激烈で，慢性疼痛となりやすい[1]。腕神経叢引き抜き損傷とその疼痛について，ペインクリニック診療の視点から概説する。

原　因

　神経損傷は，圧迫，牽引，虚血，そして物理化学的組織損傷により発生する。腕神経叢引き抜き損傷（以下，引き抜き損傷）は，牽引による神経損傷の代表的なものである。上肢の急激な外転や，下方への強い牽引，頸椎の側屈の強制により生じる。転落やオートバイによる事故が原因となることが多い。腕神経叢損傷だけではなく，頭部外傷や胸部外傷を伴っている場合には，その治療が優先される。ヘルメット着用率が向上し，多発外傷の救命率が上昇した結果，腕神経叢損傷による疼痛患者は増加している。腕神経叢損傷は20歳代男性に多く，その8割は閉鎖創であり，複数の神経根が損傷していることが多い[2]。分娩時に不自然な肢位で牽引された際の分娩麻痺も，腕神経叢損傷の一つである。分娩時の麻痺は，産科ケアの改善により減少しており，成人のそれと比較して予後は良好である[3]。

引き抜き損傷の解剖・生理

　腕神経叢は，第5～8頸神経（C5～C8）の前枝と第1胸神経（T1）の前枝から構

IV. 神経障害性疼痛の症候と診断

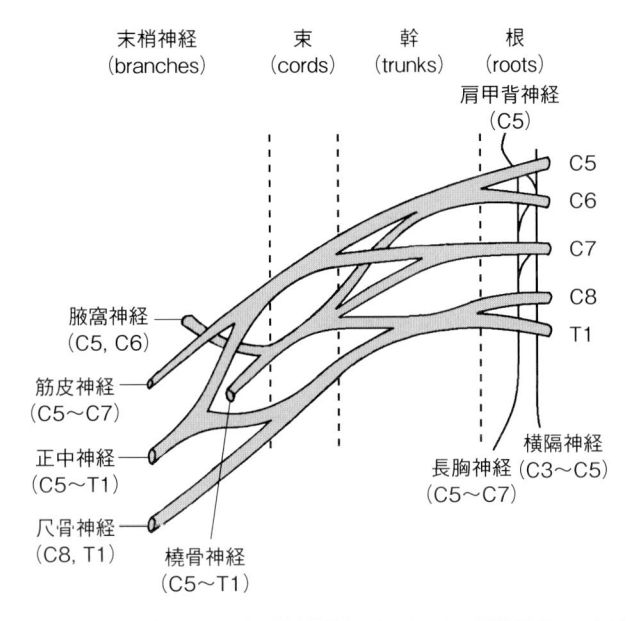

図1 腕神経叢の構造

腕神経叢は，第5，第6，第7，および第8頸神経（C5～8）と第1胸神経（T1）の前枝により形成される。これらの神経は椎間孔から出た後に，前外側下方に向かい前・中斜角筋間を通過し腋窩に向かう。分枝と結合をしながら末梢神経を形成する。肩甲背神経，横隔神経，長胸神経のように，椎間孔から出た直後に分枝する末梢神経も存在し，これらの神経損傷は節前損傷の可能性を示唆する。

成され，神経根部，神経幹部，そして神経束部に分けられる（図1）。前枝は，腕神経叢内で複雑に分枝と結合を繰り返しながら多くの末梢神経を形成し，上肢全体を支配する。どの部位においても損傷は起こりうるが，その損傷高位は運動麻痺と知覚麻痺の分布を検討することで，ある程度判定可能である。各神経根からの運動神経と支配筋は決まっており，肩（C5），肘屈曲（C6），肘伸展と手首伸展（C7），手指屈曲（C8），手指運動（T1）の麻痺の程度を評価することにより，損傷神経根を推定できる。

　神経根損傷の場合は，損傷部位が後根神経節より中枢側か，末梢側かにより，節前損傷と節後損傷に分類される（図2）。後根切断後（節前損傷）の電気生理学的研究では，脊髄神経細胞の自発活動はしだいに活発化し，しばしば周期的な高頻度の自発活動が見られる[4]。節前損傷のうち，単なる切断（rhizotomy）ではなく，神経根が脊髄から引き抜かれた（avulsion）ものを引き抜き損傷と呼ぶ。腕神経叢引き抜き損傷後痛は，求心路遮断性疼痛に包含されるが，脊髄への求心路遮断だけではなく，引き抜きによる脊髄自体の損傷も伴う。単なる節前での神経根切断と比較して，引き抜きによる損傷では脊髄の捻れを伴い，Lissauer路の中心部分が損傷し，脊髄後角グリア細胞の増生が見られる[5)6)]。多くの場合，脊髄後根だけでなく脊髄前根の引き抜きも伴う。それゆえ，運動機能と感覚機能に異常が認められる。

　後根神経節より末梢での神経損傷は，節後損傷に分類される。神経損傷の程度によって，一過性神経伝導障害，軸索断裂，神経断裂に区別される。その疼痛は，節前損傷と

1. 神経障害性疼痛

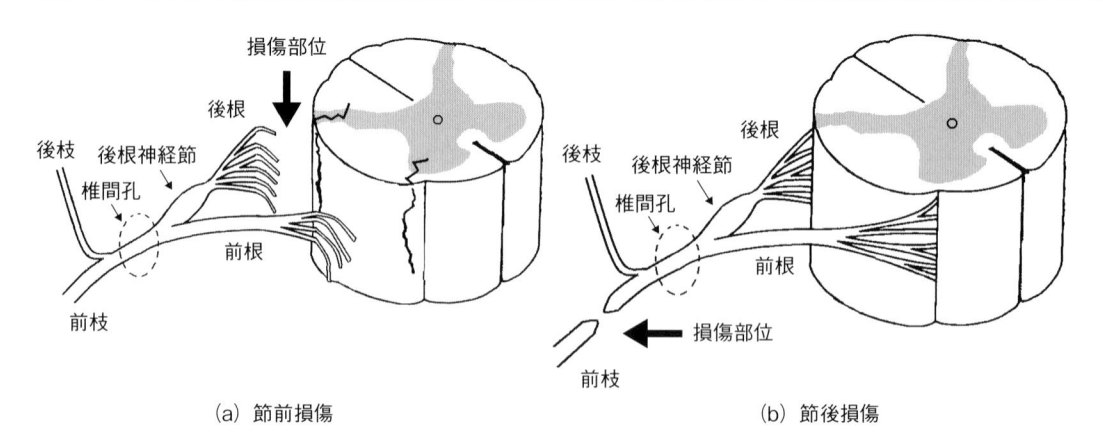

図2 節前損傷と節後損傷
神経根近傍の損傷は，後根神経節より中枢部位での神経損傷である節前損傷（a）と，後根神経節より末梢部位での神経損傷である節後損傷（b）に分類される。節前損傷後の疼痛は，難治性で遷延化しやすい。強大な頸部への牽引力によって生じた腕神経叢引き抜き損傷は節前損傷であり，後根は脊髄より引き抜かれ，その際には脊髄の損傷も伴う。腕神経叢引き抜き損傷では前根も引き抜かれることが多い。

比較して軽度である[1]。

臨床症状

1 運動麻痺

a．上位型麻痺

一般に，C5～C6型，C5～C7型，C5～C8型の神経根の損傷が知られており，主として肩と肘の運動麻痺がある。

b．全型麻痺

C5～T1までのすべての神経根が損傷し，上肢全体が弛緩性麻痺を呈する。

c．下位型麻痺

多くの場合は全型麻痺後で，上位神経根の機能が回復した状態である。手首から先は動かないが，肩や肘が動く。

神経根の障害だけであれば，上記のように損傷部位を推定できるが，神経損傷は神経幹や神経束でも起き，神経支配の破格のため，麻痺の状態は複雑化する。正常なほかの神経が支配している周囲筋の働きによって，あたかも麻痺した筋が随意的に運動しているように見える（ごまかし運動）こともあり，麻痺筋と損傷運動神経の診断には注意を要する。

2 感覚障害

感覚障害の出現した部位をそれぞれの神経支配領域に照らし合わせ，損傷神経を診断する。各髄節の皮膚分節の境界領域では，ある程度重複支配されており，実際の感覚障害部位は解剖学的な支配領域よりも若干狭くなる。また，脱神経の起こった皮膚領域には，経時的に周辺の非損傷神経から神経線維が伸びて感覚障害域を狭小化させる。完全な神経断裂では感覚脱失が起こり，不完全な神経損傷では感覚鈍麻が生じる。

3 自律神経障害

C5～C7神経根の部位では交感神経が含まれていないため，この部位の引き抜き損傷では，自律神経障害は認められない。交感神経節からの神経線維は，腕神経叢の途中からそれぞれの末梢神経に混入する。それゆえ，末梢部位での神経損傷では，発汗障害による手掌皮膚の乾燥や，血管運動障害による皮膚の紅潮が見られる。

一方，C8とT1神経根部位では交感神経線維と交通があるため，下位神経根の引き抜き損傷では，眼裂狭小，縮瞳，顔面半分の発汗障害を伴うホルネル徴候が出現することがある。

4 疼痛と感覚異常

a. 疼痛の特徴と経過

節前損傷である引き抜き損傷後痛は，節後損傷のそれと比較して激烈である[1,7]。疼痛の程度と引き抜かれた神経根の数には相関があり，引き抜かれた神経根が多いほど，疼痛の程度が強い[8,9]。引き抜き損傷直後から，半数の患者が激烈な痛みを訴え，受傷後2カ月以内の急性期に，9割の腕神経叢引き抜き損傷患者が疼痛を自覚する。

疼痛の部位は，引き抜かれた神経根の支配領域に一致するが，疼痛の程度は腕では比較的軽度で，遠位部の手では激烈である。引き抜き損傷後痛は，"焼けるような痛み""ズキンとうずくような痛み"という特徴があり，常時感じられる。この持続する疼痛に加えて，周期的に数秒間継続する，腕から指にかけて突き抜ける鋭い電撃的な疼痛に，多くの患者が悩まされている。その頻度は，1時間に数回から1週間に数回までさまざまであり，突然発生するため予測できず，患者の精神的緊張やストレスとなる。長期的に痛みは減弱する傾向にあり，痛みが完全に消失してしまう患者も存在するが，損傷3年後でも約3割の患者が激しい疼痛に悩まされる[1]。

b. 感覚異常

引き抜き損傷後に，障害神経と非障害神経の支配領域の境界で，熱性・機械性アロディニアが認められる。アロディニアを訴える患者は，時間経過とともに増加する傾向にあ

る[9]。引き抜き損傷後の機能再建と，知覚再建目的で神経移行術が行われると，関連感覚を生じる。例えば，肋間神経知覚枝の末梢端を正中神経の中枢端に移行すると，手掌を触ると前胸部を触れらたように感ずる関連感覚は，術後6カ月以降に現れる。一方，水を飲む際に，引き抜き損傷障害肢に不快な感覚が惹起されるという，末梢神経レベルでは説明できない感覚を生じることもあり，大脳皮質や視床の機能的再構築による変化が原因と考えられている。

診　断

事故の既往や上述の臨床症状から，腕神経叢引き抜き損傷の診断は比較的容易である。しかしながら，腕神経叢の構造の複雑さゆえ，また，神経根の引き抜きだけでなく，節後の末梢神経障害も混在しているため，完全な部位診断は困難であり，最終的には術中の肉眼所見や術中電気刺激による診断が必要となる。

腕神経叢損傷と診断された場合に重要な点は，その後の治療方針を決定するために，自然回復が期待できず神経修復不能な節前損傷（引き抜き損傷）か，神経移植による修復可能な節後損傷かの鑑別をすることにある。以下に，診断と鑑別を行ううえで重要な徴候や検査所見を述べる。

1 Tinel 徴候

切断後の神経が再生する際に，先端部位の軸索にはまだ髄鞘に覆われていない部位が存在する。その部位を叩打すると，その神経支配領域にビリッと電気を感じるような感覚が出現するが，これを Tinel 徴候という。神経再生が順調であれば，Tinel 徴候陽性の部位は徐々に遠位に移動する。節前損傷では陰性に，節後損傷では陽性になることが多い。

2 ホルネル徴候

患側の眼裂狭小，縮瞳，眼瞼下垂，発汗低下などのホルネル徴候を認めれば，T1 神経根の節前損傷を疑う。

3 神経根近傍から分枝する神経の障害

脊髄神経後枝（傍脊柱筋），肩甲背神経（菱形筋），肩甲上神経（棘上筋・棘下筋），そして長胸神経（前鋸筋）のように，神経根が椎間孔より出てから，ただちに腕神経叢から分かれる筋枝の支配する領域が麻痺している場合には，節前損傷の可能性を考慮する。

4 軸索反射

引き抜き損傷では，後根神経節の感覚神経細胞体と末梢神経の連続性は保たれている。それゆえ，ヒスタミンの皮内注射により，局所の血管拡張，発赤および膨疹などの軸索反射による反応を認める。軸索反射陰性は節後損傷を示している。

5 画像検査

脊髄造影（ミエログラフィー）で，硬膜からの造影剤の漏出や硬膜の囊腫状の陰影が認められる場合には，引き抜き損傷である可能性が高い。コンピュータ断層撮影（computed tomography：CT）とミエログラフィーを組み合わせると，引き抜き損傷を9割以上の確率で検出できる[10]。CTミエログラフィーだけでなく，侵襲度の低い核磁気共鳴画像（MRI）による診断精度も向上している。

6 電気生理学的検査

末梢神経軸索と神経節細胞体の連続性が保たれている節前損傷では，ワーラー変性は起きない。それゆえ，経皮的に知覚神経を電気刺激すると知覚神経活動電位が認められる。一方，節後損傷では，Waller変性が生じるため陰性となる。手術中に腕神経叢を展開して，神経根を電気的に刺激し，大脳感覚野からの体性感覚誘発電位，あるいは頸部硬膜外腔からの脊髄誘発電位を調べることにより，神経根と脊髄の連続性を確認する方法もある。

疼痛に対する治療

外科的機能再建術については，ほかの成書を参照されたい。ここでは，ペインクリニック領域における鎮痛方法について概説する。腕神経叢引き抜き損傷後痛は，遷延する難治性疼痛であり，画一的な方法では対応できず，多面的な鎮痛法が必要である。

1 薬物療法

ほかの神経障害性疼痛と同様に，抗うつ薬，抗痙攣薬，オピオイドが投与されることが多い。しかしながら，これらの効果は限定的であり，無作為対照化試験で有効性を示す報告はない。近年，大麻に含まれる生理活性物質であるカンナビノイドが，腕神経叢引き抜き損傷後痛を緩和することが示されている[11]。一部の国では，癌性疼痛に使用されているものの，本邦では認可されていない。

2 脊髄後根進入部（DREZ）破壊術

　薬物療法による保存的療法では，疼痛をコントールできず，激烈な引き抜き損傷後痛が遷延する場合には，脊髄後根進入部（dorsal root enrty zone：DREZ）破壊術も考慮される。求心路遮断による脊髄後角神経細胞の異常興奮が疼痛の原因と推定し，その部位を破壊する方法であり，1970年代から臨床応用されている。DREZ破壊直後は，ほとんどの患者で鎮痛が認められる。その鎮痛効果はしだいに減弱していくが，引き抜き損傷後痛患者の約6割に長期的な鎮痛効果がある[12)13)]。DREZ破壊術は薬物療法やほかの鎮痛療法と比較して，引き抜き損傷後痛に対する鎮痛効果が高い。しかしながら，侵襲的かつ不可逆的な方法であり，感染，感覚障害の悪化，下肢麻痺などの合併症の可能性もあるため，適応については慎重に検討されなければならない。

3 脊髄電気刺激（SCS）療法

　脊髄電気刺激（spinal cord stimulation：SCS）療法は，脊髄を電気刺激することにより鎮痛を得る方法であり，1960年代より臨床応用されている。一般的に，神経障害性疼痛と虚血性疼痛に対して有効である。脊髄の後索線維が電気刺激され，脊髄後角神経細胞活動の異常興奮を抑制する機序が考えられている[14)]。腕神経叢引き抜き損傷後痛に対するSCSの鎮痛効果の有効性については，一定の結論に至っていない[15)〜17)]。腕神経叢損傷には，引き抜かれた神経根，一過性伝導障害の神経根，正常な神経根が混在しており，損傷の程度の違いによりSCSの効果が異なることが考えられる。すなわち，後根の引き抜かれた部位では，脊髄後索を含めて脊髄に損傷が起きるため，SCSによる鎮痛効果が得られにくく，一方，引き抜かれていない神経根のレベルに対しては鎮痛効果が生じるということも考えられる。引き抜き損傷後痛に対するエビデンスレベルは低いものの，SCSはDREZ破壊術と比較して侵襲度の低い療法であり，適応可能な鎮痛方法の一つである。

4 外科的手術による疼痛変化

　節後損傷では神経修復術も考慮されるが，引き抜き損傷では自然回復できず，神経修復術も困難である。それゆえ，近隣の肋間神経や副神経による神経移行術が実施される。運動機能回復のためには，受傷後6カ月以内の手術が推奨される[18)]。運動機能の部分的な回復が見られ，疼痛が減弱する患者も存在する[8)9)]。神経移行術による運動機能の回復と疼痛軽減の間には相関が見られるが，その機序は明らかとなっていない。近年，神経移行術のような損傷部位をバイパスする方法でなく，脊髄と神経根を接合する方法も報告[19)]されており，さらなる進展が期待される。

おわりに

　引き抜き損傷は，日常生活にとって必要度の高い上肢を思うように使えないだけでなく，その疼痛は激烈で，難治性であり，遷延することが多い．転落や交通事故の一瞬の出来事の後，引き抜き損傷による疼痛と運動麻痺が残存した患者は，戸惑い，混乱し，そして生きていく意欲を喪失してしまうことも少なくない．整形外科，リハビリテーション科，脳神経外科と連携しながら，可能なかぎりの機能回復や疼痛軽減を図ることが重要である．そして内面的，精神的ケアが必須であり，適切なゴールを設定し，早期の社会復帰を考慮すべきである．現時点では，引き抜き損傷後痛に対する非侵襲的で満足できる鎮痛法が存在しているとはいい難い．神経の断裂による末梢神経損傷だけでなく，引き抜かれる際の脊髄損傷もその疼痛に関与し，治療を困難なものにしている．原因究明と治療法開発のためには，さらなる動物実験と臨床研究が必要である．今後，腕神経叢引き抜き損傷後痛の機序がさらに明らかになり，その治療法が考案され，多くの患者の福音となることを期待したい．

■参考文献

1) Parry CB. Pain in avulsion lesions of the brachial plexus. Pain 1980；9：41-53.
2) Dubuisson AS, Kline DG. Brachial plexus injury：A survey of 100 consecutive cases from a single service. Neurosurgery 2002；51：673-82；discussion 682-3.
3) Anand P, Birch R. Restoration of sensory function and lack of long-term chronic pain syndromes after brachial plexus injury in human neonates. Brain 2002；125：113-22.
4) Loeser JD, Ward AA Jr. Some effects of deafferentation on neurons of the cat spinal cord. Arch Neurol 1967；17：629-36.
5) Ovelmen-Levitt J, Johnson B, Bedenbaugh P, et al. Dorsal root rhizotomy and avulsion in the cat：A comparison of long term effects on dorsal horn neuronal activity. Neurosurgery 1984；15：921-7.
6) Chew DJ, Leinster VH, Sakthithasan M, et al. Cell death after dorsal root injury. Neurosci Lett 2008；433：231-4.
7) Parry CB. Pain in avulsion of the brachial plexus. Neurosurgery 1984；15：960-5.
8) Berman JS, Birch R, Anand P. Pain following human brachial plexus injury with spinal cord root avulsion and the effect of surgery. Pain 1998；75：199-207.
9) Htut M, Misra P, Anand P, et al. Pain phenomena and sensory recovery following brachial plexus avulsion injury and surgical repairs. J Hand Surg Br 2006；31：596-605.
10) Bertelli JA, Ghizoni MF. Use of clinical signs and computed tomography myelography findings in detecting and excluding nerve root avulsion in complete brachial plexus palsy. J Neurosurg 2006；105：835-42.
11) Berman JS, Symonds C, Birch R. Efficacy of two cannabis based medicinal extracts for relief of central neuropathic pain from brachial plexus avulsion：Results of a randomised controlled trial. Pain 2004；112：299-306.
12) Sindou MP, Blondet E, Emery E, et al. Microsurgical lesioning in the dorsal root entry zone for pain due to brachial plexus avulsion：A prospective series of 55 patients. J Neurosurg 2005；102：1018-28.

13) Samii M, Bear-Henney S, Lüdemann W, et al. Treatment of refractory pain after brachial plexus avulsion with dorsal root entry zone lesions. Neurosurgery 2001 ; 48 : 1269-75 ; discussion 1275-7.
14) Linderoth B, Foreman RD. Physiology of spinal cord stimulation : Review and up date. Neuromodulation 1999 ; 2 : 150-64.
15) Sindou MP, Mertens P, Bendavid U, et al. Predictive value of somatosensory evoked potentials for long-lasting pain relief after spinal cord stimulation : Practical use for patient selection. Neurosurgery 2003 ; 52 : 1374-83 ; discussion 1383-4.
16) Lai HY, Lee CY, Lee ST. High cervical spinal cord stimulation after failed dorsal root entry zone surgery for brachial plexus avulsion pain. Surg Neurol 2009 ; 72 : 286-9 ; discussion 289.
17) Bennett MI, Tai YM. Cervical dorsal column stimulation relieves pain of brachial plexus avulsion. J R Soc Med 1994 ; 87 : 5-6.
18) Ahmed-Labib M, Golan JD, Jacques L. Functional outcome of brachial plexus reconstruction after trauma. Neurosurgery 2007 ; 61 : 1016-22 ; discussion 1022-3.
19) Wu JC, Huang WC, Huang MC, et al. A novel strategy for repairing preganglionic cervical root avulsion in brachial plexus injury by sural nerve grafting. J Neurosurg 2009 ; 110 : 775-85.

〔田中　聡, 川真田　樹人〕

IV. 神経障害性疼痛の症候と診断

1 神経障害性疼痛

G 脊髄損傷後疼痛

はじめに

　脊髄の損傷に原因する痛みは，脊髄損傷後疼痛（spinal cord injury pain：SCI 痛）と称され，代表的な中枢性疼痛として知られている。外傷，脊椎脊髄疾患，脊髄虚血，手術・医療行為（合併症）などによる脊髄組織の損傷によって発症する。SCI 痛には，損傷直後から発生する場合と，数カ月後に発症する場合[1]があるが，多くは治療抵抗性で，慢性に経過する。SCI 痛は，リハビリテーションなど身体機能回復治療を遅らせ日常生活能（activities of daily living：ADL）自立を妨げる[2]ばかりでなく，睡眠障害・疲労・食欲不振・抑うつなど，心身への大きな障害を及ぼすことが知られている[1〜4]。

　SCI 痛治療にあたっては，脊髄損傷患者特有の身体問題として，呼吸，咳嗽，嚥下，自律神経，泌尿器，排泄，運動器に関する諸機能の現状を把握し，療養形態（在宅療養者か通院か，車いすなど補助具使用の有無，自立または介護の現状）に留意しながらADL および生活の質（quality of life：QOL）向上に寄与する医療を提供する。脊髄損傷者の身体的問題で，代表的なものを表1に挙げる。

SCI 痛の現状[1]

　SCI 痛が日常生活に及ぼす影響について，脊髄損傷の当事者団体である"日本せきずい基金"脊損痛研究会[1]による本邦での調査（2002-2003 年）では，脊髄損傷者 1,659 名のうち有痛率は 75.3％ で，さらに激しい痛みで日常生活に支障を来している割合は26.0％ に上る。本調査では，SCI 痛がなぜ生じるのか，治療がどのように行われ，実施されるのか，どこで治療が受けられるかなどの医療者側からの情報提供が乏しいこと，実際に疼痛治療が実施されていない場合が多いことが指摘されている。SCI 痛は，麻痺と同様にきわめて重大な身体症状であるにもかかわらず，克服すべき医療課題[1]として医療者側に認識されていないこと，脊髄損傷医療の急性期医療機関とリハビリテーション機関における疼痛緩和医療対応システムの欠如が社会的背景にあることが指摘されている。

1. 神経障害性疼痛

表1　SCI痛治療前のチェックリスト

脊椎脊髄の現状（最終画像検査の時期，新たな病変のスクリーニング）
　　画像，電気生理学的検査ほか

呼吸機能，嚥下機能（咽喉頭機能）
　　咳嗽，喀痰排泄，肺炎の有無，誤嚥のリスク
　　栄養供給経路（経口摂取か，経管栄養か）

自律神経系
　　発汗（代償性発汗），体温調節
　　起立性低血圧
　　心電図異常の有無
　　autonomic hypereflexia（頭痛）

消化器，排便管理
　　便秘，腹部膨満感，イレウスの有無，排便の形態

尿路および排尿管理
　　神経因性膀胱の有無
　　尿路感染
　　尿路結石
　　排尿の形態

筋骨格
　　関節拘縮
　　萎縮
　　痙縮，痙縮に伴う疼痛，痙縮の程度 Modified-Ashworth Spasticity scale

皮膚損傷（仙骨部，かかと，車いすほか，装具の当たる位置）

深部静脈血栓（D-ダイマー，超音波診断，静脈造影）

感染兆候（尿路感染，褥瘡，肺炎の有無）

痛み
　　受傷機転
　　発症時期，強度，性状，増悪/軽快因子
　　知覚検査（異常知覚），筋力，関節可動域，腱反射，治療歴，使用中の薬物
　　臓器機能（血液像，血算，生化学），心電図，嚥下機能，補助具，車いすの適合性
　　痙縮，痙縮に伴う疼痛，痙縮の程度 Modified-Ashworth Spasticity scale

SCI痛の病態

　広義のSCI痛は，損傷神経組織による神経障害性疼痛（中枢性疼痛，狭義のSCI痛）に，骨・関節・筋など運動器や内臓器由来の疼痛が加わった複合的な痛みとされる（表2）[5]。基礎科学的に考えられる病態を図示した（図）[6]。

1 SCI痛における侵害受容性疼痛

　SCI痛における侵害受容性疼痛には次のようなものがある[4]。

表2 SCI痛の分類と特徴

疼痛型* Tier One	疼痛型* Tier Two	構成要素と病態* Tier Three	特徴（執筆者注釈）
侵害受容性疼痛	筋骨格系疼痛	骨, 関節, 筋損傷, 炎症 機械的不安定性（脊椎不安定性） 過負荷による二次的疼痛	・脊椎不安定性による疼痛は体位変換・動作で増強, 安静で軽減。 ・筋痙縮は不全麻痺者に多い。損傷後時間が経って発症しやすい。強い疼痛を伴う。 ・体位保持による筋拘縮, 過負荷。特に, 頸部, 肩, 背中の痛み。
	内臓痛	腎・尿路結石, 腸管蠕動障害 括約筋機能障害（尿路, 肛門） 頭痛（dysreflexic headache）	・腹痛, 会陰部痛。 ・膀胱・腸管内圧亢進時の腹痛。
神経障害性疼痛	損傷分節上 (above-level)	圧迫性単神経障害 CRPS	
	損傷分節 (at-level)	神経根拘扼性（馬尾圧迫障害を含む） 脊髄空洞症 脊髄外傷/虚血 脊髄・神経根重複損傷（double lesion syndrome）	・損傷早期から発現。アロディニア, 痛覚過敏を認める。 ・脊髄空洞症は損傷後年余を経て発生しうる。疼痛と四肢筋力低下。アロディニアを伴う持続的灼熱痛とされる*。脊髄空洞症の症状はシャント造設で軽減する。
	損傷分節下 (below-level)	脊髄外傷/虚血（central dysesthesia syndrome, etc）	・脊髄腹側損傷に多い。 ・痛覚過敏, 灼熱痛。

* : Siddal PJ, Yezierski RP, Loeser JD. Taxonomy and epidemiology of spinal cord injury pain. In : Yezierski RP, Burchiel KJ, editors. Spinal cord injury pain. Seattle : IASP Press ; 2002. p.9-24 による

a. 筋骨格系疼痛

- 過負荷による筋痛, 頭痛, 肩手症候群
- 椎体不安定性, 骨折端の残存
- 靱帯・関節痛
- 痙縮は, 脊髄伸張反射の亢進によって起こる。受傷後数カ月以降, 不全麻痺者に多い。

b. 内臓痛

- 健常者と異なり, 有痛器官の同定が難しいことがある。腸管と膀胱内圧亢進（膨満）が, 内臓痛の主な原因[7]として知られている。消化性潰瘍の発見が遅れやすい。

c. その他

- 尿道炎症・損傷, 褥瘡, 痔疾など, 定期的な診察を要する。

1. 神経障害性疼痛

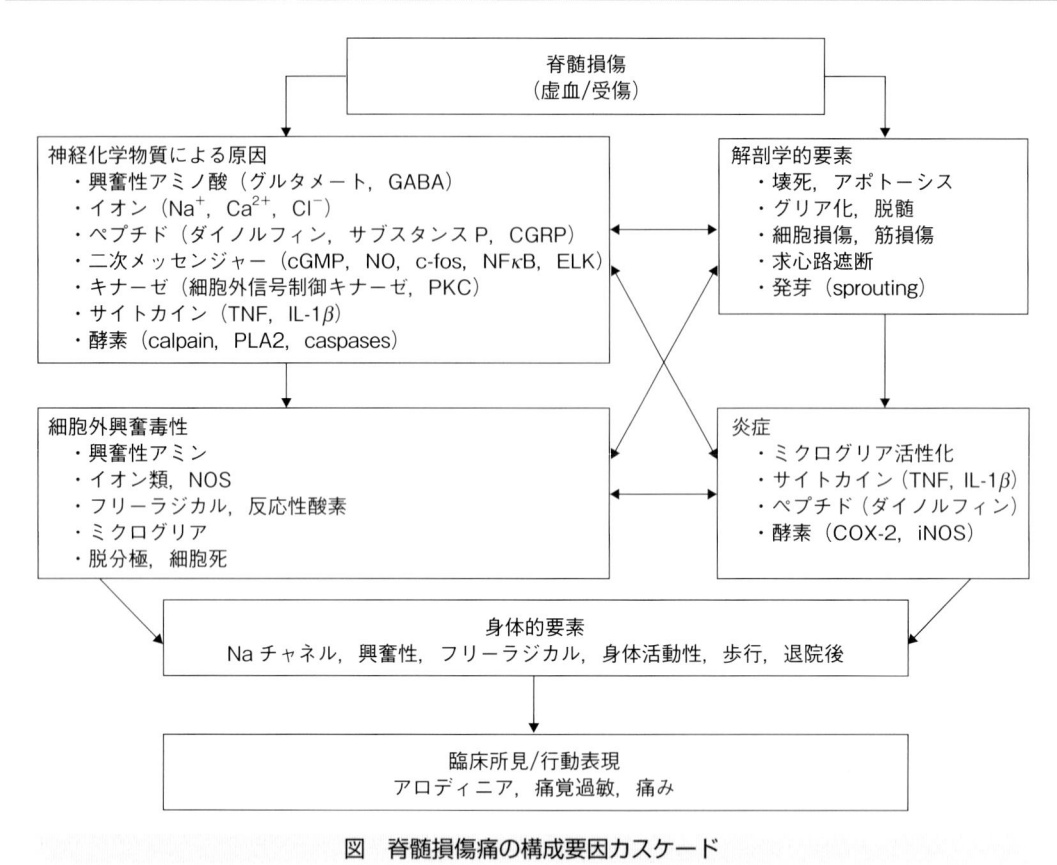

```
                    脊髄損傷
                   (虚血/受傷)

神経化学物質による原因                    解剖学的要素
 ・興奮性アミノ酸（グルタメート，GABA）      ・壊死，アポトーシス
 ・イオン（Na⁺, Ca²⁺, Cl⁻）               ・グリア化，脱髄
 ・ペプチド（ダイノルフィン，サブスタンス P, CGRP） ・細胞損傷，筋損傷
 ・二次メッセンジャー（cGMP, NO, c-fos, NFκB, ELK） ・求心路遮断
 ・キナーゼ（細胞外信号制御キナーゼ，PKC）    ・発芽（sprouting）
 ・サイトカイン（TNF, IL-1β）
 ・酵素（calpain, PLA2, caspases）

細胞外興奮毒性                           炎症
 ・興奮性アミン                           ・ミクログリア活性化
 ・イオン類，NOS                          ・サイトカイン（TNF, IL-1β）
 ・フリーラジカル，反応性酸素             ・ペプチド（ダイノルフィン）
 ・ミクログリア                           ・酵素（COX-2, iNOS）
 ・脱分極，細胞死

                    身体的要素
        Na チャネル，興奮性，フリーラジカル，身体活動性，歩行，退院後

                    臨床所見/行動表現
                  アロディニア，痛覚過敏，痛み
```

図　脊髄損傷痛の構成要因カスケード

(Yezierski RP. Spinal cord injury : A model for the pathophysiology and mechanisms of central pain. Pain 2008 an updated review. In : Castro-Lopes J, Raja S, Schmelz M, editors. Seattle : IASP Press ; 2008. p.307-18 より改変引用)

2 SCI 痛における神経障害性疼痛（狭義の SCI 痛）

　損傷分節と，損傷分節より下位分節の痛み（at-level SCI 痛，below-level SCI 痛）は，ともに求心路遮断痛であり，SCI 痛を特徴づける難治性の神経障害性疼痛といえる。知覚異常（触刺激で誘発される異常痛：アロディニア），痛覚過敏，灼熱痛などが特徴で，有痛性脊髄損傷患者による痛みの言語表現は表3のようであるという[1]。40歳以上，完全麻痺，銃創による脊髄損傷患者で発現しやすい[7]。

　損傷分節より上位分節の痛み（above-level SCI 痛）や at-level SCI 痛において，しばしば複合性局所疼痛症候群（complex regional pain syndrome：CRPS，別章参照）が発生することが知られている[5,7]。脊髄損傷患者に生じる CRPS は，身体活動性が高まる時期（車いす使用の開始など）に初めて発覚することもあるという[5]。

a. 損傷分節より高位の神経障害性疼痛（above-level SCI 痛）

　筋骨格系疼痛が主で，肩甲部，上腕に多く認められる。四肢麻痺患者では，55％に

表3 狭義のSCI痛の言語表現

疼痛表現	有痛性脊髄損傷患者が経験している比率（％）
ジンジン，しびれの極致	56.5
ビリッ，ビーン・電撃痛	38.5
痛みが走るような	27.6
焼かれるような・灼熱痛	27.3
締め上げられるような	17.0
アイスピックや錐で突かれるような	15.4
氷につけられるような	13.9
剣山の上にでもいるような	12.6
切り裂かれるような	11.1
押し潰されるような	8.4
その他	6.2
下肢に焼火箸が打ち込まれるような	
胴体が金属で固定されているような，ほか	

（特定非営利活動法人日本せきずい基金　脊髄損傷に伴う異常疼痛に関する実態調査報告書，2004より引用）

肩甲部を中心とした上肢痛が見られ[8]，靭帯炎，関節包炎，滑液包炎，骨関節炎が多い。

b. 損傷分節に一致した神経障害性疼痛（at-level SCI痛）

損傷部の上下2-4分節，しばしば正常知覚域下端の知覚異常を認める。頸髄損傷患者では肩，上肢に，胸髄損傷患者では胸壁に帯状に生じる。神経根損傷，脊髄自体の損傷いずれもが痛みの原因になる。痛み表現では，"押しつぶされるような" "締め上げられるような" "絞り上げられるような" など，強度のしびれ感，持続性または誘発性電撃様疼痛として表現される。損傷後慢性期に脊髄空洞症が生じることがあり，持続的灼熱痛や脱力など多彩な神経症状の増悪原因になる。シャント造設で改善する。

c. 損傷分節より下位の神経障害性疼痛（below-level SCI痛）

しばしば損傷後徐々に発現し，増悪する。損傷分節以下，広範に及ぶ持続的灼熱痛，激しい放散痛，足底や会陰部まで鋭く走るような灼熱痛，氷につけられるような疼痛[1]など，耐え難い異常感覚であり，自発的持続性または誘発性に発現する[5]。これらの異常感覚は，感染，音や振動によって誘発されるという[5]。

SCI 痛治療の進め方と薬物療法

1 基本的指針

　SCI 痛は成因が複雑であり，また，治療の副作用が身体症状に深刻な影響を与えやすい．痛み治療に携わる医療者は，脊椎（脳神経）外科，理学療法科，泌尿器科，消化器外科，精神科，医療福祉士などと学際的アプローチをとることが求められている．
　一般に，3 段階のステップ[9]が推奨されている（表 4）．SCI 痛治療にあたっては，病態が複雑で多彩であること，痛みに影響しうる非疼痛身体問題の存在があること，症状コントロールが長期間に及ぶことにある．療養場所（通院か在宅か）と受療医療施設の規模，医療コスト，得られる治療効果と起こりうる有害作用について，長期的展望を含めて提示し検討されなければならない．

2 合併症対策

　SCI 痛を増悪する合併症があれば対処することが原則である（表 5）[4,9]．

表 4　SCI 痛治療の進め方

第 1 段階：身体症状の把握と起こりうる合併症の予測
導入する治療が既存の身体症状（非疼痛）と，その治療に悪影響を及ぼさない対策を講じる．
　1）個々の事例に応じて，痛みが及ぼす身体症状と心理社会的影響を認識し，どのような状況で痛みが強くなるのかを調べる．
　2）個々の事例で，脊髄損傷の程度に応じて痛みが身体機能に及ぼす影響を判定し調整する（寝返り，体位変換，端坐位，移動，車いす移乗，補助具使用時，歩行など）
　3）脊髄損傷と痛みによって誘発されている/誘発される可能性のある問題（例えば，褥瘡，痙縮，薬物治療による副作用）を認識し課題とする．

第 2 段階：受療者個々人の希望を認識する．例えば；
　1）痛みの消失/軽減
　2）痙縮の発生頻度，強度，痛みの随伴を軽減すること
　3）リハビリテーション継続時間を延長し，身体機能を改善する
　4）自立した生活を獲得したい
　5）身体機能に応じたレベルで復職を目指す

第 3 段階：多部門による学際的疼痛管理プランを立案する．
　1）現状の身体問題を治療し，痛みの原因を解決する（例えば，尿路感染，脊髄空洞症，脊椎不安定性）．
　2）未確定の病態による症状（痙縮や痛み）を軽減する．
　3）痛み以外の身体問題への取り組み；
　　リハビリテーション，抑うつなど精神症状の治療，腸管機能・膀胱機能訓練，補助器具の導入と訓練

（Que JC, Siddall PJ, Cousins MJ. Pain management in a patient with intractable spinal cord injury pain：A case report and literature review. Anesth Analg 2007；105：1462-73, table of contents より改変引用）

表5 SCI痛の原因となる合併症と対策

原因	対策
椎体不安定性	固定術
神経根拘扼	除圧, 拡大術
内固定人工物による物理的刺激	除去術
脊髄空洞症	シャント造設
感染症（尿路感染, 褥瘡）	抗生物質, 皮膚除圧/保護/形成術
便秘, 腹部膨満	整腸剤, 緩下剤, 浣腸
膀胱充満	間歇的自己導尿, 集尿器, 一時的恥骨上導尿, 留置カテーテル, 膀胱洗浄ほか
尿路結石	破砕術, 除去術

（Grundy D, Tromans A, Jamil F. Later management and complications I. In：Grundy D, Swain A, editors. ABC of spinal cord injury. 4th ed. London：BMJ Books；2002. p.65-70 および Que JC, Siddall PJ, Cousins MJ. Pain management in a patient with intractable spinal cord injury pain：A case report and literature review. Anesth Analg 2007；105：1462-73, table of contents より改変引用）

3 薬物療法と薬物療法アルゴリズム

a. 狭義のSCI痛に対する薬物療法アルゴリズム[9)〜11)]（表6）

SCI痛の中でも特に深刻な痛みが, 狭義のSCI痛（神経障害性疼痛）である。狭義のSCI痛の診断には, 異常知覚の有無, 神経障害性疼痛診断ツール, Leeds assessment of neuropathic symptoms and signs（LANSSスケール）など, 評価ツールを活用する[12)]。at-level および below-level における狭義のSCI痛は難治性であり, 薬物療法エビデンスはいまだ十分とはいえないが, Finnerup ら[10)11)], Siddal ら[13)14)]の解析によるSCI痛治療のアルゴリズムが示されている。表6に示した。表では, 現時点（2009年10月）で本邦未承認薬は英語表記としている。

b. 薬物療法の注意点

①薬物療法では, 副作用としての眠気とふらつきは, 誤嚥やADL低下（転倒, 移動性低下, 褥瘡形成/悪化）の原因となる可能性がある。また副作用としての便秘に対しても認容性がきわめて低いことに留意する。

②表6に挙げた薬物のうち, リドカイン静脈内投与（5 mg/kgを30分以上かけて, 2回/day）[15)]は眠気やふらつきの問題がなく, 嚥下障害のある急性期SCI痛やADL低下症例にも有用であるが, 静脈内投与であるため使用が限られる。

③リドカイン静脈内投与以外の薬物はいずれも眠気, ふらつきによるトラブルが発現しないよう, 少量を就眠前から開始し, 6〜8週間かけて徐々に滴定増量することが基本である[16)]。

④鎮痛のための薬物療法によって, 機能回復を逆行させてはならない。特に注意が必

表6　SCI痛治療のアルゴリズム

選択肢	
第一選択薬	リドカイン全身投与（静脈内投与） ガバペンチン，プレガバリン
第二選択薬	アミトリプチリン，ノリトリプチリン それぞれ単独，または第一選択薬と併用
第三選択薬	ケタミン（本邦では，経口薬としてイフェンプロジルを試みる価値がある） 上記以外の抗てんかん薬（バルプロ酸，lamotrigine） オピオイド（麻薬性鎮痛薬） セロトニン・ノルアドレナリン選択的阻害薬（SNRI）
経口薬に抵抗する場合	重症痙縮に対し髄腔内薬物治療（バクロフェン） 髄腔内薬物治療（モルヒネ＋clonidine）
そのほかエビデンスが少ないもの	脊髄電気刺激 大脳運動野電気刺激〔脊髄後根進入破壊術（DREZ lesioning），コルドトミー〕

（Que JC, Siddall PJ, Cousins MJ. Pain management in a patient with intractable spinal cord injury pain : A case report and literature review. Anesth Analg 2007 ; 105 : 1462-73, table of contents, Finnerup NB, Johannsen IL, Sindrup SH, et al. Pharmacological treatment of spinal cord injury pain : Assessment, mechanisms, management. In : Progress in pain research and management. Seattle : IASP Press ; 2002. p.341-51，および Finnerup NB, Jensen TS. Spinal cord injury pain — Mechanisms and treatment. Eur J Neurol 2004 ; 11 : 73-82 より改変引用）

要な時期は，人工呼吸離脱期（呼吸抑制，誤嚥），経口摂取開始時（誤嚥），自力歩行開始時の移行期（鎮痛による転倒）である[17]。ADL低下による褥瘡の発生・悪化に十分注意を払う。

⑤脊髄損傷患者では，便秘と排便困難が大きな問題である。鎮痛薬の副作用である腸管運動抑制が既存の便秘症状を悪化させないよう副作用対策を十分に講じておく。抗うつ薬，麻薬性鎮痛薬では，あらかじめ便秘が発現することについて受療者と合議のうえで用いる。

c. 痙縮に伴う疼痛

痙縮は，痛みと同じく身体上の大きな課題で，通常は中枢性筋弛緩薬であるバクロフェン経口投与が行われる。バクロフェンは，γアミノ酪酸B（GABA$_B$）作動薬であり，神経障害性疼痛を軽減するが，副作用として鎮静，衰弱，混乱があること，腎排泄のため，腎障害者では使用が困難であること，突然の中止で退薬症状が生じること，高齢者には認容性が不良であることが問題になる[18]。

d. 髄腔内薬物療法

バクロフェンは血液脳関門を通過しにくいため，重症の痙性麻痺に対して，埋め込み型薬液注入ポンプによる髄腔内バクロフェン投与が本邦でも承認されている。専門医による定期診療が行われる。

埋め込み型髄腔内薬液注入ポンプは，尿路感染や褥瘡など体内炎症が活動期にある場

合には，炎症巣からの血行感染を生じる可能性があるため実施に適さない。また，注入システム不全による突然のバクロフェン退薬症状はときに重篤である。

海外では，薬物の全身投与経路（経口投与）によって十分鎮痛効果が得られないか，副作用で増量が困難な場合，鎮痛目的で埋め込み型髄腔内注入器による髄腔内薬物療法が検討されることがある。本邦では埋め込み型髄腔内注入器による持続髄腔内薬物注入療法は痙縮治療にのみ承認されている。髄腔内注入には神経毒性がなく，かつ有効性が確認されている薬物が選択される。モルヒネ, hydromorphone, clonidine, バクロフェン, ziconitide が対象ととなる。高用量モルヒネ（＞10 mg/day）単独では注入部に炎症性肉芽を形成する問題があるが，clonideine，バクロフェンとの併用によって髄腔内肉芽形成が抑制される[19]。いずれも用量依存性の鎮静，眠気を来さないよう微調整される。髄腔内薬物療法を実施するためには，システム機能不全時の対応，定期管理など，年単位にわたる長期的な医療環境の整備がなされている必要がある。

e．筋骨格痛対策

マッサージ，温熱療法の有効性が示されている[12]。筋骨格痛は侵害受容性疼痛であるため，解熱性鎮痛薬または麻薬性鎮痛薬が適するが，長期使用による臓器への影響を考慮すると，安全域の広いアセトアミノフェンが勧められる。リハビリテーション訓練に合わせ事前に内服することで，リハビリテーション効果が改善することが多い。除痛困難な場合は麻薬性鎮痛薬も検討されるが，便秘に対する認容性はほかの病態に比べて非常に不良で慎重に使用しなければならない。

薬物療法以外の治療

1 理学療法，リハビリテーション

上述のように，マッサージと温熱療法は疼痛緩和に有用である。身体機能維持と向上のためのリハビリテーションは，疼痛原因の発生を予防し，社会復帰には欠かせない。
- 呼吸筋トレーニング，排痰法
- 体位変換と寝返りの打ち方
- 床上基本動作
- 四肢関節運動，温水プールでのリハビリテーション
- プッシュアップ動作，車いすへの移乗動作，他動的立位動作
- その他，装具，補助器の使い方

2 視覚療法（鏡療法）

近年，視覚的に一次感覚野の受容と分布を再構築させる鏡療法が注目されている[20]。

主に幻肢痛に応用され有効性が示されているが，SCI痛では受傷レベルや障害程度によって必ずしも効果は期待できないこと，本理学療法の目的をどのように設定するかの難しさが指摘されている[21]。

3 電気刺激療法

経皮的電気神経刺激（transcutaneous electrical nerve stimulation：TENS），脊髄電気刺激療法，大脳皮質運動野刺激，脳深部刺激療法の治療エビデンスは弱く，限られている[22)23)]。しかし，TENSおよび脊髄電気刺激療法は，いずれも試験的体験ができるので，試みる価値がある。損傷分節痛に対する脊髄電気刺激療法の有効性が示されている[24]。脊髄電気刺激療法は，髄腔内ポンプ同様に，体内に活動性炎症（褥瘡，尿路感染）がある場合には感染のリスクがあるため適さない。

SCI痛に対して，脳深部（視床中継核）刺激療法の有効性は低く[25]，脊髄刺激または大脳皮質運動野刺激（経頭蓋硬膜下）[25)26)]が有効なことがある。

4 外科的神経破壊術

脊髄後根神経破壊術の有効性が示されてはいる[27]が，破壊を目的とする外科治療では多くが無効に終わり，有効性を示すエビデンスに欠け，破壊的外科治療は推奨されていない[28]。再生医療の可能性に期待がかかる現在では，過去の治療法となりつつある。

5 将来のSCI痛治療

実験段階であるが，人工多能性幹細胞（iPS細胞）など幹細胞移植といった再生的医療，末梢神経グラフトやナノチューブを用いる架橋療法，軸索再生促進療法（グリコプロテイン，セスリン，プロテオグリカン）などに期待が寄せられている[6]。

その他，SCI痛にかかわる諸問題

1 SCI痛と心理社会的側面

痛み症状と同時に，抑うつなどの精神症状（自己否定，離婚，自殺念慮など，心理社会的問題[9]）に対する対策について，精神科医，医療社会福祉士などと連携する。

2 SCI痛とリハビリテーション

損傷後早期の積極的リハビリテーションの有無がその後の身体機能を左右すると考え

られている。麻痺部に対しても刺激を与え続け，動かし続け，立位と歩行に導く集中的リハビリテーションの有効性が示されている[29]。残存部位の機能強化だけでなく，麻痺部へもリハビリテーションを施し，両部の身体的統合・協調を図る[29]。

3 SCIと社会資源の活用

脊髄損傷患者に関連する医療，保険，福祉，就労制度，社会制度など各種の保障と社会的福祉資源を有効に活用する方法については，所属施設の医療社会福祉士のほか，専門リハビリテーション施設の医療相談室[30]，自治体福祉課などから提示されるもののほか，各種NPO法人自立生活支援センターや障害当事者団体からの情報も活用する。

おわりに

SCI痛は，各種病態による複合要因から構成される。長期的展望に立ち，身体症状と機能を損なうことなく疼痛症状の緩和を図る必要がある。疼痛緩和にかかる医療費負担についても，受療者と合議しながら最適な方法を選択する。定期的な学際的アプローチ，家庭環境，社会環境の整備と支援が必要であることはいうまでもない。

冒頭で紹介した指摘[1]にあるように，SCI痛は，麻痺と同様にきわめて重大な身体症状であり，克服すべき医療課題であることをすべての医療機関が認識し，損傷早期から始まる疼痛緩和医療対応システムの構築が求められている。

■参考文献

1) 特定非営利活動法人日本せきずい基金. 脊髄損傷に伴う異常疼痛に関する実態調査報告書. 2004.
2) 陶山哲夫. 受傷後の2次症状. 脊損ヘルスケア. 基礎編. 東京：NPO法人日本せきずい基金；2005. p.113-30.
3) 阿部由紀. 痛みと麻痺を生きる. 東京：日本評論社；2006.
4) Grundy D, Tromans A, Jamil F. Later management and complications I. In：Grundy D, Swain A, editors. ABC of spinal cord injury. 4th ed. London：BMJ Books；2002. p.65-70.
5) Siddall PJ, Yeziersk RP, Loeser JD. Taxonomy and epidemiology of spinal cord injury pain. In：Yezierski RP, Burchiel KJ, editors. Spinal cord injury pain. Seattle：IASP press；2002. p.9-24.
6) Yezierski RP. Spinal cord injury：A model for the pathophysiology and mechanisms of central pain. Pain 2008 an updated review. In：Castro-Lopes J, Raja S, Schmelz M, editors. Seattle：IASP Press；2008. p.307-18.
7) Chiodo AE, Scelza WM, Kirshblum SC, et al. Spinal cord injury medicine. 5. Long-term medical issues and health maintenance. Arch Phys Med Rehabil 2007；88（3 Suppl 1）：S76-83.
8) Norrbrink Budh C, Lundeborg T. Non pharmacological pain relieving therapies in individuals with spinal cord injury：A patient perspective. Complement Ther Med 2004；12：189-97.
9) Que JC, Siddall PJ, Cousins MJ. Pain management in a patient with intractable spinal cord injury pain：A case report and literature review. Anesth Analg 2007；105：1462-73, table at contents.
10) Finnerup NB, Johannsen IL, Sindrup SH, et al. Pharmacological treatment of spinal cord injury pain：Assessment, mechanisms, management. Progress in pain research and manage-

ment. Seattle：IASP Press；2002. p.341-51.
11) Finnerup NB, Jensen TS. Spinal cord injury pain— Mechanisms and treatment. Eur J Neurol 2004；11：73-82.
12) Bryce TN, Budh CN, Cardenas DD, et al. Pain after spinal cord injury：An evidence-based review for clinical practice and research. Report of the National Institute on Disability and Rehabilitation Research Spinal Cord Injury Measures Meeting. J Spinal Cord Med 2007；30：421-40.
13) Siddall PJ, Cousins MJ, Otte A, et al. Pregabalin in central neuropathic pain associated with spinal cord injury：A placebo-controlled trial. Neurology 2006；67：1792-800.
14) Siddall PJ, Middleton JW. A proposed algorithm for the management of pain following spinal cord injury. Spinal Cord 2006；44：67-77.
15) Finnerup NB, Biering-Sørensen F, Johannesen IL, et al. Intravenous lidocaine relieves spinal cord injury pain：A randomized controlled trial. Anesthesiology 2005；102：1023-30.
16) Dworkin RH, O'Connor AB, Backonja M, et al. Pharmacologic management of neuropathic pain：Evidence-based recommendations. Pain 2007；132：237-51.
17) 益田律子．急性期重症外傷性疼痛治療のコツ．宮崎東洋編．ペインクリニシャンの痛み診療のコツと落とし穴．東京：中山書店；2007. p.326-8.
18) Smith HS. Miscellaneous analgesic agents. In：Smith HS, editor. Drugs for pain. Philadelphia：Hanley & Belfus；2003. p.339-51.
19) Hassenbusch SJ, Portenoy RK, Cousins M, et al. Polyanalgesic consensus conference 2003：An update on the management of pain by intraspinal drug delivery — Report of an expert panel. J Pain Symptom Manage 2004；27：540-63.
20) Moseley GL. Using visual illusion to reduce at-level neuropathic pain in paraplegia. Pain 2007；130：294-8.
21) Siddall PJ. Management of neuropathic pain following spinal cord injury：Now and in the future. Spinal Cord 2009；47：352-9.
22) Finnerup NB, Yerzierski RP, Sang CN, et al. Treatment of spinal cord injury pain. Pain Clin Updates 2001；IX：1-6.
23) Cioni B, Meglio M, Pentimalli L, et al. Spinal cord stimulation in the treatment of paraplegic pain. J Neurosurg 1995；82：35-9.
24) Sie IH, Waters RL, Adkins RH, et al. Upper extremity pain in the postrehabilitation spinal cord injured patient. Arch Phys Med Rehabil 1992；73：44-8.
25) 山本隆充，大渕敏樹，可能利和ほか．脳脊髄刺激療法を用いた各種神経障害性疼痛の系統的治療．ペインクリニック 2009；30：1041-8.
26) Fregni F, Boggio PS, Lima MC, et al. A sham-controlled, phase II trial of transcranial direct current stimulation for the treatment of central pain in traumatic spinal cord injury. Pain 2006；122：197-209.
27) Nashold BS Jr, Vieira J. Pain and spinal cysts in paraplegia：Treatment by drainage and DREZ operation. Br J Neurosurg 1990；4：327-35.
28) Denkers MR, Biagi HL, Ann O'Brien M. Dorsal root entry zone lesioning used to treat central neuropathic pain in patients with traumatic spinal cord injury：A systematic review. Spine 2002；27：E177-84.
29) 玉垣 努．将来の脊髄損傷のリハビリテーション．脊損ヘルスケア編集委員会編．脊損ヘルスケアQ＆A編．東京：NPO法人日本せきずい基金；2005. p.119-23.
30) 生方克之，田中 晃，堀込真里子．社会資源を使いこなす．脊損ヘルスケア編集委員会編．脊損ヘルスケアQ＆A編．東京：NPO法人日本せきずい基金；2005. p.81-103.

（益田　律子）

IV. 神経障害性疼痛の症候と診断

1 神経障害性疼痛

H 脳卒中後疼痛

はじめに

　脳卒中後疼痛の原因病巣についてのDejerineとRoussyの報告以来，100年以上が経過している。各種の検査機器の発達によって，正確な原因病巣を診断することが可能となり，原因病巣と疼痛との関係が詳細に検討されるようになった。また，ドラッグチャレンジテストによって，脳卒中後疼痛の薬理学的な背景を確認してから，疼痛の治療を行うことも可能になった。さらに，薬物療法と脳脊髄刺激療法を組み合わせることによって，脳卒中後疼痛は治療可能な疼痛に変わりつつある。

脳卒中後疼痛とは

　脳卒中後疼痛としては，視床痛やワーレンベルグ症候群が有名である。視床痛では一側の四肢に限局することもあるが，障害側の対側四肢から体幹と顔面まで疼痛の範囲が広がることが多い。また，ワーレンベルグ症候群では障害側の顔面と対側の体幹，四肢の全体あるいは一部に疼痛を訴える。

　1906年のDejerineとRoussy[1]の報告以来，視床痛の責任病巣としては視床後外側で腹側尾側部が注目されてきた。しかし，脳卒中後に出現する半側四肢と顔面を含む脳卒中後痛の原因病巣が，視床のみならず内包や視床皮質間線維などの障害でも出現することが明らかとなり，視床痛（thalamic pain）と視床上痛（suprathalamic pain）に分類する報告と，両者を含めて視床痛（thalamic pain）と呼ぶ報告が混在していた。しかし，thalamic painとsuprathalamic painで痛みの性質についての明らかな差を認めず，治療効果も同様であることから，thalamic pain, suprathalamic painに脳幹部の病変が原因となるワーレンベルグ症候群なども含めて，脳卒中後疼痛（post-stroke pain）と総称されることが一般的になった（図1，図2）。

　疼痛の性質としては，顔面や四肢にアロディニア（触圧覚や深部知覚などによって誘発される疼痛），hypoesthesia（触圧覚や深部知覚の域値の上昇），hyperpathia（強刺激

(a) T1 強調像

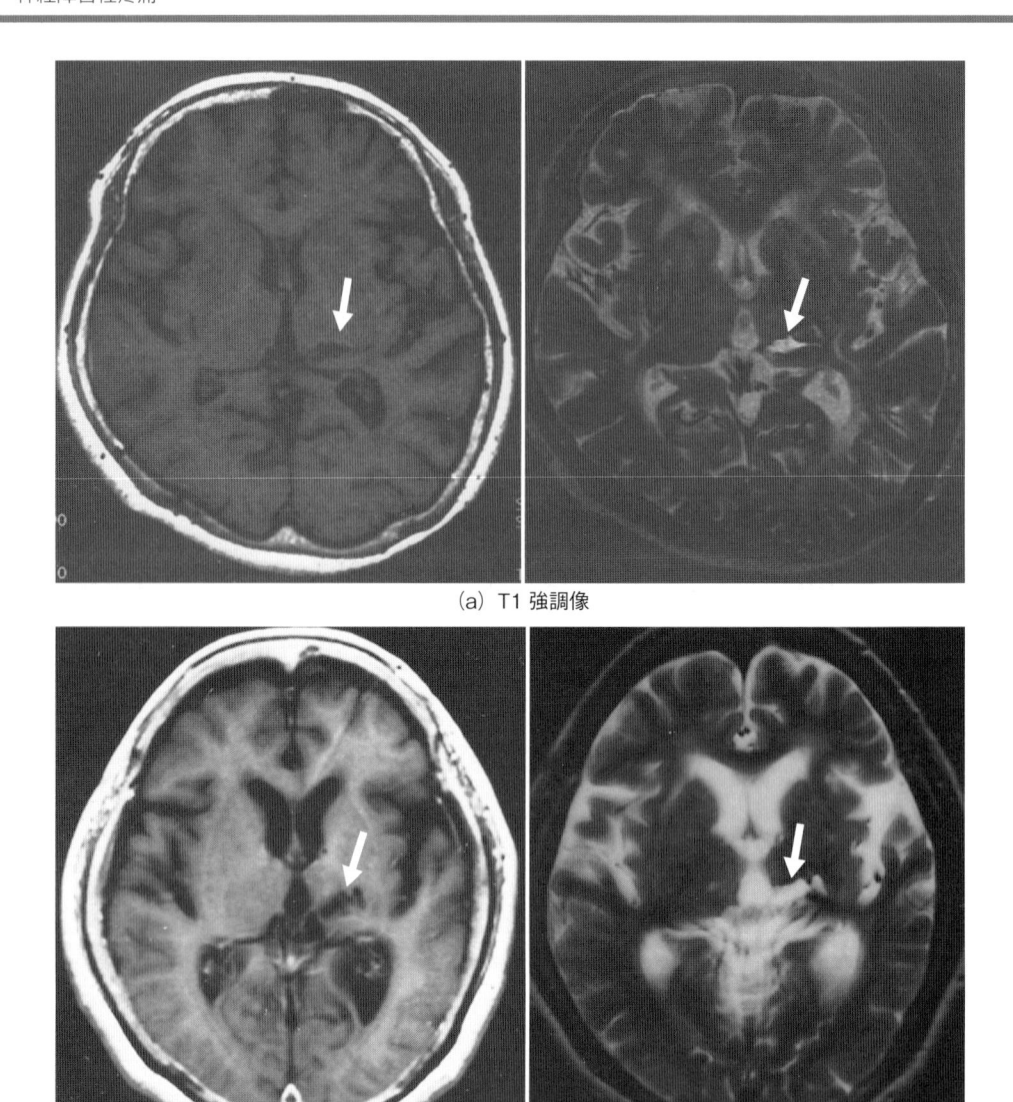

(b) T2 強調像

図1 脳卒中後疼痛症例の MR イメージ
どちらの症例も視床を中心に病巣を認める。

によって誘発される疼痛), dysesthesia（不快な異常感覚を伴った疼痛）などが認められる。

　脳卒中後疼痛の出現頻度は 8〜35% と報告者によって差を認めるが、これは母集団ならびに疼痛の定義の違いによるもので、脳卒中後に激しい痛みを呈する頻度は 8〜14% と報告[2)〜5)]されている。疼痛が出現する時期についても報告者によって差を認めるが、Anderson ら[3)]のすべての脳卒中症例を含んだ報告では、1 カ月以内が 63%、1〜6 カ月が 19%、6 カ月以降が 19% であった。一方、視床に病変を有するものに限ると 1〜3 カ月が 36%、3〜6 カ月が 12%、6〜12 カ月が 6%、12 カ月以上が 11% と報告[6)]

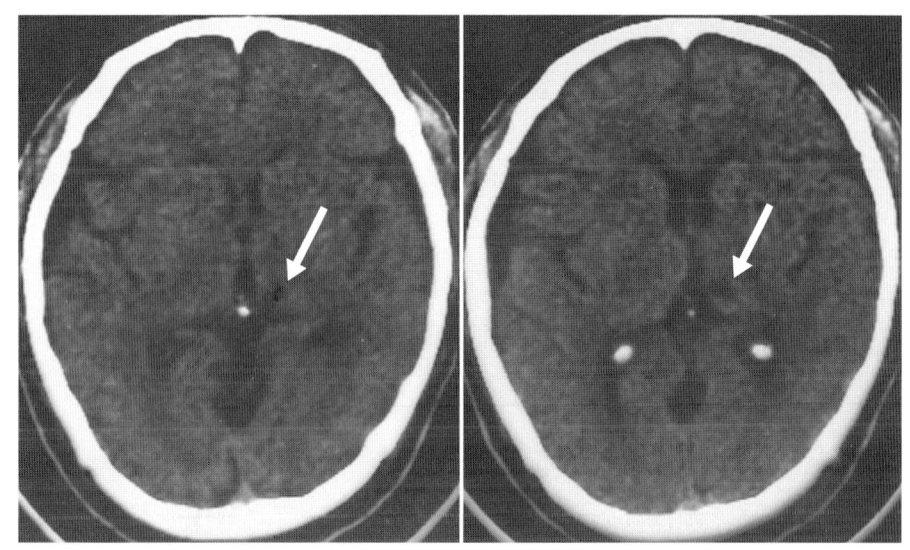

IV. 神経障害性疼痛の症候と診断

(a) 視床に病巣を認める症例

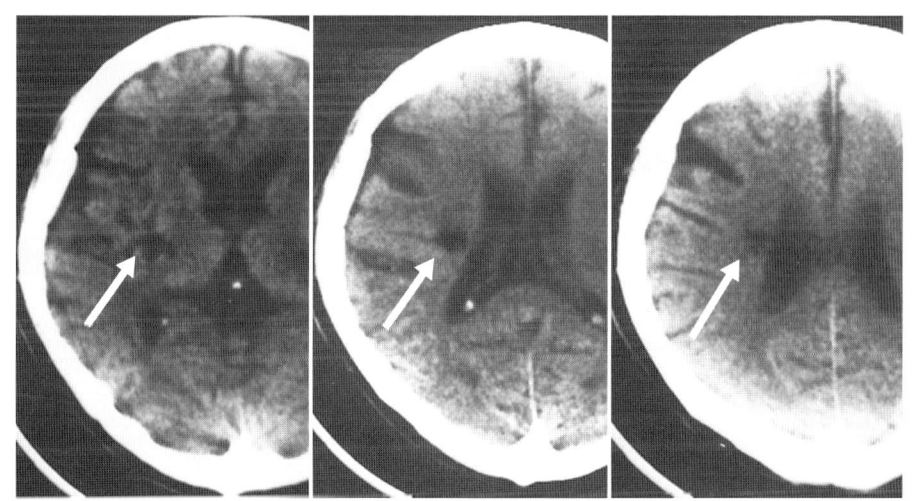

(b) 被殻から放線冠にかけて病巣を認める症例

図2 脳卒中後疼痛症例のCTスキャン

されている。

脳卒中後疼痛発生のメカニズム

　興奮性アミノ酸受容体である N-methyl-D-aspartate (NMDA) 受容体の選択的拮抗薬としての作用を有するケタミン, ならびに興奮性アミノ酸のシナプス伝達を抑制するバルビタール薬の脳卒中後疼痛に対する効果が確認されている[7)8)]。しかし, われわれが施行した120症例の脳卒中後疼痛に対するケタミンテストの結果では, 55症例がケタ

ミン陽性で65症例がケタミン陰性と判定された。しかし，自発痛が抑制されないと評価された症例の中でも，身体各部位の評価を行うと8症例ではアロディニアが著しく抑制されていた。これらの結果を総合すると，ケタミンは約50％の脳卒中後疼痛に有効であることが確認された[9]。幻肢痛など末梢神経の損傷後に出現する神経障害性疼痛症例では，ほとんど全症例がケタミン陽性であった結果と明らかに異なり，脳卒中後疼痛発生のメカニズムの複雑さを意味しているものと考えられる。

脳卒中後疼痛の薬理学的評価の目的

　治療が困難なことの多い脳卒中後疼痛症例の治療方針を決定するためには，薬理学的評価が有効である。われわれは，視覚的評価尺度（visual analogue scale：VAS）で痛みの評価を行いつつ，薬物投与によるVASの変化を比較している。この評価法の特徴は，プラセボ投与から始め，少量ずつ段階的に薬物を投与するので，少量から連続的に多量投与までの効果を確認できることである。患者の訴える疼痛がどのような薬物にどの程度の投与量でどの程度反応するか，またはまったく反応しないかを明らかにすることができる。

　一般的には，モルヒネテストは侵害受容性疼痛に有効であるが，神経障害性疼痛には無効のことが多い。また，チアミラールテストやケタミンテストは神経障害性疼痛で有効な症例が多く，侵害受容性疼痛では無効なことが多い。視床痛の症例では，前述のように各テストで除痛効果を認めない症例が数多く存在し，極端な症例ではチアミラールテストによって入眠する直前までVASが低下しない症例も120症例中17％存在した。このように，入眠する直前までVASが低下しない症例は，各種の治療に対して抵抗性であるので，侵襲を伴う外科的な治療法の適応から除くことができる。一方，ケタミンが有効な患者においては，ケタミン点滴療法を用いることも可能であり，治療法の決定のみならず，治療そのものに利用することができるメリットがある[10]。

脳卒中後疼痛に対する薬理学的評価の方法

　モルヒネテストは，5分間隔で塩酸モルヒネを3 mg，合計15 mgまで静脈内投与し，その後ナロキソン0.2 mgを2回投与している。チアミラールテストは，同様に50 mgのチアミラール（現在はチオペンタール）を，5分間隔で合計250 mgまで静脈内投与している[8]。また，途中で入眠した場合は，その時点で中止する。ケタミンテストは，ケタミン5 mgを5分間隔で合計25 mg投与する。いずれのテストもプラセボとして，薬物投与に先行して2回の生理食塩液投与を行う。また，薬物投与前と比較して，VASが40％以上減少したものを陽性，40％以下のものを陰性としている（図3）。

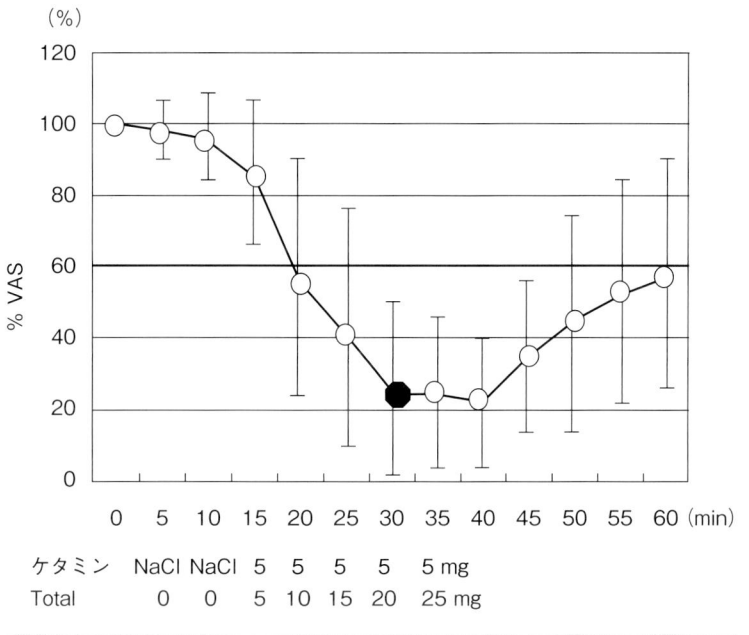

図3 ケタミンテスト

ケタミンテスト陽性の55症例について，ケタミン投与による視覚的評価尺度（VAS）の変化を平均したものである。ケタミン20 mgの投与によってVASが平均で75%以上減少する。

(Yamamoto T, Katayama Y, Obuchi T, et al. Drug challenge test and drip infusion of ketamine for post-stroke pain. Pain Res 2009 ; 24 : 191-9 より引用)

まとめ

　多彩な薬理学的背景を有する脳卒中後疼痛に対しては，各種の方法を組み合わせた治療が必要となることが多い。難治性の疼痛が多い脳卒中後疼痛の治療については，抗うつ薬，抗不安薬，抗てんかん薬の投与に加えて，大脳皮質運動野刺激，dual leadを用いた脊髄刺激，ケタミンの点滴投与などの治療を併用する必要のある症例も少なくない[9)10)]。しかし，これまで難治性疼痛の代表と考えられてきた脳卒中後疼痛であっても，これらの治療を組み合わせることによって，満足できる除痛効果が得られるようになった。脳卒中後疼痛の原因病巣についてのDejerineとRoussyの最初の報告以来，すでに100年以上が経過しており，脳卒中後疼痛の治療体系の確立を望みたい。

■参考文献

1) Dejerine J, Roussy G. Le syndrome thalamique. Rev Neurol 1906 ; 14 : 521-32.
2) Hansson P. Post-stroke pain case study : Clinical characteristics, therapeuric options and long-term follow-up. Eur J Neurol 2004 ; 11 (S1) : 22-30.
3) Andersen G, Vestergaard K, Ingeman-Nielsen M, et al. Incidence of central post-stroke pain. Pain 1995 ; 61 : 187-93.

4) Widar M, Samuelon L, Karlsson TS, et al. Long term pain condition after stroke. J Rehab Med 2002 ; 34 : 165-70.
5) Kumar B, Kalita J, Kumar G, et al. Central post-stroke pain : A review of pathophysiology and treatment. Anesth Analg 2009 ; 108 : 1645-57.
6) Nasreddine ZS, Saver JL. Pain after thalamic stroke : Right diencephalic predominance and clinical features in 180 patients. Neurology 1997 ; 48 : 1196-99.
7) Yamamoto T, Katayama Y, Tsubokawa T, et al. Usefulness of the morphine/thiamylal test for the treatment of deafferentation pain. Pain Res 1991 ; 6 : 143-6.
8) Yamamoto T, Katayama Y, Hirayama T, et al. Pharmacological classification of central post-stroke pain : Comparison with the results of chronic motor cortex stimulation therapy. Pain 1997 ; 72 : 5-12.
9) Yamamoto T, Katayama Y, Obuchi T, et al. Drug challenge test and drip infusion of ketamine for post-stroke pain. Pain Res 2009 ; 24 : 191-9.
10) 山本隆充, 大渕敏樹, 加納利和ほか. 神経障害性疼痛に対する Dual-lead を用いた脊髄刺激療法と low-dose ketamine 点滴療法の併用効果. Pain Res 2009 ; 24 : 9-15.

〔山本　隆充, 片山　容一〕

IV. 神経障害性疼痛の症候と診断

2 神経障害性疼痛の周辺疼痛

A 複合性局所疼痛症候群

はじめに

　複合性局所疼痛症候群（complex regional pain syndrome：CRPS）と呼ばれる病態は罹患期間や経過によって多彩で，これまで診断そのものや治療法に混乱が見られた。個別の症例に応じた集学的な治療が必要とされるゆえんであるが，診断基準の変遷，さまざまな対処法を学ぶと，ひとくくりにできない理由が分かるであろう。本項では神経障害性疼痛の中でのCRPSの位置づけ，判定指標，小児のCRPS，バイオマーカーとの関連，科学的根拠のある治療法を紹介する。

神経障害性疼痛の中での位置づけ

　神経障害性疼痛は，従来 "pain initiated or caused by a primary lesion or dysfunction in the nervous system" と定義され，この指標により神経障害性疼痛とほかの疼痛性疾患との区別が容易となった。しかし，特異度の低さや解剖学的原因部位の精度問題より "pain arising as a direct consequence of a lesion or disease affecting the somatosensory system" と再定義[1]された。この基準では，CRPSタイプⅡのみが神経障害性疼痛に分類されるが，本項ではタイプⅠも含めたCRPS一般について述べる。

CRPS 判定指標

　1994年に，International Association for the Study of Pain（IASP，国際疼痛学会）よりCRPS診断基準が発表されたが，感度は高いが特異度が低いという問題点があった。症候を疫学的に検証し診断基準を改善する努力が行われてきたが，4つの特徴的な症候，すなわち疼痛・知覚異常，血管運動機能，浮腫・発汗異常，運動障害・萎縮について，それぞれ自・他覚的所見に基づいて評価を行うことで特異度が増す，という研究

成果が得られている[2]。診断の特異度を上げ，細分類を設けることで客観性の高い研究が可能となり，治療指針の決定や予後予測にも役立つことが予想される。また，近年，①CRPSに関する訴訟事例が増加し取り扱いに関して混乱が見られる点，すなわち鑑定者により判定に差異が見られ十分な補償が得られない場合や，逆に詐病患者に多額の賠償金が支払われている場合があったり，②早期から初診医が正確な診断をし，疼痛治療専門施設に紹介できるように，精度の高い診断基準と治療指針の作成が社会的にも求められるようになるといった点が議論されるようになってきた。本邦でも，新たな疫学的臨床データに基づき，厚生労働省CRPS研究班が中心となり，臨床用と研究用の2つのCRPS判定指標が多施設研究によって作成された[3]。本邦での研究では，タイプⅡ症例が少なかったために，CRPSタイプⅠとタイプⅡ症例を分けずに症候・徴候の統計解析を行った[4]。米国での研究[2]では，神経損傷の有無（タイプⅠとタイプⅡ）によって症状・徴候に差は見られず，米国版診断基準では神経損傷の有無での区別はない[5]。すなわち，CRPSであるか否かを弁別する場面では，神経損傷の有無を考慮する必要はないといえる。CRPS判定を行う際には，自覚症状と他覚症状に分けて萎縮性変化（皮膚・爪・毛），関節可動域制限，感覚障害，発汗異常，浮腫症候を判定し，臨床用判定指標では自・他覚症状ともに2項目以上，研究用判定指標では自・他覚症状ともに3項目以上をもってCRPSと判定する。また，但し書きとして"CRPSと分類することを妥当と判断した患者群と，四肢の痛みを有するCRPS以外の患者とを弁別する指標である""治療方針の決定，専門施設への紹介判断などに使用されることを目的として作成した"と謳われており，"外傷歴がある患者の遷延する症状がCRPSによるものであるかを判断する状況（補償や訴訟など）で使用するべきではない。また，重症度・後遺障害の判定指標ではない"という項目をよく理解して運用することが必要である（表1）。

小児のCRPS

小児のCRPS症状は，成人のCRPSと比較していくつかの異なる特徴があるために早期に見過ごされることもある。すなわち，①思春期前の女児に多い（年齢中央値13歳，男女比1:5〜6），②下肢に多い（上肢:下肢＝1:3），③外傷の既往があっても軽度以下の症例が多い，④罹患部位の皮膚に冷感を感じる症例が多い，⑤皮膚や爪の萎縮性変化・発汗異常などの自律神経症状が少ない，⑥運動療法などの保存的治療によく反応するが，再発症例がある，⑦罹患児の両親の不仲，学校生活上の問題，幼少期の性的虐待などの心理社会的背景に問題があることが多い[6]，などが知られている。

治療は成人CRPS治療法に準じて行うが，成人と比べて萎縮性変化や自律神経症状が軽度な症例が多いため，交感神経ブロックや脊髄電気刺激療法などの侵襲的な治療法よりは投薬治療や運動療法などの保存的治療が優先される。学童期児童が多いことより，眠気や倦怠感といった副作用の生じる可能性のある抗うつ薬や抗痙攣薬を処方する際には少量から始めるといった注意が必要である。発症に心理的因子の関与も考えられるため，認知行動療法やリラクゼーションといった心理療法も併用される[6]。長期予後につ

表1 CRPS判定指標

《臨床用》

病気のいずれかの時期に，以下の自覚症状のうち2項目以上該当すること．
ただし，それぞれの項目内のいずれかの症状を満たせばよい．
1. 皮膚・爪・毛のうちいずれかに萎縮性変化
2. 関節可動域制限
3. 持続性ないしは不釣り合いな痛み，しびれたような針で刺すような痛み（患者が自発的に述べる），知覚過敏
4. 発汗の亢進ないしは低下
5. 浮腫

診察時において，以下の他覚所見の項目を2項目以上該当すること．
1. 皮膚・爪・毛のうちいずれかに萎縮性変化
2. 関節可動域制限
3. アロディニア（触刺激ないしは熱刺激による）ないしは痛覚過敏（ピンプリック）
4. 発汗の亢進ないしは低下
5. 浮腫

《研究用》

病気のいずれかの時期に，以下の自覚症状のうち3項目以上該当すること．
ただし，それぞれの項目内のいずれかの症状を満たせばよい．
1. 皮膚・爪・毛のうちいずれかに萎縮性変化
2. 関節可動域制限
3. 持続性ないしは不釣り合いな痛み，しびれたような針で刺すような痛み（患者が自発的に述べる），知覚過敏
4. 発汗の亢進ないしは低下
5. 浮腫

診察時において，以下の他覚所見の項目を3項目以上該当すること．
1. 皮膚・爪・毛のうちいずれかに萎縮性変化
2. 関節可動域制限
3. アロディニア（触刺激ないしは熱刺激による）ないしは痛覚過敏（ピンプリック）
4. 発汗の亢進ないしは低下
5. 浮腫

但し書き1：1994年のIASP（国際疼痛学会）のCRPS診断基準を満たし，複数の専門医がCRPSと分類することを妥当と判断した患者群と四肢の痛みを有するCRPS以外の患者とを弁別する指標である．臨床用判定指標を用いることにより感度82.6％，特異度78.8％で判定でき，研究用判定指標により感度59％，特異度91.8％で判定できる．

但し書き2：臨床用判定指標は，治療方針の決定，専門施設への紹介判断などに使用されることを目的として作成した．治療法の有効性の評価など，均一な患者群を対象とすることが望まれる場合には，研究用判定指標を採用されたい．

外傷歴がある患者の遷延する症状がCRPSによるものであるかを判断する状況（補償や訴訟など）で使用するべきではない．また，重症度・後遺障害の有無の判定指標ではない．

（眞下 節編．厚生労働科学研究 こころの健康科学研究成果報告書．東京：厚生労働省；2008より引用）

いては成人CRPSと同様とされているが，再発率（28〜33％）が比較的高いことも知られている[7]．新たな外傷の発生を予防すること，痛み症状への不安や恐怖による罹患肢の不動化が症状を悪化させることがあるので，過剰な回避行動を避けること，リハビリテーションを継続すること，といった疼痛教育を両親とともに行うことが大切である（表2，表3）．

表2 成人と小児のCRPS

		成人（%）	小児（%）	P値
性別	女性	74.9	85.9	0.03
	男性	25.1	14.1	
	年齢中央値	43.8	13	<0.001
上肢/下肢	上肢	60.8	23.3	<0.001
	下肢	39.2	72.6	
	上肢と下肢	0	4.1	
外傷の既往	なし	10.6	8.3	<0.001
	軽度	32.2	62.5	
	重度	57.2	29.2	

(Tan EC, Zijlstra B, Essink ML, et al. Complex regional pain syndrome type Ⅰ in children. Acta Paediatr 2008；97：875-9 より一部改変引用)

表3 成人と小児のCRPS症状と徴候

		成人（%）	小児（%）	95% CI for difference	P値
炎症性	疼痛	99.9	97.4	0.5〜8.8	<0.01
	皮膚色	93.3	82.1	4.1〜21.3	<0.01
	浮腫	77.5	39.7	26.3〜48.2	<0.01
皮膚温	冷感	44.9	71.8	−36.2〜15.6	<0.01
神経性	感覚鈍麻	75.4	46.2	17.9〜40.2	<0.01
	痛覚過敏	80.8	52.6	17.1〜39.4	<0.01
	振戦	43.6	22.1	10.6〜30.1	<0.01
萎縮	皮膚	40.2	7.8	23.6〜37.7	<0.01
	爪	26.1	11.7	4.9〜20.7	<0.01
	皮下組織	25.9	6.5	11.1〜24.3	<0.01
自律神経症状	発汗異常	42.3	23.4	7.9〜27.7	<0.01

(Tan EC, Zijlstra B, Essink ML, et al. Complex regional pain syndrome type Ⅰ in children. Acta Paediatr 2008；97：875-9 より一部改変引用)

バイオマーカーとCRPS

　疼痛，機能障害，浮腫や皮膚色調変化といった自律神経症状などのさまざまな症状を呈するCRPSの発症メカニズムには，末梢・中枢神経系の機能異常，近年では免疫系の関与も示唆されている。しかしながら，発症を説明できる単一の病態生理は明らかと

はなっていない。同じ傷害を受けても，一部の患者のみに CRPS が発症することより，遺伝子をはじめとする CRPS 素因の探索がなされてきた。病気と関連する遺伝子，すなわち疾患関連遺伝子としては，強直性脊椎炎と HLA-B27，ベーチェット病と HLA-B51 の関与がよく知られている。同様に CRPS 患者でも HLA を検索したところ，対照群と比べて，CRPS 患者で特定の HLA の保有率が高いと報告[8]されている。また，遺伝的素因に加え先行感染[9]の関与や自律神経系に対する自己抗体価が高い[10]といったことも知られている。具体的な意義に関しての詳細は明らかとなっていないが，素因に加え外傷などをきっかけとした免疫学的変化が病態に関与している可能性がある。今後研究が進むにつれ，ある種の CRPS 患者では特定のバイオマーカーを測定することで，重症度や発症予測に役立つ可能性がある。

CRPS 治療

　厚生労働省 CRPS 研究班（研究年度：2006-2008 年）では，科学的根拠のある治療・予防法を検索するために先行研究[11]にならい，文献のシステマティックレビューを行った[12]。群の割り付け，盲検化の方法，被験者数，適正なアウトカム指標の選択などの論文の質を判定する 15 項目について，おのおのの評価を行った。複数の検索語を組み合わせ，Medline 検索を行ったところ，先行研究で採用された文献に加え，新しく抽出された文献の合計 107 文献を対象とした。得られた文献が適切かどうかは，2 名の研究者で内容を精査し取捨選択を行った。除外文献は 16 件（内訳は，独語 1 件，仏語 1 件，重複 1 件，CRPS 以外の患者および複合型 5 件，治療効果検証ではない基礎医学論文・症例報告 5 件，治療効果検証ではない医療経済系論文 2 件，サンプルが 2 患者のみの論文 1 件）で合計 91 文献をレビュー対象とした。システマティックレビュー結果を表 4 に示す。

　残念ながら，今回のシステマティックレビューでは，高いエビデンスを有する治療薬は見出すことができなかった。また，われわれが臨床的に使用している抗うつ薬や抗痙攣薬などの効果を検討した無作為化臨床試験（RCT）文献報告も少なかった。

　神経障害性疼痛疾患治療薬としての抗うつ薬・抗痙攣薬エビデンス[13]は確立しているが，CRPS を対象とした研究では均質な患者群での研究が難しいこと，各文献での治療方法やアウトカム指標が異なることなどの問題点があるために，結論を導くことが難しかったと思われる。

おわりに

　エビデンスレベルの高い治療薬は見出せなかったが，上記で指摘したような研究デザインの質の問題が改善された文献報告が増えれば，エビデンスレベルも上がると思われる。したがって，現状では患者の病態に応じて副作用などを考慮しながら，薬物療法に加え交感神経ブロックや局所静脈内ブロックなどの神経ブロック療法，脊髄刺激療法を

2. 神経障害性疼痛の周辺疼痛

表4　システマティックレビュー結果

治療文献91件：91件のうちRCTは47件，double blindは35件，cross-overは14件。3つの要件を満たすものは12件。

文献内容	件数	所見・備考
□グアネチジン	11件	歴史的治療法であり，初期の治療実験では効果が期待されたが，その後のRCTでは効果を否定されている。
□脊髄電気刺激	10件	脊髄電気刺激療法・脊髄電気刺激装置の植え込みは，交感神経遮断と組み合わせたり，患者をうまく選定したりと工夫すれば，有効な治療法となりそうである。
（＋理学療法）	4件	
（＋交感神経遮断）	1件	
□胸腔鏡下交感神経節切除術	4件	比較的新しい治療法で，RCTはまだないが，既存の研究はほぼすべてCRPSの治療に対して有効であると結論。
□メチルプレドニゾロン	4件	急性期のRSDにステロイド静注は有効である可能性があるが，メチルプレドニゾロンは最新のRCTで効果を否定されている。
（＋リドカイン）	2件	内容はそれぞれ異なるが理学療法の効果検証。慢性的なRSDに対しては効果が低そうだが，RCTがないためエビデンスが弱い。費用対効果では，理学療法が作業療法に優っているという。
（＋理学療法）	1件	
（＋リドカインと理学療法）	1件	
□理学療法	4件	
（＋作業療法）	1件	研究デザインの優れた研究がまだなく，小規模研究のみだが，有効性が期待できる。
□鍼灸	3件	
□クロニジン	3件	効果が期待できるがRCTの研究がまだ少ない。鎮痛効果があるが，クロニジンの投与量と鎮痛効果には関連がない。硬膜外投与の場合，留置カテーテルの副作用が大きい。
□パミドロン酸 静注（60 mg）	3件	最新のRCTで，静注1回でも効果ありとされている。有望な治療法の一つ。
□DM30（ジメチルスルホキシド）クリーム	3件	RCTで，特に急性期のRSDの治療効果ありとされている。
□塩酸モルヒネ	3件	腕神経叢への低用量のモルヒネ持続注入は痛み・握力とも改善する傾向にある。モルヒネ単独の治療法によるRCTがまだない。
□カルシトニン	4件	カルシトニン（経鼻スプレー，筋注）の単独での効果は期待が薄い。理学療法との組み合わせでは，RSDの痛みを有意に改善。
□フェノキシベンザミン	3件	急性期のカウザルギーには有効である可能性も高いが，RCTの結果がないため，エビデンスが弱い。
（＋リドカイン）	1件	RCTで効果検証されているが，実験デザインなどに問題があり，治療効果についてまとめるのが困難。
リドカイン（単独）	3件	

（次頁へ続く）

表4 （続き）

文献内容	件数	所見・備考
□アレンドロン酸静注（7.5 mg）	2件	最近のRCTでの，効果ありとされており，有望な治療法の一つ。
□プレドニゾロン	3件	有効であるかもしれないが，研究デザインなどに問題があり，治療効果についてまとめるのが困難。
□ケタンセリン	2件	最近10年の研究はないが，RCTでRSD治療に有効であるとされている。
□末梢神経ブロック	2件	1件は小児対象，1件はカプサイシンクリーム塗布前の処置であり，症例数が少なく治療効果についてまとめるのが困難。
□星状神経節ブロック	2件	2件ともRCTでなく，症例数も少ないので，治療効果についてまとめるのが困難。
□motor imagery program	3件	RCT，cross-overの実験でも，痛みの減少に有効との結果。
□交感神経遮断	1件	交感神経遮断は一時的な痛みの除去に効果あり，またその効果があった場合，永久的な痛みの除去にも有効との結果。
□その他	1件ずつ	・ガバペンチン ・ケタミン ・ドロペリドール（副作用により実験中止） ・高圧酸素療法 ・星状神経節への赤色-近赤外光照射 ・motor threshold（MT）の110％の磁場（10 Hzを経頭蓋的照射） ・気功 ・GV196771（グリセリン結合部位遮断薬），など
予防文献（ビタミンC注射500 mg/day，上肢の運動抑制プロトコル，グアネチジン20 mg投与）	4件	・ビタミンCの内服はRSDの予防に効果がある。 ・グアネチジンはRSDの予防にも無効，など

適宜組み合わせて提供していくことが必要である。また，四肢機能の改善を主眼に置いた理学療法を組み合わせることや心理社会的背景を考慮し治療へのポジティブな動機づけを行うこと[14]が大切である。早期より患者の症状を多元的にとらえ，治療方針の決定，治療効果の判定という3段階の計画を立てるべきである。そのためには，医療チームで治療方針，治療目標を共有し，できるだけ早い段階で患者が症状をセルフコントロールできる状態へと導くことが成功への近道である。

■参考文献

1) Treede RD, Jensen TS, Campbell N, et al. Neuropathic pain: Redefinition and a grading

system for clinical and research purposes. Neurology 2008 ; 70 : 1630-5.
2) Bruehl S, Harden RN, Galer BS, et al. Complex regional pain syndrome : Are there distinct subtypes and sequential stages of the syndrome? Pain 2002 ; 95 : 119-24.
3) 柴田政彦, 住谷昌彦, 眞下 節. 神経障害性疼痛CRPS. Clin Neurosci 2009 ; 27 : 528-9.
4) 住谷昌彦, 柴田政彦, 眞下 節ほか. CRPSの診断と治療. Anesthesia 21 Century 2008 ; 10 : 13-8.
5) Bruehl S, Harden RN, Galer BS, et al. External validation of IASP diagnostic criteria for complex regional pain syndrome and proposed research diagnostic criteria. Pain 1998 ; 81 : 147-54.
6) Wilder RT. Management of pediatric patients with complex regional pain syndrome. Clin J Pain 2006 ; 22 : 443-8.
7) Tan EC, Zijlstra B, Essink ML, et al. Complex regional pain syndrome type Ⅰ in children. Acta Paediatr 2008 ; 97 : 875-9.
8) Kemler MA, van de Vusse AC, van den Berg-Loonen EM, et al. HLA-DQ1 associated with reflex sympathetic dystrophy. Neurology 1999 ; 53 : 1350-1.
9) Goebel A, Vogel H, Caneris O, et al. Immune responses to Campylobacter and serum autoantibodies in patients with complex regional pain syndrome. J Neuroimmunol 2005 ; 162 : 184-9.
10) Kohr D, Tschernatsch M, Schmitz K, et al. Autoantibodies in complex regional pain syndrome bind to a differentiation-dependent neuronal surface autoantigen. Pain 2009 ; 143 : 246-51.
11) Forouzanfar T, Köke AJ, van Kleef M, et al. Treatment of complex regional pain syndrome Ⅰ. Eur J Pain 2002 ; 6 : 105-22.
12) 眞下 節編. 厚生労働科学研究 こころの健康科学研究成果報告書. 東京 : 厚生労働省 ; 2008.
13) Finnerup NB, Otto M, Mcquay HJ, et al. Algorithm for neuropathic pain treatment : An evidence based proposal. Pain 2005 ; 118 : 289-315.
14) Stanton-Hicks MD, Burton AW, Bruehl SP. et al. An updated interdisciplinary clinical pathway for CRPS : Report of an external panel. Pain Practice 2002 ; 2 : 1-16.

〈阪上　学〉

IV. 神経障害性疼痛の症候と診断

2 神経障害性疼痛の周辺疼痛

B 非定型顔面痛

はじめに

　非定型顔面痛は，1920年代に提唱された多種多様な顔面の疼痛を総称した病態であり[1]，単一の病因によるものではない。"非定型顔面痛"は，顔面，歯または歯肉の手術または損傷に続発する場合があり，感染性または外傷性の原因である可能性も示唆される。そこで，疾患の詳細が判明するまでは，"持続性特発性顔面痛"のほうが無難で望ましいとの見地から，国際頭痛分類第2版（International Classification of Headache Disorders, 2nd edition：ICHD-Ⅱ)[2] では "非定型顔面痛（atypical facial pain)" は，"持続性特発性顔面痛（persistent idiopathic facial pain)" と命名されている。ICHD-Ⅱでは，"第3部：頭部神経痛，中枢性・二次性顔面痛およびその他の頭痛" の中の "13. 頭部神経痛および中枢性顔面痛" に分類され，有痛性感覚脱出症，中枢性卒中後痛，多発硬化症による顔面痛，口腔内灼熱症候群とともに中枢性顔面痛に含まれる（表1）。

定義・症状

　持続性特発性顔面痛は，頭部神経痛の特徴を有さず，かつその他の疾患によらない持続性の顔面痛である。歯または抜歯後の歯槽の持続痛で，確認できる歯科的原因が存在しない場合には "非定型歯痛（atypical odontalgia)" とも分類される。痛みは顔面片側性であり，局在がはっきりとしない。痛みの性状は持続的な深部痛であり，うずくような，引っ張られるような，ズキズキするような痛みとして表現される。短時間の突出痛はなく，毎日，終日持続する痛みである。三叉神経痛などの，頭部神経痛で認められる痛みを誘発するトリガーポイントは存在しない。また，頭痛，頸部・背部痛，皮膚炎，瘙痒症，過敏性腸症候群，不正子宮出血を合併していることが多い。

表1 ICHD-Ⅱによる頭部神経痛および中枢性顔面痛の分類

13.1　三叉神経痛	13.12　器質的病変による脳神経・上部頸部根の圧迫,刺激または捻転に起因する持続痛
13.1.1　典型的三叉神経痛	
13.1.2　症候性三叉神経痛	13.13　視神経炎
13.2　舌咽神経痛	13.14　眼球糖尿病性神経障害
13.2.1　典型的舌咽神経痛	13.15　帯状疱疹による頭痛または顔面痛
13.2.2　症候性舌咽神経痛	13.15.1　急性帯状疱疹による頭痛または顔面痛
13.3　中間神経痛	
13.4　上喉頭神経痛	13.15.2　帯状疱疹後神経痛
13.5　鼻毛様体神経痛	13.16　トロサ・ハント症候群
13.6　眼窩上神経痛	13.17　眼筋麻痺性片頭痛
13.7　その他の終末枝の神経痛	13.18　中枢性顔面痛
13.8　後頭神経痛	13.18.1　有痛性感覚脱出症
13.9　頸・舌症候群	13.18.2　中枢性卒中後痛
13.10　外的圧迫による頭痛	13.18.3　多発性硬化症による顔面痛
13.11　寒冷刺激による頭痛	13.18.4　持続性特発性顔面痛
13.11.1　外的寒冷刺激による頭痛	13.18.5　口腔内灼熱症候群
13.11.2　冷たいものの摂取または冷気吸息による頭痛	13.19　その他の頭部神経痛またはその他の中枢性顔面痛

(Headache Classification Subcommittee of the International Headache Society. The international classification of headache disorders. 2nd edition. Cephalalgia 2004 ; 24 Suppl : 1 より引用)

原　因

　大部分は,はっきりとした原因を同定できず,その明らかな病態機序も不明である。非定型歯痛を含む持続性特発性顔面痛の機序に関する研究が,いくつか行われている。非定型歯痛患者を対象にした研究では,①疼痛部位への局所麻酔薬の局所投与により自発痛が完全に鎮痛されないこと[3],②外科的な三叉神経切断によっても完全に鎮痛されないこと[4],また,③疼痛部位にカプサイシン局所投与することにより惹起された疼痛は,フェンタニル全身投与により軽減するが,非定型歯痛(自発痛)自体はフェンタニル全身投与によって軽減しない[5]ことが明らかとなっている。また,血管による三叉神経圧迫についても画像上明らかではないことがほとんどである[6,7]。したがって,非定型歯痛の形成には痛覚伝達の末梢機序よりも,むしろ中枢レベルでの機能異常が重要であることが示唆されている。中枢レベルでの機能異常がいくつか指摘されている。持続性特発性顔面痛患者では瞬目反射に"慣れ"が生じず,脳幹レベルでの機能変調(興奮性の増大)が示唆されている[8]。また,ポジトロン断層撮影を用いた研究では,持続性

特発性顔面痛患者と健常者とでは痛み刺激に対する前部帯状皮質と前頭前野の反応性が異なること[9]や，持続性特発性顔面痛患者での黒質-線条体のドパミン神経系の機能変調[10]などが指摘されている。これらより，持続性特発性顔面痛の一因として脳における痛覚情報の統合・処理の異常が示唆される。一方で，持続性特発性顔面痛患者では健常者と比べ，疼痛部位の知覚検査，一次体性感覚野の顔部位再現地図は変化がないことから，痛覚情報処理の変調や一次体性感覚野の再構築は関与しないことも報告[11]されている。

心理社会的要因の存在も，一般的な特徴ではある。持続性特発性顔面痛患者の 16％ に情動障害，15％に身体表現性障害，6％に精神障害が認められることが報告[12]されている。ほかの慢性痛と同様に，精神・心因的要因が結果なのか原因なのか，その判別は難しいが，強い関連があるものと考えられる。また，成人女性に多いことから女性ホルモンとの関連や，更年期障害を伴う骨粗しょう症との関連も指摘されている[13]。耳または側頭周辺の顔面痛では，後に発見される同側の肺癌の迷走神経浸潤による関連痛が先行している可能性もある[2]。

診　断

2004 年に作成された ICHD-Ⅱ での診断基準を表 2 に示す。ICHD-Ⅱ による顔面痛の分類を評価した研究では，顔面痛を訴える症例の 29％ が分類不能であったことを報告しており，診断基準の改良も試みられている（表 3）[14]。持続性特発性顔面痛は，診断基準とともに三叉神経痛，片頭痛，緊張性頭痛，群発頭痛，トロサ・ハント症候群など，ほかの疾患を除外することによって診断される。

治　療

持続性特発性顔面痛の機序が不明なため，確立された標準的な治療法はない。薬物療法，精神・心理学的治療法および神経ブロック・外科的治療法が試みられる。

表 2　ICHD-Ⅱ による持続性特発性顔面痛の診断基準

A. 連日性かつほぼ終日にわたり持続する顔面痛で，B および C を満たす
B. 痛みは発現時には顔面片側の狭い範囲に限られ，かつ局在性の乏しい深部痛である
C. 痛みは感覚消失などの身体徴候を伴わない
D. 顔面・顎 X 線検査を含む精査により問題となる異常所見は得られない

＊：発症時の痛みは鼻唇溝または頰に生じるのが一般的であるが，上顎または下顎-顔面頸部の広い範囲までに広がる場合もある。

(Headache Classification Subcommittee of the International Headache Society. The international classification of headache disorders. 2nd edition. Cephalalgia 2004；24 Suppl：1 より引用)

表3　Zebenholzer らによる改訂診断基準

A. 少なくとも1カ月間，連日性かつほぼ終日にわたり持続する顔面痛
B. 以下の5項目のうち少なくとも4項目に合致する
　1. 痛みは発現時には顔面片側の狭い範囲に限られる
　2. 局在性の乏しい深部痛である
　3. 痛みの強さは中等−高度であるが，耐えられないほどではない
　4. 発作的な痛みは起きない
　5. 痛みは日常動作よって引き起こされることはなく，また，痛みを誘発するトリガーポイントはない
C. 以下の2項目に合致する
　1. 自律神経症状はない
　2. 感覚消失やその他の身体徴候を伴わない。しかし，感覚異常は伴うことがある
D. 顔面・顎X線検査を含む精査により問題となる異常所見は得られない

(Zebenholzer K, Wöber C, Vigl M, et al. Facial pain and the second edition of the international classification of headache disorders. Headache 2006；46：259-63 より引用)

1 薬物療法

　抗うつ薬，片頭痛薬，カルシトニン，抗てんかん薬などが有効な場合がある。抗うつ薬は，うつ症状が認められない症例でも試みるべき薬物である。抗うつ薬として，三環系抗うつ薬，選択的セロトニン再取り込み阻害薬（SSRI）およびノルアドレナリン・セロトニン再取り込み阻害薬（SNRI）が用いられるが，二重盲検試験ではSNRI（ベンラファキシン）に効果は認められていない[15]。第一選択としては，三環系抗うつ薬であるアミトリプチリンを用いる[16]。アミトリプチリンは，10-25 mg 就寝前1回投与から開始し，漸増する。
　カルシトニンおよび片頭痛薬であるスマトリプタンについても，二重盲検試験が行われているが，鎮痛効果は示されていない[17)18]。

2 神経ブロック・手術療法

　外科的三叉神経路切断によって疼痛緩和が得られることがあるが，十分な長期予後の検討は行われていない[4]。一般的に，神経ブロック・手術療法は突出痛のある顔面痛に適応となるが，持続性特発性顔面痛に対する神経ブロック・手術療法は疼痛緩和よりも痛みを悪化させるリスクが高く，禁忌と考えられる[19]。

3 精神・心理学的治療法

　持続性特発性顔面痛には，心因的な要素が強く影響していると考えられるため，精神科的な治療，ケアも非常に大切である。一般的な精神・心理学的治療法として，認知・行動療法，自立訓練法，リラクゼーション療法，催眠療法などがある。持続性特発性顔面痛に対して催眠療法とリラクゼーション療法を比較した研究では，催眠療法により疼痛の軽減，鎮痛薬消費量の低下および疼痛領域の減少が認められている[20]。薬物療法とともに，精神・心理学的治療法も積極的に併用するべきと考えられる。

■参考文献

1) Frazier C, Russell E. Neuralgia of the face : An analysis of 754 cases with relation to pain and other sensory phenomena before and after operation. Arch Neurol Psychiatry 1924 ; 11 : 557-63.
2) Headache Classification Subcommittee of the International Headache Society. The international classification of headache disorders. 2nd edition. Cephalalgia 2004 ; 24 Suppl : 1.
3) List T, Leijon G, Helkimo M, et al. Effect of local anesthesia on atypical odontalgia—A randomized controlled trial. Pain 2006 ; 122 : 306-14.
4) Kanpolat Y, Savas A, Ugur HC, et al. The trigeminal tract and nucleus procedures in treatment of atypical facial pain. Surg Neurol 2005 ; 64 S2 : 96-101.
5) Baad-Hansen L, Juhl GI, Jensen TS, et al. Differential effect of intravenous S-ketamine and fentanyl on atypical odontalgia and capsaicin-evoked pain. Pain 2007 ; 129 : 46-54.
6) Kuncz A, Vörös E, Barzó P, et al. Comparison of clinical symptoms and magnetic resonance angiographic (MRA) results in patients with trigeminal neuralgia and persistent idiopathic facial pain. Medium-term outcome after microvascular decompression of cases with positive MRA findings. Cephalalgia 2005 ; 26 : 266-76.
7) Lang E, Naraghi R, Tanrikulu L, et al. Neurovascular relationship at the trigeminal root entry zone in persistent idiopathic facial pain : Findings from MRI 3D visualisation. J Neurol Neurosurg Psychiatry 2005 ; 76 : 1506-9.
8) Forssell H, Tenovuo O, Silvoniemi P, et al. Differences and similarities between atypical facial pain and trigeminal neuropathic pain. Neurology 2007 ; 69 : 1451-9.
9) Derbyshire SW, Jones AK, Devani P, et al. Cerebral responses to pain in patients with atypical facial pain measured by positron emission tomography. J Neurol Neurosurg Psychiatry 1994 ; 57 : 1166-72.
10) Hagelberg N, Forssell H, Aalto S, et al. Altered dopamine D2 receptor binding in atypical facial pain. Pain 2003 ; 106 : 43-8.
11) Lang E, Kaltenhäuser M, Seidler S, et al. Persistent idiopathic facial pain exists independent of somatosensory input from the painful region : Findings from quantitative sensory functions and somatotopy of the primary somatosensory cortex. Pain 2005 ; 118 : 80-91.
12) Remick RA, Blasberg B. Psychiatric aspects of atypical facial pain. J Can Dent Assoc 1985 ; 51 : 913-6.
13) Agostoni E, Frigerio R, Santoro P. Atypical facial pain : Clinical considerations and differential diagnosis. Neurol Sci 2005 ; 26 : S71-4.
14) Zebenholzer K, Wöber C, Vigl M, et al. Facial pain and the second edition of the international classification of headache disorders. Headache 2006 ; 46 : 259-63.

15) Forssell H, Tasmuth T, Tenovuo O, et al. Venlafaxine in the treatment of atypical facial pain : A randomized controlled trial. J Orofac Pain 2004 ; 18 : 131-7.
16) Sharav Y, Singer E, Schmidt E, et al. The analgesic effect of amitriptyline on chronic facial pain. Pain 1897 ; 31 : 199-209.
17) Schwartz G, Galonski M, Gordon A, et al. Effects of salmon calcitonin on patients with atypical (idiopathic) facial pain : A randomized controlled trial. J Orofac Pain 1996 ; 10 : 306-15.
18) Harrison SD, Balawi SA, Feinmann C, et al. Atypical facial pain : A double-blind placebo-controlled crossover pilot study of subcutaneous sumatriptan. Eur Neuropsychopharmacol 1997 ; 7 : 83-8.
19) Broggi G, Ferroli P, Franzini A, et al. The role of surgery in the treatment of typical and atypical facial pain. Neurol Sci 2005 ; 26 : S95-100.
20) Abrahamsen R, Baad-Hansen L, Svensson P. Hypnosis in the management of persistent idiopathic orofacial pain—Clinical and psychosocial findings. Pain 2008 ; 136 : 44-52.

〔川股　知之〕

IV. 神経障害性疼痛の症候と診断

2 神経障害性疼痛の周辺疼痛

C 神経障害性腰下肢痛

はじめに

神経障害性疼痛として腰下肢に痛みを認める疾患は，一般的に，帯状疱疹後神経痛，末梢神経障害，脊髄損傷後疼痛，複合性局所疼痛症候群（complex regional pain syndrome：CRPS）などがあり，いずれも脊髄，脳または末梢神経の障害に基づいた疼痛である。この項では，それらと同様の症状を認める馬尾や，神経根などの障害に伴う神経障害性疼痛について述べる。

基本的な症状は，ほかの神経障害性疼痛と同様，患者は疼痛とともに異常感覚を訴える。腰椎椎間板ヘルニアなどで見られるデルマトームに一致した単一神経根性の疼痛と異なり，広い範囲の疼痛を訴えていて，消炎鎮痛薬の効果は通常乏しい。また，馬尾障害に特徴的な症状は，足底の砂利を踏んだような，と表現される異常感覚である。

神経障害性腰下肢痛を起こす疾患

下肢のCRPSや腰神経の帯状疱疹後神経痛などの代表的な疾患以外で，神経障害性腰下肢痛を引き起こす疾患を表に示す。

各疾患の症候，診断について述べる。

表　代表的な疾患以外で神経障害性腰下肢痛を引き起こす疾患

腰部脊柱管狭窄症における馬尾障害
failed back surgery syndrome
脊髄くも膜炎
脊髄係留症候群，腫瘍性病変
円錐上部・円錐症候群

1 腰部脊柱管狭窄症における馬尾障害

腰部脊柱管狭窄症は，壮年-高齢者の腰下肢痛の原因疾患として，もっとも知られた疾患である。脊髄は，L2以下になると馬尾を形成している。通常，1か所の椎間での馬尾の圧迫では神経根型の症状を示し，その支配神経領域に一致した疼痛，感覚障害を認める。腰椎の変性が進行すると，多椎間での狭窄が生じ，その結果，多神経根障害としての馬尾症候群と呼ばれるさまざまな症状を呈する。馬尾の慢性的な多椎間の圧迫が長期間続くと，局所血流障害や浮腫，脳脊髄液からの栄養供給の低下などから，最終的に線維芽細胞によって神経内膜腔での膠原線維の増生が起こるとされている。これは不可逆的な変化であり，一種の神経障害性疼痛と考えられる。

a. 臨床症状

馬尾障害の特徴的症状は，下肢のしびれ感と異常感覚である。異常感覚は，下肢の冷感，灼熱感，足底の砂利を踏んでいるような感じ，足底の皮膚が厚くなった感じなどのさまざまな症状が含まれる。このような症状は，単一の神経根支配より拡大した範囲で見られる。また，会陰部にもこのようなしびれ感が出現する。

このような症状は，進行に伴って安静時にも認めるようになる。

馬尾障害での下肢痛は，異常感覚と混在している場合が多いが，L4～S1領域に疼痛が見られることが多い。また，純粋な馬尾型だけでなく神経根症を合併する混合型では，はっきりとした根性痛を伴っている。

間歇跛行は，腰部脊柱管狭窄症の代表的症状である。神経性の間歇跛行とは，安静時に下肢痛，しびれ感などがないが，歩行により症状が出現して歩行が困難となる状態，安静時にも症状がある場合は，歩行により症状が増悪して歩行困難となる状態を示す。血管性との鑑別点は，姿勢による症状の変化である。前屈や蹲踞の姿勢で症状が改善したり，自転車乗車では下肢痛は出現しないという点である。

b. 画像診断（図1）

単純X線写真において，椎間板の狭小化を多椎間に認める。変性すべり，椎間の不安定性を認めることもある。側面像で，脊柱管前後径の短縮を認める。

c. 磁気共鳴画像（magnetic resonance imaging：MRI）

椎間関節の肥厚や，椎間板の膨瘤に伴う脊柱管の狭窄を認める。馬尾障害を示す場合は，多椎間高位で狭窄が観察される。

2 脊髄くも膜炎（FBSS）

腰椎椎間板ヘルニアや腰部脊柱管狭窄症などの疾患に対する腰椎手術後に，約10％の割合で腰痛や下肢痛の残存や増悪があるとされている。その原因は，術前評価の誤り

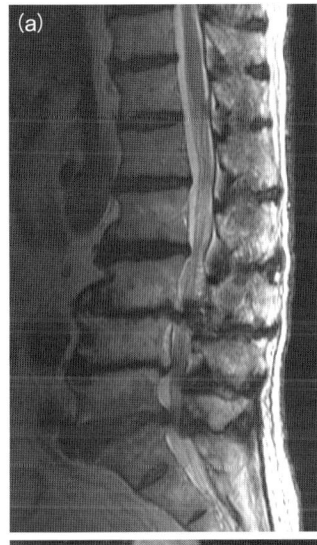

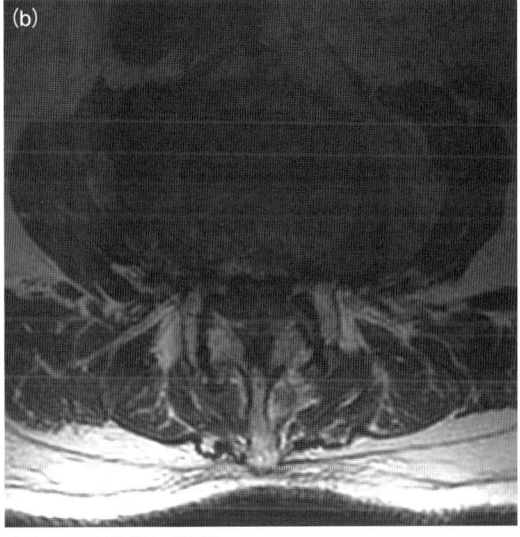

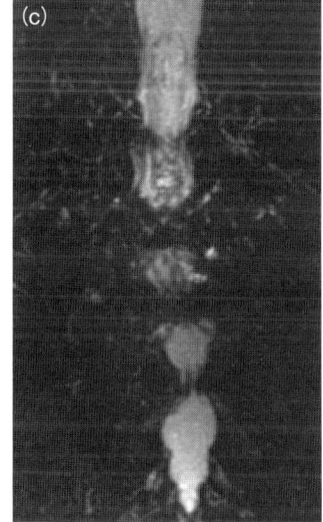

(a) T2強調像矢状断像
(b) T2強調像横断像
(c) 非常に強いT2（heavyT2）強調像を三次元構成した硬膜管

図1 多椎間に及ぶ腰部脊柱管狭窄症のMRI画像

から不適切な手技までさまざまであるが、このような状態を総称して脊髄くも膜炎（failed back surgery syndrome：FBSS）と呼ばれている。術後に硬膜や神経根の癒着や瘢痕が形成されることは避けられないと考えられ、手術侵襲に伴う機械的刺激により癒着性くも膜炎が発症することがある[1]。FBSSの中で難治性の神経障害性疼痛を示す病態は、癒着性くも膜炎が考えられる。また、瘢痕組織による椎間孔の狭窄により神経根障害を示す場合もある。

　術後の癒着くも膜炎は、以下のような機序が考えられる。線維化したくも膜が根を締め付けて、くも膜腔の血管、根の血管にも障害を生じ、根が充血した状態になる。さらに進行すると組織の軟化が起こり、根は萎縮してしまい馬尾の神経障害が生じる。脊髄くも膜炎に至る手術以外の原因としては、感染症、ステロイドなどの髄腔内注射、脊髄

出血などがある。

a. 臨床症状

下肢のしびれ感，疼痛を認める。術前と比較して，それらの範囲の拡大や程度の増悪が見られる。つまり，単一の神経根症のこともあるが，多くは多根性の疼痛や異常感覚に移行している。

臨床所見は一定していない。下肢の感覚障害は，ほとんどの症例で認める。知覚低下がもっとも多いが，知覚過敏やアロディニアなどの異常感覚を伴うこともある。下肢の筋力は低下していることも多いが必須ではない。下肢の腱反射は，低下していることが多い。伸展下肢挙上（straight-leg raising：SLR）テストなどの緊張徴候は，陰性であることが多い。

b. 画像診断

1）単純 X 線写真

くも膜炎の状態の把握は単純 X 線写真では困難である。FBSS の場合は手術の固定器具が適切に装着されているか，術後椎間不安定性が出現していないか，脊柱管の再狭窄が出現していないかを確認できる。

2）MRI

MRI 画像上把握できる病態は以下の 3 点である。
①神経根周囲が癒着し凝集した状態
②馬尾神経は硬膜嚢に癒着しているため横断像で硬膜嚢が空に見える
③硬膜嚢内で炎症性軟部組織が腫瘤状になる
④神経根周囲に瘢痕組織の腫瘤状病変を認める

3）T1 強調像

①肥厚した馬尾神経に線状の増強効果が見られる
②炎症性軟部腫瘤が存在すると，びまん性の硬膜内増強効果が見られる
③瘢痕組織は低信号であるが，著明な造影を示す

4）T2 強調像

①癒着したため肥厚した神経根像
②馬尾神経の硬膜嚢への癒着による empty thecal sac（図 2）
③炎症性軟部腫瘤により不明瞭になったくも膜腔

3 腫瘍性疾患

腫瘍性疾患のうち腰下肢痛に関連するものは，主に馬尾神経腫瘍，円錐部脊髄腫瘍，転移性悪性腫瘍が考えられる。

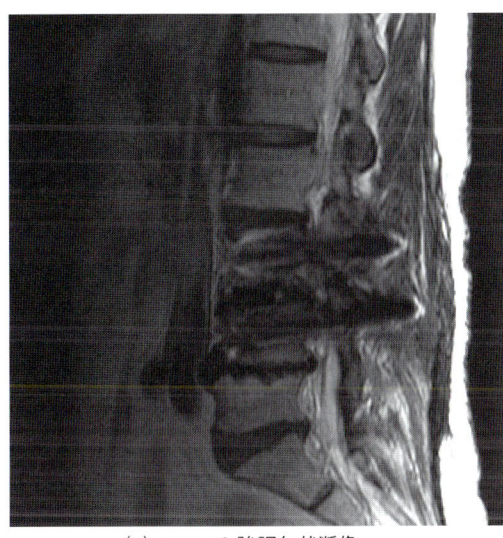

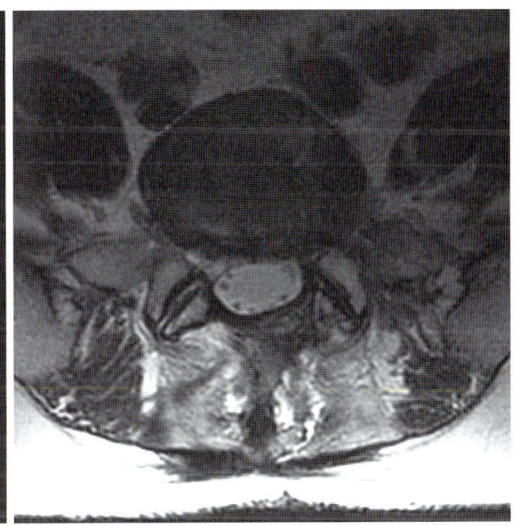

(a) MRI T2 強調矢状断像 (b) MRI T2 強調横断像
馬尾神経の硬膜に沿って癒着したため，中が空虚であるような empty thecal sac 所見を認める。

図2　腰椎後方椎間固定術，椎弓切除施行後の FBSS 症例の MRI

　脊髄腫瘍のうち馬尾に発生する腫瘍は，約 15 〜 25％とされている。そのほとんどが神経鞘腫，髄膜腫で，いずれも硬膜内髄外腫瘍である。神経鞘腫は 30 〜 40 歳が多く，髄膜腫は 40 〜 60 歳に多い。腰椎椎間板ヘルニアなどの疾患との鑑別を必要とされる。円錐部脊髄腫瘍は，神経鞘腫と上衣腫が多い。
　また，腰椎，仙骨への転移性悪性腫瘍の浸潤により，しばしば神経根症が生じる。原発疾患の治療中でない場合は，腰椎変性疾患と誤診されることもある。

a. 臨床症状

　馬尾腫瘍による疼痛は，腰痛から始まり，徐々に神経根症へ進展する。特徴的な症状として，力んだり咳やくしゃみをしたときや，夜間仰臥位になると，疼痛が増悪し，立位で軽快することが挙げられる。下肢筋力低下は，急速に進行することもある。下肢，会陰部の知覚障害，膀胱直腸障害も見られる。
　円錐部脊髄腫瘍は多彩な神経症状を呈する。詳細は，円錐上部・円錐症候群の項を参照されたい。
　腰椎，骨盤に転移した悪性腫瘍は，しばしば神経根に浸潤して下肢への頑固な神経根症を引き起こす。夜間痛が見られることが，ほかの腰椎変性疾患との鑑別に有用である。SLR テストなどの緊張徴候は，通常陰性である。下肢腱反射は通常低下していることが多い。仙骨の転移性腫瘍で S2 神経以下も障害されると，膀胱直腸障害を伴う。障害神経根に一致した知覚障害，筋力低下が認められ，腫瘍の増大とともに進行する。

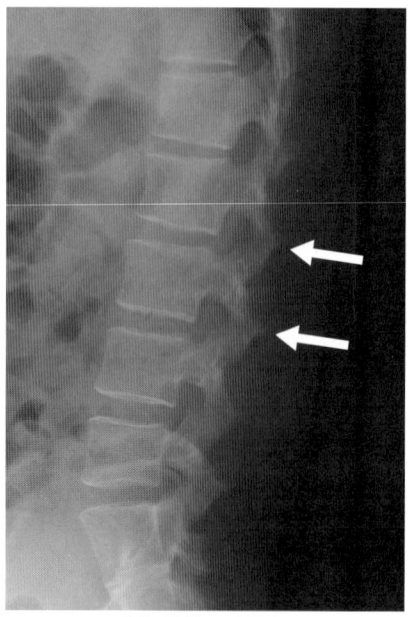

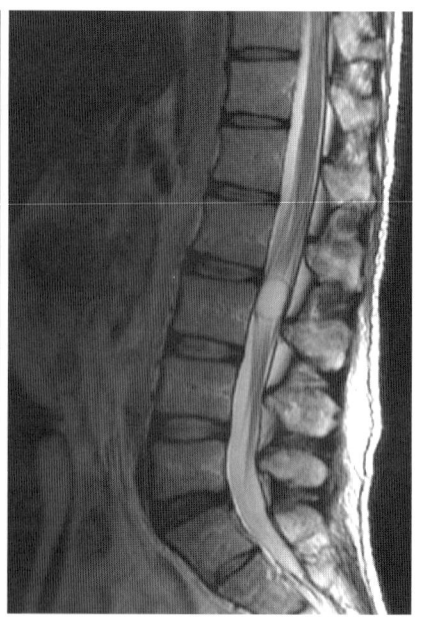

(a) 単純 X 線写真
側面像で L2, L3 レベルの椎間孔の拡大像を認める。

(b) MRI
T2 強調像で高信号の腫瘤を認める。

図3　L2・3レベルの神経鞘腫

b. 画像診断

1) 馬尾腫瘍

腫瘍の増大とともに，単純 X 線写真で椎間孔の拡大像（図3-a）などが見られることもあるが，MRI を施行しないと診断は困難である。

もっとも多い神経鞘腫，髄膜腫の MRI 所見を以下に示す。

2) 神経鞘腫（図3-b）

T1 強調像
①脊髄と比較して，等～軽度高信号の境界鮮明な腫瘤として認める。
②造影で強い増強効果を示す。

T2 強調像
①高信号の腫瘤として認める。

3) 髄膜腫

T1 強調像
①硬膜に広く接する，等～やや高信号の腫瘤として認める。
②造影で中程度の造影効果を示す。
③隣接する硬膜に造影効果を示す（硬膜尾徴候）。

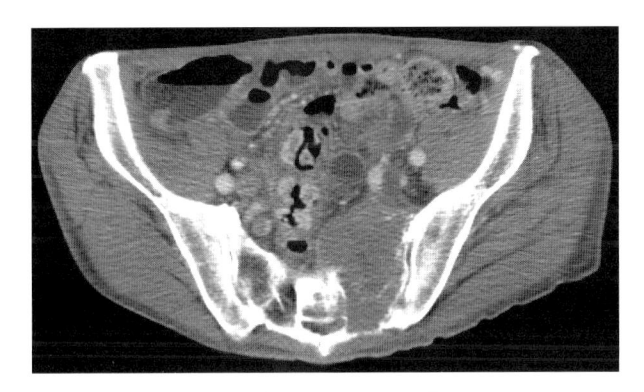

図4 転移性骨腫瘍のMRI像
左仙骨を破壊する転移性骨腫瘍，S領域の神経障害を認める。

T2強調像
①脊髄と等信号の腫瘤として認める。

4）転移性悪性腫瘍
①単純X線写真
椎弓根の消失，椎体の圧潰，骨硬化性変化などが見られる。
② MRI
MRIは転移性骨腫瘍の描出に優れていて，神経根や馬尾への浸潤の程度を知ることができる。T1強調像で低信号，T2強調像で等〜高信号，STIR像で高信号を示す。造影MRIでは増強効果が見られるが，造影によって新たな情報が得られることはそれほど多くない。
③ CT
骨破壊像とともに軟部組織成分を認める（図4）。

4 円錐上部・円錐症候群

脊髄のT11〜L1レベルは，脊髄円錐部，円錐上部と呼ばれ，椎体と脊髄の高位のずれがあり，多くの髄節が存在するため，この部位の障害では多彩な症状が出現しやすい。T12椎体レベルに円錐上部があり，脊髄L4〜S2髄節とT12・L1・2・3・4・5神経根が存在する。L1椎体レベルは円錐部と呼ばれ，脊髄S3〜5，尾髄の髄節，L1・2・3・4・5神経根を認める。このレベルの脊髄周囲の神経根の局在を図5[2]に示す。これらの解剖学的な髄節高位，神経根高位を理解して診断を行う。また，この部位での神経障害を来す疾患として，椎体圧迫骨折で破裂骨折を来した場合，黄色靱帯骨化症，胸椎椎間板ヘルニア，脊髄腫瘍，脊髄梗塞や動静脈奇形（AVM）などの血管性病変が考えられる。

a. 臨床症状

この部位の障害では，必ず疼痛を伴うわけではない。知覚障害に伴う下肢痛を円錐上

2. 神経障害性疼痛の周辺疼痛

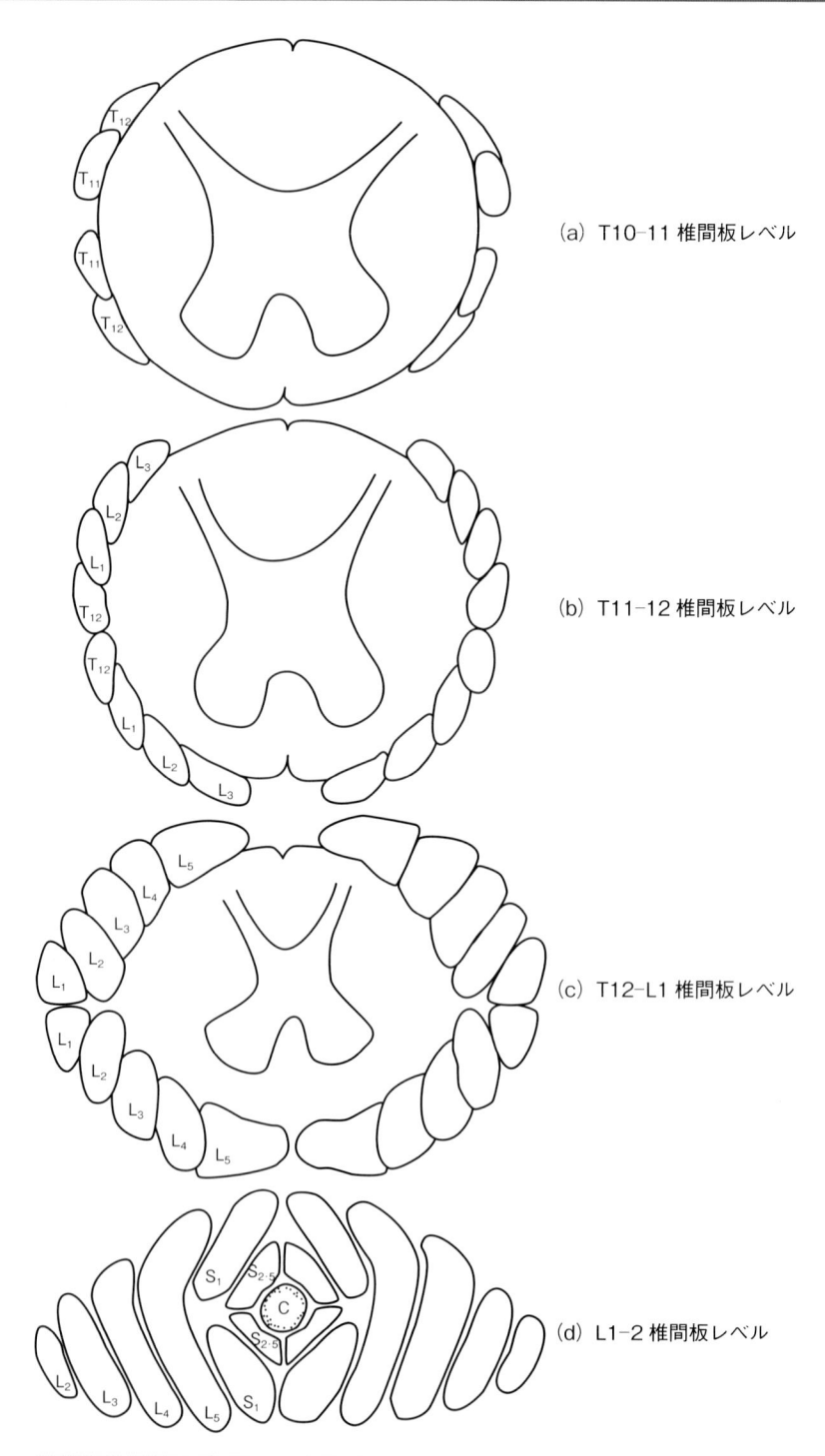

(a) T10-11 椎間板レベル

(b) T11-12 椎間板レベル

(c) T12-L1 椎間板レベル

(d) L1-2 椎間板レベル

図5 脊髄円錐部近傍の神経根の局在図
(Wall EJ, Cohen MS, Abitbol JJ, et al. Organization of intrathecal nerve roots at the level of the conus medullaris. J Bone Joint Surg Am 1990 ; 72 : 1495-9 より引用)

部の障害では約40％，円錐部では約70％に下肢痛を認める[3]。

円錐上部にはL4・5の髄節と神経根両方が存在するためL4・5神経支配領域は強く障害される。筋力低下は多くの症例で見られ，L5神経支配筋の低下により下垂足を生じる。知覚障害，疼痛は下腿前面や下肢後面に多く見られる。アキレス腱反射は消失したり，亢進したりと髄節の高位によって非常に異なる。膝蓋腱反射は低下していることが多い。バビンスキー反射は陽性となる。

円錐部の障害時の疼痛および感覚障害は，下肢後面から会陰部，肛門部にかけて認められる。S3・4・5髄節症状として，膀胱直腸障害が高率に見られるのが特徴である。筋力低下は出現しないことが多い。バビンスキー反射は陰性である。

b. 画像診断

単純X線写真，MRIでT12，L1レベルで各疾患に応じて，脊髄圧迫像が認められる。

5 脊髄係留症候群（終糸症候群）

脊髄係留症候群脊髄が尾側端で固定されているため，脊椎の運動によって脊髄自体が伸ばされたり，虚血を生じることによりさまざまな症候が出現する疾患である。小児期に発症するものと，成人になって発症するものとがある。脊髄の発生，発達の過程で，椎管内の奇形が原因で円錐が低位に固定され，脊椎の運動により脊髄が障害されると考えられている。分娩などの砕石位などが，成人発症の原因になることもある。

a. 臨床症状

脊髄係留症候群のうち，痛みを伴うものは約30％程度である。下肢痛は，単一神経根領域ではなく多彩である。そのほかの症状として，下肢筋力低下，感覚障害を多くの症例で認める。膀胱直腸障害も，ときに合併する。

b. 画像所見

MRIで，脊髄円錐が下降している所見を認める。また終糸が肥厚し，短縮した所見を認める。

■参考文献

1) Fritsch EW, Heisel J, Rupp S. The failed back surgery syndrome : Reasons, intraoperative finding, and longterm results : A report of 182 operative treatments. Spine 1996 ; 21 : 626-33.
2) Wall EJ, Cohen MS, Abitbol J-J, et al. Organization of intrathecal nerve roots at the level of the conus medullaris. J Bone Joint Surg Am 1990 ; 72-A : 1495-9.
3) 北　圭介，宮内　晃，岩崎幹季ほか．胸腰移行部圧迫性脊髄障害例の神経学的徴候．整形外科 2005 ; 56 : 373-8.

（豊川　秀樹，大瀬戸　清茂）

IV. 神経障害性疼痛の症候と診断

2 神経障害性疼痛の周辺疼痛

D 線維筋痛症

はじめに

　線維筋痛症は，1970年代半ばに欧米で提唱され始め，1980年ごろに本邦でも確認された全身に耐えがたい痛みがある疾患である．多様な疼痛が主に頸部から肩甲骨周囲や背部に始まり，全身の筋，関節周囲など付着部痛を伴う疾患である．女性に多く，アメリカリウマチ学会 (American College of Rheumatology) が 1990 年に発表した診断基準[1]では，3 カ月以上持続する全身にわたる痛みがあり，18 か所設定されている圧痛点のうち 11 か所以上の圧痛点を確認できるものを線維筋痛症と診断する．正式には圧痛計を用いて 4 kg/m^2 の圧力を加えるが，圧痛計のない場合には診察者の母指の爪が白くなる程度の力で指定のポイントを押さえることを基準に行う（表 1）．診断には，Yunusら[2]が 1981 年に提唱した小基準も参考にすべきである．疲労感，易疲労性，睡眠障害，

表1　アメリカリウマチ学会の線維筋痛症診断基準（1990年）

1. 広範囲にわたる疼痛の病歴（3 カ月以上）
   上半身，下半身を含めた対側性の広範囲の疼痛と頸椎，前胸部，胸椎，腰椎部の疼痛，いわゆる axial skeletal pain が存在

2. 18 か所の圧痛点のうち 11 か所以上に疼痛を認める
   後頭部：後頭骨下部筋付着部（左右）
   下頸部：C5 〜 7 における横突間帯の前部（左右）
   僧帽筋：上側縁の中間点（左右）
   棘上筋：内側縁付近の肩甲棘の上（左右）
   第二肋骨：第二肋骨軟骨接合部，接合部上面のすぐ脇（左右）
   外側上顆：上顆から遠位 2 cm（左右）
   殿部：外側に張り出した片側殿部を四分割した上外側（左右）
   大転子：転子窩突起の後部（左右）
   膝：関節線近傍の内側脂肪体（左右）

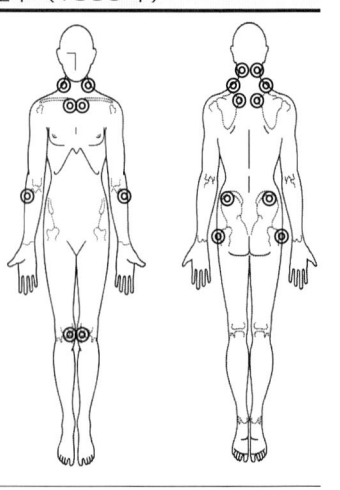

（Wolfe F, Smythe HA, Yunus MB, et al. The American College of Rheumatology 1990 criteria for the classification of fibromyalgia. Report of the multicenter criteria committee. Arthritis Rheum 1990 ; 33 : 160-72 より改変引用）

慢性疼痛，痙攣性大腸炎，腫脹感（こわばり感を含む），しびれ感，不安または緊張による症状の影響，天候による症状の影響，肉体活動による症状の影響が見られるなどである。また，頭痛，抑うつ，疲労，睡眠障害〔入眠障害，熟睡障害（中途覚醒），早期覚醒，下肢むずむず症候群，睡眠時無呼吸症候群〕，過敏性腸症候群，意識消失発作が挙げられるが，これらの症状は不定愁訴とみなされやすいが随伴する症状として診断の際に参考にする。

線維筋痛症の病態

線維筋痛症では，現在でも病態が明らかになっていない。脳脊髄液中に，発痛物質として知られているサブスタンスPが増加し[3]，下行性疼痛抑制系の中心と考えられているセロトニン前駆体やその代謝物の減少[4]が指摘され，疼痛に関する情報伝達の異常が線維筋痛症の原因と考えられている。中枢性感作や，ワインドアップ現象が原因と考える説[5]もある。記憶と認知との関連を調査した研究によると，線維筋痛症患者では神経認知障害が示唆され，前頭葉と前帯状回の異常が疼痛に関与している可能性が報告[6]されている。最近の脳機能画像の研究[7]からも，線維筋痛症患者は，健常人なら痛みを感じない刺激でも脳の中で痛みを感じていることが分かってきており，高次脳機能の異常が原因の一つではないかと考えている。

診 断

線維筋痛症の診断には，鑑別診断がもっとも重要である。まず，整形外科的な診察を行い，筋肉，骨，関節，神経などからの疼痛を示す疾患を鑑別し，その後にリウマチ科的な鑑別を行うことが重要である。全身性エリテマトーデス（SLE），早期関節リウマチも鑑別の対象になる。一見，一次性と思われる二次性線維筋痛症の診断を行う。アメリカリウマチ学会の1990年の線維筋痛症診断基準では，一次性，二次性の概念は消失しているが，治療の観点からは二次性の線維筋痛症は合併している膠原病の治療も併せて行う必要があり，特にリウマチ性脊椎炎（表2）の鑑別は重要である。初期像は類似している。単純X線所見が正常で，リウマトイド因子陰性，さらに血沈，C反応性タンパク（CRP）などの炎症所見も陰性の場合，鑑別は難しい。詳細な関節，付着部所見の把握，単純X線所見での特に仙腸関節，胸肋鎖骨部の観察が必要である。われわれは，これらの鑑別に^{99m}Tc骨シンチグラフィも行っている。土川，行岡らが強調している多発性付着部炎，胸肋鎖骨異常骨化症の鑑別も重要である。広範囲疼痛を訴える患者を診察する場合には，リウマチ性疾患の知識と経験が必要である。疼痛が広範囲であるからといって，即座に線維筋痛症という診断に至るのは賢明ではない。浦野[8]が指摘するように，疼痛部位の腫脹，皮膚疾患，付着部炎，関節の腫脹，仙腸関節などの炎症性変化，骨硬化変化など単純X線写真所見も精査するべきである。線維筋痛症の圧痛

表2 線維筋痛症との鑑別が困難な疾患

リウマチ性脊椎炎診断基準（6点以上）

	（点数）
A．現症または既往症	
1　腰背部の夜間痛または朝のこわばり	1
2　非対称性の少数関節炎	2
3　不特定な殿部痛，運動時の殿部痛	1または2
4　ソーセージ様指・趾	2
5　踵部痛または他部の筋腱付着部炎	2
6　虹彩炎	2
7　非淋菌性尿道炎または関節炎発症後1カ月以内の子宮頸管炎	1
8　関節炎発症1カ月以内の下痢	1
9　乾癬の現症・既往，亀頭炎，また慢性腸炎	2
B．単純X線所見	
10　仙腸関節炎（グレード2またはそれ以上の両側性，またはグレード3以上の片側性）	3
C．遺伝因子	
11　HLA-B27抗原の存在，または脊椎仙腸関節の家族歴，ライター症候群，乾癬症，葡萄膜炎，慢性腸炎	2
D．治療に対する反応	
12　NSAIDs治療による48時間以内の鎮痛またはNSAIDs中止後48時間以内の急速な増悪	2

（Amor B, Dougados M, Mijiyawa M. Criteria of the classification of spondylarthropathies. Rev Rhum Mal Osteoartic 1990；57：85-9より引用）

点は全身に見られるが，多くの症例では軸性疼痛（体幹部を中心とした痛み）が見られることが多い。11か所の圧痛点の数のみにこだわることなく，Yunusら[2]の小基準に見られる随伴症状なども考慮して診断することが必要である。11か所以上の圧痛点があっても身体表現性疼痛障害と診断される症例もあるので，整形外科，リウマチ医のみが鑑別診断のすべてを行うことが困難な症例もある。精神科医に対診を依頼する場合も，慢性疼痛を診察対象とする精神科医が少ないことも考慮して診療体勢を整える必要がある。精神科ではない一般身体科医師にとって，鑑別が困難なものに心身症，詐病，身体表現性疼痛障害などが挙げられる。このため，慢性疼痛の治療には学際的なアプローチが必要とされており，多くの診療科の医師などの協力が必要である。図に示すように，慢性痛症候群と線維筋痛症の関係は連続的なものであるため，診断基準にある11か所の圧痛点は絶対的なものではないことに留意する必要がある。病状の変化や病期により，圧痛点数が変化することがよく見られる。線維筋痛症は，1990年にアメリカリウマチ学会でその定義がなされているが，その程度には非常に個人差がある。重症症例では，ほとんど寝たきりでベッドで自分の腕の重みで激痛が走るものから，全身に圧痛はあるが日常生活ができるものまでさまざまである。日本では，欧米よりも重症症例が多いため，聖マリアンナ医科大学の西岡教授ら[9]の重症度分類（試案）が用いられている。線維筋痛症候群は，慢性痛症候群の一つであり，その病状の程度がさまざまであることか

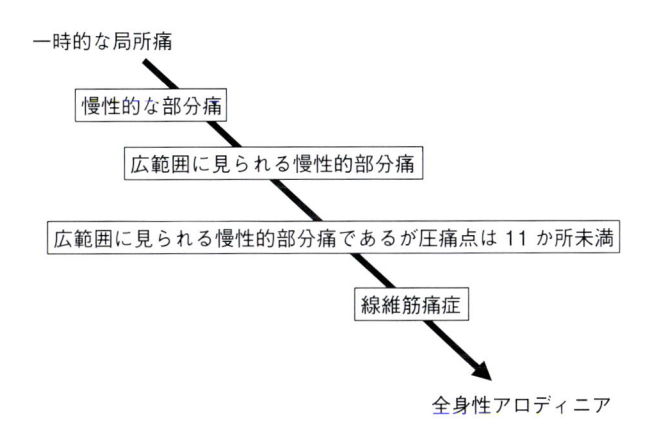

一時的な局所痛
↓
慢性的な部分痛
↓
広範囲に見られる慢性的部分痛
↓
広範囲に見られる慢性的部分痛であるが圧痛点は 11 か所未満
↓
線維筋痛症
↓
全身性アロディニア

図　慢性痛症候群から線維筋痛症
(Bennett RM. Emerging concepts in the neurobiology of chronic pain: Evidence of abnormal sensory processing in fibromyalgia. Mayo Clin Proc 1999; 74: 385-98 より改変引用)

ら，一つの連続性を持つ慢性疼痛疾患の流れの中での疾患群としてとらえることがよいのではないかと思われる（図）。

治療

セロトニンの前駆物質であるトリプトファン補充療法が線維筋痛症の痛みを軽減することが報告[10]され，下行性疼痛抑制系を賦活化するノイロトロピン®が効果的であるという報告[11]も出されている。ノイロトロピン®は脊髄のセロトニン受容体やα_2ノルアドレナリン受容体を介する下行性抑制系を活性化することが明らかになり[12)13)]，慢性痛症候群の治療に広く使用されている一次性線維筋痛症の治療には，非ステロイド性抗炎症薬（nonsteroidal anti-inflammatory drugs：NSAIDs）が中心ではなく，主に中枢神経に作用する N-メチル-D-アスパラギン酸（NMDA）拮抗薬やγアミノ酪酸（gamma-aminobutyric acid：GABA）作動薬やセロトニン再吸収阻害薬である抗うつ薬，ノイロトロピン®（セロトニンおよびノルアドレナリン作動性下行性抑制系賦活化）などの薬物が使われる。しかし，二次性の線維筋痛症の場合は，合併する膠原病の治療のためにNSAIDsや抗リウマチ薬が併用される。プレガバリンは$\alpha_2\delta$サブユニットリガンドのGABA誘導体であり，線維筋痛症の疼痛のみならず，睡眠障害，疲労，身体機能の改善が見られる。

われわれの投薬治療

治療としては，まずノイロトロピン®の投与を行い，症状の変化を4週間ほど観察する。ノイロトロピン®には副作用はほとんどないため，病状を観察しやすい。鎮痛効果がさ

らに必要な場合，比較的副作用の少ない選択的セロトニン再取り込み阻害薬（selective serotonin reuptake inhibitor：SSRI）の投与の併用を行う。パロキセチン 10 mg（夕食後）もしくはフルボキサミン 25 mg（夕食後）を 3 週間投与する。抗うつ薬を投与する場合には，我慢する副作用，我慢してはいけない副作用などを説明する必要がある。めまい，嘔気はほぼすべての症例に発現するが，3 週間程度で改善することが多い。また，薬局において患者に対する説明責任があるので，無用な誤解を避けるために抗うつ薬であることをあらかじめ説明しておく必要がある（表3）。抗うつ薬の効果は，即日現れるものではなく，数週単位で評価していくものである。すぐに効果が現れないことを患者に理解させることも重要である。SSRIの投与に関する副作用として医師が念頭に置かねばならないものは，中止後症候群とセロトニン症候群である。

われわれが，線維筋痛症と診断した症例によく投与する薬物を表4に示す。ノイロトロピン®は痛みの程度が少なく，心身症傾向を示すものには単独投与として，また併用

表3 線維筋痛症における一般医での投薬治療

一般医での投薬治療
1）ノイロトロピン® 4 錠分 2 朝食夕食後，および下記の SSRI を併用
   パキシル® 10 mg 夕食後，もしくはルボックス®（デプロメール®）25 mg 夕食後を 3 週間投与
2）症状がなくなればそのまま継続し，すっかり症状がなくなれば 3 カ月減量しながら経過観察
3）症状が改善しない場合，専門医へ

一般医での抗うつ薬投与（SSRI）における説明事項
1）我慢する副作用の説明：吐き気，眠気，口が渇く
2）我慢してはいけない副作用の説明：高熱，意識消失
3）抗うつ薬であることの説明：現時点では，線維筋痛症に対しては新薬のため今はうつ病の適用しか取れていないが，うつ病という保険適用であると説明すると抵抗感が少なくなる。

（三木健司，行岡正雄．線維筋痛症．眞下　節，柴田政彦編．複合性局所疼痛症候群．東京：真興交易医書出版部；2009. p.105-11 より引用）

表4 われわれの線維筋痛症の治療法

1）ノイロトロピン® 4 錠	分 2 朝食，夕食後（併用薬の低用量化のため）
2）パキシル® 10 mg 〜	夕食後（疼痛と不安に対して）
3）トレドミン® 45 mg 〜	夕食 2 時間後（疼痛の程度が少ない場合）
4）トフラニール® 10 mg 〜	眠前（疼痛の程度が強い場合）
5）テルネリン® 3 錠	毎食後（筋弛緩作用）
6）リボトリール® 0.5 mg 〜	眠前（しびれ，下肢静止不能症候群に対して）
7）ガバペン® 200 〜 2,200 mg	夕食後もしくは分 2 朝食，夕食後
8）トラマール®シロップ(院内製剤)150 mg	分 2 朝食，夕食後（トラムセット® 3 〜 4 錠分 3 〜 4）

（三木健司，行岡正雄．線維筋痛症．眞下　節，柴田政彦編．複合性局所疼痛症候群．東京：真興交易医書出版部；2009. p.105-11 より引用）

薬として抗うつ薬を処方する場合にも第一選択薬として使用している。ノイロトロピン®の薬理作用として，中枢でのセロトニン作動性神経を活性化させるため，下行性抑制系を介しての鎮痛効果と抗不安作用が期待できる。また，併用する抗うつ薬の用量を減少させうる可能性があるため，使用している。抗うつ薬は，副作用頻度を考慮してSSRI，セロトニン・ノルアドレナリン再取り込み阻害薬（serotonin & noradrenaline reuptake inhibitors：SNRI），三環系抗うつ薬（tricyclic antidepressant：TCA）の順に使用することが多い。SSRIであるパロキセチンは，疼痛が軽度で不安を伴う症例に10 mg程度より開始し，2週間に10 mg増量し40 mgまで増加する。通常，30 mg程度で効果が見られる症例が多い。SNRIであるミルナシプランは，疼痛が中等度の症例に45 mg程度から開始し，2週間に15 mgずつ，75 mgまで増量する。通常，50 mg程度で効果が見られる症例が多い。ミルナシプランは，嘔気の副作用がほぼ全症例に見られるので，夕食後2時間の投与が好ましい。以上2剤を投与しても効果がない症例の場合は，TCAを使用する。イミプラミンは10 mg程度から開始する。2週間ごとに10 mg増量する。30 mg程度で効果を示す症例が多い。眠気と排尿困難は全症例にあるので，注意が必要である。抗うつ薬の効果判定には，数週～数カ月の期間が必要であり，頻繁な薬物変更は治療効果が見られない。抗うつ薬の投与に関しては，ノイロトロピン®や筋弛緩薬との併用はありうるが，抗うつ薬同士の併用については相互作用の観点から好ましくない。また，鎮痛を狙うときの抗うつ薬の投与量は，うつ病に対するものよりも少ないことが多い。トラマドールは，最近カプセル剤が発売になったが，院内製剤のシロップ剤として使用している。クロミプラミンは点滴が可能で，急激な痛み発作の際に25 mg投与すると痛みが落ち着くことが多いので，よく使用している。

認知行動療法

　線維筋痛症の治療として，認知行動療法は，投薬治療の効果を高め維持するために必要不可欠なものである。認知行動療法は，精神科的な治療の一つで，まず患者の病気に対する"認知"が否定的であることを修正していき，いわゆる疼痛行動を減少させるように患者自身が努力するものである（疼痛行動とは，痛みの存在を周囲に伝えるすべての行動で，単に痛みを伝えるものから医療機関を訪れること，またそのために日常生活が完全に阻害されるものまでさまざまである）。認知行動療法の詳細については，第V章-4. 心理学的治療法③で詳しく解説しているので参照されたい。慢性疼痛と認知，行動の異常は関連が深く，そのもつれた関係をうまく整理することができれば，疼痛を完全にゼロにすることができなくても日常生活がうまく送れるようになる。
　最近では，電気痙攣療法が線維筋痛症患者の痛みを改善し，視床の血行も改善したという報告[14]があり，新たな治療方法が現れてきている。
　慢性痛症候群，線維筋痛症の外来を行っていると，患者の持つ背景に深い苦悩が隠されていることに驚かされる。線維筋痛症に関するリスク因子でも戦争への従軍経験，性的・身体的虐待，家庭での苦難などは発症に関しても高いリスクとなりうるとされてい

る。下行性抑制系に代表される延髄での変化だけではなく，精神的なストレス，つまり大脳での情動に関与する領域での慢性痛症候群に関する影響が非常に大きいことは，容易に推察することができる。

"線維筋痛症，慢性痛症候群"にはいまだもって特効薬はなく，その治療は困難を極め，専門医でも試行錯誤をしている状態である。シュバイツァー博士の言葉に，"'痛み'は死そのものより恐ろしい暴君である"というものがある。慢性痛症候群の治療は困難な道のりであり，すぐに解決できるものではないが，臨床家として，われわれが心がけているのは患者の痛みをとるのは，けっして薬ではなく，患者の心と患者を思いやる医療者の心であると考えている。線維筋痛症には，患者友の会がある。"NPO法人線維筋痛症友の会"における患者同士の交流は，患者教育を通じて医師の治療効果を高め，薬物に対するコンプライアンスを高める。慢性痛症候群，線維筋痛症の患者は，多くの医療機関を受診し，なかなか原因が分からず，また治療方法が不明であることが多いので，まず良い医師・患者関係を構築することが重要である。そのためには，解釈モデルといわれる患者の深層心理をつかむことが重要である[15)16)]。また，慢性疼痛は治療に時間が必要であり，"痛み"のみに注目するのではなく人間として興味を持つことが重要である。慢性痛症候群の治療は，患者にも医師にも苦しい時期があるが，どんな状況でも諦めてはいけない。多くの患者は，治療拒否を経験している。そのため，常に見放されるのではないかと不安に思っている。医師は，患者が治療に前向きなかぎり慢性痛症候群の治療を受け入れることを強調しなければならない。医師は，患者の疼痛行動を治療で最小化させることが必要ではあるが，そのためには患者を叱ることも必要である。慢性痛症候群の治療は，患者・医師とも成長が必要である。母の子育てに学び，治療を成功させていく心構えがお互い必要である[17)]。

■参考文献

1) Wolfe F, Smythe HA, Yunus MB, et al. The American College of Rheumatology 1990 criteria for the classification of fibromyalgia. Arthritis Rheum 1990；33：160-72.
2) Yunus M, Masi AT, Calabro JJ, et al. Primary fibromyalgia (fibrositis)：Clinical study of 50 patients with matched normal controls. Semin Arthritis Rheum 1981；11：151-71.
3) Russell IJ, Orr MD, Littman B, et al. Elevated cerebrospinal fluid levels of substance P in patients with the fibromyalgia syndrome. Arthritis Rheum 1994；37：1593-601.
4) Russell IJ, Vaeroy H, Javors M, et al. Cerebrospinal fluid biogenic amine metabolites in fibromyalgia/fibrositis syndrome and rheumatoid arthritis. Arthritis Rheum 1992；35：550-6.
5) 行岡正雄，三木健司．線維筋痛症の病態の把握．西岡久寿樹編．線維筋痛症ハンドブック．東京：日本医事新報社；2007. p.70-81.
6) Luerding R, Weigand T, Bogdahn U, et al. Working memory performance is correlated with local brain morphology in the medial frontal and anterior cingulate cortex in fibromyalgia patients：Structural correlates of pain-cognition interaction. Brain 2008；131（Pt 12）：3222-31.
7) Williams DA, Gracely RH. Biology and therapy of fibromyalgia. Functional magnetic resonance imaging findings in fibromyalgia. Arthritis Res Ther 2006；8：224-32.
8) 浦野房三．臨床医のための線維筋痛症．東京：新興医学出版社；2009.

9) 西岡真樹子, 秋本美津子, 臼井千恵ほか. 線維筋痛症の病態と疾患概念. 日本医事新報 2004; 4177: 10-4.
10) Russell IJ, Michalek JE, Vipraio GA, et al. Platelet 3H-imipramine uptake receptor density and serum serotonin levels in patients with fibromyalgia/fibrositis syndrome. J Rheumatol 1992; 19: 104-9.
11) Nishioka M. Clinical effect of novel compound to fibromyalgia-neurotropin. International symposium of fibromyalgia Tokyo, 2004.
12) Kawamura M, Ohara H, Go K, et al. Neurotropin induces antinociceptive effect by enhancing descending pain inhibitory systems involving 5-HT3 and noradrenergic alpha2 receptors in spinal dorsal horn. Life Sci 1998; 62: 2181-90.
13) Suzuki T, Li YH, Mashimo T. The antiallodynic and antihyperalgesic effects of Neurotropin in mice with spinal nerve ligation. Anesth Analg 2005; 101: 793-9.
14) Usui C, Doi N, Nishioka M, et al. Electroconvulsive therapy improves severe pain associate with fibromyalgia. Pain 2006; 121: 276-80.
15) 三木健司, 行岡正雄. 線維筋痛症. 山下敏彦編. 運動器の痛み診療ハンドブック. 東京: 南江堂; 2007. p.255-65.
16) 津田 司. 効果的な医療面接 良好な医師, 患者関係を築くために. 臨床研修シリーズ. 東京: 萬有製薬; 2005.
17) 三木健司, 行岡正雄. 線維筋痛症の臨床最前線. 鈴木重行編. 疼痛の理学療法. 東京: 三輪書店; 2008. p.242-51.

(三木　健司, 行岡　正雄)

IV. 神経障害性疼痛の症候と診断

3 侵害受容性疼痛との鑑別

はじめに

　侵害受容性疼痛と神経障害性疼痛は全く機序の異なる疼痛であり，当然，それぞれに対する治療法も全く異なるものとなる。そのため，この鑑別を正しく行うことが重要となるわけであるが，それは必ずしも容易ではない。急性痛の多くは侵害受容性疼痛であるが，慢性痛においては純粋に侵害受容性疼痛のみである場合，神経障害性疼痛である場合だけではなく，それらが混在しているケースも少なくない。本項では，この2つの疼痛の鑑別について概説し，そのために有用なスクリーニングツールについて紹介する。

侵害受容性疼痛との鑑別

　侵害受容性疼痛とは，健常な組織が損傷されるか，侵害刺激を加えられることで生じる痛みである。侵害性機械刺激，熱刺激，化学刺激などのさまざまな侵害刺激により，局所に生じたブラジキニン，ヒスタミン，プロスタグランジン，セロトニン，サブスタンスP，カルシトニン遺伝子関連ペプチド（calcitonin gene-related peptide：CGRP）などのいわゆる発痛物質により侵害受容器が興奮し，痛みを伝えるAδ線維，C線維からなる侵害受容神経（一次求心性神経）線維を介して中枢へ伝えられ，痛みとして認識される[1]。

　一方，神経障害性疼痛は，病態や発症機序が一様ではなく，末梢神経系，中枢神経系，交感神経系，そして患者の心理的要因も巻き込んだ非常に複雑な痛みである[2]。1994年以来用いられていた"pain initiated or caused by a primary lesion or dysfunction in the nervous system（神経系の一次的な損傷，あるいは機能障害により引き起こされる疼痛）"というInternational Association for the Study of Pain（IASP）の定義は，神経障害性疼痛の特徴，概念を理解するには有用性が高いが，特に"神経系の機能障害"という表現が曖昧であるがゆえに診断の特異性や解剖学的正確性に欠くという側面があった。そのため，IASPでは2008年に神経障害性疼痛分科会を組織し，この定義の欠点を補うための改定案として"pain arising as a direct consequence of a lesion or disease affecting the somatosensory system（体性感覚系に影響を与える損傷や疾患の直接的結果とし

IV. 神経障害性疼痛の症候と診断

図1 神経障害性疼痛の診断フローチャート

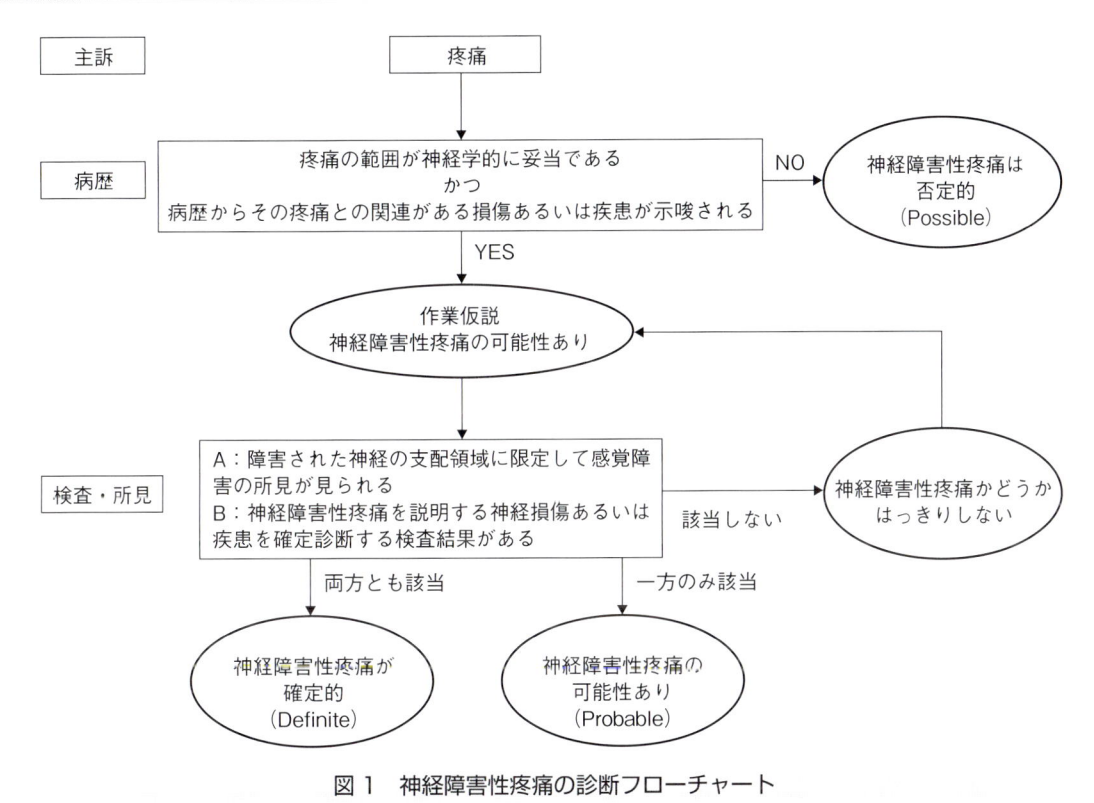

(Treede RD, Jensen TS, Campbell JN, et al. Neuropathic pain: Redefinition and a grading system for clinical and research purposes. Neurology 2008; 70: 1630-5 より改変引用)

て生じている疼痛)"と再定義した[3]。

つまり，神経障害性疼痛と侵害受容性疼痛の鑑別のポイントは，"体性感覚系に影響を与える損傷や疾患"の有無を鑑別することであるといえる。しかし臨床上，この鑑別を常に正確に行うことは簡単ではない。

参考にしたいのが，IASPの神経障害性疼痛分科会が前述の新しい定義を示すのと同時に示した神経障害性疼痛の診断フローチャートである（図1）[3]。このフローチャートでは，まず神経学的に疼痛の範囲が妥当であり，病歴から疼痛の原因となりうる損傷や疾患が示唆されれば神経障害性疼痛の可能性があると考え，その中で，次に他覚所見から感覚障害の有無，神経損傷やそれを引き起こす疾患を確定する検査結果の有無を調べることで，神経障害性疼痛の可能性を①確定的（definite），②可能性あり（probable），③否定的（possible）の3段階に評価するものである。患者の訴える痛みが神経障害性疼痛であるかどうか（"体性感覚系に影響を与える損傷や疾患"があるかどうか）を，ある・なしの二者択一で診断することは臨床の現場において困難である場合も多いが，これを3段階の可能性で評価することで確定診断に近づくことができる。これは，神経障害性疼痛を見落とさないようにする（偽陰性を減らす）ための処置であり，他覚所見が明らかでない患者に対しても神経障害性疼痛に準じた治療導入が図られることを期待するものである[4]。このフローチャートの各ステップを複数の医療者でチェックする，またはペインクリニック，整形外科医，神経内科医などがそれぞれ専門の分野から評価

3. 侵害受容性疼痛との鑑別

表1 神経機能の評価手段

神経線維	感覚	検査法		
		診察所見	QST	他覚検査所見
Aβ	触覚	綿	Von Frey filaments	NCS, SEPs
	振動覚	音叉	Vibrameter	NCS, SEPs
Aδ	鋭い痛み	カクテルスティック（木製）	weighted needles	LEPs, IENF
	冷覚	サーモローラー	Thermode	—
C	温覚	サーモローラー	Thermode	LEPs, IENF
	灼けるような痛み	—	Thermode	LEPs, IENF

（住谷昌彦，柴田政彦，山田芳嗣．神経障害性疼痛における医療連携．宮崎東洋，北出利勝編．慢性疼痛の理解と医療連携．東京：真興交易医書出版部；2008. p.14-22 より引用）

することで，さらに診断精度の向上が期待できる[5]。

神経障害性疼痛の症状を診察所見，他覚検査所見別にポイントを述べる（表1）[6]。詳細は他項を参照されたい。

診察所見

《1》疼痛
①自発痛
・持続的な灼熱痛：焼けるような痛み
・発作的な電撃痛：電気が走るような，槍で突き抜かれるような痛み
②誘発痛
・アロディニア（allodynia）：機械刺激（動的，静的刺激），熱刺激，化学刺激による。衣服がこすれたり，冷風に当たっただけで痛みが出る。

《2》異常感覚
①ジセステジア（dysesthesia）：自然に生じるか，誘発される不愉快な異常感覚（不快を伴う）
②パレステジア（paresthesia）：自然に生じるか，誘発される異常感覚（不快を伴わない）

《3》痛覚過敏
神経障害性疼痛において，異常知覚所見は神経学的に論理的でなくてはならず，かつ病変の部位との適合性がなければならない。

IV. 神経障害性疼痛の症候と診断

表2　神経障害性疼痛スクリーニングツールの比較

	ID Pain	NPQ	PainDETECT	LANSS	DN4	StEP
自覚症状						
疼痛が進行性である						−
ピリピリ，チクチク，針で刺すような痛み，異常感覚痛	+	+	+	+	+	+
ビーンと走るような痛み，電撃痛	+	+	+	+	+	
灼けるような痛み，灼熱痛	+	+	+		+	
しびれ感	+	+	+		+	
触れると痛む	+	+	+	+		
冷感を伴う痛み			+		+	−
弱く押さえるだけで痛む				+		
熱刺激，冷刺激で痛む				+		
気候の変化で痛む			+			
関節に限局した痛み						
痒みがある					+	
一時的な疼痛の悪化など，痛みの経過のパターン			+			−
放散痛				+		
自律神経性変化			+			
診察所見						
寒冷に対する異常感覚（感覚低下もしくはアロディニア）						+
痛覚過敏						+
鈍な圧に対する異常感覚（感覚低下もしくはアロディニア）						+
振動覚の低下						+
皮膚をこすると生じるアロディニア				+	+	−
触覚閾値の上昇					+	−
ピンプリックに対する閾値の上昇				+	−	−
SLR（straight-leg-raising）テスト						+
皮膚の変化						−

（Cruccu G, Truini A. Tools for assessing neuropathic pain. PLoS Med 2009；6：e1000045 より引用）

定量的感覚テスト（QST）

　小さな神経線維の障害の評価に適しているが，定量的感覚テスト（quantitative sensory test：QST）の変化は神経障害性疼痛以外の疾患（関節リウマチなど）でも認められる。
　①触覚刺激：フォンフライ・フィラメント
　②振動刺激：ビブラメーター
　③熱刺激：サーモード

他覚検査所見

　"体性感覚系に影響を与える損傷や疾患"の有無を鑑別することは，ときに非常に困

3. 侵害受容性疼痛との鑑別

図2 PainDETECT 日本版
(住谷昌彦, 柴田政彦, 山田芳嗣ほか. 神経障害性疼痛における医療連携. 宮崎東洋, 北出利勝編. 慢性疼痛の理解と医療連携. 東京:真興交易医書出版部;2008. p.14-22 より引用)

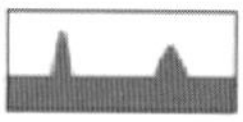

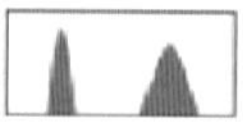

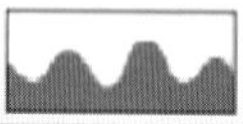

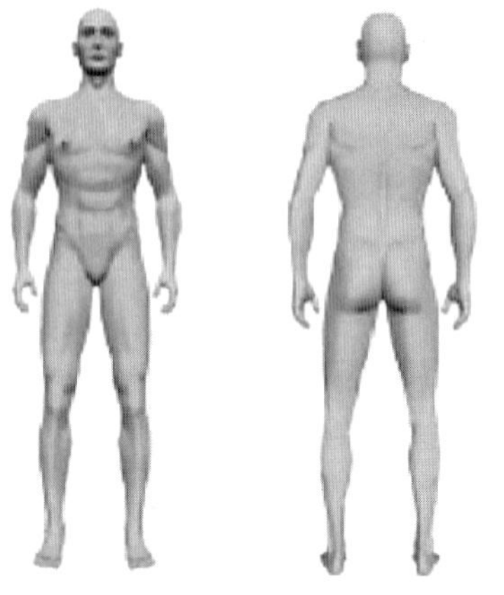

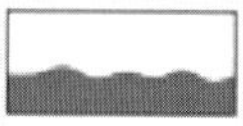

IV. 神経障害性疼痛の症候と診断

painDETECT　痛みの質問票のスコア

日付　　　　　　　名前

"痛みの質問票"の総スコアをここに書き写してください。

総計　□□

該当する痛みの経過のパターンと痛みの広がりの有無に応じて、以下の数値の合計を出し、それを総計スコアに加算して最終スコアを出してください。

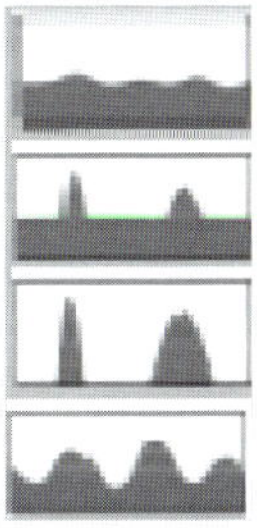

	痛みの経過	スコア	
	持続的な痛みで，痛みの程度に若干の変動がある	0	
	持続的な痛みで，ときどき痛みの発作がある	−1	（これに印をつけた場合）
	痛みがときどき発作的に強まり，それ以外のときは痛みがない	+1	（これに印をつけた場合）
	痛みがときどき発作的に強まり，それ以外のときも痛みがある	+1	（これに印をつけた場合）
	痛みの広がり	+2	（はいの場合）

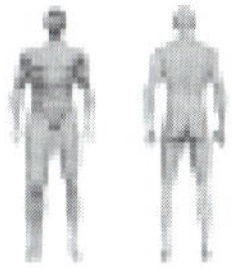

最終スコア　□□

スクリーニング結果

最終スコア

侵害受容性疼痛　｜　不明　｜　神経障害性疼痛

0 ……… 12 13 … 18 19 ……… 38

- 神経障害性疼痛の要素はほとんどない（<15%）
- 診断結果はどちらともいえないが，神経障害性疼痛の要素は含まれている
- 神経障害性疼痛の要素が病態のほとんどを占める（>90%）

このシートは医師の診断に代わるものではありません。
神経障害性疼痛の要素についてのスクリーニングに使用してください。

図2　（続き）

難である，と述べたが，これは"体性感覚系に影響を与える損傷や疾患"を評価する絶対的に感度の高い検査が存在しないことが原因である．つまり，仮に検査所見が陰性であっても，神経障害性疼痛を必ずしも否定するべきではない．診察所見を含めた総合的な診断が必要となる．

客観的に神経の損傷の有無を評価する検査としては，次のようなものが挙げられる．
①神経伝導検査（nerve conduction study：NCS）
② somatosensory-evoked potential（SEPs）
上肢または下肢の感覚神経に電気的あるいは機械的な刺激を与えることによって誘発される電位で，末梢神経から脳幹，大脳皮質に至る長い感覚経路の機能障害を評価する．
③ laser-evoked potential（LEP）
レーザーはAδ線維やC線維を選択的に刺激することができる．しかし施行できる施設は限られる．
④ intra-epidermal nerve fibers（IENF）
皮膚のパンチ生検により表皮内の神経線維密度を測定する．微小な神経障害を含む種々のニューロパシーでその減少が示されている．神経生検と違い神経障害のような合併症もなく，侵襲が少ない．これも施行できる施設は限られる．

ここまで神経障害性疼痛の診断について述べてきたが，疼痛疾患の診断に慣れない医療従事者にとって，それを見分けることはやはり簡単ではないであろう．臨床の現場でより簡便に神経障害性疼痛の可能性を議論するためには，神経障害性疼痛スクリーニングツール（表2）を用いると便利である．さまざまなものが発表されている[6]〜[11]〔住谷ら[5]はpainDETECT[9]の日本語版を発表している（図2）〕が，質問票のみで行うタイプのものと，簡便ではあるが実際に診察して所見をとらなければならないものとがあり，個々の技量や実際の診療の形態に合わせて使用するとよい．

■参考文献

1) 細川豊史．侵害受容性疼痛．小川節郎編．痛みの概念が変わった―新キーワード100＋α．東京：真興交易医書出版部；2008. p.50-1.
2) 細川豊史．神経障害性疼痛．小川節郎編．痛みの概念が変わった―新キーワード100＋α．東京：真興交易医書出版部；2008. p.52-3.
3) Treede RD, Jensen TS, Campbell JN, et al. Neuropathic pain：Redefinition and a grading system for clinical and research purposes. Neurology 2008；70：1630-5.
4) 住谷昌彦，柴田政彦，山田芳嗣．【神経障害性疼痛】痛みの基礎　疼痛の分類・疫学．Clinical Neuroscience 2009；27：490-93.
5) 住谷昌彦，柴田政彦，山田芳嗣ほか．神経障害性疼痛における医療連携．宮崎東洋，北出利勝編．慢性疼痛の理解と医療連携．東京：真興交易医書出版部；2008. p.14-22.
6) Cruccu G, Truini A. Tools for assessing neuropathic pain. PLoS Med 2009；6：e1000045.
7) Portenoy R. Development and testing of a neuropathic pain screening questionnaire：ID Pain. Curr Med Res Opin 2006；22：1555-65.
8) Bennett MI, Attal N, Backonja MM, et al. Using screening tools to identify neuropathic pain. Pain 2007；127：199-203.
9) Freynhagen R, Baron R, Gockel U, et al. painDETECT：A new screening questionnaire to

identify neuropathic components in patients with back pain. Curr Med Res Opin 2006 ; 22 : 1911-20.
10) Bennett M. The LANSS pain scale : The Leeds assessment of neuropathic symptoms and signs. Pain 2001 ; 92 : 147-57.
11) Bouhassira D, Attal N, Alchaar H, et al. Comparison of pain syndromes associated with nervous or somatic lesions and development of a new neuropathic pain diagnostic questionnaire (DN4). Pain 2005 ; 114 : 29-36.
12) Cruccu G, Anand P, Attal N, et al. EFNS guidelines on neuropathic pain assessment. Eur J Neurol 2004 ; 11 : 153-62.

〔深澤　圭太〕

IV. 神経障害性疼痛の症候と診断

4 心因性疼痛との鑑別

はじめに

　ヒトが痛みを訴えるとき，そこにはさまざまな背景が存在する．個人の価値観や経験に基づく痛みの評価，痛みに伴う不快感や焦燥感，さらには社会的，文化的な背景が影響する．痛みは個人の主観的な苦痛体験であり，痛みを診療する場面では，その訴えに対して客観的とされる評価法を用いて診断を進めていくことになる．しかし，説明しうる検査結果を求められない場合に，安易に心因性の疼痛と診断してしまう危険がある．

　痛みの診療場面において，身体性の障害があるのか，心因性の障害があるのかを意識して診療することはきわめて重要である．しかし，身体性の障害が中心であっても，さまざまな因子によって心因性の要素が身体性の障害を強く修飾してくる可能性があることを忘れてはならない．すなわち，心因性疼痛と身体性疼痛とを単純に分離することは不可能であるといえよう．

　心因性疼痛の正確な定義は，議論のあるところである．身体的評価が主体となる場面と心理的評価が主体となる場面とでは視点が異なり，このことが定義に混乱をもたらす原因でもある．心因性疼痛とは，一般的に痛みや機能不全の程度を説明するのに十分な器質的病理的基盤がなく，大部分に心理的問題がかかわっている疼痛と考えられてきた[1]．しかし現在では，心因性疼痛という分類に代わり，以下に述べるように疼痛性障害，身体表現性疼痛障害という分類が使用されることが多い．

心因性疼痛の定義―DSM-IV-TR と ICD-10―

　心因性疼痛，すなわち痛みを主訴とする患者群のうち，生物学的原因で説明のつかない患者群は，アメリカ精神医学会疾病分類（Diagnostic and Statistical Manual of Mental Disorders：DSM）による 1994 年の DSM-IV，およびその改訂版である 2000 年の DSM-IV-TR で疼痛性障害（pain disorder）という用語が使用され，現在に至っている[2〜5]（表 1）．

　また，心因性疼痛は世界保健機関（WHO）の疾病および関連保健問題の疾患の国際分類（International Classification of Diseases：ICD）-10 による分類では，"持続性身体

表1 疼痛性障害の定義（DSM-Ⅳ-TR）

A：1つまたはそれ以上の解剖学的部位における疼痛が臨床像の中心を占めており，臨床的関与が妥当なほど重篤である。

B：その疼痛は臨床的に著しい苦痛，または社会的，職業的またはほかの重要な領域における機能の障害を引き起こしている。

C：心理的要因が，疼痛の発症，重症度，悪化または持続に重要な役割を果たしていると判断される。

D：その症状または欠陥は，（虚偽性障害または詐病のように）意図的に作り出したものではない。

E：疼痛は，気分障害，不安障害，精神病性障害ではうまく説明されないし，性交疼痛障害の基準を満たさない。

疼痛性障害の分類として，上記の心理的要因と関連した疼痛性障害のほかに，亜型として心理的要因と一般身体疾患の両方に関連した疼痛性障害に分かれる。
急性：持続期間が6カ月未満，慢性：持続期間が6カ月以上
（高橋三郎，大野 裕，染谷俊幸訳．DSM-Ⅳ-TR精神疾患の診断・統計マニュアル．東京：医学書院；2002. p.479-84より引用）

表現性疼痛障害（persistent somatoform pain disorder）"という疾患分類に相当する。ICD-10では，"主な愁訴は，頑固で激しく苦しい痛みについてのものであり，持続性身体表現性疼痛障害は生理的過程や身体的障害によっては完全には説明できない。痛みは，主要な原因として影響を及ぼしていると十分に結論できる情緒的葛藤や心理的社会的問題に関連して生じる"と規定している。

このように，重度の不快な疼痛があり，生理的過程または身体障害によって十分に説明のつくものではなく，痛みが患者の最大の関心の的になっているという表現で定義されている。日常臨床の診断名では，ICD-10の"持続性身体表現性疼痛障害"という病名がDSM-Ⅳ-TRによる疼痛性障害に変わり，使用されている[2)3)5)]。

DSM-Ⅳ-TRでは，心身二分的理解は不適切であるという立場から，診断名から"心因性""身体表現型"などという言葉はなくなった。DSM-Ⅳ-TRの診断基準で重要な点は，"心理的要因が疼痛の発症，重症度，悪化，または持続に特に重要な役割を果たしていると判断される"という項目があり，病因としての心因的意義がはっきり明記されていることである。また，"心理的要因と一般身体疾患の両方に関連した疼痛性障害"の亜型の存在も明記している点で，身体的要因の関与についても考慮されている点も注目に値する。

心因性疼痛を呈する可能性のある精神疾患

心因性疼痛は，学習性疼痛，精神医学的疼痛に分類される。学習性疼痛は，侵害受容性疼痛，神経障害性疼痛による疼痛体験後に，疼痛オペラント学習や回避学習により周囲の報酬による強化により学習した疼痛である[2)]。疼痛行動には，頻回の来院，投薬，入院，労災保険の申請なども含まれている[2)]。

4. 心因性疼痛との鑑別

表2　身体化障害（somatization disorder）の定義（DSM-IV-TR）

A：30歳未満で始まった多数の身体的愁訴の病歴で，それは数年間にわたって持続しており，その結果治療を求め，または社会的，職業的，またはほかの重要な領域における機能の障害を起こしている。

B：以下の記述のおのおのを満たしたことがなければならず，個々の症状は障害の経過中のいずれかの時点で生じている。
　　4つの疼痛症状：少なくとも4つの異なった部位または機能に関連した疼痛の病歴（例：頭部，腹部，背部，関節，四肢，胸部，直腸，月経時，性交時または排尿時）
　　2つの胃腸症状：疼痛以外の少なくとも2つの胃腸症状の病歴（例：吐き気，嘔吐，妊娠時以外の嘔吐，下痢，数種類の食べ物への不耐性）。
　　1つの性的症状：疼痛以外に少なくとも1つの性的または生殖器症状の病歴（例：性的無関心，勃起不全または射精機能不全，月経不順，月経過多，妊娠中を通じての嘔吐）。
　　1つの偽神経学的症状：いかにも神経学的に見えるが，実はそうではなく，原因は精神的なものである（例：協調運動や平衡運動の障害，麻痺や部分的な脱力，燕下困難，失声，排尿障害，幻覚，触覚や痛覚の消失，複視，視力喪失，聴覚喪失，痙攣，記憶喪失，解離症状，失神などの意識喪失）。

C：適切な検索を行っても，基準Bの個々の症状は，既知の一般的疾患または物質（例：乱用薬物，投薬）の直接的作用として十分説明できない。

D：関連する一般身体症状がある場合，身体的愁訴または結果として生じている社会的，職業的障害が，既往歴，身体診察または臨床検査所見から予測されるものをはるかに超えている。症状は，（虚偽性障害または詐病のように）意図的に作り出されたり捏造されたりしたものではない。

（高橋三郎，大野　裕，染谷俊幸訳．DSM-IV-TR精神疾患の診断・統計マニュアル．東京：医学書院；2002. p.479-84 より引用）

　精神医学的疼痛には，うつ病性障害，転換性障害，心気症に伴う疼痛がある．疼痛を呈する可能性のある精神疾患としては，うつ病，統合失調症，身体化障害（表2），虚偽性障害，境界性人格障害が挙げられる．

　身体化（somatization）とは，心理・社会的な問題や無意識の葛藤を，身体症状を呈することにより解決しようとする心理的防御規制である．身体化障害の患者に見られる身体症状は，助けてほしい，気にかけてほしいと訴えるコミュニケーション手段と考えられる．そのため，患者の訴えは誇張されていたり，既往歴に一貫性が欠けていたりする．

　虚偽性障害とは，実際には痛くないのに痛みを訴える病態である．詐病との違いは，疾病利得がはっきりしないことである．このような患者にとっては，病人の役割を演じること自体が目的であり，そうすることによって周囲の注意や同情を得ることが一種の利得になっていると考えられる．これには，背景として幼少期における心理的な外傷が関連しているとする見解もある．また，その多くが境界型人格障害である．詐病の場合には，痛みを訴えることで，金銭が得られたり，麻薬や鎮痛薬が得られたり，刑務所に入るのを免除されるといった疾病利得が存在する．

　身体的症状が優勢な虚偽性障害の中で，特に重症で慢性のものはミュンヒハウゼン症候群と呼ばれる．病気を捏造し，自己誘導的に病気になって病院をドクターショッピングする虚言症で，患者の比率は男性より女性が多いとされている．

疼痛性障害と慢性疼痛

　DSM-IV-TR の疼痛性障害で注意を払わなければならないのは，過度な疼痛の訴えである"疼痛行動"である。患者の満足が得られないことに対する医師の責務感から，頻回の手術が施行されたり，特別扱いをされていたり，さらに，そういった特殊な注目を集めることで，患者の疼痛行動が強化されていることもある。患者の訴えが，"気のせい"として無視されがちになると，医療スタッフと患者の信頼関係が障害されて患者の医療不信を生じ，二次的な医原性因子として病態を修飾している症例も存在する。疼痛性障害の評価や治療には，生物心理社会モデルでの病態理解が必須である。痛みの訴えは侵害刺激の程度と比例せず，不安や恐怖などの情動，注意，期待，学習などにより修飾を受ける。

　慢性疼痛は，侵害受容性疼痛，神経障害性疼痛，疼痛性障害が，各症例の各時点でさまざまな割合で混在した複合体と考えられている[2,5]。臨床的には，この3つがさまざまな割合で混同されている疼痛体験である場合が多い。個々の症例でも，時間とともに痛みの構成成分が変化するという観点も重要である[2]。

　DSM-IV-TR の疼痛性障害疼痛の定義では，"心理的要因と一般身体疾患の両方に関連した疼痛性障害"の亜型の存在も明記されており，明らかな器質的疼痛も，慢性疼痛の場合には total pain（全人的痛み）として把握していくべきである。

神経障害性疼痛との鑑別

　特に病歴の長い難治性の患者に対し，初診時に患者の疼痛の訴えの聴取を軽んじている印象を持たれることは，治療の導入を妨げる結果となる。初診時の診察にあたっては，いきなり心因を探ろうとする診察態度は患者の反感を招く。まず，患者の主訴である"疼痛"に焦点を当てた十分な問診，評価が必要である。

　まず，国際疼痛学会による他覚的検査を加えた神経障害性疼痛の評価アルゴリズムに基づき，神経障害性疼痛とはいえないことを評価する必要がある[6,7]。そのうえで，心因性疼痛の診断にあたって"情緒的葛藤や心理的・社会的問題"の存在の確認が必要であり，このためには十分な時間をかけて以下に述べるような診察による情報の収集が要求される。

心因性疼痛の評価の方法[2)8)9)]

1 評価を始める前に

患者を観察する機会を持つことが重要であり，歩く姿勢はどうか，医療関係者以外の見ていないところでどのような行動をとるか，それが疼痛行動とどのように関連しているのかを把握することが必須である．特に，外来，病棟での看護師や医療スタッフの情報は重要である．

2 疼痛とその障害病歴の把握

問診の前には，まず，痛みによって患者が体験している不快体験を認めること，共感や遺憾の念を伝え，配慮の言葉をかけることが大切で，患者の医療への思いを受容的に聴くことを心がける．いつ，どういった状況で痛みが始まったのか，そのときの痛みはどういったものであったか，そのための治療やポリサージャリーなどの手術はどういったものが行われたか，今に至るまで痛みに変化はあったかどうか，現在の痛みはどうか，現在使っている薬物とその効果，手術歴を問診していく．女性の場合は，性周期や閉経などとの関連も重要である．

3 心理社会的病歴の把握

今までの医療が適切に行われていたか，医療不信がある場合どの部分にどのように反応しているのか，怒りの抑圧や，認知・行動パターンを分析する．

職業歴，結婚生活，家族構成，家族の健康状態，両親が死亡している場合は死因，子供時代を振り返ってみてどう思うか，家族に慢性疼痛，薬物中毒の病歴があるか，家庭内暴力の履歴があるかどうか（成育歴），虐待経験，精神疾患の病歴，結婚，現在の家庭状況などを把握する．家族を中心とした人間関係がうまく機能しないために，身体症状として表現されている可能性に留意する．夫婦・親子関係などに深刻な家庭問題が存在するケースも少なくない．アイデンティティの崩壊などの心理・精神的問題が深刻な症例も認められる．

事故の場合，訴訟や保険の状況はどうか，訴訟の有無，労災やそのほかの障害保険などで，疼痛行動と疾病利得に注意する．労災，身体障害者認定，休業，交通事故損害補償などの，経済的な"二次的疾病利得"が明らかな場合もしばしば認められる．また，薬物依存，薬物乱用の有無も把握する必要がある．

患者の訴えが，これまでの不完全な身体的治療，不安，緊張，怒りに伴う筋緊張の亢進，失感情症の有無，家族との交流不全，医療不信といったものとどのように関係しているのか，対話を重ねるなかで明らかにしていくことが重要である[9)]．

4 心理的診察

容姿，姿勢，態度，話し方，性格特性を観察し，把握する．発達障害（アスペルガー障害など）や，失感情症（不快感情をうまく表現できない）の有無に留意する．失感情表出言語症（アレキシシミア）では，不満や怒りなどの感情を抑圧するタイプの場合，ストレス状況下で疼痛が増強するといったことがしばしば観察される[10]．

5 心理テスト

診察前に施行すると効率的である．
① hospital anxiety and depression scale（HADS）：不安，抑うつの評価．
② pain catastrophizing scale（PCS）：痛みの認知面の評価．破局化などの不快情動の評価．
③ pain disability assessment scale（PDAS）：20項目からなる痛みによる生活障害の評価．

このような問診，評価を行ったうえで，痛みに関する準備因子（環境の変化など），発症因子（外傷，事故など），持続・増悪因子（破局化，予期不安，家庭内交流不全の同定，医療不信，人間不信の程度など）を把握していく．

脳科学から見た疼痛性障害

神経科学の発展は，痛みと心の問題を脳機能レベルで評価する可能性に挑んでいる．侵害刺激を受けると，痛みを識別する感覚情報と痛みによる不快感などの感情情報が同時に伝えられ，不快な痛み体験が前頭前野に記憶されるようになる．さらに，脳内における神経回路を形成するニューロン活動が系統的に活性化することで，各個人の人生経験に基づく痛みの感覚が形成されていく．この回路の形成に異常が生じると，脳内で疼痛関連領域と密接な関係がある認知，行動，自律神経系の回路で再構築が起こり，痛み体験の慢性化や情動ストレスによってさらに痛み体験が増悪し，疼痛性障害の形成に関与すると考えられている[2)11)]．このように，過去の不快な状況で起こった情動-身体の痛み体験による学習の蓄積が起こると，感情は体に表れ，痛みが体験され，疼痛性障害が成立する[11)]．

痛みに関する感情の形成に重要な役割を果たしている部位は，前帯状回と島である．脳機能画像による知見では，前帯状回は社会的疎外など心理的な痛みによっても活性化し，さらに前帯状回と島は他人の痛みに共感することでも活性化されることが示されている[12)13)]．

近年，脳形態学による研究技術が進歩し，さまざまな疼痛疾患において局所の灰白質密度や容積に変化を来していることが報告されている．voxel-based morphometric

4. 心因性疼痛との鑑別

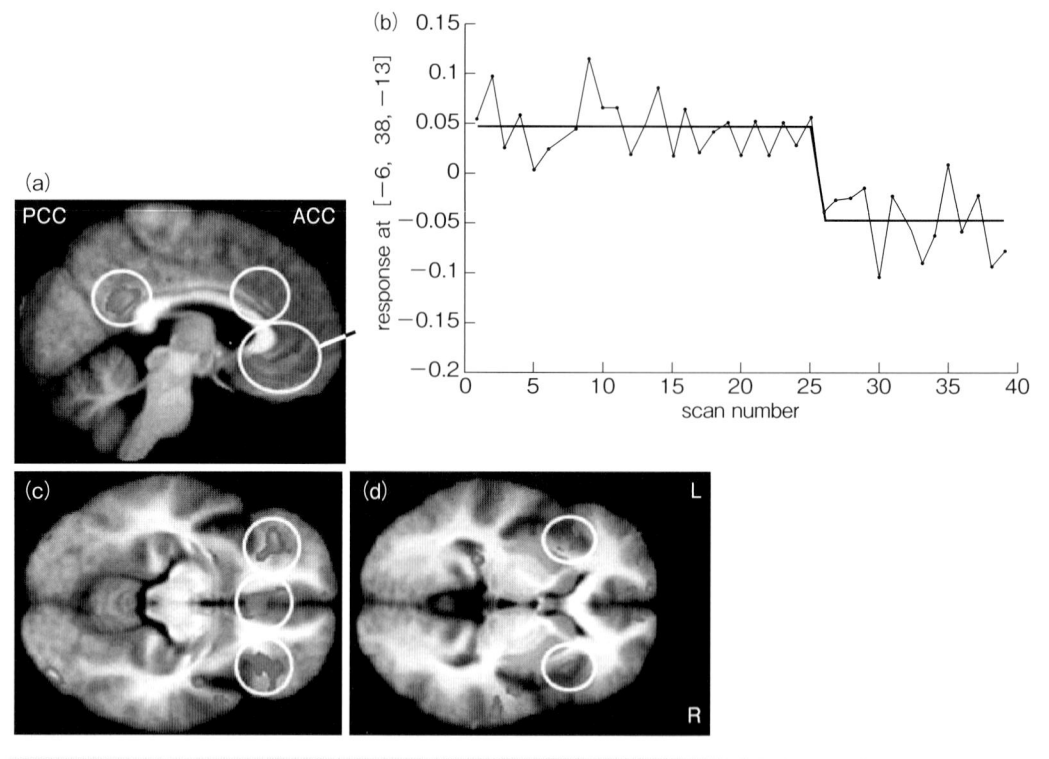

図 VBM を用いた疼痛性障害の局所脳容量の評価
(a) VMPFC (x = −4 mm)
(b) VMPFC
Controls (n = 25), patients (n = 14)
(c) LPFC & VMPFC (z = −12 mm)
(d) Ant. IC (z = 0 mm)
(Valet M, Gündel H, Sprenger T, et al. Patients with pain disorder show gray-matter loss in pain-processing structures: A voxel-based morphometric study. Psychosom Med 2009; 71: 49-56 より引用)

　(VBM) を用いた研究によると，疼痛性障害の患者では，前頭前野，前帯状回，島で灰白質の容積が減少し，この変化が疼痛性障害の病態生理に関与することが報告[14]されている（図）。

　疼痛性障害では，身体の痛み体験と不快な情動を通して，前帯状回や島などと関連する神経回路の形成に変化が生じ，痛みが感情として表出して成立するのかもしれない[11]。今後，高次脳機能評価によって病態の解明が進められることが期待される。

■参考文献

1) 並木昭義, 川股知之. 痛みの臨床的分類―侵害受容性疼痛, 神経障害性疼痛, 心因性疼痛. 日本医師会雑誌 2009; 138: 322-3.
2) 細井昌子. 心因性慢性疼痛. 治療 2008; 90: 2063-72.
3) 高橋三郎, 大野 裕, 染谷俊幸訳. DSM-IV-TR 精神疾患の診断・統計マニュアル. 東京: 医学書院; 2002. p.479-84.
4) 細井昌子. 痛みのケア―慢性痛, がん性疼痛へのアプローチ. 熊澤孝朗監・編. こころとからだ, その治療の実践. 東京: 照林社; 2006. p.127-41.

5) 村川和重, 森山萬秀, 柳本富士夫ほか. 慢性疼痛の概念. 治療 2008；20：2046-61.
6) 柴田政彦. 神経障害性疼痛. 治療 2008；90：2057-62.
7) Trede RD, Jensen TS, Cambell JN, et al. Neuropathic pain：Redefinition and a grading system for clinical and research purpose. Neurology 2008；70：1630-5.
8) 沖藤晶子. 痛みの心理学アセスメントとその治療. 熊澤考朗監・編. 痛みのケア—慢性痛, がん性疼痛へのアプローチ. 東京：照林社；2006. p.59-77.
9) 細井昌子, 久保千春. 慢性疼痛の多面的評価—治療対象の明確化のために—. 心療内科 2009；49：885-92.
10) 水野泰行, 中井吉英. 心理的要因の関与する疼痛の病態および診断. 治療学 2005；39：831-4.
11) 細井昌子. 慢性疼痛と心— Damasio Somatic Marker Hypothesis の概念から—. ペインクリニック 2009；30：939-45.
12) 仙波恵美子. 痛みの識別・情動・認知にかかわる神経回路. ペインクリニック 2009；30：S41-9.
13) Eisenberger NL, Lieberman MD, Williams KD. Does rejection hurt? An fMRI study of social exlusion. Science 2004；303：1157-62.
14) Valet M, Gündel H, Sprenger T, et al. Patients with pain disorder show gray-matter loss in pain-processing structures：A voxel-based morphometric study. Psychosom Med 2009；71：49-56.

〔福井　弥己郎(聖)，岩下　成人〕

V

神経障害性疼痛の治療

V. 神経障害性疼痛の治療

1 薬物療法

A 抗うつ薬

はじめに

　世界疼痛学会（International Association for the Study of Pain：IASP）の"痛み"の定義にも表わされているように，情動と痛み受容の関連は広く認識されている．以前は，抗うつ薬の鎮痛作用は，隠されていた"うつ状態"を変えることにより痛みが減少する，"うつ"を治療することにより痛みに対する耐性度が上昇する，抗うつ薬の鎮静作用による附帯徴候である，などといわれていた．しかし現在，抗うつ薬自体が有する鎮痛作用が証明されている[1]．それは，①抗うつ薬の鎮痛作用は"うつ"に対する投与量よりも少量で顕著に得られる，②抗うつ薬の鎮痛作用は，抗うつ作用が生ずるより早期に出現する，③神経障害性疼痛モデルの動物で三環系抗うつ薬の有効性が示されているなど，抗うつ薬の抗うつ作用とは独立して，鎮痛作用を有すると考えられている．本項では，神経障害性疼痛に対する薬物療法の第一選択ともいえる"抗うつ薬"について解説する．

抗うつ薬の鎮痛機序

　抗うつ薬の鎮痛作用には，いくつかの薬理学的機序が考えられている．

1 中枢性機序

a. モノアミン

　脳幹部から脊髄へ下行するノルアドレナリン（noradrenaline：NA）およびセロトニン〔5-ヒドロキシトリプタミン（5-hydroxytryptamine：5-HT）〕系の内因性モノアミン性抑制系の賦活は，痛みの伝達を抑制する[2]．神経障害性疼痛においては，この抑制系が障害されている[3]．したがって，抗うつ薬の有するこのモノアミン機構のシナプス前の再取り込み阻害作用により，抗うつ薬の鎮痛機序として説明されてきた．事実，αア

ドレナリン受容体拮抗薬や 5-HT 受容体拮抗薬は，抗うつ薬の鎮痛作用を抑制する[4)5)]。

b．オピオイド

三環系抗うつ薬の鎮痛作用が，ナロキソンにより抑制される[5)6)]ことから，内因性オピオイド鎮痛機構の関与も示唆されている。三環系抗うつ薬の慢性投与は脳内のオピオイド受容体濃度を変化させ[7)]，脳内オピオイドレベルを上昇させる[8)9)]。選択的セロトニン再取り込み阻害薬（selective serotonin reuptake inhibitor：SSRI）であるパロキセチンの鎮痛作用は，ナロキソンや 5-HT$_3$ 受容体拮抗薬により抑制される[10)]。この事実は，SSRI の鎮痛作用にオピオイド系の機序が作動し，内因性オピオイドの遊離を増加させていることを示唆するものである。

c．興奮性アミノ酸

神経障害性疼痛において，興奮性アミノ酸〔N-メチル-D-アスパラギン酸（N-methyl-D-aspartic acid：NMDA）〕受容体の活性化による中枢神経の可塑性が疼痛状態形成・維持に大きく寄与していることはよく知られている。三環系抗うつ薬は NMDA 受容体と結合し，NMDA 受容体活性化による細胞内 Ca^{2+} 蓄積を減じ[11)12)]，抗うつ薬の脊髄くも膜下投与は，NMDA 誘発性痛覚過敏を抑制する[13)]。これらの事実から，抗うつ薬の NMDA 受容体拮抗作用が示唆されている。

d．イオンチャネル

抗うつ薬は，Ca^{2+}，K^+，Na^+ チャネルの抑制作用を有する[14)]。Ca^{2+} チャネルに対しては，神経伝達に重要な N 型 Ca^{2+} [15)]ではなく，L 型 Ca^{2+} チャネルの抑制作用が認められている[16)]。また，K_{ATP} チャネル遮断薬は，アミトリプチリンやクロミプラミンによる鎮痛作用を抑制し，反対に，K_{ATP} チャネル開口薬は，これらの三環系抗うつ薬の鎮痛作用を増強することから，三環系抗うつ薬の K^+ チャネルの開口作用による鎮痛作用も考えられている[17)]。さらには，Na^+ チャネルに対する遮断作用による鎮痛作用も示唆されている[14)]。

e．γアミノ酪酸（GABA）

抗うつ薬の鎮痛作用にγアミノ酪酸（gamma-aminobutyric acid：GABA）系の機序も示唆されている。GABA-B 作動薬は，神経障害性疼痛モデル動物において，イミプラミンの鎮痛作用を増強する[18)]。さらに，GABA の抑制作用がデシプラミンの同時投与により増強され[19)]，デシプラミンが脊髄の GABA-B 受容体の感受性を高める[20)]など，抗うつ薬の GABA 機構との関連が示唆されている。

f．G タンパク

アミトリプチリンやクロミプラミンが Gi タンパクを活性化して鎮痛作用を生ずる[21)]。

以上のように，抗うつ薬はいくつもの薬理学的作用を有する複雑な薬物である。モノ

アミンの再取り込み阻害が主たる作用と考えられるが，ほかの多くの機序も寄与していると考えられる．抗うつ薬の有する抗うつ作用とは別に，鎮痛作用が生じていることは明らかである．

2 末梢性機序

中枢性機序のみならず，抗うつ薬の鎮痛作用の末梢性機序も示唆されてきている[22)~24)]．末梢におけるノルアドレナリンや 5-HT は，末梢神経終末では疼痛を促すので，抗うつ薬のモノアミン再取り込み阻害作用とは別と考えられている[24)]．最近の研究では，アミトリプチリンに強い Na^+ チャネル遮断薬としての薬理作用が認められている[25)]．神経損傷後に局所麻酔薬として鎮痛作用が示されること[26)]や，異所性神経発火活動を抑制すること[27)]から，神経障害性疼痛における変化した末梢神経の Na^+ チャネルに対して抗うつ薬が抑制して鎮痛作用が生じていると考えられている[26)]．

抗うつ薬の種類と特徴

抗うつ薬は，主としてモノアミンである 5-HT，NA，ドパミンの神経伝達物質のシナプス前のトランスポーターの再取り込み阻害によって鎮痛効果が発現するとされる．最初に登場したイミプラミンは，その構造から三環系抗うつ薬と呼ばれ，その後，類似の薬物が多数合成された（第一世代）．しかし，ほかの受容体への作用による副作用を解決するため，四環系抗うつ薬を経て，選択的 5-HT 再取り込み阻害薬（selective serotonin reuptake inhibitor：SSRI）が誕生した．さらに，三環系抗うつ薬と同様に 5-HT/NA 再取り込み阻害作用を有し，三環系抗うつ薬とは異なりほかの受容体阻害作用の少ない 5-HT/NA 再取り込み阻害薬（serotonin noradrenaline reuptake inhibitor：SNRI）が誕生した．表 1 に，各抗うつ薬の種類と特徴および副作用を示す．

第一世代の三環系抗うつ薬は，シナプス前で 5-HT および NA の再取り込みを阻害する．そうして，シナプス間の神経伝達物質濃度を高めることにより抗うつ作用を示す．しかし，ヒスタミン受容体，ムスカリン性アセチルコリン受容体，アドレナリン性 α_1 受容体などの遮断作用も有するため，副作用が問題となることがある．特に，抗コリン作用による口渇，便秘，尿閉や抗アドレナリン性 α_1 受容体遮断作用による起立性低血圧，抗ヒスタミン作用による眠気，倦怠感などである．

第二世代の抗うつ薬は，第一世代の有する副作用を軽減させるために開発された．抗コリン作用は弱い．しかし，抗ヒスタミン作用は有するため，眠気，倦怠感を起こしやすい．しかも，抗うつ効果も第一世代を超えるものではない．

うつ病と 5-HT との関係を示唆する研究が相次ぎ，選択的に 5-HT トランスポーターのみに高い親和性を有し，その再取り込みを阻害するが，ほかの受容体への親和性が少ない薬物である SSRI が開発された．三環系抗うつ薬で見られる抗コリン性の副作用はほとんどなく，起立性低血圧，鎮静作用も少ない．しかし，悪心・嘔吐などの消化器症

1. 薬物療法

表1 抗うつ薬の種類と特徴

	薬物名（商品名）	特徴	副作用
第一世代（三環系）	イミプラミン（トフラニール，イミドールなど） クロミプラミン（アナフラニールなど） トリミプラミン（スルモンチール） アミトリプチリン（トリプタノールなど） ノルトリプチリン（ノリトレン）	・5-HT/NA再取り込み阻害作用	・抗コリン作用（口渇，便秘，尿閉） ・抗α_1作用（起立性低血圧） ・抗ヒスタミン作用（眠気，倦怠感） ・キニーネ作用（心毒性）
第二世代 　（三環系） 　（四環系） 　（そのほか）	ロフェプラミン（アンプリット） アモキサピン（アモキサン） ドスレピン（プロチアデン） マプロチリン（ルジオミールなど） ミアンセリン（テトラミド） セチプチリン（テシプール） トラゾドン（レスリン，デジレル）	・第一世代の副作用軽減を目的に開発された ・抗コリン作用は弱い	・抗ヒスタミン作用（眠気，鎮静）
SSRI	フルボキサミン（デプロメール，ルボックス） パロキセチン（パキシル） セルトラリン（ジェイゾロフト）	・選択的に5-HTトランスポーターに親和性があり，その再取り込み阻害作用 ・抗コリン作用，抗α_1作用は弱い	・悪心，下痢，性機能障害 ・シトクロムP-450（CYP450）系薬物代謝酵素によって代謝されるため，CYP450酵素を利用する薬物との相互作用
SNRI	ミルナシプラン（トレドミン）	・5-HTとNA再取り込み阻害作用 ・抗コリン作用，抗α_1作用は弱い ・グルクロン酸抱合で排泄されるため薬物相互作用は少ない	・血圧上昇，頻脈，頭痛，尿閉

状の発現が多く，またSSRIは，シトクロムP-450（cytochrome P-450：CYP450）系薬物代謝酵素によって代謝されるため，同じCYP450系酵素を利用する薬物との相互作用に注意を要する。

その後，三環系抗うつ薬と同様に5-HTとNAの両方の再取り込み阻害作用を選択的に有するが，三環系抗うつ薬とは異なり，ほかの受容体遮断作用を有さないSNRIが開発された。SNRIは，第一世代抗うつ薬に匹敵する抗うつ作用を有する。しかし，アドレナリンα_1受容体，アセチルコリン受容体，ヒスタミン受容体などへの親和性をもたず，副作用も少ない。ただ，末梢のNA受容体への急性刺激により血圧変動の可能性はある。

神経障害性疼痛に対する治療薬として期待される各世代の抗うつ薬の薬理学的作用を

表2 神経障害性疼痛治療に使用される抗うつ薬の薬理学的作用

薬理学的作用	三環系抗うつ薬 アミトリプチリン イミプラミン クロミプラミン	ノルトリプチリン	SSRI パロキセチン	SNRI ミルナシプラン
再取り込み阻害作用				
5-HT	＋	－/(＋)	＋	＋
NA	＋	＋	－	＋
受容体遮断作用				
アドレナリンα	＋	＋	－	－
ヒスタミン	＋	＋	－	－
ムスカリン性アセチルコリン	＋	＋	－	－
NMDA	＋	＋	?	－
イオンチャネル遮断作用				
Na$^+$	＋	＋	(＋)/－/?	(＋)/－/?
Ca^{2+}	＋	＋	?	?

(Sindrup SH, Otto M, Finnerup NB, et al. Antidepressants in the treatment of neuropathic pain. Basic Clin Pharmacol Toxicol 2005 ; 96 : 399-409 より改変引用)

表2にまとめる[28]。

神経障害性疼痛に対する抗うつ薬の効果

　動物実験では，SNRIでは92％，NA阻害薬では88.9％，SSRIで25％の鎮痛効果が見られている[29]。

　無作為抽出，二重盲検，プラセボコントロール研究において，三環系抗うつ薬は，帯状疱疹後神経痛[30]〜[32]，有痛性糖尿病性神経障害[33]，中枢性疼痛[34]，脳卒中後疼痛[35]，多発性神経障害[36]に対する有効性が示されている。一方，SSRIには神経障害性疼痛に対する有効性は少なく，SSRIと三環系抗うつ薬の比較研究では，三環系抗うつ薬の鎮痛効果はSSRIで得られる効果よりも優れている[37]と報告されている。糖尿病性神経障害において，SSRIであるフルボキサミンとプラセボの間に有効性に差は認められないが，アミトリプチリンやデシプラミンは，それぞれ74％および61％の有効性が認められたと報告[38]されている。SNRIは，神経障害性疼痛に有効性が示されている[39]。三環系抗うつ薬とSNRIの比較研究では，有痛性多発性神経障害において，SNRIであるVenlafaxine（日本では未発売）とイミプラミンは同等の鎮痛効果を示すことが証明されている[40]。

　薬物治療で，1名の患者が少なくとも50％以上の鎮痛（痛みが半分以下になる）が得られるのに必要な患者数，すなわちnumber needed to treat（NNT）で種々の神経障害性疼痛に対する抗うつ薬やそのほかの鎮痛薬，鎮痛補助薬の効果を評価したものを表

1. 薬物療法

表3　NNT[41]

薬物	糖尿病性神経障害	帯状疱疹後神経痛	末梢神経損傷	中枢性疼痛
すべての抗うつ薬	3.0 (2.4〜4.0)	2.3 (1.7〜3.3)	2.5 (1.4〜10.6)	1.7 (1.0〜3.0)
三環系抗うつ薬	2.4 (2.0〜3.0)	2.3 (1.7〜3.3)	2.5 (1.4〜10.6)	1.7 (1.1〜3.0)
イミプラミン，アミトリプチリン，クロミプラミン	2.0 (1.7〜2.5)	2.4 (1.8〜3.9)	2.5 (1.4〜10.6)	1.7 (1.1〜3.0)
デシプラミン，マプロチリン	3.4 (2.3〜6.6)	1.9 (1.3〜3.7)	—	—
SSRI	6.7 (3.4〜435)	—	—	無効
カルバマゼピン	3.3	—	—	3.4
メキシレチン	10	—	—	無効
ガバペンチン	3.7	3.2	—	—
プレガバリン	4.2[42]	4.9[43]	—	—
トラマドール	3.4	—	—	—
カプサイシン	5.9	5.3	3.5	—
デキストロメトルファン	1.9	無効	—	無効
オキシコドン	—	2.5	—	—

—：検討されていない

3に示す[41]。神経障害性疼痛における三環系抗うつ薬のNNT値はほぼ2.4である。これは，2〜3名の治療で1名に50％以上の鎮痛効果が得られることになる。一方，SSRIのNNTは6.7である。さらに，三環系抗うつ薬の中で，NA/5-HT再取り込みを阻害するアミトリプチリン，イミプラミン，クロミプラミンなどやNA再取り込み抑制薬（デシプラミン，マプロチリンなど）は，SSRIの2-3倍の有効性が認められる。これらは，NA再取り込み抑制作用が神経障害性疼痛に対する鎮痛に重要であることを示唆するものである（図）。さらに，ほかの鎮痛薬や鎮痛補助薬との比較においても，三環系抗うつ薬，特にNA/5-HT再取り込み阻害作用を有するものは優れた鎮痛作用を有する（表3）。

まとめ

現在，抗うつ薬は，神経障害性疼痛に対する薬物療法の主たる位置を占めている。なかでも三環系抗うつ薬は，その多彩な薬理作用から鎮痛効果がもっとも期待され，第一選択の薬物として挙げられている。最近の研究でも，単一受容体などに対する選択性の高い薬物よりは，"multi-target"な鎮痛戦略の重要性が強調されており，副作用の少な

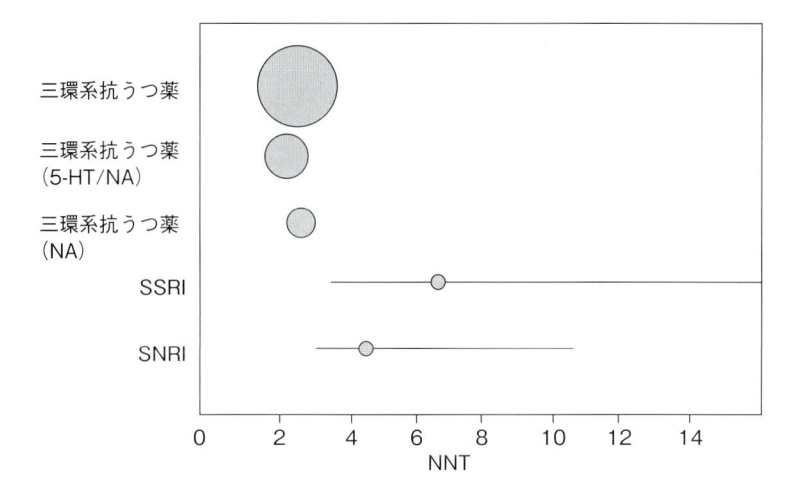

図 末梢神経障害性疼痛患者で50％以上の疼痛低下を認めた種々の抗うつ薬投与患者1名を得るために必要な患者数（NNTおよび95％信頼区間）

(Sindrup SH, Otto M, Finnerup NB, et al. Antidepressants in the treatment of neuropathic pain. Basic Clin Pharmacol Toxicol 2005；96：399-409より引用)

い新しいモノアミン再取り込み抑制薬の開発が望まれる。

■参考文献

1) Onghena P, Van Houdenhove B. Antidepressant-induced analgesia in chronic non-malignant pain；A meta-analysis of 39 placebo-controlled studies. Pain 1992；49：205-19.
2) Omote K, Kitahata LM, Collins JG, et al. Interaction between opiate subtype and alpha-2 adrenergic agonists in suppression of noxiously evoked activity of WDR neurons in the spinal dorsal horn. Anesthesiology 1991；74：737-43.
3) Fields HL, Basbaum AI. Central nervous system mechanisms of pain modulation. In：Wall PD, et al, editors. Textbook of pain. London：Churchill Livingstone；1999. p.309-29.
4) Micó JA, Gilbert-Rahola J, Casas J, et al. Implication of beta1- and beta 2-adrenaergic receptors in the antinociceptive effect of tricyclic antidepressants. Eur Neuropsypharmacol 1997；7：139-45.
5) Eschalier A, Montastruc JL, Devoize JL, et al. Influence of naloxone and methysergide on the analgesic effect of clomipramine in rats. Eur J Pharmacol 1981；74：1-7.
6) Schreiber S, Backer NM, Pick GG. The antinociceptive effect of venlafaxine in mice is mediated through opioid and adrenergic mechanisms. Neurosci Lett 1999；273：85-8.
7) Hamon M, Gozlan H, Bourgoin S, et al. Opioid receptors and neuropeptides in the CNS in rats treated chronically with amoxapine or amitriptyline. Neuropharmacology 1987；26：531-9.
8) DeFelipe MC, De Ceballos ML, Gil C, et al. Chronic antidepressant treatment increases enkephalin levels in n. accumbens and striatum of the rat. Eur J Pharmacol 1985；112：119-22.
9) Sacerdote P, Brini A, Mantegazza P, et al. A role for serotonin and beta-endorphin in the analgesia induced by some tricyclic antidepressant drugs. Pharmacol Biochem Behav 1987；26：153-8.

10) Duman EN, Kesim M, Kadioglu M, et al. Possible involvement of opioidergic and serotnergic mechanisms in antinociceptive effect of paroxetine in acute pain. J Parmacol Sci 2004 ; 94 : 161-5.
11) Raynolds IL, Miller RJ. Tricyclic antidepressants block N-methyl-D-aspartate receptors : Similarities to the action of zinc. Br J Pharmacol 1988 ; 95 : 95-102.
12) Cai Z, McCaslin PP. Amitriptyline, desipramine, cyproheptadine and carbamazepine, in concentrations used therapeutically, reduce kainite- and N-methyl-D-aspartate-induced intracellular Ca^{2+} levels in neuronal culture. Eur J Pharmacol 1992 : 219 : 53-7.
13) Mjellem N, Lund A, Hole K. Reduction of NMDA-induced behaviour after acute and chronic administration of desipramine in mice. Neuropharmacology 1993 ; 32 : 591-5.
14) Ogata N, Yoshii M, Narahashi T. Psychotropic drugs block voltage-gated ion cannels in neuroblastoma cells. Brain Res 1989 ; 476 : 140-4.
15) Omote K, Kawamata M, Satoh O, et al. Spinal antinociceptive action of an N-type voltage-dependent calcium channel blocker and the synergistic interaction with morphine. Anesthesiology 1996 ; 84 : 636-43.
16) Choi JJ, Huang GJ, Shafik E, et al. Imipramine's selective suppression of an L-type calcium channel in neurons of murine dorsal root ganglia involves G proteins. J Pharmacol Exp Ther 1992 : 263 : 49-53.
17) Galeotti N, Ghelardini C, Bartolini A. Involvement of potassium channels in amitriptyline and clomipramine analgesia. Neuropharmacology 2001 ; 40 : 75-84.
18) Zarrindast M, Valizadeh S, Sahebgharani M. GABA (B) receptor mechanism and imipramine-induced antinociception in ligated and non-ligated mice. Eur J Pharmacol 2000 ; 407 : 65-72.
19) Asahi Y, Yonehara N. Involvement of GABAergic systems in manifestation of pharmacological activity of desipramine. Jpn J Pharmacol 2001 ; 86 : 316-22.
20) Sands SA, McCarson KE, Enna SJ. Relationship between the antinociceptive response to desipramine and changes in GABAB receptor function and subunit expression in the dorsal horn of the rat spinal cord. Biochem Pharmacol 2004 ; 67 : 743-9.
21) Ghelardini C, Galeotti N, Bartolini A. Amitriptyline and clomipramine activate Gi-protein signaling pathway in the induction of analgesia. Naunyn Schmiedeberg Arch Pharmacol 2002 ; 365 : 1-7.
22) Sawynok J, Reid AR, Esser MJ. Peripheral antinociceptive action of amitriptyline in the rat formalin test : Involvement of adenosine. Pain 1999 ; 80 : 45-55.
23) Sawynok J, Esser MJ, Reid AR. Peripheral antinociceptive actions of desipramine and fluoxetine in an inflammatory and neuropathic pain test in the rat. Pain 1999 ; 82 : 149-58.
24) Esser MJ, Sawynok J. Acute amitriptyline in a rat model of neuropathic pain : Differential symptom and route effects. Pain 1999 ; 80 : 643-53.
25) Bielefeldt K, Osaki N, Whiteis C, et al. Amitriptyline inhibits voltage-sensitive sodium currents in rat gastric sensory neurons. Dig Dis Sci 2002 ; 47 : 959-66.
26) Kral MG, Xiong Z, Study RE. Alteration of Na^+ currents in dorsal root ganglion neurons from rats with a painful neuropathy. Pain 1999 ; 81 : 14-24.
27) Pancrazio JJ, Kamatchi GL, Roscoe AK, et al. Inhibition of neuronal Na^+ channels by antidepressant drugs. J Pharmacol Exp Ther 1998 ; 284 : 208-14.
28) Sindrup SH, Otto M, Finnerup NB, et al. Antidepressants in the treatment of neuropathic pain. Basic Clin Pharmacol Toxicol 2005 ; 96 : 399-409.
29) Fishbain DA, Cutler R, Rosomoff HL, et al. Evidence-based data from animal and human experimental studies on pain relief with antidepressants : A structured review. Pain Med

2000 ; 1 : 310-6.
30) Watson CP, Evans RJ, Reed K, et al. Amitriptyline versus placebo in postherpetic neuralgia. Neurology 1982 ; 32 : 671-3.
31) Max MB, Schafer SC, Culnane M, et al. Amitiptyline, but not lorazepam, relieves postherpetic neuralgia. Neurology 1988 ; 38 : 1427-32.
32) Kishore-Kumar R, Max MB, Schafer SC, et al. Desipramine relieves postherpetic neuralgia. Clin Pharmacol Ther 1990 ; 47 : 305-12.
33) Max MB, Kishore-Kumar R, Schafer SC, et al. Efficacy of desipramine in painful diabetic neuropathy : A placebo-controlled trial. Pain 1991 ; 45 : 3-9.
34) Paneai AE, Monza G, Movilia P, et al. A randomized, within patient, crossover, placebo-controlled trial on efficacy and tolerability of the tricyclic antidepressants chlorimipramine and nortriptyline in central pain. Acta Neurol Scandin 1990 ; 82 : 34-8.
35) Leijon G, Boivie J. Central post-stroke pain : Controlled trial of amitriptyline and carbamazepine. Pain 1989 ; 36 : 27-36.
36) Vrethem M, Boivie J, Amqvist H, et al. A comparison of amitriptyline and maprotiline in the treatment of painful polyneuropathy in diabetics and non-diabetics. Clin J Pain 1997 ; 13 : 313-23.
37) Mays TA. Antidepressants in the management of cancer pain. Curr Pain Head Rep 2001 ; 5 : 227-36.
38) Max MB, Lynch SA, Muir J, et al. Effects of desipramine, amitriptyline, and fluoxetine on pain in diabetic neuropathy. N Engl J Med 1992 ; 326 : 1250-6.
39) Wernicke JF, Pritchett YL, D'Souza DN, et al. A randomized controlled trial of duloxetine in diabetic peripheral neuropathic pain. Neurology 2006 ; 67 : 1411-20.
40) Sindrup SH, Bach FW, Madsen C, et al. Venlafaxine versus imipramine in painful polyneuropathy : A randomized, controlled trial. Neurology 2003 ; 60 : 1284-9.
41) Sindrup SH, Jensen TS. Efficacy of pharmacological treatments of neuropathic pain : An update and effect related to mechanism of drug action. Pain 1999 ; 83 : 389-400.
42) Ziegler D. Treatment of diabetic neuropathy and neuropathic pain. Diabetes Care 2008 ; 31 : S255-61.
43) Benzon HT, Chekka K, Darnule A, et al. The prevention and management of postherpetic neuralgia with emphasis on international procedures. Reg Anesth Pain Med 2009 ; 34 : 512-21.

(表　圭一)

V. 神経障害性疼痛の治療

1 薬物療法

B 抗てんかん薬

はじめに

　神経障害性疼痛は，いまだにその治療法が十分には確立されておらず，治療に難渋することが少なくない。抗てんかん薬の神経障害性疼痛に対する最初の応用は，1942年のフェニトインによる鎮痛効果の報告[1]である。世界疼痛学会が提唱する薬物治療の指針では，第一選択薬として新規の抗てんかん薬である $\alpha_2\delta$ サブユニット遮断薬のガバペンチン，プレガバリンが，抗うつ薬と並んで挙げられている[2]。また，第三選択薬として $\alpha_2\delta$ サブユニット遮断薬以外の抗てんかん薬が挙げられている。このように，抗てんかん薬は，神経障害性疼痛の治療薬として主要な位置を占めている。$\alpha_2\delta$ サブユニット遮断薬を中心に，神経障害性疼痛に対する抗てんかん薬の作用機序，有効性について述べる[3]。

$\alpha_2\delta$ サブユニット遮断薬

　このクラスの薬物には，ガバペンチン，プレガバリンが含まれる。ガバペンチンは，1973年に開発された γ アミノ酪酸（gamma-aminobutyric acid：GABA）誘導体である。1993年には，米国，英国で抗痙攣薬として承認され，現在90か国以上で使用されている。GABA誘導体ではあるが，GABA受容体には作用せず，Caチャネルの $\alpha_2\delta$ サブユニットに作用する。1995年に，"抗痙攣薬なので痛みに効くかもしれない" との考えに基づいて，複合性局所疼痛症候群（complex regional pain syndrome：CRPS）などに対して初めて使用され，良好な結果が得られることが報告された。これ以降，神経障害性疼痛に使用されるようになった。

　$\alpha_2\delta$ サブユニットは，Caチャネルのサブユニットの一つであり，細胞内へのカルシウム流入の調節を行っている。$\alpha_2\delta$ サブユニットは，4種類の遺伝子にコードされている。このうち，ガバペンチン，プレガバリンは $\alpha_2\delta$-1 サブユニット（どこの組織にも存在し，中枢では小脳，海馬，大脳皮質に多い）と $\alpha_2\delta$-2 サブユニット（心臓，脳に存在）に結

合する。鎮痛効果は$\alpha_2\delta$-1 サブユニットに対する遮断作用によると考えられている。動物実験では，神経損傷により脊髄後角や後根神経節の$\alpha_2\delta$-1 サブユニットが増加する脊髄神経結紮モデル・糖尿病モデルで有効であり，増加しないビンクリスチンによる神経障害性疼痛モデルでは無効であることが報告[4]されている。さらに，$\alpha_2\delta$-1 サブユニットの 217 番目のアルギニンをアラニンに置き換えてガバペンチン・プレガバリンが結合できなくなったマウスでは，炎症性疼痛，神経障害性疼痛は野生型マウスと同様に発症するが，ガバペンチン・プレガバリンの鎮痛効果が見られなくなることが知られている[5]。さらに，プレガバリンは$\alpha_2\delta$-1 サブユニットの後根神経節から脊髄後角への軸索輸送を抑制することも報告[6]された。このように，脊髄後角では，$\alpha_2\delta$-1 サブユニットに対する効果が鎮痛効果発現の中心となっている。シナプスでの神経伝達物質の放出には，カルシウムの流入が必要である。ガバペンチン・プレガバリンは脊髄後角においてCa チャネルの流入を調節することにより神経伝達物質の放出を抑制し，鎮痛効果を発揮していると考えている。

さらに，上位中枢では，locus coeruleus に作用して下行性抑制系を活性化することにより鎮痛効果を発揮することも報告[7]されている。

糖尿病性の神経障害性疼痛に対するガバペンチン，プレガバリンの効果に関するメタ解析により高い有効性が示されている[8]。また，帯状疱疹後神経痛に対する効果でも，プラセボに比べてガバペンチンで患者自身の評価と医療者の評価がともに高かった[9]。一方，下肢切断後の痛みに対するガバペンチンの効果を検討した研究では，鎮痛効果を確認できていない[10]。さらに，CRPS type I の患者に対する研究でも，ガバペンチンの鎮痛効果はほとんど見られていない[11]。神経障害性疼痛の原因により，ガバペンチンの効果は異なるものと思われる。

神経障害性疼痛の症状には，アロディニア以外に電撃痛（shooting pain），灼熱痛など多彩な痛みがある。Serpell ら[12]の報告では，プラセボと比較してアロディニア，電撃痛に対しては有意効果を認めていないが，灼熱痛，痛覚過敏に対しては有意な効果が示されている。また，癌による神経障害性疼痛に対して麻薬系鎮痛薬とガバペンチンを併用した際は，灼熱痛，電撃痛でともに有意な鎮痛が得られている[13]。このように，痛みの原因以外に，痛みの種類によりガバペンチンの効果に差が出るものと思われる。

癌化学療法後の神経障害性疼痛に関しては，ガバペンチンは無効であることが報告[14]されている。前述したとおり，ビンクリスチンによる神経障害性疼痛モデルでは，脊髄後角，後根神経節での$\alpha_2\delta$-1 サブユニットが増加せず，ガバペンチンが無効であると考えられている。一方，パクリタキセル，オキサリプラチンによる神経障害性疼痛モデルでは，$\alpha_2\delta$-1 サブユニットは後根神経節・脊髄後角で増加し，ガバペンチンが有効であることが報告[15]されている。化学療法による神経障害性疼痛に関しても，使用する抗癌薬によりガバペンチンの有効性が異なるものと考えられる。

このように，$\alpha_2\delta$ サブユニット遮断薬は神経障害性疼痛に対して，今まで使用されていたほかの抗痙攣薬などに比べると鎮痛効果は高いが，有効な疾患，有効な症状が存在する。今後は，どのような痛みに対して有効性が高いのか，また低いのかについて，さらなる検討が必要である。

$\alpha_2\delta$ サブユニット遮断薬以外の抗てんかん薬

多くの抗てんかん薬は，Naチャネルの遮断薬である。神経を障害すると，さまざまなサブタイプのNaチャネルが発現してくることが知られている。このNaチャネルに作用して抗てんかん作用・鎮痛効果を発揮しているものと考えられている[3]。これ以外の抗てんかん薬には，$GABA_A$受容体作動薬，グルタミン酸受容体拮抗薬などがある。

神経障害性疼痛の発症には，さまざまなメカニズムが提唱されてきている。その一つに，異所性の発火がある。神経が切断されると，その断端には神経鞘腫ができる。時間とともに，この神経鞘腫が発火するようになる。この電気活動が神経障害性疼痛発症，さらに痛みそのものと関係があると考えられている。この発火は，神経鞘腫に対する物理的な刺激，アドレナリンなどの交感神経刺激により増加することが知られている。抗てんかん薬は，この発火を抑制し，さらに幻肢痛のモデルと考えられている神経切断後の自傷行動を抑制する。完全に切断されない神経損傷でも，後根神経節や脊髄後角に異常発火が起きることが知られており，この電気活動は抗てんかん薬により抑制される。このような発火の抑制が，抗痙攣薬の作用機序の一つと考えられてきている[3]。

"どの抗てんかん薬が，どのような神経障害性疼痛に対して有効性が高いか"については，まだ十分には検討されていない。抗てんかん薬の有効性は，number needed to treat (NNT) から見ると，三叉神経痛に対するカルバマゼピン 2.5（2.0～3.4），糖尿病性神経症に対するフェニトイン 2.1（1.5～3.6）程度である[16]。一方 number needed to harm (NNH) は，カルバマゼピン 3.7（2.4～7.8），フェニトイン 3.2（2.1～6.3）である。

カルバマゼピンによる特発性三叉神経痛に対する有効性は，1962年に最初に報告[17]されている。さらに，特発性三叉神経痛に対するカルバマゼピンの有効性を検討する無作為比較試験の報告[18)〜20)]が1960年代に行われている。これらの報告では，治療した患者の58～80％で有効な鎮痛効果が見られている。カルバマゼピンは，Naチャネルをブロックする以外に，ノルアドレナリンの再取り込みを阻害する作用も報告されている。その鎮痛効果は，異常発火を抑える以外に下行性の抑制系の関与も考えられている[21]。

現在，もっとも高い有効性を示している抗痙攣薬は，$\alpha_2\delta$サブユニット遮断薬であるガバペンチン・プレガバリンである。一方，動物実験の結果からは，①神経の障害によりさまざまなサブタイプのNaチャネルが発現してくること，さらに②Naチャネルが神経障害性疼痛の発症に関与していることが推測されている。しかしながら，臨床の場ではNaチャネル遮断薬の有効性はあまり高くない。この原因の一つは，Naチャネル遮断薬の副作用による許容度が低いため，十分量の薬物を使用することができないことであると思われる。今後は，神経障害性疼痛に関与が高いサブタイプに選択性の高い薬物の開発が望まれる。

■参考文献
1) Bergouigan M. Cures heureuses de nevralgies facials essentielles par le diphenylhydantoinate de soude. Revue de Laryngologie Otologie Rhinologie 1942；63：34-41.

2) Dworkin RH, O'Cornnor AB, Backonja M, et al. Pharmacologic management of neuropathic pain : Evidence-based recommendations. Pain 2007 ; 132 : 237-51.

3) Sang CN, Hayes KS. Anticonvulsant medications in neuropathic pain. In : McMahon SB, Koltzenburg M, editors. Textbook of pain. 5th ed. Philadelphia : Elsevier ; 2006. p.499-506.

4) Luo ZD, Calcutt NA, Higuera ES, et al. Injury type-specific calcium channel $\alpha_2\delta$-1 subunit up-regulation in rat neuropathic pain models correlates with antiallodynic effects of gabapentin. J Pharmacol Exp Ther 2002 ; 303 : 1199-205.

5) Field MJ, Cox PJ, Stott E, et al. Identification of the α_2-δ-1 subunit of voltage-dependent calcium channels as a molecular target for pain mediating the analgesic actions of pregabalin. Proc Natl Acad Sci U S A 2006 ; 103 : 17537-42.

6) Bauer CS, Nieto-Rostro M, Rahman W, et al. The increased trafficking of the calcium channel subunit $\alpha_2\delta$-1 to presynaptic terminals in neuropathic pain is inhibited by the $\alpha_2\delta$ ligand pregabalin. J Neurosci 2009 ; 29 : 4076-88.

7) Hayashida K, Obata H, Kunie N, et al. Gabapentin acts within the locus coeruleus to alleviate neuropathic pain. Anesthesiology 2008 ; 109 : 1077-84.

8) Quilici S, Chancellor J, Löthgren M, et al. Meta-analysis of duloxetine vs. pregabalin and gabapentin in the treatment of diabetic peripheral neuropathic pain. BMC Neurology 2009 ; 9 : 6.

9) Rowbotham M, Harden N, Stacey B, et al. Gabapentin for the treatment of postherpetic neuralgia : A randomized controlled trial. JAMA 1998 ; 280 : 1837-42.

10) Nikolajsen L, Finnerup NB, Kramp S, et al. A randomized study of the effects of gabapentin on postamputation pain. Anesthesiology 2006 ; 105 : 1008-15.

11) van de Vusse AC, Stomp-van den Berg SG, Kessels AH, et al. Randomised controlled trial of gabapentin in complex regional pain syndrome type 1. BMC Neurol 2004 ; 4 : 13.

12) Serpell MG, Neuropathic Pain Study Group. Gabapentin in neuropathic pain syndromes : A randomised, double-blind, placebo-controlled trial. Pain 2002 ; 99 : 557-66.

13) Keskinbora K, Pekel AF, Aydinli I. Gabapentin and an opioid combination versus opioid alone for the management of neuropathic cancer pain : A randomized open trial. J Pain Symptom Manage 2007 ; 34 : 183-9.

14) Rao RD, Michalak JC, Sloan JA, et al. Efficacy of gabapentin in the management of chemotherapy-induced peripheral neuropathy : A phase 3 randomized, double-blind, placebo-controlled, crossover trial (N00C3). Cancer 2007 ; 110 : 2110-8.

15) Gauchan P, Andoh T, Ikeda K, et al. Mechanical allodynia induced by paclitaxel, oxaliplatin and vincristine : Different effectiveness of gabapentin and different expression of voltage-dependent calcium channel $\alpha 2\delta$-1 subunit. Biol Pharm Bull 2009 ; 32 : 732-4.

16) Wiffen P, Collins S, McQuay H, et al. Anticonvulsant drugs for acute and chronic pain. Cochrane Database Syst Rev (3) CD001133.

17) Blom S. Trigeminal neuralgia : Its treatment with a new anticonvulsant drug. Lancet 1962 ; 1 : 839-40.

18) Rockliff BW, Davis EH. Controlled sequential trials of carbamazepine in trigeminal neuralgia. Arch Neurol 1966 ; 15 : 129-36.

19) Nicol C. A four year double-blind randomized study of Tegretol in facial pain. Headache 1969 ; 9 : 54-7.

20) Campbell FG, Graham JG, Zilkha KJ. Clinical trial of carbamazepine [Tegretol] in trigeminal neuralgia. J Neurol Neurosurg Psyciatry 1966 ; 29 : 265-7.

21) White HS. Comparative anticonvulsant and mechanistic profile of the established and newer antiepileptic drugs. Epilepsia 1999 ; 40 : S2-10.

(山本　達郎)

V. 神経障害性疼痛の治療

1 薬物療法

C オピオイド鎮痛薬

はじめに

　オピオイドは，麻酔科医が日常臨床の現場において頻繁に使用している強力な鎮痛薬であり，術後痛や癌性疼痛に対する有効性はよく知られている．神経障害性疼痛に対するオピオイドの有効性についてはこれまで議論の分かれるところであったが，最近の多くの報告により神経障害性疼痛に対しても有効性があることが明らかとなってきた[1]．欧州神経学会（European Federation of Neurological Societies）は，2006 年に発表した神経障害性疼痛に対する薬物治療のガイドラインの中で，オピオイド鎮痛薬を第二あるいは第三選択薬としており[2]，2007 年にカナダ疼痛学会（Canadian Pain Society）が発表したガイドラインの中では第三選択薬となっている[3]．そして，国際疼痛学会（International Association for the Study of Pain）は，2007 年に神経障害性疼痛の薬物治療に関してエビデンスに基づいた推奨を発表し，その中でオピオイド鎮痛薬は第二選択薬に位置づけられている[4]．

　本項では，神経障害性疼痛の発生メカニズムを踏まえたオピオイドの鎮痛作用機序，神経障害性疼痛に対するオピオイド治療の実際，ほかの薬物との組み合わせ治療の有効性，そして慢性非癌性疼痛に対するオピオイド鎮痛薬の有効性と安全性，および今後の展望について述べる．

オピオイドの鎮痛作用機序

　神経障害性疼痛には，主に中枢性感作と末梢性感作が関与していると考えられている[5]．オピオイドの鎮痛作用は，中枢および末梢神経のオピオイド受容体に特異的に結合することによって発揮される．脳におけるオピオイド受容体は，中脳水道周囲灰白質，吻側延髄腹側部，青斑核に主に発現している．オピオイドはこれらの部位から起始する下行性疼痛抑制系（ノルアドレナリン系，セロトニン系）を賦活化し，脊髄後角における痛覚情報伝達を抑制する（図1）．脊髄後角にもオピオイド受容体が発現しており，

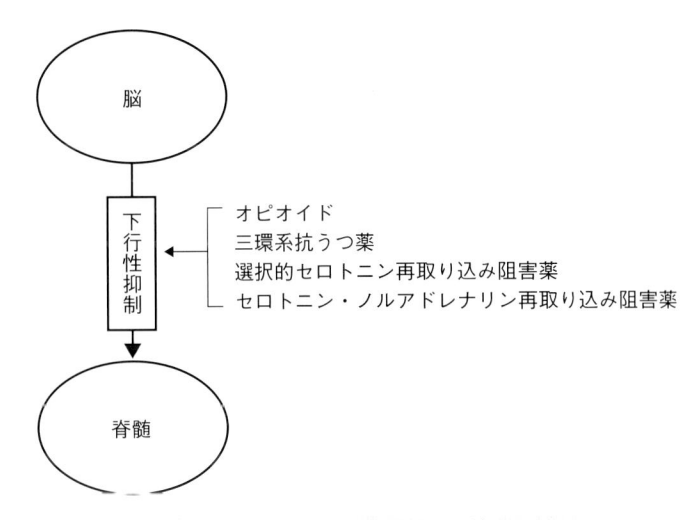

図1 下行性疼痛抑制系の調節因子
(Beydoun A, Backonja MM. Mechanistic stratification of antineuralgic agents. J Pain Symptom Manage 2003；25：S18-30 より改変引用)

シナプス前の一次感覚神経終末からのグルタミン酸などの興奮性アミノ酸や，サブスタンスPなどの神経ペプチドといった神経伝達物質の放出を抑制するとともに，シナプス後の脳に投射する脊髄後角神経細胞の活性化を抑制し，興奮伝達を抑制する。一次感覚神経末端のオピオイド受容体は，炎症部位や神経障害後，帯状疱疹後では発現量が変化しており，鎮痛効果に影響しているとする報告[6]〜[8]もある。

オピオイド受容体は，アゴニストが結合することにより，百日咳毒素感受性のGタンパク質を介してアデニル酸シクラーゼの抑制，電位依存型 Ca チャネル活性の抑制，内向き整流 K チャネルの活性化を引き起こす。Ca チャネル活性抑制および K チャネル活性化は，神経終末での神経伝達物質遊離抑制や過分極による神経興奮抑制に関与しており，オピオイド受容体を介した鎮痛作用の基盤となっている。

治療の実際について—国際疼痛学会の推奨—

神経障害性疼痛に対するオピオイド鎮痛薬の治療必要数（number needed to treat：NNT）は 2.5（95％信頼区間 2.0〜3.2），また加害必要数（number needed to harm：NNH）は 17.1（95％信頼区間 10〜66）である[9]。これらの数値は，現時点で神経障害性疼痛の軽減にもっとも効果のある三環系抗うつ薬の NNT, NNH と比較して遜色ない値である。

国際疼痛学会はコンセンサスミーティングにおいて，これまでに存在する神経障害性疼痛に関する治療ガイドライン，系統的レビュー，メタ解析，ランダム化比較試験（randomized controlled trial：RCT）を検討し，有効性があると判断された薬物を第一〜三選択に分類している[4]。その中でオピオイド鎮痛薬は，第二選択薬に位置づけら

表1 オピオイド鎮痛薬を考慮する状況

第一選択薬の用量調節期間中の迅速な除痛

激しい痛みの突発的な増悪

急性の神経障害性疼痛

神経障害性の癌性疼痛

(Dworkin RH, O'Connor AB, Backonja M, et al. Pharmacologic management of neuropathic pain：Evidence-based recommendations. Pain 2007；132：237-51 より改変引用)

れている。つまり，第一選択薬である三環系抗うつ薬，選択的セロトニン・ノルアドレナリン再取り込み阻害薬，Ca チャネル $\alpha_2\delta$ リガンド，局所リドカインの単独あるいはその組み合わせで満足のいく効果が得られない場合に，単独もしくは第一選択薬と組み合わせて使用するように推奨されている。またオピオイド鎮痛薬の使用を第一選択として考慮する状況を表1に示す。

経口でのモルヒネ，オキシコドン（本邦では非適用），メサドン（methadone，本邦未発売），レボルファノール（levorphanol，本邦未発売）は，8日～8週間の観察期間でのRCTにおいて，帯状疱疹後神経痛（postherpetic neuralgia：PHN），糖尿病性末梢神経障害による疼痛，幻肢痛に有効であることが示されている。神経障害性疼痛に対するオピオイド鎮痛薬の効果は，ほかの薬物による効果と同程度かそれ以上と考えられる。しかし，オピオイド鎮痛薬は以下のような理由で第二選択薬となる。その第一の理由は，三環系抗うつ薬やガバペンチンなどと比較した場合，オピオイド鎮痛薬のほうが副作用の発生頻度が高く，その副作用は長期間にわたって持続することである。次に，長期間使用時の免疫機能の変化や性腺機能低下などについて十分なデータがないことが挙げられる。また，神経障害性疼痛の患者におけるオピオイドによる痛覚過敏の報告は，現在のところないものの，基礎研究や癌性疼痛治療での報告ではオピオイドと痛覚過敏との関連が示唆されている。

オピオイド鎮痛薬の代表的な副作用は，嘔気，便秘，眠気である。嘔気と眠気は一般的に数週間で軽減するが，便秘は改善しないため，特に高齢者や便秘のリスクファクターのある患者ではオピオイド開始と同時に便秘対策が必要である。そして，自殺や過量摂取による事故死の危険性がある患者では，オピオイドの使用に注意を要する。また特に高齢者では，認識機能障害や歩行障害も生じることがあり，転倒の危険性が増加する。さらに，慢性的にオピオイド鎮痛薬を使用している場合には身体的依存を生じるので，患者自身の判断で服用を中断しないように指導する必要がある。

オピオイドの有効性は個人差が大きく，オピオイド治療を開始する際には状況に応じて以下の2通りの方法がある。経口速放性製剤のオピオイドで開始し，1日の総使用量を決定後に徐放性製剤へ切り替える方法と，徐放性製剤（徐放性製剤の経口モルヒネやオキシコドン，経皮吸収型フェンタニル）で開始する方法である。十分な鎮痛効果が得られるか，耐えがたい副作用が出現するまでタイトレーションを続ける必要がある。また，発作的な疼痛の増強がある患者には，癌性疼痛に準じた形で必要に応じて速放性製

V. 神経障害性疼痛の治療

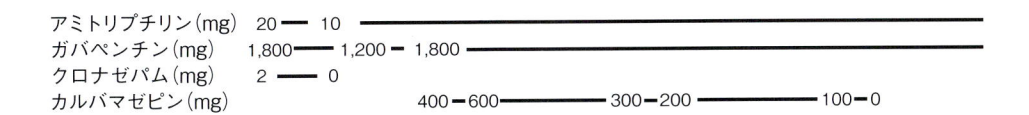

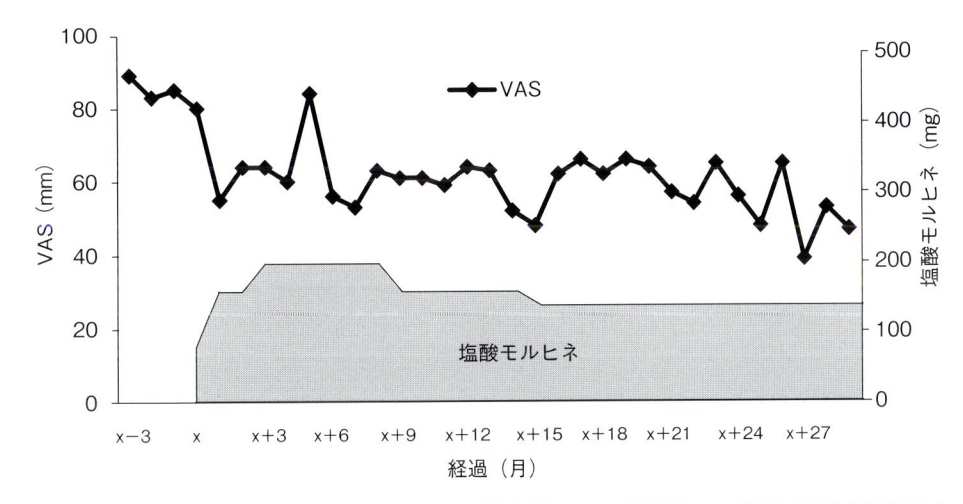

```
アミトリプチリン(mg)    20 ── 10 ──────────────────────
ガバペンチン(mg)     1,800 ── 1,200 ── 1,800 ──────────────
クロナゼパム(mg)       2 ── 0
カルバマゼピン(mg)           400 ─ 600 ────── 300 ─ 200 ────── 100 ─ 0
```

図2　オピオイド鎮痛薬使用症例（自験症例）の経過グラフ

50歳代，男性，複合性局所疼痛症候群（complex regional pain syndrome：CRPS） type 1
アミトリプチリン，ガバペンチン，クロナゼパム，カルバマゼピン，アセトアミノフェン，パロキセチン，リン酸コデインによる疼痛コントロールを行っていたが，疼痛増悪に伴い疼痛コントロール不良になったため塩酸モルヒネによるコントロールを開始することとした（x月）．現在に至るまで通院治療中であるが，疼痛が増悪すれば必要に応じてモルヒネを増量し，疼痛が軽減したときには減量できている．1年以上一定用量を使用しても耐性や依存は生じていない．
VAS：visual analogue scale

剤のオピオイドを使用することが適切であるようにも考えられるが，神経障害性疼痛患者に対するいわゆるレスキュー治療の是非はいまだ十分に検討されていない．神経障害性疼痛に使用されるほかの薬物と同様に，オピオイド鎮痛薬も有効最低用量を使用するようにし，適切に使用しても効果が認められない場合には漸減して，ほかの治療を試みるようにする．

オピオイド鎮痛薬使用の自験症例を図2に示す．

オピオイド鎮痛薬とほかの薬物との組み合わせ治療

神経障害性疼痛に対するオピオイドとほかの薬物との組み合わせ治療については，糖尿病性神経障害による疼痛およびPHNにおいて，モルヒネとガバペンチンを組み合わせることによりおのおの単剤での治療時よりも低用量でより優れた鎮痛効果が得られたとする報告[10]がある．ほかにも，糖尿病性神経障害に対するオキシコドンとガバペンチン[11]，PHNや糖尿病性神経障害，神経根障害などに対するオキシコドンとプレガバリン（pregabalin）[12]などの組み合わせ治療の有効性を示した報告がある．

慢性非癌性疼痛に対するオピオイドの有効性，安全性

　欧米では，25年以上前から慢性非癌性疼痛患者にオピオイド鎮痛薬が使用されるようになり，処方量は増加傾向にある[13]。しかしながら，慢性非癌性疼痛に対する長期間のオピオイド治療の有効性，安全性については依然として意見が分かれている[14]〜[19]。2009年に，米国疼痛学会（American Pain Society）と米国疼痛医学アカデミー（American Academy of Pain Medicine）が慢性非癌性疼痛に対するガイドラインを作成した[20]。その中で，慢性的なオピオイドによる治療は対象患者を慎重に選び，モニタリングを行えば，慢性非癌性疼痛患者においても効果的な治療となりうると結論している。

　本邦では2009年現在，非癌性疼痛に使用できる内服可能なオピオイド鎮痛薬としては，塩酸モルヒネ（散・錠），リン酸コデイン（散・錠）およびフェンタニルパッチのみであるが，ブプレノルフィン口腔粘膜貼付錠やトラマドールカプセルの非癌性疼痛への保険適用拡大に向けた臨床試験も進んでおり，今後はわが国でも慢性非癌性疼痛に対するオピオイド鎮痛薬の使用が広がっていくものと考えられる。オピオイド鎮痛薬が慢性非癌性疼痛患者の症状緩和，生活の質（quality of life：QOL）向上，ひいては医療費削減にも有用であることが認識されている[21]。しかしその一方で，治療が長期間に及ぶことから薬物依存や乱用といった問題も懸念される。国内の報告ではモルヒネを1年以上の長期間にわたって使用し，疼痛の増強に応じて増量しても，疼痛が軽減すれば容易に減量でき，また疼痛の変動がなければモルヒネの必要量は長期間変化しなかったことから，耐性や精神的依存を認めなかったとするものもある[22]。また，Joransonら[23]は1990〜1996年までの間の医療用麻薬と乱用における傾向を検討し，オピオイド鎮痛薬の使用量増加による乱用の増加は見られなかったとしている。これらのことは，動物実験において，疼痛存在下ではオピオイドによる耐性形成が著明に抑制され，長期間の使用によっても依存が形成されにくいという報告[24]と矛盾しない。しかし欧米諸国では，慢性非癌性疼痛に対するオピオイド鎮痛薬の使用量が増加し，長期間の使用により嗜癖を生じることも示唆されている。その正確な発生率は現在のところ不明であるが，癌性疼痛における頻度が0〜7.7％であるのに対し，慢性非癌性疼痛患者では0〜50％であるという報告[13]がある。嗜癖を来す要因としては，うつ病や失業状態などの精神的および社会・環境的要因，嗜癖の家族歴などの遺伝的要因，薬物そのものによる要因の3つがあるとされている[25]。表2に，慢性非癌性疼痛患者のオピオイドによる嗜癖を適切に評価できるとされている簡便な評価方法を示した[26]。また，オキシコドンについては，PHNと糖尿病性神経障害に対する有用性を確認したRCTが存在する[27]〜[29]が，近年米国において，慢性非癌性疼痛患者におけるオキシコドンによる嗜癖が急増しているとの報告[30]もあり，慢性非癌性疼痛に対するオキシコドンの使用は注意を要する。医原性のオピオイド嗜癖や乱用を防止するために，オピオイド鎮痛薬の使用に際して，欧米諸国ではガイドラインを作成している[31]〜[39]。それらのガイドラインによれば，慢性非癌性疼痛に対してオピオイド鎮痛薬を処方するうえでの主なポイントは下記のとおりとなる[13]。

表2 嗜癖行動チェックリスト

前回の診察以来の行動
1. 違法な薬物を使用した，あるいはアルコール多飲で問題を起こした
2. オピオイドを貯め込んだことがある
3. 処方した以上のオピオイドを使用した
4. 処方したオピオイドを早く使い切った
5. オピオイドの服用量を増やした
6. 服用時間が決められているのに，自分で必要なときに服用した
7. オピオイドを複数の医師から処方してもらった
8. オピオイドを売人から購入した

今回の診察中の行動
1. 活気がない，あるいは混乱している（ろれつが回らない，反応しないなど）
2. 嗜癖について心配している
3. 特定のオピオイドや投与方法を強く希望した
4. 今後もオピオイドの処方を受けられるかについて関心がある
5. 家族との関係が悪化したと報告する
6. オピオイドの処方や使用についてごまかした
7. オピオイドが"必要だ"あるいは"どうしても欲しい"と言う
8. オピオイドについての話し合いが来院の主な目的である
9. リハビリテーションや疼痛の自己管理について興味を示さない
10. オピオイドを使用しても十分に痛みが取れないという
11. オピオイド使用に関する同意を得るのに抵抗した

その他
1. 家族や恋人が，患者がオピオイドを使用することを不安に思っている

上記20項目について，"はい""いいえ""評価不能"でチェックし，"はい"が3項目以上で嗜癖の可能性があると判断する。
(Wu SM, Compton P, Bolus R, et al. The addiction behaviors checklist：Validation of a new clinician-based measure of inappropriate opioid use in chronic pain. J Pain Symptom Manage 2006；32：342-51 より改変引用)

①長期使用することの嗜癖を含めた危険性と利点を患者に説明し，承諾が得られない場合には止めること。

②アルコール依存症の既往がある患者は，相対的禁忌あるいは絶対的禁忌とすること。

③オピオイド治療は，ほかのすべての適切な治療法が成功しなかった場合にのみ考慮すること。

④長期間のオピオイド治療を開始する前にセカンドオピニオンを求めること。そして処方に関しては，1名の医師が責任をもつこと。

⑤慢性非癌性疼痛患者に長期間のオピオイド治療を行う目的は，おのおののガイドラインにより差があり，痛みを取ること，痛みを取り身体機能を改善すること，痛みを取って身体機能を改善することでQOLを改善すること，となっている。

⑥徐放性製剤のオピオイドを経口で，そして決められた時間に服用すること。モルヒネ不耐の場合は，経皮的フェンタニルパッチで代用できる。突発痛に対する速放性製剤のオピオイドの使用に関しては統一見解がないが，癌性疼痛と同じ要領でのレスキューの使用は，嗜癖を来しやすくなる可能性がある。

⑦治療のモニタリングをすること。つまり，鎮痛効果，副作用，患者の機能的能力，QOL，および嗜癖の兆候を監視すること。

本邦の疼痛専門外来の受診率が欧米に比べ著しく低い点や，麻薬系鎮痛薬に対する抵抗感などの国民性の違いはあるとしても，今後本邦においてもオピオイド鎮痛薬の慢性非癌性疼痛に対する適用が認められれば，欧米のようにオピオイド治療が普及すると考えられる。オピオイドの選択や副作用対策も含めて，いかに上手にオピオイド鎮痛薬を使いこなすかが重要となる。それに先立ち，本邦においても，適用疾患を含めた安全で適正なオピオイド鎮痛薬使用のためのガイドラインなどの作成が必要不可欠である。

■参考文献

1) Rowbotham MC, Twilling L, Davies PS, et al. Oral opioid therapy for chronic peripheral and central neuropathic pain. N Engl J Med 2003 ; 348 : 1223-32.
2) Attal N, Cruccu G, Haanpaa M, et al. EFNS guidelines on pharmacological treatment of neuropathic pain. Eur J Neurol 2006 ; 13 : 1153-69.
3) Moulin DE, Clark AJ, Gilron I, et al. Pharmacological management of chronic neuropathic pain—Consensus statement and guidelines from the Canadian Pain Society. Pain Res Manag 2007 ; 12 : 13-21.
4) Dworkin RH, O'Connor AB, Backonja M, et al. Pharmacologic management of neuropathic pain : Evidence-based recommendations. Pain 2007 ; 132 : 237-51.
5) Beydoun A, Backonja MM. Mechanistic stratification of antineuralgic agents. J Pain Symptom Manage 2003 ; 25 : S18-30.
6) Rashid MH, Inoue M, Toda K, et al. Loss of peripheral morphine analgesia contributes to the reduced effectiveness of systemic morphine in neuropathic pain. J Pharmacol Exp Ther 2004 ; 309 : 380-7.
7) Takasaki I, Nojima H, Shiraki K, et al. Specific down-regulation of spinal mu-opioid receptor and reduced analgesic effects of morphine in mice with postherpetic pain. Eur J Pharmacol 2006 ; 550 : 62-7.
8) Zollner C, Shaqura MA, Bopaiah CP, et al. Painful inflammation-induced increase in mu-opioid receptor binding and G-protein coupling in primary afferent neurons. Mol Pharmacol 2003 ; 64 : 202-10.
9) Finnerup NB, Otto M, McQuay HJ, et al. Algorithm for neuropathic pain treatment : An evidence based proposal. Pain 2005 ; 118 : 289-305.
10) Gilron I, Bailey JM, Tu D, et al. Morphine, gabapentin, or their combination for neuropathic pain. N Engl J Med 2005 ; 352 : 1324-34.
11) Hanna M, O'Brien C, Wilson MC. Prolonged-release oxycodone enhances the effects of existing gabapentin therapy in painful diabetic neuropathy patients. Eur J Pain 2008 ; 12 : 804-13.
12) Gatti A, Sabato AF, Occhioni R, et al. Controlled-release oxycodone and pregabalin in the treatment of neuropathic pain : Results of a multicenter Italian study. Eur Neurol 2009 ; 61 : 129-37.
13) Hojsted J, Sjogren P. Addiction to opioids in chronic pain patients : A literature review. Eur J Pain 2007 ; 11 : 490-518.
14) Eisenberg E, McNicol ED, Carr DB. Efficacy and safety of opioid agonists in the treatment of neuropathic pain of nonmalignant origin : Systematic review and meta-analysis of randomized controlled trials. JAMA 2005 ; 293 : 3043-52.

15) Furlan AD, Sandoval JA, Mailis-Gagnon A, et al. Opioids for chronic noncancer pain: A meta-analysis of effectiveness and side effects. CMAJ 2006; 174: 1589-94.
16) Noble M, Tregear SJ, Treadwell JR, et al. Long-term opioid therapy for chronic noncancer pain: A systematic review and meta-analysis of efficacy and safety. J Pain Symptom Manage 2008; 35: 214-28.
17) Rosenblum A, Marsch LA, Joseph H, et al. Opioids and the treatment of chronic pain: Controversies, current status, and future directions. Exp Clin Psychopharmacol 2008; 16: 405-16.
18) Trescot AM, Glaser SE, Hansen H, et al. Effectiveness of opioids in the treatment of chronic non-cancer pain. Pain Physician 2008; 11: S181-200.
19) Kalso E, Edwards JE, Moore RA, et al. Opioids in chronic non-cancer pain: Systematic review of efficacy and safety. Pain 2004; 112: 372-80.
20) Chou R, Fanciullo GJ, Fine PG, et al. Clinical guidelines for the use of chronic opioid therapy in chronic noncancer pain. J Pain 2009; 10: 113-30.
21) Portenoy RK. Current pharmacotherapy of chronic pain. J Pain Symptom Manage 2000; 19: S16-20.
22) 加藤佳子, 山川真由美, 長岡由姫ほか. 慢性疼痛に対する長期モルヒネ治療. 日本ペインクリニック学会誌 2005; 12: 25-8.
23) Joranson DE, Ryan KM, Gilson AM, et al. Trends in medical use and abuse of opioid analgesics. JAMA 2000; 283: 1710-4.
24) Suzuki T, Kishimoto Y, Ozaki S, et al. Mechanism of opioid dependence and interaction between opioid receptors. Eur J Pain 2001; 5 Suppl A: 63-5.
25) Ballantyne JC, LaForge KS. Opioid dependence and addiction during opioid treatment of chronic pain. Pain 2007; 129: 235-55.
26) Wu SM, Compton P, Bolus R, et al. The addiction behaviors checklist: Validation of a new clinician-based measure of inappropriate opioid use in chronic pain. J Pain Symptom Manage 2006; 32: 342-51.
27) Gimbel JS, Richards P, Portenoy RK. Controlled-release oxycodone for pain in diabetic neuropathy: A randomized controlled trial. Neurology 2003; 60: 927-34.
28) Watson CP, Babul N. Efficacy of oxycodone in neuropathic pain: A randomized trial in postherpetic neuralgia. Neurology 1998; 50: 1837-41.
29) Watson CP, Moulin D, Watt-Watson J, et al. Controlled-release oxycodone relieves neuropathic pain: A randomized controlled trial in painful diabetic neuropathy. Pain 2003; 105: 71-8.
30) Cicero TJ, Inciardi JA, Munoz A. Trends in abuse of Oxycontin and other opioid analgesics in the United States: 2002-2004. J Pain 2005; 6: 662-72.
31) The use of opioids for the treatment of chronic pain. A consensus statement from the American Academy of Pain Medicine and the American Pain Society. Clin J Pain 1997; 13: 6-8.
32) Graziotti PJ, Goucke CR. The use of oral opioids in patients with chronic non-cancer pain Management strategies. Med J Aust 1997; 167: 30-4.
33) Kalso E, Allan L, Dellemijn PL, et al. Recommendations for using opioids in chronic non-cancer pain. Eur J Pain 2003; 7: 381-6.
34) Portenoy RK. Chronic opioid therapy in nonmalignant pain. J Pain Symptom Manage 1990; 5: S46-62.
35) Portenoy RK. Opioid therapy for chronic nonmalignant pain: A review of the critical issues. J Pain Symptom Manage 1996; 11: 203-17.

36) Kalso E, Paakari P, Stenberg I. Opioids in chronic non-cancer pain. Situation and guidelines in the Nordic Countries. Helsinky：National Agency for Medicines；1999.
37) Portenoy RK. Opioid therapy for chronic non-malignant pain：Current status. In：Fields HL, Liebeskind JC, editors. Pharmacological approaches to the treatment of chronic pain：New concepts and critical issues. Vol. 1. IASP Press：Progress in pain research and management. 1994.
38) Schug S, Large R. Opioids for chronic non-cancer pain. Pain：Clin Updat 1995；3：1-4.
39) The Pain Society. A consensus statement prepared on behalf of the Pain Society, the Royal College of Anaesthetists, the Royal College of General Practitioners and the Royal College of Psychiatrists. Recommendation for the appropriate use of opioids for persistant non-cancer pain. London：The Pain Society；2004.

〔齊藤　洋司，橋本　龍也〕

V. 神経障害性疼痛の治療

1 薬物療法

D ケタミン

はじめに

ケタミンは，1960年代に全身麻酔薬として開発された。視床や新皮質などを抑制し，大脳辺縁系を賦活化する解離性麻酔薬として40年以上前に臨床に導入され，現在も使用され続けている静脈麻酔薬である。麻酔作用のみならず強力な鎮痛作用を有し，麻酔量の1/2の用量で鎮痛効果をもたらす[1]。しかし一方で，精神症状，薬物乱用の問題から2007年1月より麻薬指定となり，疼痛治療への使用には一定の制限が加わったといえる。

ケタミンの構造と鎮痛効果

N-メチル-D-アスパラギン酸（N-methyl-D-aspartic acid：NMDA）受容体は，哺乳類の神経系の主要な興奮性伝達物質であるグルタミン酸受容体の一つであり，wind-up現象[2]や中枢性感作（central sensitization）[3]などの形成に関与し，神経障害性疼痛における治療ターゲットとして過去20年以上にわたり注目されてきた。ケタミンは，NMDA受容体イオンチャネルのフェンシクリジン（phencyclidine：PCP）部位に結合し，非競合的拮抗作用を示す[4]（図1）。

ケタミンは，構造中に不斉炭素を有することから，左旋性S（+）ケタミンと右旋性R（-）ケタミンの光学異性体が存在する（図2）。これまでに入手可能なケタミンは，S（+）ケタミンとR（-）ケタミンが等量含有しているラセミ体であるが，一部の地域ではS（+）ケタミンも利用可能となってきている。S（+）ケタミンはS（-）ケタミンの約4倍，ラセミ体の約2倍の鎮痛効果を有する[5]。一方，不快感や興奮などの精神症状の副作用は，R（-）ケタミンやラセミ体よりも少ない。ケタミンは，肝臓でシトクロムP-450により主代謝物ノルケタミンに代謝される。ノルケタミンもNMDA受容体親和性を有し，ケタミンの1/3-1/4の鎮痛効果を持つ[6]。ケタミンの鎮痛作用機序は，NMDA受容体拮抗だけでなく，オピオイド系，コリン系，およびモノアミン系への作用も寄与している[7]。

1. 薬物療法

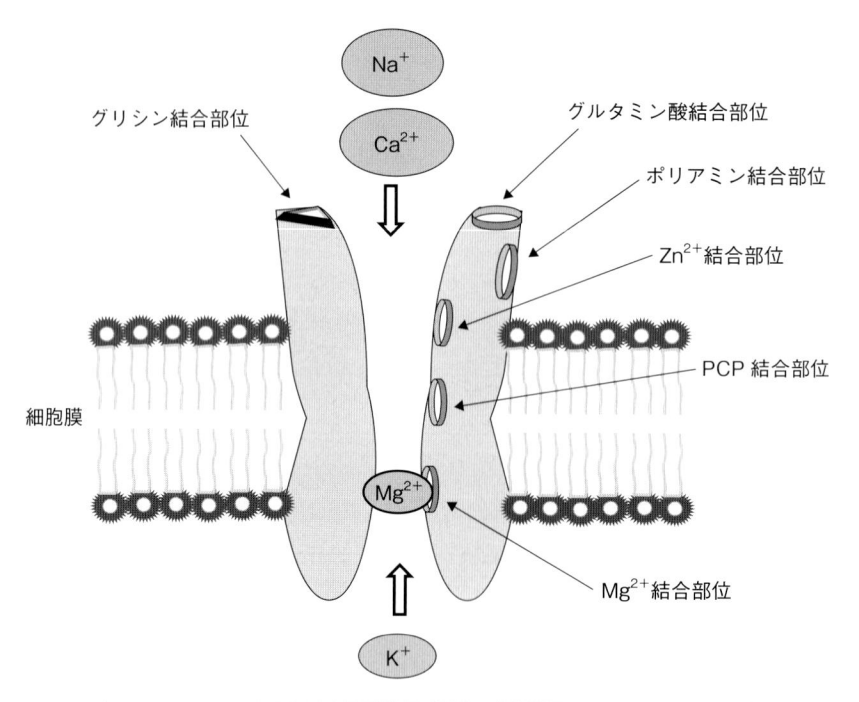

図1 NMDA受容体の模式図

通常はMg^{2+}イオンがチャネル孔をブロックしているが，興奮性が増しMg^{2+}イオンによるブロックが軽減すると，Ca^{2+}などのイオンが流入しやすくなる。ケタミンはNMDA受容体イオンチャネルのphencyclidine（PCP）部位に結合し，非競合的拮抗作用を示す。

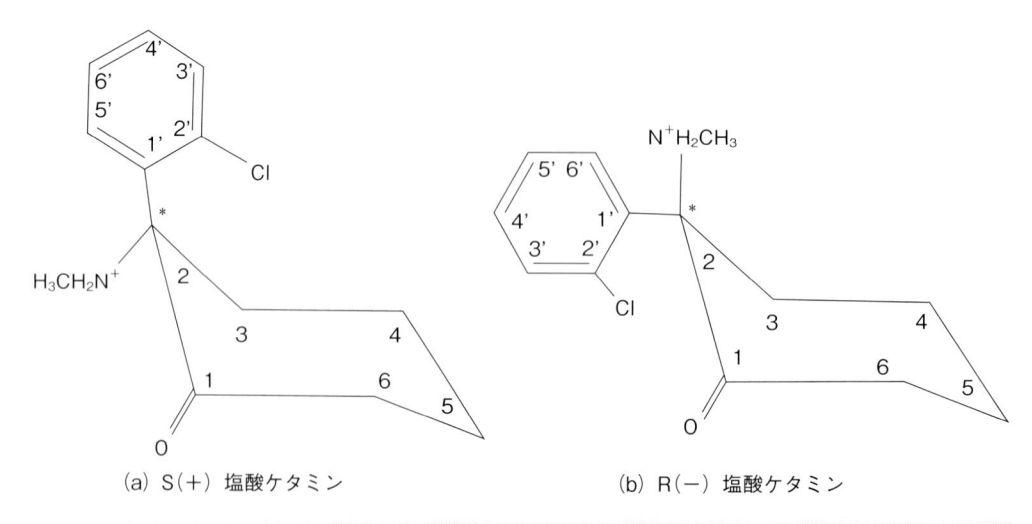

(a) S（+）塩酸ケタミン

(b) R（－）塩酸ケタミン

図2 ケタミンの光学異性体の構造式

左旋性S（+）ケタミンと右旋性R（－）ケタミンの光学異性体を示す。一般的に入手可能なケタミンはS（+）ケタミンとR（－）ケタミンが等量含有しているラセミ体である。

＊：不斉炭素

神経障害性疼痛における NMDA 受容体の意義

　神経障害性疼痛の発症機序には，神経の可塑性（neuronal plasticity）がある。これには，末梢神経の C 線維を 0.5 Hz 以上の侵害刺激で反復刺激をすると脊髄後角細胞の反応性が増強し，受容野が拡大する現象である wind-up 現象[2]や，長期間刺激が続くと脊髄後角細胞が異常興奮し，弱い刺激に対しても過剰に反応する現象である中枢性感作がある[3]。通常の刺激だけであれば，シナプス前終末から放出されたグルタミン酸は α-amino-3-hydroxy-5-methyl-4-isoxazolepropionic acid（AMPA）受容体などの non-NMDA 受容体が活性化するだけで，NMDA 受容体は Mg^{2+} によりブロックされている[1)8)]。しかし，刺激が持続し膜電位が脱分極するに至ると，NMDA 受容体から Mg^{2+} が解除され細胞内への Ca^{2+} イオン流入が起こり，さらに活性化し疼痛を増幅，修飾する。しかし，ケタミンなどの NMDA 受容体拮抗薬を投与すると，これらの反応は抑制される。このことから，wind-up 現象や中枢性感作に NMDA 受容体が深く関与しているといえる[2)3)9)]。しかし，NMDA 受容体が関与しないタイプの中枢性感作が存在することも知られている[10]。

　また，ケタミンのオピオイドの鎮痛作用に対する耐性形成には，NMDA 受容体が関与しており，NMDA 受容体拮抗薬がその耐性を抑制する[11]。また，モルヒネの精神依存には NMDA 受容体のサブユニットのうち NR2B が関与している[12]。

使用法と問題点

　本邦では，ケタミン製剤としては静注用（10 mg/ml）および筋注用（50 mg/ml）が市販されている。ケタミン投与経路としては，静注，皮下，経口[13]，硬膜外[14]，くも膜下投与[15]が報告されている。0.25～0.5 mg/kg を 30 分以上かけての単回静注が推奨されている[13]。基本的には入院での使用が望ましい。

　ケタミンは，めまい，ふらつき，悪心・嘔吐，多幸感のみならず，フェンシリジンと同様に不快な幻覚，離体体験，興奮，錯乱，恐怖感などを伴うこともある[16]。

　ケタミンの保存薬であるクロロプタノールには神経毒性があり，くも膜下投与は禁忌とされる[17]。米国 Food and Drug Administration（FDA）は，ケタミンのくも膜下腔内や硬膜外腔への投与を認可していない。クロロプタノールフリーの S（＋）ケタミンは存在するが，そのくも膜下腔内や硬膜外腔への投与の安全性については確立していない[18]。

　2007 年のケタミン麻薬指定以前においては，当院で神経障害性疼痛患者が自己管理できる在宅療法に適応できるケタミン製剤の開発を目指すべく，ケタミン舌下錠（25 mg），ケタミンカプセル（25 mg，50 mg）を製剤化し経口ケタミン療法を行ってきた。生体内利用率としては，舌下錠 22％，ケタミンカプセル 13％であった。帯状疱疹後神経痛患者においてケタミンカプセル 50 mg を 1 日 3 回で反復投与したところ，58 ± 12％の

ペインスコアの減少が認められた[19]。

対象疾患と各種ガイドラインによる位置づけ

非癌性疼痛では幻肢痛[20]，脊髄損傷[21]，線維筋痛症[22)23]，外傷後疼痛[24]などが無作為化比較対照試験（randomized controlled trial：RCT）で有効性が示されている。しかし，いずれの報告も，対象患者数が少ないこと，エビデンスレベルが低いことより第三選択薬の位置にいる[13]。number needed to treat（NNT）では，NMDA 受容体拮抗薬としてはデキストロメトルファンが多発性神経障害で 2.5（1.6～5.4）以外明示されていない[25]。

最近の注目すべき臨床研究としては，複合性局所疼痛症候群（CRPS）type I に対して 4 日間 100 時間連続ケタミン静注療法[26]を施行し，12 週間持続する鎮痛効果が RCT において確認された。ケタミン平均投与速度は 22.2 mg/hr（70 kg）で，総投与量は合計 2,000 mg を超えた。これは，長時間大量ケタミン療法といえる。副作用（悪心・嘔吐，精神症状）[27]は高率に発症するものの，許容範囲内とされている。長期間疼痛回路を安定化させるためには，ケタミンを長期間大量に投与することが重要であるとしている（図 3）。今後のケタミン療法の一つの選択肢を示しているといえるが，依存性や記憶障害など，長期間での評価については不明である。

おわりに

2000 年初頭より，ケタミンの依存性や乱用は国際的に看過できない問題となり，本邦では 2007 年 1 月より麻薬指定となっている。また近年，新規抗痙攣薬の出現や，慢性疼痛でのオピオイドの選択肢の拡大など，本邦でも慢性疼痛治療を取り巻く環境が変化している。ケタミンより安全で有効な NMDA 受容体拮抗薬の開発が期待されるが，現状ではケタミンの使用により患者利益が上回ると判断される場合は使用を躊躇するべきではないと考える。

■参考文献

1) Okon T. Pain physician. Ketamine：An introduction for the pain and palliative medicine physician. Pain Physician 2007；10：493-500.
2) Davies SN, Lodge D. Evidence for involvement of N-methylaspartate receptors in 'wind-up' of class 2 neurones in the dorsal horn of the rat. Brain Res 1987；424：402-6.
3) Woolf CJ. Evidence for a central component of post-injury pain hypersensitivity. Nature 1983；306：686-8.
4) Oye I, Paulsen O, Maurset A. Effects of ketamine on sensory perception：Evidence for a role of N-methyl-D-aspartate receptors. J Pharmacol Exp Ther 1992；260：1209-13.
5) Arendt-Nielsen L, Nielsen J, Petersen-Felix S, et al. Effect of racemic mixture and the (S+)-isomer of ketamine on temporal and spatial summation of pain. Br J Anaesth 1996；77：625-31.
6) Grant IS, Nimmo WS, Clements JA. Pharmacokinetics and analgesic effects of i.m. and oral

ketamine. Br J Anaesth 1981 ; 53 : 805-10.
7) Jensen LL, Handberg G, Helbo-Hansen HS, et al. No morphine sparing effect of ketamine added to morphine for patient-controlled intravenous analgesia after uterine artery embolization. Acta Anaesthesiol Scand 2008 ; 52 : 479-86.
8) Loo PS, Braunwalder AF, Lehmann J. Interaction of L-glutamate and magnesium with phencyclidine recognition sites in rat brain : Evidence for multiple affinity states of the phencyclidine/N-methyl-D-aspartate receptor complex. Mol Pharmacol 1987 ; 32 : 820-30.
9) Woolf CJ. Central sensitization : Uncovering the relation between pain and plasticity. Anesthesiology 2007 ; 106 : 864-7.
10) Scholz J, Broom DC, Youn DH, et al. Blocking caspase activity prevents transsynaptic neuronal apoptosis and the loss of inhibition in lamina II of the dorsal horn after peripheral nerve injury. J Neurosci 2005 ; 25 : 7317-23.
11) Kozela E, Popik P. The effects of NMDA receptor antagonists on acute morphine antinociception in mice. Amino Acids 2002 ; 23 : 163-8.
12) Narita M, Aoki T, Suzuki T. Molecular evidence for the involvement of NR2B subunit containing N-methyl-D-aspartate receptors in the development of morphine-induced place preference. Neuroscience 2000 ; 101 : 601-6.
13) Hocking G, Cousins MJ. Ketamine in chronic pain management : An evidence-based review. Anesth Analg 2003 ; 97 : 1730-9.
14) Wilson JA, Nimmo AF, Fleetwood-Walker SM. A randomised double blind trial of the effect of pre-emptive epidural ketamine on persistent pain after lower limb amputation. Pain 2008 ; 135 : 108-18.
15) Unlugenc H, Ozalevli M, Gunes Y, et al. A double-blind comparison of intrathecal S(+) ketamine and fentanyl combined with bupivacaine 0.5% for Caesarean delivery. Eur J Anaesthesiol 2006 23 : 1018-24.
16) Himmelseher S, Durieux ME. Ketamine for perioperative pain management. Anesthesiology 2005 ; 102 : 211-20.
17) Malinovsky JM, Lepage JY, Cozian A, et al. Is ketamine or its preservative responsible for neurotoxicity in the rabbit? Anesthesiology 1993 ; 78 : 109-15.
18) Vranken JH, Troost D, de Haan P, et al. Severe toxic damage to the rabbit spinal cord after intrathecal administration of preservative-free S(+)-ketamine. Anesthesiology 2006 ; 105 : 813-8.
19) Yanagihara Y. Studies on development and clinical application of ketamine preparations for neuropathic pain relief. Jpn J Pharm Health Care Sci 2006 ; 32 : 275-28.
20) Nikolajsen L, Hansen CL, Nielsen J, et al. The effect of ketamine on phantom pain : A central neuropathic disorder maintained by peripheral input. Pain 1996 ; 67 : 69-77.
21) Eide PK, Stubhaug A, Stenehjem AE. Central dysesthesia pain after traumatic spinal cord injury is dependent on N-methyl-D-aspartate receptor activation. Neurosurgery 1995 ; 37 : 1080-7.
22) Sorensen J, Bengtsson A, Backman E, et al. Pain analysis in patients with fibromyalgia. Scand J Rheumatol 1995 ; 24 : 360-5.
23) Graven-Nielsen T, Aspegren Kendall S, Henriksson KG, et al. Ketamine reduces muscle pain, temporal summation, and referred pain in fibromyalgia patients. Pain 2000 ; 85 : 483-91.
24) Max MB, Byas-Smith M, Gracely RH, et al. Intravenous infusion of the NMDA antagonist, ketamine, in chronic posttraumatic pain with allodynia : A double-blind comparison to alfentanil and placebo. Clin Neuropharmacol 1995 ; 18 : 360-8.

25) Finnerup NB, Otto M, McQuay HJ, et al. Algorithm for neuropathic pain treatment : An evidence based proposal. Pain 2005 ; 118 : 289-305.
26) Sigtermans MJ, van Hilten JJ, Bauer MC, et al. Ketamine produces effective and long-term pain relief in patients with complex regional pain syndrome type 1. Pain 2009 ; 145 : 304-11.
27) Borsook D. Ketamine and chronic pain―Going the distance. Pain 2009 ; 145 : 271-2.

〈関山　裕詩〉

V. 神経障害性疼痛の治療

1 薬物療法

E 抗不整脈薬

はじめに

　1951年，リドカインやプロカインの静脈内投与により，がん疼痛や術後痛が軽減することが報告[1]された。その後，リドカインの静脈内投与，メキシレチンやフレカイニドの経口投与が神経障害性疼痛を和らげることが明らかにされた[2〜5]。神経障害性疼痛では，障害を受けた末梢神経や後根神経節，神経腫からのNaチャネルを介した異常な活動電位により異所性興奮が発生する。これに対して，Naチャネル遮断薬である抗不整脈薬は，神経伝達を障害することなく自発性異所性興奮を抑制すると考えられている[6〜9]。例えば，メキシレチンの内服によるthe number of patients needed to treat（NNT）は，神経障害性疼痛では7.8と高い。

　本項では，これらリドカイン，メキシレチン，フレカイニドに関する神経障害性疼痛での適用を紹介し，一般的事項について述べる。

リドカイン

　リドカインの静脈内投与に関して，Kastrupら[10]は，糖尿病性ニューロパチー症例で視覚的評価尺度（visual analogue scale：VAS）値を下げると報告した。また，中枢痛に関して，Kvarnstromら[11]は，持続痛は軽減しないが，発作痛を有意に減少し，アロディニアや痛覚過敏を減少させることを示している[12]。さらに，Wuら[13]は，断端痛でのNNTは2.5，幻肢痛でのNNTは3.8であることから，これらの痛みに奏効する可能性があるとしている。一方，帯状疱疹後神経痛（postherpetic neuralgia：PHN）や外傷性神経損傷などによる末梢神経障害性疼痛や[14〜17]，複合性局所疼痛症候群（complex regional pain syndrome：CRPS）症例の痛みに関しては[18]，アロディニアは改善するが，VAS値は有意には下がらないとの報告もある。

　リドカインの静脈内投与に関する無作為比較試験の結果を表1に示す[19]。生理食塩液，モルヒネ，ケタミン，アマンタジン，ジフェンヒドラミンを対照とした試験で，リドカ

表1　リドカイン静脈内投与

発表年	疾患	n	比較（静脈内投与）	用量	結果	参考文献
1987	糖尿病性ニューロパチー	15	生理食塩液	5 mg/kg	有意差あり，VAS が 3 日間低下	10)
1989	癌による神経障害性疼痛	10	生理食塩液	5 mg/kg	有意差なし	40)
1992	癌による神経障害性疼痛	10	生理食塩液	5 mg/kg	有意差なし	39)
1991	PHN	19	生理食塩液 モルヒネ	5 mg/kg	有意差なしだが生理食塩液よりは痛みが軽減，モルヒネとは有意差なし	16)
1999	PHN	24	生理食塩液	1.5 mg/kg/2 hr	持続痛，発作痛とも有意差なし，アロディニアの軽減	38)
1992	末梢神経障害性疼痛	10	生理食塩液	1.5 mg/kg/min	35 分までは痛み軽減，35 分後は有意差なし	17)
1996	末梢神経障害性疼痛	11	生理食塩液	目的血漿濃度に合わせて投与	血漿濃度 1.5 μg/ml 以上で痛みが軽減，アロディニアの範囲は縮小	41)
2000	末梢神経障害性疼痛 ポリニューロパチー	32 / 7	生理食塩液	1, 3, 5 mg/kg の 3 群	5 mg/kg 投与群は痛みが軽減	37)
2003	末梢神経障害性疼痛	12	生理食塩液 ケタミン 0.4 mg/kg	2.5 mg/kg	プラセボより有意に痛みが軽減 ケタミンとは有意差なし	15)
2004	末梢神経障害性疼痛 PHN	14 / 8	生理食塩液	5 mg/kg	注入 30 分後から 6 時間後まで持続痛が軽減 120 分間アロディニアや痛覚過敏が軽減 16 名はメキシレチン内服へ続行	14)
2000	中枢痛，脊髄損傷後痛	16	生理食塩液	5 mg/kg	発作痛は有意に減少，持続痛は有意差なし，注入後 45 分間は持続痛が軽減	12)
2004	脊髄損傷後痛	10	ケタミン 0.4 mg/kg	2.5 mg/kg	VAS 値の有意差なし	11)
2000	CRPS	16	ジフェンヒドラミン 70〜80 mg	目的血漿濃度に合わせて投与	アロディニアの範囲縮小，持続痛，発作痛，灼熱痛は変化なし	18)

（次頁へ続く）

表1 （続き）

発表年	疾患	n	比較（静脈内投与）	用量	結果	参考文献
2002	断端痛，幻肢痛	32	モルヒネ（ボーラス）0.5 mg/kg + 0.02 mg/kg ジフェンヒドラミン（ボーラス）10 mg + 40 mg	1 mg/kg ボーラス+ 4 mg/kg iv 40分	断端痛軽減，幻肢痛は変化なし モルヒネとは有意差なし	13)

インの静脈内投与はモルヒネやケタミンによる鎮痛効果と有意差がないことから，Challapalli ら[19]はより多くの無作為比較試験が必要であると結論している。

リドカインは肝代謝であり，肝機能低下症例や高齢者では中毒や副作用が起こりやすいので注意を要する。用量依存性に不整脈，認知機能障害，めまい，嘔気，下痢などが出現する。さらに，局所麻酔薬中毒，全身性痙攣などにも注意を要する。リドカイン静脈内投与は，心不全患者や，心房ペースメーカのない不整脈のある症例では禁忌であり，投与中は心電図をモニターすべきである。なお，投与期間は7日を超えないようにする[20]。

リドカインの局所投与に関しては，5％リドカインパッチは血中リドカイン濃度を上げることなく，皮膚表面から皮膚皮下組織に浸潤して神経に作用し，アロディニアがあるPHNやほかの末梢神経障害性疼痛に奏効することが無作為比較試験で示されている[21,22]。このタイプの神経障害性疼痛でのNNTは4.4であり，International Association for the Study of Pain（IASP）は，これらの痛みには第一選択薬としている。なお，Robertら[21]は中枢痛には無効であると述べている。最高用量3枚/dayで12時間後，4枚/dayで18時間後でも血中濃度は上がらないが，class 1 の抗不整脈薬内服中の症例や肝機能障害のある症例では血中濃度が中毒域になる可能性があり，注意を要する。副作用は，発疹などの皮膚の反応である。

リドカインゲルは，アロディニアがあるPHNやそのほかの末梢神経障害性疼痛に有効であるが，ヒト免疫不全ウイルス（human immunodeficiency virus：HIV）感染者のニューロパチーには無効とされている。なお，イオントフォレーシスによる局所投与法もあり，リドカインなどを用いた本治療法がPHNなどに試みられている[6,23]。

メキシレチン

長櫓ら[24]は，リドカインの静脈内投与が奏効する症例の49％でメキシレチンの経口投与が有効であることから，リドカインの静脈内投与で痛みが50％以上軽減する症例にのみメキシレチンを投与すべきとしている。Fassoulakiら[25]は，メキシレチンの経口

1. 薬物療法

表2 メキシレチン経口投与

発表年	疾患	n	比較（経口投与）	用量	結果	参考文献
1992	末梢神経障害性疼痛	14	プラセボカプセル	150〜750 mg/dayに増量	痛みが軽減，灼熱痛に反応良い	42)
2002	乳癌術後痛	75	ガバペンチン 1,200 mg/day プラセボカプセル	600 mg/day	3カ月後の痛み発生率に有意差なし 灼熱痛に移行する割合はガバペンチン，メキシレチンとも低い	25)
1996	脊髄損傷後痛	15	プラセボカプセル	450 mg/day	有意差なし	26)
1988	糖尿病性ニューロパチー	16	プラセボカプセル	10 mg/kg/day	VAS低下あり，夜間痛を軽減し睡眠障害が改善	28)
1994	糖尿病性ニューロパチー	95	プラセボカプセル	450〜675 mg/day	鎮痛効果に有意差なし，刺すような，熱い痛みと蟻走感が改善	30)
1997	糖尿病性ニューロパチー	118	プラセボカプセル	100 mg/day	1週後の痛みが軽減	43)
1997	糖尿病性ニューロパチー	126	プラセボカプセル	225, 450, 675 mg/day	日中の痛みは有意差なし，夜の痛みは675 mg/day群で有意に改善，血漿濃度と鎮痛効果に関連なし	29)
1997	糖尿病性ニューロパチー	31	プラセボカプセル	200 mg/day×4日	有意差なし	31)
2000	CRPS 糖尿病性ニューロパチー ポリニューロパチー PHN	10 1 1 3	プラセボカプセル	150〜300 mg/dayに増量し10日間	10日後は有意差なし，血漿濃度と鎮痛効果に関連なし	32)

投与は末梢神経障害性疼痛での灼熱痛を改善するが，VAS値の低下は期待できないとしている。また，中枢痛には無効とされており[26]，Henriette ら[27]は，長期間の投与を勧めていない。Dejgard ら[28]や Oskarsson ら[29]は，糖尿病性ニューロパチーでの蟻走感や夜間痛は改善するとしているが，その効果に関しては議論がある[30)31)]。

メキシレチンの経口投与に関する無作為比較試験の結果を表2に示す[19]が，IASPは，

神経障害性疼痛の治療には第三選択薬であるとしている[21]。

　腸管より大部分が吸収され，肝臓の初回通過効果が少ないために生体利用率が約90％と高く，最大効果発現は経口摂取後1.5～4時間後である。肝代謝，尿排泄であり排泄半減期は6～17時間である。150～300 mg/day分3から開始し，450mg/dayまで増量が可能である[24]が，血漿メキシレチン濃度と痛み軽減の程度は相関しないとの報告[32]がある。

　通常用量で約30％に副作用が見られる。用量依存性でもっとも多いのは，消化器症状，中枢神経系である。まず，ふらつき感や上腹部不快などが出現する。嘔気，嘔吐，腹痛，食欲不振，消化不良などの消化器症状が発現すると，内服が困難となることが多い。中枢神経症状では，めまい，震え，睡眠の変化，感覚異常，しびれなど，いわゆる局所麻酔薬中毒の状態を生じる。体幹の発赤や顔面の浮腫，四肢末梢の発疹も副作用として出現することがある[33]。催不整脈作用があり，不整脈の悪化が10～15％で起こる。高用量では洞房結節を抑制し，洞房結節機能低下のある症例では徐脈を引き起こす。ジソピラミドやフレカイニド，β遮断薬ほど高度ではないが循環動態抑制作用があり，心不全を合併している症例では注意が必要である。刺激伝導障害がある症例，重篤な心不全を合併している症例では禁忌である[34]。

フレカイニド

　フレカイニドの静脈内投与（2 mg/kg）により50％以上痛みが軽減した症例に，経口投与を行ったところ，静脈内投与と同様の効果を得たとする報告，PHNやがん疼痛に奏効したとする報告[4,5,24]があるが，確立したものではなく，IASPはその使用を推奨してない。

　50 mg/dayで開始し，最大200 mg/dayまで増量する。排泄半減期は9～15時間，最大効果の発現は内服2～3時間後である。Naチャネル抑制効果が強いことから鎮痛効果が期待されるが，副作用が出現しやすく使用は限定される[24]。心筋梗塞後や弁置換後，心筋症を合併している症例では心室性不整脈を引き起こし，死亡率や致命的な心停止率を上げる。心筋収縮力も抑制し，New York Heart AssociationのClass ⅢやⅣの心不全症例の25％で症状を悪化させる。200 mg/dayで内服を24週間続けると19％の症例でQRS延長，13.2％で徐脈，10.6％で心室性期外収縮，4％でAVブロックなどが出現する[35]。フレカイニドを内服した症例の10～20％に霧視，消化器症状やめまい，頭痛などが発生している[36]。

おわりに

　Naチャネル遮断薬である抗不整脈薬の神経障害性疼痛での使用について述べた。臨床での使用については，副作用の出現に注意を要すると考えられた。

■参考文献

1) Gilbert CR, Hanson IR, Brown AB, et al. Intravenous use of xylocaine. Curr Res Anesth Analg 1951；30：301-13.
2) Boas RA, Covino BG, Shahnarian A. Analgesic response to i.v. lignocaine. Br J Anesth 1982；54：501-5.
3) Petersen P, Kastrup J, Zeeberg I, et al. Chronic pain treatment with intravenous lidocaine. Neurol Res 1986；8：189-90.
4) Dunlop R, Davies RJ, Hockley J, et al. Analgesic effects of oral flecainide. Lancet 1988；1：420.
5) Dunlop RJ, Hockley JM, Tate T, et al. Flecainide in cancer nerve pain. Lancet 1991；337：1347.
6) 長櫓 巧. 異所性興奮. 小川節郎編. 痛みの概念が変わった 新キーワード100＋α. 東京：真興交易医書出版部；2008. p.16-7.
7) Woolf CJ, Wiesenfeld-Hallin Z. The systemic administration of local anesthetics produces a selective depression of C-afferent fiber evoked activity in the spinal cord. Pain 1985；23：361-74.
8) Nagy I, Woolf CJ. Lignocaine selectively reduces C fiber-evoked neuronal activity in rat spinal cord in vitro by decreasing N-methyl-D aspartate and neurokinin receptor-mediated post-synaptic depolarizations；Implications for the development of novel centrally acting analgesics. Pain 1996；64：59-70.
9) Olschewski A, Schnoebel-Ehehalt R, Li Y, et al. Mexiletine and lidocaine suppress the excitability of dorsal horn neurons. Anesth Analg 2009；109：258-64.
10) Kastrup J, Petersen P, Dejgard A, et al. Intravenous lidocaine infusion a new treatment of chronic painful diabetic neuropathy? Pain 1987；28：69-75.
11) Kvarnstrom A, Karlsten R, Quiding H, et al. The analgesic effect of intravenous ketamine and lidocaine on pain after spinal cord injury. Acta Anaesthesiol Scand 2004；48：498-506.
12) Attal N, Gaude V, Brasseur L, et al. Intravenous lidocaine in central pain：A double-blind, placebo-controlled, psychophysical study. Neurology 2000；54：564-74.
13) Wu CL, Tella P, Staats PS, et al. Analgesic effects of intravenous lidocaine and morphine on postamputation pain：A randomized double-blind, active placebo-controlled, crossover trial. Anesthesiology 2002；96：841-8.
14) Attal N, Rouaud J, Brasseur L, et al. Systemic lidocaine in pain due to peripheral nerve injury and predictors of response. Neurology 2004；62：218-25.
15) Kvarnstrom A, Karlsten R, Quiding H, et al. The effectiveness of intravenous ketamine and lidocaine on peripheral neuropathic pain. Acta Anaesthesiol Scand 2003；47：868-77.
16) Rowbotham MC, Reisner-Keller LA, Fields HL. Both intravenous lidocaine and morphine reduce the pain of postherpetic neuralgia. Neurology 1991；41：1024-8.
17) Marchettini P, Lacerenza M, Marangoni C, et al. Lidocaine test in neuralgia. Pain 1992；48：377-82.
18) Wallace MS, Ridgeway BM, Leung AY, et al. Concentration effect relationship of intravenous lidocaine on the allodynia of complex regional pain syndrome types I and II. Anesthesiology 2000；92：75-83.
19) Challapalli V, Tremont-Lukats IW, McNicol ED, et al. Systemic administration of local anesthetic agents to relieve neuropathic pain（review）. Cochrane Database Syst Rev 2005, Issue 4.
20) Ferrante FM, Paggioli J, Cherukuri S, et al. The analgesic response to intravenous lido-

caine in the treatment of neuropathic pain. Anesth Analg 1996 ; 82 : 91.
21) Robert H, Alec B, Miroslav B, et al. Review and recommendations pharmacologic management of neuropathic pain : Evidence-based recommendations. Pain 2007 ; 132 : 237-51.
22) Khaliq W, Alan S, Puri NK. Topical lidocaine for the treatment of postherpetic neuralgia. Cochrane Database Syst Rev 2007, Issue 2.
23) 森本昌宏．イオントフォレーシス療法—帯状疱疹後神経痛に対する臨床効果を中心に．医工学治療 2001 ; 13 : 31-4.
24) 長櫓 巧，武智健一．神経障害性疼痛の治療，各種鎮痛薬，痛みの治療におけるナトリウムチャンネル遮断薬の役割．ペインクリニック 2009 ; 30 : 263-71.
25) Fassoulaki A, Patris K, Sarantopoulos C, et al. The analgesic effect of gabapentin and mexiletine after breast surgery for cancer. Anesth Analg 2002 ; 95 : 985-91.
26) Chiou-Tan FY, Tuel SM, Johnson JC, et al. Effect of mexiletine on spinal cord injury dysesthetic pain. Am J Physical Med Rehabil 1996 ; 75 : 84-7.
27) Henriette K, Nanna BF, Troels SJ. Central post-stroke pain : Clinical characteristics, pathophysiology, and management. Lancet Neurol 2009 ; 8 : 857-68.
28) Dejgard A, Petersen P, Kastrup J. Mexiletine for treatment of chronic painful diabetic neuropathy. Lancet 1988 ; 1 : 9-11.
29) Oskarsson P, Ljunggren JG, Lins PE. Efficacy and safety of mexiletine in the treatment of painful diabetic neuropathy. Diabetes Care 1997 ; 20 : 1594-7.
30) Stracke H, Meyer UE, Schumacher HE, et al. Mexiletine in the treatment of diabetic neuropathy. Diabetes Care 1992 ; 15 : 1550-5.
31) Wright JM, Oki JC, Graves L. Mexiletine in the symptomatic treatment of diabetic peripheral neuropathy. Ann Pharmacother 1997 ; 31 : 29-34.
32) Wallace MS, Magnuson S, Ridgeway B. Efficacy of oral mexiletine for neuropathic pain with allodynia : A double-blind, placebo-controlled, crossover study. Reg Anesth Pain Med 2000 ; 25 : 459-67.
33) Johansson BW, Stavenow L, Hanson A. Long-term clinical experience with mexiletine. Am Heart J 1984 ; 107 : 1099-102.
34) Velebit V, Podrid P, Lown B, et al. Aggravation and provocation of ventricular arrhythmias by antiarrhythmic drugs. Circulation 1982 ; 65 : 886-94.
35) Aliot E, De Roy L, Capucci A, et al. Safety of a controlled-release flecainide acetate formulation in the prevention of paroxysmal atrial fibrillation in outpatients. Ann Cardiol Angeiol 2003 ; 52 : 34.
36) Gentzkow GD, Sullivan JY. Extracardiac adverse effects of flecainide. Am J Cardiol 1984 ; 53 : 101.
37) Backonja MM, Tremont-Lukats IW. Pain relief from lidocaine at three different doses : A randomized controlled trial. Neurology 2000 ; 54 : A81.
38) Baranowski AP, De Courcey J, Bonello E. A trial of intravenous lidocaine on the pain and allodynia of postherpetic neuralgia. J Pain Symptom Manage 1999 ; 17 : 429-33.
39) Bruera E, Ripamonti C, Brennis C, et al. A randomized double-blind controlled trial of intravenous lidocaine in the treatment of neuropathic cancer patients. J Pain Symptom Manage 1992 ; 7 : 138-41.
40) Elleman K, Sjogren P, Banning AM, et al. Trial of intravenous lidocaine on painful neuropathy in cancer patients. Clin J Pain 1989 ; 5 : 291-4.
41) Wallace MS, Dyck JB, Rossi SS, et al. Computer-controlled lidocaine infusion for the evaluation of neuropathic pain after peripheral nerve injury. Pain 1996 ; 66 : 69-77.
42) Chabal C, Jacobson L, Mariano A, et al. The use of oral mexilitine for the treatment of

pain after peripheral nerve injury. Anesthesiology 1992 ; 76 : 513-7.
43) Matsuoka K, Kanazawa Y, Ohtake M, et al. Double-blind trial of mexilitine on painful diabetic neuropathy. Diabetologia 1997 ; 40 : A559.

(米本　紀子，森本　昌宏)

V. 神経障害性疼痛の治療

1 薬物療法

F α₂作動薬

はじめに

　交感神経系に関連する薬物のうちで，α₂作動薬は降圧薬，鎮痛薬，鎮静薬として臨床で広く使用されている。本項では，痛みとα₂受容体の関連についての検討結果を紹介し，α₂作動薬であるクロニジン，デクスメデトミジン，チザニジンにつき述べる。

アドレナリン受容体と痛みについて

　約1世紀前，Weberらは，ネコの脊髄にアドレナリンを投与し，アドレナリン受容体がさまざまな経路で痛みの反応を調節することを示した[1]。その後，Choiら[2]は，末梢神経障害が交感神経節後線維の興奮を増強し，痛覚過敏の発生に影響すると報告した。また，Janigら[3]は，局所にアドレナリンを投与しても，通常は一次求心性神経の興奮や痛覚過敏は起こらないとしたが，O'Halloranら[4]は，損傷した神経では，アドレナリンの注入によって損傷部より末梢側の神経興奮が増強することを報告した。同様にAliら[5]は，ノルアドレナリン（noradrenaline：NA）やアドレナリンをヒトの炎症または神経障害のある皮膚に投与すると，痛みや痛覚過敏が悪化すると報告した。さらに，Ramerら[6]は，末梢神経損傷後に交感-感覚神経の接合が起こり，交感神経節後線維からのNAが一次求心性神経終末に作用し，神経障害性疼痛や痛覚過敏を引き起こすとしている。

　アドレナリン受容体はα，β受容体に分類され，さらに薬理学的には$α_1$，$α_2$，$β_1$，$β_2$が同定されている。$α_2$受容体はC_iタンパクを介し細胞内アデニル酸シクラーゼ活性を抑制し，またはNa/H相互輸送チャネルやCaチャネル，Kチャネルに直接作用して活性を抑制する[7]。特に$α_{2A}$受容体はシナプス前膜すなわち一次求心性神経線維の中枢側終末に分布し，NA自己受容体として神経終末からのNA放出を抑制する[7]。侵害受容神経の損傷は脊髄後根神経節で介在ニューロンに分布する$α_{2C}$受容体を増加させ，侵害刺激に対する易興奮性に関与していると考えられている[8]。

1 一次求心性神経とα受容体

NAの局所投与による痛覚過敏，特に熱刺激による痛覚過敏にはα_{2A}受容体が関与していると考えられ，Kingeryら[9]は，α_{2A}受容体欠損マウスを用いた検討で，痛覚過敏には末梢神経の交感-感覚神経接合があることや，α_{2A}作動薬による鎮痛作用は脊髄のα_{2A}受容体を介していると報告している。また，Liuら[10]は脊髄後根神経節内での記録により，神経周囲へのα_{2A}作動薬の投与は一次求心性神経の損傷により生じた易興奮性を減弱するとしている。α_2作動薬は，神経の炎症反応を軽減し，神経炎が引き起こす痛みを抑制するなどの神経保護作用を有するとの報告があるが，その作用機序はまだ明らかではない[11]。

2 脊髄でのα受容体

小幡ら[8]は，神経障害性疼痛モデルのラットの脊髄ではNA量が増加しており，下行性NA経路が変化している可能性を指摘している。さらにLiら[12]は，脊髄へα_2作動薬を投与すると，下行性NA経路の軸索終末での自己受容体としてNA放出を阻害し，抗侵害受容作用に関連すると推察している。このような脊髄でのα_2受容体による抗侵害受容作用は，アセチルコリンやNOを介していると考えられている[13]。この点に関して，Xuら[14]は，末梢神経損傷後に痛覚過敏を発生しなかった動物にα_2遮断薬を投与すると，痛覚過敏を引き起こし，脊髄のNAが増加したと報告している。

また，NAは，脳幹から脊髄後角に投射する下行性疼痛抑制系の伝達物質としても知られている。例えば，脳ではNA受容体はA1〜7に分類されるが，このうちでA5〜7が橋周囲に存在し下行疼痛抑制系に関与している[15]。脊髄のNAは，下行性NA線維から放出されるが，抗うつ薬による神経障害性疼痛の抑制機序の一つとして，脊髄後角のNA量の増加による効果が示唆されている。また，ガバペンチンの鎮痛作用はα_2遮断薬により抑制されることから，α_2受容体を介した痛みの抑制作用が考えられている[8]。

Westlundら[16]は，脊髄視床路の神経細胞体ではNAが脊髄後角のシナプス後に作用することで上行性伝達を調節していると述べている。NAやα_2作動薬は脊髄後角のⅡ層でシナプス後反応を軽減し，侵害刺激の求心性の伝達を阻害する[17]。

α作動薬と神経障害性疼痛での適応

α_2作動薬の主な作用を表に示す[18]。

以下，クロニジン，デクスメデトミジン，チザニジンの薬理学的特性ならびに神経障害性疼痛での適応に関する報告を紹介する。

表 α_2 作動薬の主な薬理作用と作用部位

作用	作用部位
鎮静，意識低下作用	青斑核
鎮痛作用	おもに脊髄，脳
交感神経抑制作用	脳幹，交感神経終末
降圧，脈拍低下作用	延髄網様体の腹外側部
血管収縮作用	血管平滑筋

（林　行雄．α_2 アゴニストの基礎．日臨麻会誌 2007；27：110-6 より引用）

1 クロニジン（カタプレス®）

　降圧薬として臨床使用されているクロニジンは，α_2 部分作動薬（$\alpha_2：\alpha_1 = 200：1$）であり，半減期は 9 〜 12 時間である[18]。術後のオピオイドの必要量を減少し局所麻酔薬の作用を延長するが，低血圧と意識低下が副作用として出現する。例えば，Gentili ら[19] は，膝関節術後の関節内にクロニジン 150 μg を投与すると，次に鎮痛薬を必要とする時間が生理食塩液投与群よりも有意に長くなると報告している。また，Filos ら[20] は，クロニジンのくも膜下投与は，低血圧や徐脈を出現することなく用量依存性に有効性を示すが，すべての症例で意識低下が出現したと述べている。しかし，Yildiz ら[21] は，小児での仙骨麻酔施行時にブピバカインにクロニジン 2 μg/kg を添加したところ，呼吸抑制や血圧低下を出現することなく鎮痛時間が有意に延長したとしている。なお，Huang ら[22] は，術後鎮痛のためにモルヒネやロピバカインを硬膜外腔へ投与する場合，クロニジンを併用するならば，その最適量は 1 μg/ml としている。

　Epstein ら[23] は，口腔内の神経障害性疼痛がある部位に 1 日 4 回クロニジンクリームを塗り，著明な効果を得たとしている。また，Davis ら[24] は，NA を局所投与すると痛みは増強するが，クロニジンパッチを複合性局所疼痛症候群症例に投与し，副作用なく痛覚過敏やアロディニアを改善したと報告している。Romero-Sandoval ら[25] は，神経周囲へのクロニジン投与は，急性の神経炎より慢性の神経炎での感覚過敏を改善するとしている。

　米国では，ザイコノタイドとクロニジンの髄腔内投与が，ほかの薬物による髄空内投与に反応しない場合の痛みの治療法として承認されている[26]。非がん疼痛症例で，ザイコノタイドとクロニジンを植え込み型の持続髄腔内注入ポンプにより投与したところ，ザイコノタイド単独投与群に比べて 4 週間後の視覚的評価尺度（visual analogue scale：VAS）値が 26％低下したとしている[1]。0.03 〜 1 mg/day のクロニジンの髄腔内投与により，脊髄損傷後疼痛などで優れた除痛効果を得たとすると報告[27] もある。

　クロニジンの副作用は用量依存性に出現し，主に口渇と鎮静が 50％で起こるが，内服開始数週間後には軽減する。また，性機能不全，徐脈を見ることもある[28]。なお，長

期間使用後の突然の中止は反跳作用を生じ，高血圧を誘発するので注意を要する[29]。

2 デクスメデトミジン（プレセデックス®）

受容体選択性は $\alpha_2 : \alpha_1 = 1,300 : 1$ と，クロニジンよりも α_2 選択性が高く，半減期は2～3時間である。Alhashemi ら[30]は，クロニジンと同様，術後の使用によりモルヒネの必要量が減少すると報告している。米国では，2000年から術後24時間以内の痛みの治療法として承認されている[1]が，本邦での適用は集中治療室での鎮静のみである[18]。

Kanazi ら[31]は，泌尿器科手術で，ブピバカインによるくも膜下麻酔にデクスメデトミジン 3 μg を追加し，心血管系抑制や鎮静の副作用なく感覚，運動神経ブロック時間を延長したと述べている。Memis ら[32]は，手の手術時の静脈麻酔施行時に 0.5% リドカイン 40 ml にデクスメデトミジン 0.5 μg/kg を追加し，副作用なく良好な結果を得たと報告している。

さらに，Chad ら[33]は，ラットの坐骨神経ブロックで，ブピバカインに追加することで，神経毒性の発生なしに効果が増強したと報告している。また，Can ら[34]は，脊髄損傷モデルでのデクスメデトミジンの腹腔内投与は，腫瘍壊死因子（TNF）-α やインターロイキン（IL）-6 などのサイトカイン放出を減少し，神経での抗炎症作用があるとしている。Annika ら[35]は，神経障害性疼痛モデルでデクスメデトミジンをくも膜下に投与し，低用量ではアロディニアを軽減し，高用量では侵害受容作用を得たと報告している。Ensari ら[36]は，神経障害性疼痛モデル，急性痛モデルにおいて，トラマドールとの併用が単剤投与より痛覚域値を上げるとしている。

3 チザニジン（テルネリン®など）

チザニジンは筋弛緩作用を有する α_2 作動薬であり，現在，有痛性の筋攣縮や痙性麻痺の治療に使われている[1]。半減期は2時間であり，クロニジンと構造や生化学的類似点があるにもかかわらず，心血管系副作用は少ない[37]。

Asano ら[38]は，ラットの硬膜外腔にチザニジン 5～500 μg を投与し，用量依存性に抗侵害受容作用が見られたとしている。また，Hord ら[39]は，神経障害性疼痛モデルで熱感覚過敏が減少したと報告している。

おわりに

α_2 作動薬について述べた。現在，本邦ではクロニジンの注射薬は入手できず，デクスメデトミジンの適用は集中治療室での使用に限られる。これらの投与にあたっては，鎮静作用や心血管系抑制の副作用に注意を要するが，慢性痛の治療での適用の拡大やさらなる臨床研究が期待される。

■参考文献

1) Giovanni MP, Ghelardini C, Vergelli C, et al. Alpha2-agonists as analgesic agents. Med Res Rev 2009 ; 29 : 339-68.
2) Choi B, Rowbotham MC. Effect of adrenergic receptor activation on post herpetic neuralgia pain and sensory disturbances. Pain 1997 ; 69 : 55-63.
3) Janig W, Levine JD, Michaelis M. Interactions of sympathetic and primary afferent neurons following nerve injury and tissue trauma. Prog Brain Res 1996 ; 113 : 161-84.
4) O'Halloran KD, Perl ER. Effects of partial nerve injury on the responses of C-fiber polymodal nociceptors to adrenergic agonists. Brain Res 1997 ; 759 : 233-40.
5) Ali Z, Raja SN, Wesselmann U, et al. Intradermal injection of norepinephrine evokes pain in patients with sympathetically maintained pain. Pain 2000 ; 88 : 161-8.
6) Ramer MS, French GD, Bisby MA. Wallerian degeneration is required for both neuropathic pain and sympathetic sprouting into the DRG. Pain 1997 ; 72 : 71-8.
7) Jonathan M, David G. The autonomic nervous system. Miller RD, editor. Miller's anesthesia. vol 2. 6th ed. New York : Churchill Livingstone ; 2005. p.617-77.
8) 小幡英章, 林田健一郎, 中島邦枝ほか. 神経障害性疼痛の治療, 交感神経関連薬 α_2 受容体をターゲットにした慢性疼痛の治療. ペインクリニック 2009 ; 30 : 233-42.
9) Kingery WS, Guo TZ, Davies MF, et al. The α_{2A} adrenoceptor and sympathetic postganglionic neuron contribute to the development of neuropathic heat hyperalgesia in mice. Pain 2000 ; 85 : 345-58.
10) Liu BG, Eisenach JC. Hyperexcitability of axotomized and neighboring unaxotomized sensory neurons is reduced days after perineural clonidine at the site of injury. J Neurophysiol 2005 ; 94 : 3159-67.
11) Weber B, Steinfath M, Scholz J, et al. Neuroprotective effects of α_2-adrenergic receptor agonists. Drug News Perspect 2007 ; 20 : 149-54.
12) Li X, Zhao Z, Pan HL, et al. Norepinephrine release from spinal synaptosomes : Auto $\alpha2$-adrenergic receptor modulation. Anesthesiology 2000 ; 93 : 164-72.
13) Li X, Eisenach JC. Nicotinic acetylcholine receptor regulation of spinal norepinephrine release. Anesthesiology 2002 ; 96 : 1450-6.
14) Xu M, Kontinen VK, Kalso E. Endogenous noradrenergic tone controls symptoms of allodynia in the spinal nerve ligation model of neuropathic pain. Eur J Pharmacol 1999 ; 366 : 41-5.
15) Kwiat GC, Basbaum AI. The origin of brainstem noradrenergic and serotoninergic projections to the spinal cord dorsal horn in the rat. Somatosens Mot Res 1992 ; 9 : 157-73.
16) Westlund KN, Carlton SM, Zhang D, et al. Direct catecholaminergic innervation of primate spinothalamic tract neurons. J Comp Neurol 1990 ; 299 : 178-86.
17) Pan YZ, Li DP, Pan HL. Inhibition of glutamatergic synaptic input to spinal lamina II neurons by presynaptic alpha-2-adrenergic receptors. J Neurophysiol 2002 ; 87 : 1938-47.
18) 林 行雄. α_2 アゴニストの基礎. 日臨麻会誌 2007 ; 27 : 110-6.
19) Gentili M, Juhel A, Bonnet F. Peripheral analgesic effect of intraarticular clonidine. Pain 1996 ; 64 : 593-6.
20) Filos KS, Goudas LC, Patroni O, et al. Hemodynamic and analgesic profile after intrathecal clonidine in humans. A dose-response study. Anesthesiology 1993 ; 81 : 591-601.
21) Yildiz TS, Korkmaz F, Solak M, et al. Clonidine addition prolongs the duration of caudal analgesia. Acta Anaesthesiol Scand 2006 ; 50 : 501-4.
22) Huang YS, Lin LC, Huh BK, et al. Epidural clonidine for postoperative pain after total knee arthroplasty : A dose-response study. Anesth Analg 2007 ; 104 : 1230-35.

23) Epstein JB, Grushka M, Le N. Topical clonidine for orofacial pain : A pilot study. J Orofac Pain 1997 ; 11 : 346-52.
24) Davis KD, Treede RD, Raja SN, et al. Topical application of clonidine relieves hyperalgesia in patients with sympathetically maintained pain. Pain 1991 ; 47 : 309-17.
25) Romero-Sandoval A, Bynum T, Eisenach JC. Analgesia induced by perineural clonidine is enhanced in persistent neuritis. Neuroreport 2007 ; 18 : 67-71.
26) 平 孝臣. プログラマブルポンプによる髄腔内薬物慢性投与による疼痛コントロール. Brain and Nerve 2008 ; 60 : 509-17.
27) Howard S, Timothy R, Peter S, et al. Intrathecal drug delivery. Pain Physician 2008 ; 11 : 89-104.
28) Ise T, Yamashiro M, Furuya H. Clonidine as a drug for intravenous conscious sedation. Odontology 2002 ; 90 : 57-63.
29) Parker M, Atkinson J. Withdrawal syndromes following cessation of treatment with antihypertensive drugs. Gen Pharmacol 1982 ; 13 : 79-85.
30) Alhashemi JA, Kaki AM. Dexmedetomidine in combination with morphine PCA provides superior analgesia for shockwave lithotripsy. Can J Anaesth 2004 ; 51 : 342-7.
31) Kanazi GE, Aouad MT, Jabbour-Khoury SI, et al. Effect of low-dose dexmedetomidine or clonidine on the characteristics of bupivacaine spinal block. Acta Anaesthesiol Scand 2006 ; 50 : 222-7.
32) Memis D, Turan A, Karamanlioglu B, et al. Adding dexmedetomidine to lidocaine for intravenous regional anesthesia. Anesth Analg 2004 ; 98 : 835-40.
33) Chad MB, Mary AN, John MP, et al. Perineural administration of dexmedetomidine in combination with bupivacaine enhances sensory and motor blockade in sciatic nerve block without inducing neurotoxicity in the rat. Anesthesiology 2008 ; 109 : 502-11.
34) Can M, Gul S, Bektas S, et al. Effects of dexmedetomidine or methylpredonisolone on inflammatory responses in spinal cord injury. Acta Anaesthesiol Scand 2009 ; 53 : 1068-72.
35) Annika BM, Linda RH, Jeffrey RJ, et al. Contribution of $\alpha 2$ receptor subtypes to nerve injury-induced pain and its regulation by dexmedetomidine. Br J Pharmacol 2001 ; 132 : 1827-36.
36) Ensari G, Ulku KY, Sebnem A, et al. Analysis of the antinociceptive effect of systemic administration of tramadol and dexmedetomidine combination on rat models of acute and neuropathic pain. Pharmacol Biochem Behav 2007 ; 88 : 9-17.
37) Wagstaff AJ, Bryson HM. Tizanidine. A review of its pharmacology, clinical efficacy and tolerability in the management of spasticity associated with cerebral and spinal disorders. Drugs 1997 ; 53 : 435-52.
38) Asano T, Dohi S, Ohta S, et al. Antinociception by epidural and systemic alpha(2)-adrenoceptor agonists and their binding affinity in rat spinal cord and brain. Anesth Analg 2000 ; 90 : 400-7.
39) Hord AH, Chalfoun AG, Denson DD, et al. Systemic tizanidine hydrochloride (Zanaflex) relieves thermal hyperalgesia in rats with an experimental mononeuropathy. Anesth Analg 2001 ; 93 : 1310-5.

〈米本　紀子, 森本　昌宏〉

V. 神経障害性疼痛の治療

1 薬物療法

G 抗不安薬

はじめに

　神経障害性疼痛は，しばしば難治性で通常の痛み感覚とは異なる特有の痛みやしびれ症状を有し，慢性的な経過をたどることが多い。人間は，痛みなどの不快刺激に曝露されると心理的反応を起こし，精神，身体，行動の領域でさまざまな症状を呈するが，精神的反応の中でもっとも一般的なものは，不安や恐怖である。疼痛が慢性経過をたどる過程で，不安症状が疼痛部位の筋攣縮を長引かせ血管収縮と虚血を引き起こし，痛み誘発物質の放出を促進することで痛みの状態をさらに悪化させる"痛みの悪循環"を作り出すことや，痛みに対する閾値を低下させることが知られている。痛みに対する不安や恐怖は，結果的に抑うつ状態や怒りとなり，社会的苦痛に発展していく可能性もある[1]。

　抗不安薬の神経障害性疼痛に対する鎮痛効果は，いまだ確立されていない[2]。しかし，患者の心理的な側面をサポートし，痛みに対して前向きに向き合う環境を作り出すことは治療効果に大きな影響を与えるため，非常に重要である。

　現在日本で使用可能な抗不安薬は，ベンゾジアゼピン（benzodiazepine：BZ）系薬物とセロトニン 1A〔5-ヒドロキシトリプタミン 1A（5-hydroxytryptamine 1A：5-HT$_{1A}$）〕部分作動薬である。

ベンゾジアゼピン系薬物

1 薬理作用

　まず，代表的な BZ 系薬物について述べる。抑制系神経伝達物質である γ アミノ酪酸（gamma-aminobutyric acid：GABA）のイオンチャネル型受容体（GABA$_A$ 受容体）と Cl$^-$ チャネルは複合体を形成する。この複合体に GABA が結合することにより，Cl$^-$ チャネルが開口し，Cl$^-$ が細胞内に流入し脱分極が抑制される。BZ 受容体結合部位は

GABA_A 受容体にあり，薬物が BZ 受容体に結合すると，GABA_A 受容体が活性化され Cl⁻ チャネルの開口頻度が増加し，Cl⁻ が細胞内に流入し脱分極が抑制される。神経終末に GABA_A 受容体を持つ 5-HT，ノルアドレナリン作動性神経の神経活動抑制を助長することで抗不安作用が現れる[3]。抗不安薬に分類される BZ 系薬物は，情動と関係する大脳辺縁系の中隔・扁桃体・海馬に存在する受容体に作用し，視床下部や脳幹網様体などにあまり作用しないため，意識や高次脳機能への影響が少ない。

2 臨床効果

BZ 系抗不安薬の主な臨床効果は，鎮静催眠，不安・緊張の緩和，筋弛緩作用，抗痙攣作用，自律神経調整作用である。抗不安作用より催眠作用が強いものは，睡眠薬に分類されている。

3 副作用

BZ 系抗不安薬は，不安症状を速やかに軽減させる反面，副作用の出現に注意を払わなければならない。主な副作用は，集中力の低下，眠気，健忘など精神機能の低下，過鎮静や筋弛緩作用による運動失調，長期服用による依存や耐性，突然の服薬中止による離脱症状などである。アルコールとの併用時は相加的な中枢抑制作用が現れ，精神機能低下，知覚・運動機能低下が強まるため服薬中のアルコール摂取を控えさせる必要がある。また，BZ 系薬物は催奇形性が報告されているため，妊娠中は使用しないことが勧められる。

4 臨床使用方法

作用持続時間と抗不安作用の強さによって，使用方法を考える。作用持続時間別に分類した表を示す（表1）[4]。開始時は，可能なかぎり頓用処方とする。選択する薬物は，作用発現時間が短く抗不安作用が強いものが対象となり，具体的にはエチゾラム（デパス®），ロラゼパム（ワイパックス®）などが挙げられる。

エチゾラムは，ペインクリニック外来で使用頻度の高い薬物である。これは，抗不安作用，筋弛緩作用ともにジアゼパムに比べて 3～6 倍の効果があり，速やかな治療効果が期待できるためである。高力価を利用して睡眠導入薬として使用されることもあるが，依存性を形成しやすく注意が必要である。

ロラゼパムは，肝薬物代謝酵素 P450 にかかわらずグルクロン酸抱合されるため薬物相互作用と無関係で，肝機能障害患者，多剤併用患者や老人に対しても比較的開始しやすい薬物である。

BZ 系薬物の長期投与は依存性や耐性が生じる可能性があるため，少量・頓用使用からの開始を心がけるようにする。短時間作用型で効果が見られた場合，徐々に長時間作用型の BZ 系薬物に切り替えていく。高齢者に用いる場合には，筋弛緩作用のできるだ

表 1 抗不安薬の分類

一般名	商品名	作用時間	作用発現時間	半減期	抗不安作用	1日最大量	特徴
ベンゾジアゼピン系							
クロチアゼパム	リーゼ	短時間作用型	1 hr	6 hr	弱	30 mg	筋弛緩作用弱い
フルタゾラム	コレミナール		1 hr	3.5 hr	弱	12 mg	
アルプラゾラム	コンスタン, ソラナックス	中間作用型	2 hr	12〜15 hr	中	2.4 mg (高齢者 1.2 mg)	
エチゾラム	デパス		3.3 hr	6 hr	強	3 mg (高齢者 1.5 mg)	筋弛緩作用強い
ロラゼパム	ワイパックス		2 hr	12 hr	強	3 mg	肝機能障害患者に処方可能
ブロマゼパム	レキソタン, セニラン		1.5 hr	20 hr	強	15 mg	
オキサゾラム	セレナール	長時間作用型	8 hr	55 hr	弱	60 mg	筋弛緩作用弱い
メダゼパム	ノスミット		0.5〜1 hr	36〜150 hr	弱	30 mg	
クロルジアゼポキシド	コントール, バランス		1〜3 hr	24 hr	弱	60 mg	
クロキサゾラム	セパゾン		2〜4 hr	11〜21 hr	中	12 mg	
ジアゼパム	セルシン, ホリゾン		1 hr	20〜70 hr	中	15 mg	筋弛緩作用強い
フルジアゼパム	エリスパン		1 hr	23 hr	強	0.75 mg	
メキサゾラム	メレックス		1〜2 hr	60〜150 hr	強	3 mg (高齢者 1.5 mg)	
ロフラゼプ酸エチル	メイラックス	超長時間作用型	1 hr	110 hr	中	2 mg	
フルトプラゼパム	レスタス		4〜8 hr	190 hr	強	4 mg	
セロトニン作動性 (アザピロン誘導体)							
クエン酸タンドスピロン	セディール	短時間作用型		1.4 hr	弱	60 mg	筋弛緩作用弱い

(野田隆政, 樋口輝彦. 抗不安薬. Medical Practice 2009; 26: 1533-6 より改変引用)

表2 BZ系抗不安薬の主な離脱症状

抑うつ症状	頭痛
不安感	振戦
不眠	発汗
譫妄	痙攣発作
自律神経の興奮	幻覚

け少ないクロチアゼパム（リーゼ®），オキサゾラム（セレナール®）などを少量から開始することを考える。漫然と薬物を投与するのではなく，定期的な評価を行いながら6カ月を目安に投薬の終了を心がける。突然の投薬中止は，表2に示すような離脱症状出現の危険性がある。高容量の内服，長期間の服用後の中止にあたっては，緩やかな漸減計画（2週間ごとに1/4量ずつなど）を立て，漸減中に不安症状が現れる場合には漸減を中止し用量に慣れるまで継続し，慣れたところでまた漸減を再開するという方法をとるべきである[5]。

アザピロン誘導体

アザピロン誘導体は，5-HT$_{1A}$受容体に作用する抗不安薬である。主に大脳辺縁系に存在する5-HT$_{1A}$受容体に選択的に作用するため，BZ系抗不安薬に比べて筋弛緩作用，依存性が低く，高齢者にも使いやすい。また，セロトニン系に作用するため，抗不安作用とともに抗うつ作用もある。抗不安作用効果はBZ系と同程度とされているが，効果発現まで2週間近くかかることが欠点となっている。現在日本で発売されているものに，クエン酸タンドスピロン（セディール®）がある。

まとめ

神経障害性疼痛に対する抗不安薬の鎮痛効果は，十分に検討されていないのが現状である。しかし，疼痛に伴う不安や恐怖などの精神的反応を緩和することは，慢性経過をたどるケースが多い神経障害性疼痛にとって非常に重要である。

BZ系薬物は，比較的効果を得やすい薬物であるため，ペインクリニック外来で処方する機会が多い。臨床使用時には，集中力の低下や眠気・脱力症状など副作用の出現がまれではなく，長期使用による依存や耐性が形成されることを忘れてはならない。薬物の特徴を理解したうえで治療効果判定を定期的に行い，漫然とした処方にならないように心がける。

■参考文献

1) Kenneth DC. Emotions and psychobiology. In : Stephen BM, Martin K, editors. Wall and

Melzack's textbook of pain. 5th ed. Philadelphia; Churchill Livingstone; 2005. p.231-9.
2) Dellemijin PLI, Fields HL. Do benzodiazepines have a role in chronic pain management? Pain 1994; 57: 137-52.
3) 加藤 実. 慢性疼痛と抗うつ薬, 抗不安薬. ペインクリニック 1999; 20: 1159-65.
4) 野田隆政, 樋口輝彦. 抗不安薬. Medical Practice 2009; 26: 1533-6.
5) King SA, Strain JJ. Benzodiazepine use by chronic pain patients. Clin J Pain 1990; 6: 143-7.

(松村　陽子)

V. 神経障害性疼痛の治療

1 薬物療法

H 非ステロイド性抗炎症薬

はじめに

　神経障害性疼痛に対しては，一般に非ステロイド性抗炎症薬（nonsteroidal anti-inflammatory drugs：NSAIDs）の有効性は低いと考えられている．神経障害性疼痛に対する薬物療法の効果を検討したメタ解析においても，非ステロイド性抗炎症薬は対象に含まれていないのが現状である[1]．しかし，現実には神経障害性疼痛を有する患者の多くがNSAIDsを服用しているのも事実である[2〜5]．米国の報告では，帯状疱疹後神経痛患者の17.9%[4]が，糖尿病性神経障害患者の46.7%[5]がNSAIDsを服用している．神経障害性疼痛を有する患者がNSAIDsを服用していることには，いくつかの理由が考えられる．一つには，臨床的なエビデンスはきわめて少ないものの，実際にはNSAIDsの神経障害性疼痛への有効性が認められるために服用している．または，神経障害性疼痛の急性増悪に伴って急性の神経因性炎症と考えられる病態になっており，そこにNSAIDsが鎮痛効果を発揮しているため服用している．さらには，神経因性疼痛に付随する併発症に対して，消炎鎮痛効果を期待して服用していることなどが考えられる．

特　徴

　NSAIDsは，シクロオキシゲナーゼ（cyclooxygenase：COX）を阻害することにより，組織損傷後に遊離するアラキドン酸からプロスタグランジン（prostaglandin：PG），トロンボキサン，ロイコトリエンなどの炎症を惹起する物質の産生を抑制することにより，抗炎症，鎮痛，抗血小板作用を発現する．NSAIDsには，COX活性の阻害のほかにも，炎症性サイトカインの産生抑制による作用機序があることも報告[6]されている．副作用として，胃粘膜障害，腎機能障害，血小板凝集能障害，高血圧などを生じることがある．胃粘膜障害については，NSAIDs服用者の上部消化管出血の発症率は，非服用者に比べて5.5〜6.1倍と高率であることが報告[7]されている．腎臓においても，PGはレニン分泌亢進作用，ナトリウム・塩素再吸収抑制作用などにより，腎恒常性を維持する役割を

担っている．したがって，NSAIDs の副作用により，浮腫や高血圧をもたらすことがある．また，NSAIDs とニューキノロン系抗生物質を併用すると，痙攣発作を誘発することが知られている．さらに，米国老年医学会（American Geriatrics Society）[8]は，2009年の診療ガイドラインの改定で，"慢性疼痛を有する 75 歳以上の患者を治療する場合，NSAIDs の使用を控えるよう推奨する"とガイドラインの内容を改訂した．この改訂に際しては，加齢に伴って消化管障害のリスクが上昇することや，重篤な心血管系合併症のリスクが上昇することを示唆するエビデンスが考慮されている[8]．

選択的 COX 阻害薬

　COX には，主として COX-1 と COX-2 の 2 つのアイソザイムが存在する．COX-1 は，胃，腎，血小板などのほとんどの細胞に恒常的に発現し，PG を産生して生体の恒常性維持の役割を担っており，構成型酵素と呼ばれる（図1）[9]．COX-2 は，炎症部位でインターロイキン（IL）-1 や腫瘍壊死因子（TNF-α）などのサイトカインにより誘導され，滑膜細胞，マクロファージ，血管内皮細胞などに発現し，炎症に関与する PG を産生するため，誘導型酵素と呼ばれる（図1）[9]．したがって，選択的に COX-2 を阻害すれば，抗炎症，鎮痛作用は同等の力価で，しかも胃粘膜障害や腎機能障害などの副作用を軽減

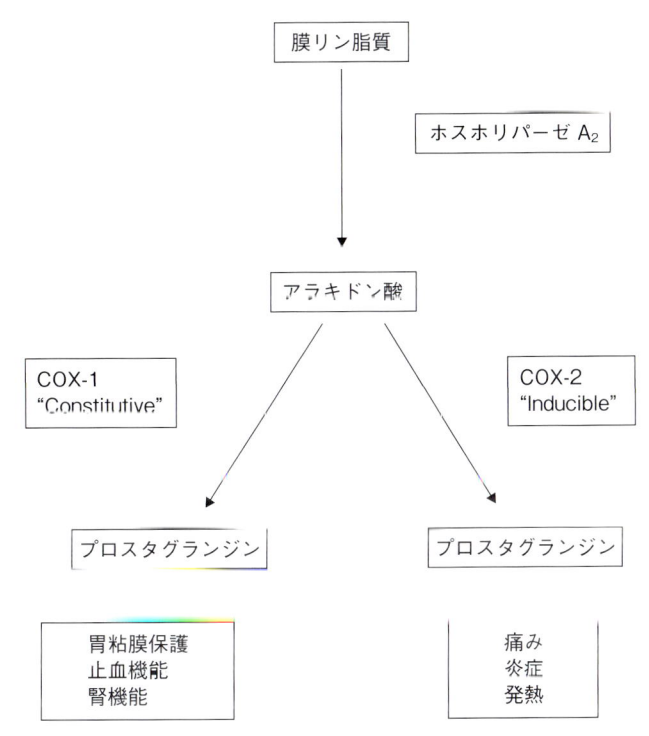

図1　アラキドン酸カスケードと COX の作用位置
（Gajraj NM. Cyclooxygenase-2 inhibitors. Anesth Analg 2003 ; 96 : 1720-38 より改変引用）

することができると考えられた。しかし海外では，COX-2 選択性のきわめて高いロフェコキシブが，その重篤な副作用を原因に 2004 年 9 月に市場から撤退した。大腸腺種の再発予防効果を検討した大規模二重盲験試験で，ロフェコキシブ群は内服 18 カ月目以降，プラセボ群と比較して心血管，脳血管系の血栓症の発症率が有意に高かった[10]。血栓症が高率に発症する理由としては，COX-2 選択性の高い NSAIDs を投与した場合は，血小板においては血小板凝集作用を示すトロンボキサン A_2 の合成に関与する COX-1 を阻害せず，血管内皮細胞においては COX-2 を阻害することにより血小板凝集抑制作用を有するプロスタサイクリン（PGI_2）の合成を抑制してしまうことに起因すると推測されている。同じコキシブ系薬物で，2007 年に本邦で保険適用となったセレコキシブも，長期服用で有意に心筋梗塞，脳卒中，心不全の発症率が増加する報告[11]もあったが，他方でセレコキシブの心血管系合併症のリスクは，従来のほかの NSAIDs と同程度であるという報告[12,13]もあり，米国食品医薬品局（FDA）では"セレコキシブは心血管系合併症リスクに関与する可能性はあるが，ベネフィットがリスクを上回る"と判断され，販売継続が認められた。また，患者固有の心血管系リスクを 3 段階に分けて，セレコキシブ投与後の心筋梗塞，脳卒中，血栓塞栓症の発症リスクを評価した研究[14]がある（図 2）。この報告によれば，患者固有の心血管系リスクに応じてセレコキシブの投与量を調節する必要性が示唆されており，高リスク群患者に対しては，投与量と投与法に注意が必要である（図 2）。

NSAIDs に起因する消化管出血発症の危険率は，患者の既往と患者の年齢の有無によって大きく左右される（図 3）[15]。また，消化管出血の予防面からは，COX-2 選択阻害薬であるセレコキシブは，その単独投与群でも，ジクロフェナクにプロトンポンプ阻害薬であるオメプラゾールを併用した群と同等の予防効果があることが報告[16]されている（図 4）。さらに，セレコキシブにプロトンポンプ阻害薬を併用すれば，上部消化管出血の再発率をゼロにできるという結果も報告[17]された。図 5[18] に各種 NSAIDs の COX 選択性を図示した。現在，日本の市場で保険適用となっている COX-2 選択性の高い NSAIDs としては，セレコキシブ以外にエトドラク，メロキシカムなどがある。

さて，アセトアミノフェンも NSAIDs に分類される薬物であるが，COX-1，COX-2 阻害活性はきわめて弱い。近年，アセトアミノフェンは中枢性に COX-3 を阻害することにより鎮痛作用をもたらす可能性を示唆する研究結果が報告[19]された。アセトアミノフェンは，通常使用量では胃粘膜障害，腎機能障害，心血管系，脳血管系血栓症などの重篤な副作用の発症がまれであることが大きな利点である。

ヒトで報告された有効性 (表1)

NSAIDs がヒトの神経障害性疼痛を軽減させたというエビデンスは，少ないのが現状であるが，ここでは関連する代表的な報告を紹介する。

Cohen ら[20]は，糖尿病性神経障害を有する患者 18 名を対象として単純盲検プラセボ比較対照試験を行った。イブプロフェン 2,400 mg/day の経口投与は，プラセボ群に対

V. 神経障害性疼痛の治療

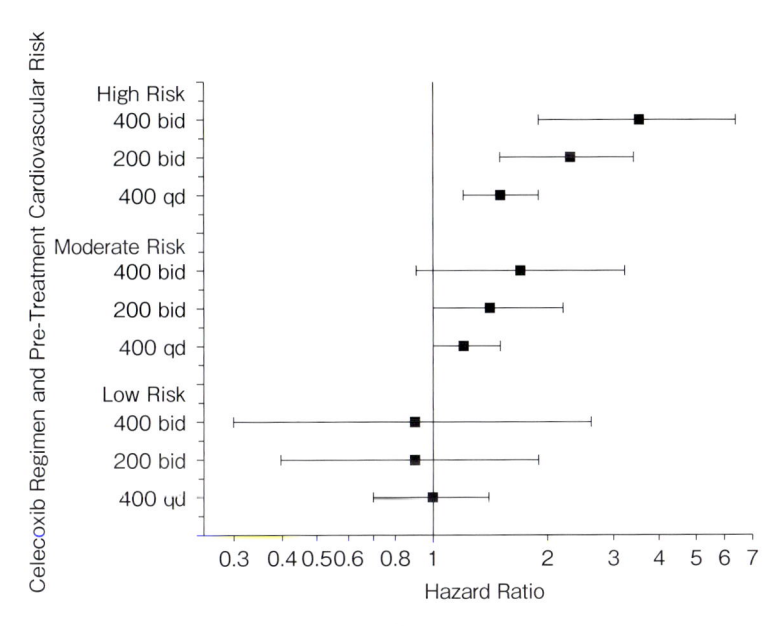

図2 セレコキシブの経口投与に起因する心血管系合併症発症のハザード比

縦軸は患者固有の心血管系リスクが，大きく3群に分けられている。縦軸の3群は，さらにセレコキシブの投与量と投与法に応じて3段階に分けられている。

横軸はセレコキシブの経口投与に起因する心血管系合併症発症（心筋梗塞，脳卒中，血栓塞栓症）のハザード比が示されている。High Risk群とModerate Risk群においては，同じ400 mg/dayの投与量でも，2分割投与より4分割投与のほうがハザード比が小さい。

400：400 mg/day，200：200 mg/day，bid：1日量を2分割投与，qd：1日量を4分割投与。

（Solomon SD, Wittes J, Cross Trial Safety Assessment Group. Cardiovascular risk of celecoxib in 6 randomized placebo-controlled trials：The cross trial safety analysis. Circulation 2008；117：2104-13 より引用）

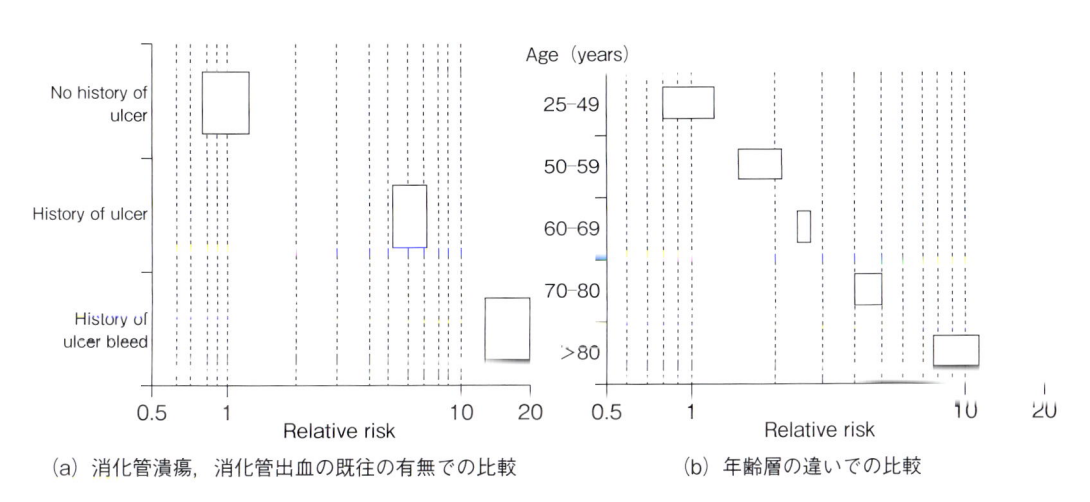

(a) 消化管潰瘍，消化管出血の既往の有無での比較　　(b) 年齢層の違いでの比較

図3　NSAIDs 投与に起因する消化管出血の relative risk

（Henry JM, Andrew M. NSAIDs and coxibs：Clinical use. In：Stephen BM, Martin K, editors. Wall and Melzack's text of pain. 5th ed. London：Elsevier；2005. p.471-80 より引用）

279

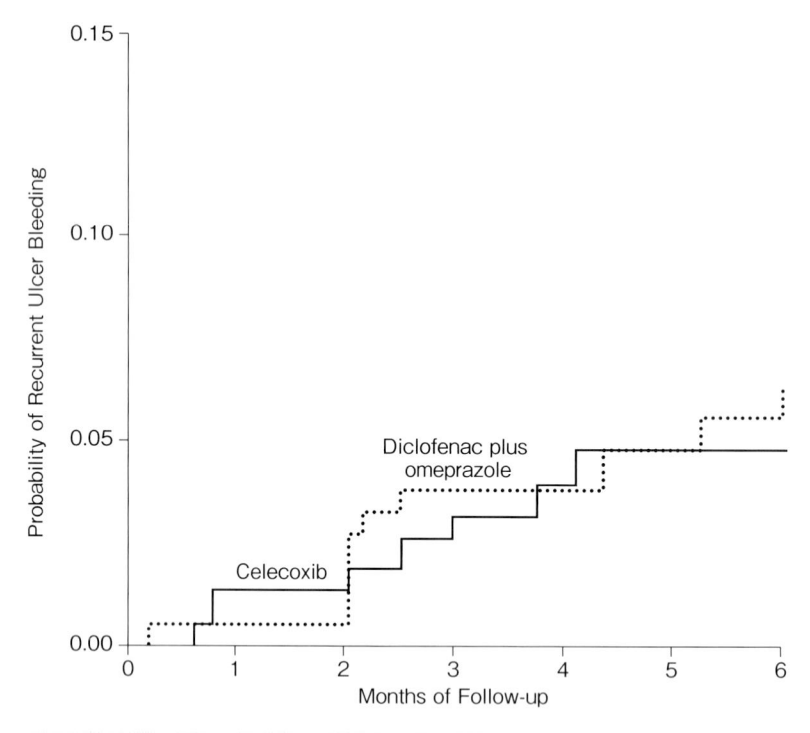

図4 NSAIDs 投与に起因する消化管潰瘍，出血の発症率

ジクロフェナクとオメプラゾール（プロトンポンプ阻害薬）の併用投与群の消化管潰瘍，出血の発症率は，COX-2 選択阻害薬であるセレコキシブ単独投与群の発症率とほぼ同等であった。

(Chan FK, Hung LC, Suen BY, et al. Celecoxib versus diclofenac and omeprazole in reducing the risk of recurrent ulcer bleeding in patients with arthritis. Engl J Med 2002；347：2104-10 より引用)

して，内服4週間後から有意に糖尿病性神経障害に起因する諸症状を改善したという。疼痛に関しては，患者を重症，中等症，軽症に分けると，イブプロフェンは中等症の患者でもっとも有効性が高く，重症の患者では十分な効果は得られなかったという。

Weber ら[21]は，腰仙部神経根性痛を有する患者208名を対象として，二重盲検プラセボ比較対照試験を行った。ピロキシカムを最初の2日間は 40 mg/day，以降12日間は 20 mg/day で経口投与を行ったが，試験期間中視覚的評価尺度（VAS）で評価した疼痛の強さは，コントロール群に対して有意差を認めることはなかった。また，患者が求めた頓用薬の使用頻度においても，コントロール群に対して有意差を認めなかった。

DeBenedittis ら[22]は，帯状疱疹後神経痛患者22名を対象として二重盲検クロスオーバープラセボ比較対照試験を行った。アスピリン溶液の塗布により帯状疱疹後神経痛は有意に減少し，インドメタシンとジクロフェナク溶液の塗布により疼痛は減少する傾向を認めたという。アスピリンだけでなく，インドメタシンとジクロフェナクにも一定の鎮痛効果が認められたことから，作用機序は NSAIDs に共通するものであると考察されている。また，DeBenedittis らは，この治療法は侵襲が小さいため，帯状疱疹後神経

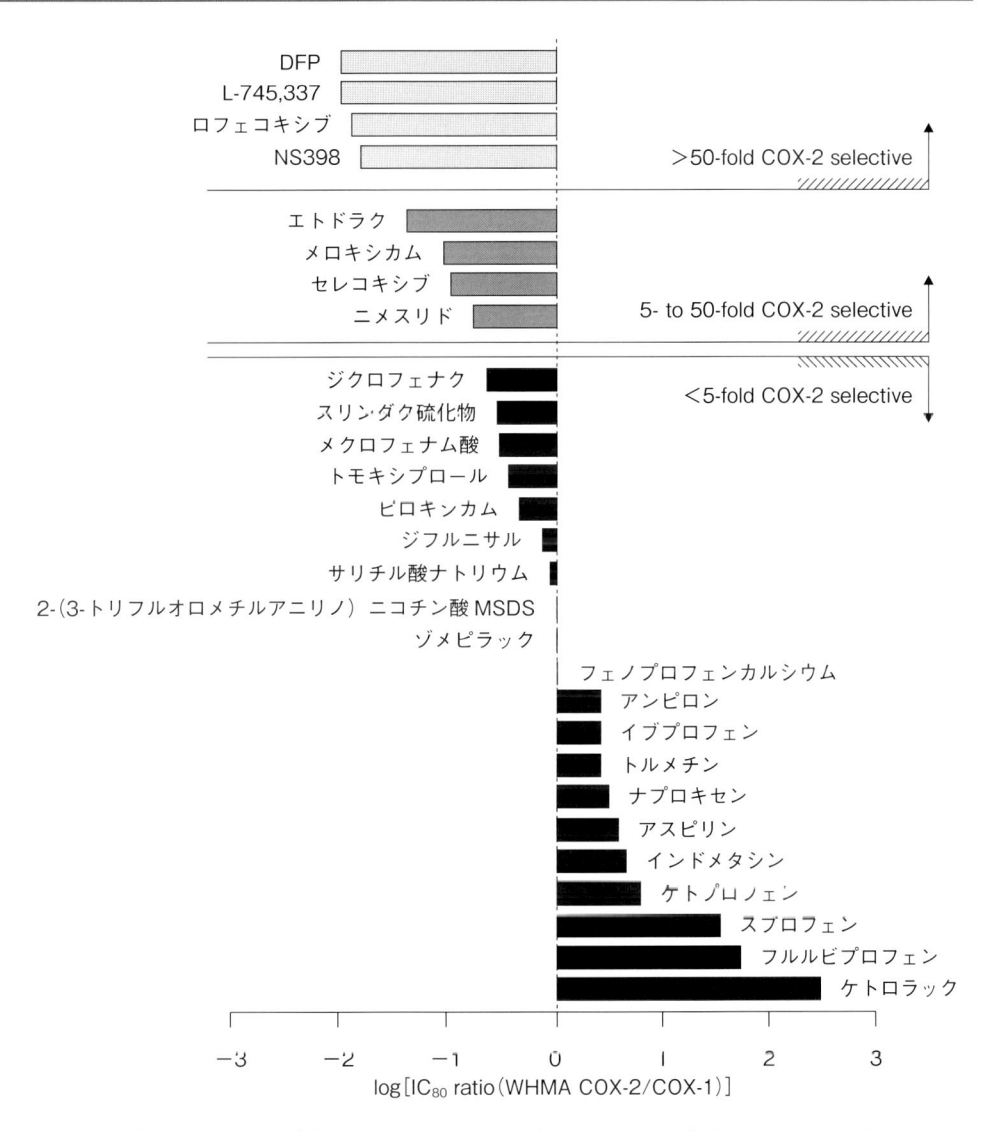

図5 各種NSAIDsのCOX選択性

(Warner TD, Giuliano F, Vojnovic I, et al. Nonsteroid drug selectivities for cyclo-oxygenase-1 rather than cyclo-oxygenase-2 are associated with human gastrointestinal toxicity: A full in vitro analysis. Proc Natl Acad Sci U S A 1999; 96: 7563-8 より改変引用)

痛の治療の第一選択とすべきであると提唱している。

Shackelfordら[23]は，帯状疱疹後神経痛患者200名に対して大規模な二重盲検プラセボ比較対照試験を行い，COX-2選択的阻害薬であるGW406381の鎮痛効果の評価を行った。GW406381の経口投与は，プラセボ群に対して有意差を認めなかったものの，疼痛を著明に軽減した。試験期間の3週間にわたり，時間経過とともに疼痛軽減効果が増大傾向を示していたため，Shackelfordらは完全な鎮痛効果を示すためには試験期間が短かったと述べている。

1. 薬物療法

表1 ヒトにおけるNSAIDsの有効性に関する研究報告

発表年	著者	疾患	薬物	投与法	効果	研究方法
1987	Cohen ら[20]	糖尿病性神経障害	イブプロフェン	経口	YES	SBPCS
1993	Weber ら[21]	腰仙部神経根性痛	ピロキシカム	経口	NO	DBPCS
1996	De Benedittis ら[22]	帯状疱疹後神経痛	アスピリン	塗布	YES	DBPCS
2009	Shackelford ら[23]	帯状疱疹後神経痛	GW406381	経口	YES	DBPCS

YES:効果あり, NO:効果なし, SBPCS: single blinded placebo-controlled study, DBPCS: double blinded placebo-controlled study

表2 動物におけるNSAIDsの有効性に関する研究報告

発表年	著者	動物	神経障害性疼痛モデル	対象とした徴候	薬物	投与法
1999	Syriatowicz ら[25]	ラット	Selzer	機械的痛覚過敏	インドメタシン	皮下
2000	Zhao ら[29]	ラット	Chung	触覚性アロディニア	インドメタシン	くも膜下
2002	Ma ら[30]	ラット	Selzer	触覚性アロディニア	ケトロラック	くも膜下
2004	Suyama ら[31]	ラット	Bennett	熱的痛覚過敏	エトドラク	経口
2005	Bingham ら[32]	ラット	Bennett	機械的アロディニア	GW406381	経口
2005	Takahashi ら[33]	ラット	Chung	触覚性アロディニア	メロキシカム	腹腔内
2007	Zhao ら[34]	ラット	Bennett	機械的アロディニア	GW406381	経口

また,Durrenbergerら[24]により,ヒトの末梢神経損傷後の疼痛性神経腫には,COX-2の発現の増加が数年以上にわたって認められていることが報告されている。

動物で報告された有効性 (表2)

神経障害後に発症する痛覚過敏には,PGの関与が強く示唆されている[25]。神経障害に起因して発症する中枢性感作,末梢性感作には多くの因子が関与しているが,PGはその一つに含まれている[26]。COXもまた中枢神経および末梢神経内に広く存在しており,したがって,NSAIDsが神経障害性疼痛を軽減する理論的根拠はある。また,N-メチル-D-アスパラギン酸(N-methyl-D-aspartic acid: NMDA)受容体の活動にはPG

が介在していることが示唆されており[27]，NMDA 受容体が神経障害性疼痛の維持に大きな役割を果たしていることから考えると，NSAIDs が PG と NMDA 受容体を介して神経障害性疼痛を軽減する可能性も否定できない。NMDA のくも膜下投与によって発生させた熱的痛覚過敏が，インドメタシンのくも膜下投与で拮抗されたという報告[28]もある。動物実験では，このほかにも神経障害性疼痛モデルに対して NSAIDs が有効であったことが報告されており，ここではその代表的な報告を年代順に紹介する。

Syriatowicz ら[25]は，ラットの Selzer モデル（坐骨神経の 1 か所を 1/3 だけ強く結紮）で発症させた機械的痛覚過敏に対してインドメタシンの患側への皮下投与を行ったところ，機械的痛覚過敏が軽減したと報告した。健側への皮下投与では効果が認められなかったことから，インドメタシンの作用機序は中枢性よりむしろ末梢性であると考察された。

Zhao ら[29]は，ラットの Chung モデル（左第 5・6 腰髄神経を結紮）で発症させた触覚性アロディニアに対して，インドメタシンのくも膜下投与を結紮後早期に行うと触覚性アロディニアの発現を緩和できるが，結紮 2 週後に投与した場合は効果が認められなかったことを報告した。COX は，神経障害性疼痛の発症には関与するが，その維持には関与しない可能性が示唆された。

Ma ら[30]は，ラットの Selzer モデル（坐骨神経の 1 か所を 1/2-1/3 だけ強く結紮）で発症させた触覚性アロディニアに対して，結紮 4 週後に COX-1 選択性の高いケトロラックの単回くも膜下投与を行ったところ，投与後 6 日間にわたり触覚性アロディニアの有意な減弱を認めたことを報告し，脊髄レベルで COX を阻害することが神経障害性疼痛を緩和させる可能性に言及した。

Suyama ら[31]は，ラットの Bennett モデル（坐骨神経を 4 か所で緩く結紮）で発症させた熱的痛覚過敏に対して，モデル作製後 1〜5 週後の期間内にエトドラクの経口投与を行ったところ，モデル作製 2 週後から熱的痛覚過敏をほぼ Bennett モデル作製前の状態にまで拮抗することができたと報告した。COX-2 阻害薬であるエトドラクが，神経障害性疼痛に対して有効である可能性が示唆された。

Bingham ら[32]は，ラットの Bennett モデル（坐骨神経を 4 か所で緩く結紮）で発症させた機械的アロディニアに対して，COX-2 阻害薬である GW406381X を経口投与したところ，機械的アロディニアが完全に拮抗されたことを報告した。GW406381X は，in vitro ではほかの COX-2 阻害薬よりも中枢神経系への浸透性が高く，薬力学的にも強力な薬物である。この Bingham らの研究で，同様に投与された COX-2 阻害薬であるセレコキシブとロフェコキシブは機械的アロディニアに対して有意な効果をもたらしておらず，これらの結果は in vitro における GW406381X の強力な作用を支持するものとなった。

Takahashi ら[33]は，ラットの神経障害性疼痛モデルの一つである Chung モデル（左第 5 腰髄神経を結紮切離）で発症させた触覚性アロディニアに対して，発症後 24 時間以内に COX-2 阻害薬であるメロキシカムを腹腔内投与すると，触覚性アロディニアは有意に緩和されたが 72 時間以降の投与では効果が認められなかったことを報告した。この結果は，前出の Zhao ら[29]の結果と酷似しており，脊髄神経損傷後の触覚性アロディニアの発症を予防するために COX-2 阻害薬を投与する場合は早期に投与する必要があ

ることが示唆されている。

　Zhao ら[34]は，別の研究においてラットのBennettモデル（坐骨神経を4か所で緩く結紮）で発症させた機械的アロディニアに対して，GW406381とロフェコキシブを同力価の投与量で経口投与したところ，どちらも有意に機械的アロディニアを拮抗したことを報告した。また，GW406381群の拮抗効果は，ロフェコキシブ群に対して有意に優っていた。さらに，Zhaoらは同様の実験系で腓腹神経の自発放電活動に対するGW406381とロフェコキシブの効果を比較したところ，自発放電活動は，GW406381群で15.5％まで抑制されたのに対しロフェコキシブ群では39.6％までの抑制にとどまっていた。Zhao らは，COX-2 が神経障害性疼痛の維持に重要な役割を果たしている可能性があること，および神経障害性疼痛に対してはCOX-2阻害薬の中でもGW406381のような一部の薬物のみが鎮痛効果を発揮する可能性について言及していた。

　以上のように，各種神経障害性疼痛モデルに対してNSAIDsが有効であるという知見は蓄積されてきている。特に，COX阻害薬は発症早期投与が重要であること，COX-2阻害薬の中でもGW406381の有用性については注目に値する。しかし，動物実験では使用薬物の種類，用量，投与法もそれぞれに異なっており，現在のところ直接ヒトに応用できるまでには至っていない。今後のさらなる研究成果が望まれるところである。

おわりに

　最後に，NSAIDsの神経障害性疼痛に対する有効性は，種々の動物実験から今後の展望が期待される。しかし現在のところ，ヒトに対する有効性を認めた報告は限定的である。NSAIDsには，上述のように，重篤な副作用を惹起する可能性があるので，慢性の神経障害性疼痛に対しては慎重な投与が求められる。

■参考文献

1) Dworkin RH, O'Connor AB, Backonja M, et al. Pharmacologic management of neuropathic pain : Evidence-based recommendations. Pain 2007 ; 132 : 237-51.
2) Berger A, Dukes EM, Oster G. Clinical characteristics and economic costs of patients with painful neuropathic disorders. J Pain 2004 ; 5 : 143-9.
3) Dieleman JP, Kerklaan J, Huygen FJ, et al. Incidence rates and treatment of neuropathic pain conditions in the general population. Pain 2008 ; 137 : 681-8.
4) Oster G, Harding G, Dukes E, et al. Pain, medication use, and health-related quality of life in older persons with postherpetic neuralgia : Results from a population-based survey. J Pain 2005 ; 6 : 356-63.
5) Gore M, Brandenburg NA, Hoffman DL, et al. Burden of illness in painful diabetic peripheral neuropathy : The patients' perspectives. J Pain 2006 ; 7 : 892-900.
6) Jiang C, Ting AT, Seed B. PPAR-gamma agonists inhibit production of monocyte inflammatory cytokines. Nature 1998 ; 391 : 82-6.
7) Sakamoto C, Sugano K, Ota S, et al. Case-control study on the association of upper gastrointestinal bleeding and nonsteroidal anti-inflammatory drugs in Japan. Eur J Clin Pharma-

col 2006 ; 62 : 765-72.
8) American Geriatrics Society Panel on the Pharmacological Management of Persistent Pain in Older Persons. Pharmacological management of persistent pain in older persons. Pain Med 2009 ; 10 : 1062-83.
9) Gajraj NM. Cyclooxygenase-2 inhibitors. Anesth Analg 2003 ; 96 : 1720-38.
10) Bresalier RS, Sandler RS, Adenomatous Polyp Prevention on Vioxx (APPROVe) Trial Investigators. Cardiovascular events associated with rofecoxib in a colorectal adenoma chemoprevention trial. N Engl J Med 2005 ; 352 : 1092-102.
11) Solomon SD, McMurray JJ, Adenoma Prevention with Celecoxib (APC) Study Investigators. Cardiovascular risk associated with celecoxib in a clinical trial for colorectal adenoma prevention. N Engl J Med 2005 ; 352 : 1071-80.
12) Arber N, Eagle CJ, PreSAP Trial Investigators. Celecoxib for the prevention of colorectal adenomatous polyps. N Engl J Med 2006 ; 355 : 885-95.
13) McGettigan P, Henry D. Cardiovascular risk and inhibition of cyclooxygenase : A systematic review of the observational studies of selective and nonselective inhibitors of cyclooxygenase 2. JAMA 2006 ; 296 : 1633-44.
14) Solomon SD, Wittes J, Cross Trial Safety Assessment Group. Cardiovascular risk of celecoxib in 6 randomized placebo-controlled trials : The cross trial safety analysis. Circulation 2008 ; 117 : 2104-13.
15) Henry JM, Andrew M. NSAIDs and coxibs : Clinical use. In : Stephen BM, Martin K, editors. Wall and Melzack's text of pain. 5th ed. London : Elsevier ; 2005. p.471-80.
16) Chan FK, Hung LC, Suen BY, et al. Celecoxib versus diclofenac and omeprazole in reducing the risk of recurrent ulcer bleeding in patients with arthritis. Engl J Med 2002 ; 347 : 2104-10.
17) Chan FK, Wong VW, Suen BY, et al. Combination of a cyclo-oxygenase-2 inhibitor and a proton-pump inhibitor for prevention of recurrent ulcer bleeding in patients at very high risk : A double-blind, randomised trial. Lancet 2007 ; 369 : 1621-6.
18) Warner TD, Giuliano F, Vojnovic I, et al. Nonsteroid drug selectivities for cyclo-oxygenase-1 rather than cyclo-oxygenase-2 are associated with human gastrointestinal toxicity : A full in vitro analysis. Proc Natl Acad Sci U S A 1999 ; 96 : 7563-8.
19) Chandrasekharan NV, Dai H, Roos KL, et al. COX-3, a cyclooxygenase-1 variant inhibited by acetaminophen and other analgesic/antipyretic drugs : Cloning, structure, and expression. Proc Natl Acad Sci U S A 2002 ; 99 : 13926-31.
20) Cohen KL, Harris S. Efficacy and safety of nonsteroidal anti-inflammatory drugs in the therapy of diabetic neuropathy. Arch Intern Med 1987 ; 147 : 1442-4.
21) Weber H, Holme I, Amlie E. The natural course of acute sciatica with nerve root symptoms in a double-blind placebo-controlled trial evaluating the effect of piroxicam. Spine 1993 ; 18 : 1433-8.
22) De Benedittis G, Lorenzetti A. Topical aspirin/diethyl ether mixture versus indomethacin and diclofenac/diethyl ether mixtures for acute herpetic neuralgia and postherpetic neuralgia : A double blind crossover placebo-controlled study. Pain 1996 ; 65 : 45-51.
23) Shackelford S, Rauck R, Quessy S, et al. A randomized, double-blind, placebo-controlled trial of a selective COX-2 inhibitor, GW406381, in patients with postherpetic neuralgia. J Pain 2009 ; 10 : 654-60.
24) Durrenberger PF, Facer P, Casula MA, et al. Prostanoid receptor EP1 and Cox-2 in injured human nerves and a rat model of nerve injury : A time-course study. BMC Neurol 2006 ; 6 : 1.

25) Syriatowicz JP, Hu D, Walker JS, et al. Hyperalgesia due to nerve injury : Role of prostaglandins. Neuroscience 1999 ; 94 : 587-94.
26) Ma W, Eisenach JC. Morphological and pharmacological evidence for the role of peripheral prostaglandins in the pathogenesis of neuropathic pain. Eur J Neurosci 2002 ; 15 : 1037-47.
27) Dolan S, Nolan AM. N-methyl D-aspartate induced mechanical allodynia is blocked by nitric oxide synthase and cyclooxygenase-2 inhibitors. Neuroreport 1999 ; 10 : 449-52.
28) Yamamoto T, Sakashita Y. COX-2 inhibitor prevents the development of hyperalgesia induced by intrathecal NMDA or AMPA. Neuroreport 1998 ; 9 : 3869-73.
29) Zhao Z, Chen SR, Eisenach JC, et al. Spinal cyclooxygenase-2 is involved in development of allodynia after nerve injury in rats. Neuroscience 2000 ; 97 : 743-8.
30) Ma W, Du W, Eisenach JC. Role for both spinal cord COX-1 and COX-2 in maintenance of mechanical hypersensitivity following peripheral nerve injury. Brain Res 2002 ; 937 : 94-9.
31) Suyama H, Kawamoto M, Gaus S, et al. Effect of etodolac, a COX-2 inhibitor, on neuropathic pain in a rat model. Brain Res 2004 ; 1010 : 144-50.
32) Bingham S, Beswick PJ, Bountra C, et al. The cyclooxygenase-2 inhibitor GW406381X is effective in animal models of neuropathic pain and central sensitization. J Pharmacol Exp Ther 2005 ; 312 : 1161-9.
33) Takahashi M, Kawaguchi M, Shimada K, et al. Systemic meloxicam reduces tactile allodynia development after L5 single spinal nerve injury in rats. Reg Anesth Pain Med 2005 ; 30 : 351-5.
34) Zhao FY, Spanswick D, Martindale JC, et al. GW406381, a novel COX-2 inhibitor, attenuates spontaneous ectopic discharge in sural nerves of rats following chronic constriction injury. Pain 2007 ; 128 : 78-87.

〔飯田　良司, 加藤　実〕

V. 神経障害性疼痛の治療

1 薬物療法

I ステロイド

はじめに

ステロイドは強力な抗炎症作用によって各種炎症性疼痛を軽減することが知られている。神経障害性疼痛に関連する疾患としては、局所複合性疼痛症候群は神経障害性疼痛に炎症性の要素が関与していることが多く、ステロイドの効果が期待できる疾患の一つである。ここでは、主として、帯状疱疹後神経痛、脊髄神経根性痛、局所複合性疼痛症候群に対するステロイドの効果について述べる。

概　説

副腎皮質ホルモンには、グルココルチコイド（糖質コルチコイド）、ミネラルコルチコイド（鉱質コルチコイド）、副腎性アンドロゲンがある。鎮痛作用は、糖質コルチコイド作用によって発現すると考えられている。糖質コルチコイド（ステロイド）の主要な作用機序は、組織損傷後に細胞膜リン脂質からアラキドン酸が遊離する反応を阻害することにある。ステロイドは糖質コルチコイド受容体に結合し、リポコルチンの合成を促進することにより、アラキドン酸の遊離を触媒するホスホリパーゼ A_2 の活性を阻害する。その結果、プロスタグランジン、ロイコトリエンなどの炎症性物質の産生が阻害される。また、ステロイドはリンパ球、単球、マクロファージに作用して、インターロイキン（interleukin：IL）-1、IL-2、腫瘍壊死因子（tumor necrosis factor：TNF-α）などのサイトカインの産生を抑制する。さらに、ステロイドにはシクロオキシゲナーゼの産生を抑制する作用もある。動物実験においては、ステロイドは神経障害性疼痛モデルラットにおいて、神経障害性疼痛の病態に関与するTNF-αの産生を抑制することが報告[1)2)]されている。また、ラットの坐骨神経神経腫の異所性興奮を長時間抑制する作用も報告[3)]されている。ステロイドの鎮痛効果は、これらの作用機序が共同して発揮されるためと考えられる。

副作用

　ステロイドは，炎症・免疫反応，糖・タンパク・脂質代謝，電解質代謝など，生体のさまざまな生理機構に関与している．そのため種々の疾患の治療薬として用いられているが，多くの副作用があるため，その使用には慎重であらねばならない．ステロイドの代表的な重篤な副作用としては，感染症の誘発，骨粗しょう症，動脈硬化性病変，副腎不全，消化管の潰瘍，耐糖能異常，精神障害などがある．長期投与では上記のほか，ステロイド筋症，皮膚の菲薄化，点状出血，緑内障，白内障，カンジダ症などにも注意が必要である．ステロイドの副作用はその投与量の増加に伴って発症頻度，重篤度も増悪するため，副作用の面から考慮した場合は，特に維持量はできるだけ少量にとどめるべきである．また，鉱質コルチコイド作用には腎臓でナトリウム貯留を促進させる働きがあり，うっ血性心不全，高血圧，浮腫などを引き起こす可能性がある．したがって，副腎皮質ホルモンを鎮痛目的で投与する場合は，鉱質コルチコイド作用をもたない薬物が選択されることが多い．各種副腎皮質ホルモンの抗炎症効果，ナトリウム貯留効果などの比較を表1に示す[4]．また，ステロイドの投与によって作用が減弱される薬物としては，インスリン，経口糖尿病薬，ワルファリンなどがある．ステロイドの投与によって作用（副作用）が増強される薬物としては，利尿薬（低カリウム血症），非ステロイド性抗炎症薬（消化管の潰瘍）などがある．また，生・弱毒性ワクチンは併用禁忌である．

帯状疱疹後神経痛に対する作用 （表2）

　Kotaniら[5]は帯状疱疹後神経痛患者に対して，3％リドカイン3 mlにメチルプレドニ

表1　各種ステロイド製剤の特徴

compound	antiinflammatory potency	Na$^+$-retaining potency	duration of action*	equivalent dose†, MG
コルチゾール	1	1	S	20
コルチゾン	0.8	0.8	S	25
フルドロコルチゾン	10	125	I	‡
プレドニゾン	4	0.8	I	5
プレドニゾロン	4	0.8	I	5
6α-メチルプレドニゾロン	5	0.5	I	4
トリアムシノロン	5	0	I	4
ベタメタゾン	25	0	L	0.75
デキサメタゾン	25	0	L	0.75

（Bernard PS, Keith LP. Adrenocorticotropic hormone. In：Brunton LL, editor. Goodman & Gilman's pharmacological basis of therapeutics. 11th ed. New York：McGraw-Hill；2005. p.1587-612 より改変引用）

ゾロン（60 mg）を加えた溶液を週1回の頻度で計4回をくも膜下腔に投与したところ，3％リドカイン3 ml のみを投与した群と比較して，ほぼすべての患者で投与後2年間にわたり有意に疼痛を軽減したことを報告した。投与に際して髄液中のIL-8が測定されており，疼痛軽減効果がIL-8の減少と相関していたため，IL-8は帯状疱疹後神経痛の発症予測因子として有用であると考察されている。鎮痛機序としては，脊髄での抗炎症作用に加えて，脊髄レベルで賦活化されたC線維の興奮性抑制作用にも言及されている。しかし，本法は髄膜炎や癒着性くも膜炎などの重篤な合併症を起こす可能性を否定できないため，欧米では一般に推奨されていない。

Van Wijck ら[6]によれば，発症1週間以内の帯状疱疹痛に対してブピバカイン10 mg にメチルプレドニゾロン80 mg を加えた溶液を硬膜外腔に単回注入したところ，1カ月後までは中等度の疼痛軽減効果を認めたが，それ以後にはその効果は認められなかったと報告されている。また，Wood ら[7]によれば，発症3日以内の帯状疱疹患者に対してアシクロビル 4,000 mg/day を計7日間のみ内服する群と，アシクロビル 4,000 mg/day を計7日間に加えてプレドニゾロン（40 mg/day から漸減）を内服する群に分けて，帯状疱疹後神経痛への移行頻度を比較検討したが，これに有意差を認めなかったと報告されている。さらに，Whitley ら[8]によれば，発症3日以内の帯状疱疹患者に対してアシクロビルの経口投与に加えてプレドニゾロンの経口投与（60 mg/day から漸減）を行ったが，プラセボ群と比較して発症6カ月後の疼痛に有意差を認めなかったと報告されている。これらの結果から，ステロイドに帯状疱疹後神経痛への移行を抑制する効果は認められないものと考えられる。

表2 ヒトにおけるステロイドの有効性に関する研究報告

発表年	著者	疾患	薬物	投与法	効果	研究方法
2000	Kotani ら[5]	帯状疱疹後神経痛	メチルプレドニゾロン	くも膜下腔	YES at 1 wk to 2 yr	RCT
2006	Van Wijck ら[6]	帯状疱疹	メチルプレドニゾロン	硬膜外腔	YES at 1 mo, NO at 2 mo	RCT
1994	Wood ら[7]	帯状疱疹	プレドニゾロン	経口	No significant differences	RCT
1996	Whitley ら[8]	帯状疱疹	プレドニゾロン	経口	No significant differences	RCT
2006	Kalita ら[10]	複合性局所疼痛症候群	プレドニゾロン	経口	YES at 1 mo	RCT
1994	Braus ら[12]	複合性局所疼痛症候群	メチルプレドニゾロン	経口	YES at 2 wk and 6 mo	CNBT
1982	Christensen ら[14]	複合性局所疼痛症候群	プレドニゾロン	経口	YES at 12 wk	CNBT

YES：効果あり，NO：効果なし，yr：year, mo：month, wk：week, RCT：randomized controlled trial, CNBT：controlled non-blinded trial

脊髄神経根性痛に対する作用

 脊髄神経根性痛の治療の一つとして，ステロイドの硬膜外投与が行われることがある。この治療法に対して，American Academy of Neurology[9]は近年の研究報告をまとめて以下のような提言を行っている。

 ①腰仙部の根性痛に対する硬膜外腔ステロイド投与は，投与後2～6週間で評価した場合，根性痛の改善が認められることがある。しかし，疼痛緩和の程度は小さく，しかもそのエビデンスは小集団であること，投与法や投与量，比較方法にばらつきが大きいことなどにより限定されたものにとどまっている。

 ②腰仙部の根性痛に対する硬膜外腔ステロイド投与は，一般的に3カ月を超える疼痛緩和をもたらすことはなく，根性痛に伴う機能障害や手術適応に影響を与えることもない。

 ③頸部の根性痛に対する硬膜外腔ステロイド投与に関しては，その適否を評価するに必要なエビデンスがない。

複合性局所疼痛症候群（CRPS）に対する作用 (表2)

 Kalitaら[10]は，脳卒中後の複合性局所疼痛症候群（complex regional pain syndrome：CRPS）患者を対象に無作為化比較試験（randomized controlled trial：RCT）を行った。対象患者60名を2群に分けて，1群はプレドニゾロン（40 mg/dayを14日間，その後は10 mg/dayを継続）を，もう1群はピロキシカム（20 mg/dayを継続）を経口投与した。1カ月後のCRPSスコアはプレドニゾロン群で平均10.73から4.27へ低下し，ピロキシカム群では平均9.83から9.37へと変化した。CRPSスコアの低下は，プレドニゾロン群で有意に大きかった。鎮痛機序として，ステロイドはロイコトリエンの産生を抑制することに加えて，脊髄後根神経節知覚神経細胞の神経ペプチドの働きを制御している[11]ことを挙げている。

 Brausら[12]は，CRPSと考えられる片麻痺後の肩手症候群患者34名を対象として，非盲検プラセボ比較対照試験を行った。治療は，メチルプレドニゾロン32 mg/dayを計14日間経口投与し，その後14日間かけて投与量の漸減を行った。投与後6～14日後に，34名中31名で疼痛が消失し，この効果は6カ月後においても継続していたという。鎮痛機序としては，ステロイドがプロスタグランジンやロイコトリエンなどの産生を抑制し，侵害受容器感作を軽減させた可能性を挙げている。一般的にも，CRPSと考えられる肩手症候群に対しては，ステロイドがもっとも有効な治療法であると考えられている[13]。

 Christensenら[14]は，CRPS患者23名を対象として，非盲検プラセボ比較対照試験を行った。治療はプレドニゾロン30 mg/dayを最長12週間で臨床症状が緩解するまで経口投与を継続した。プレドニゾロン群ではすべての患者でCRPSのclinical scoreの75％以上の改善を認めたが，プラセボ群で75％以上の改善を認めたのは10名中2名で

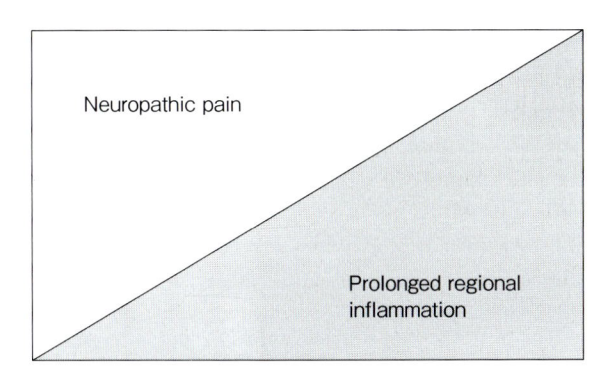

図 複合性局所疼痛症候群（CRPS）の病態

CRPSには，炎症に起因する疼痛と神経障害性疼痛が混在していることが多い．

(Moriwaki K, Yuge O, Tanaka H, et al. Neuropathic pain and prolonged regional inflammation as two distinct symptomatological components in complex regional pain syndrome with patchy osteoporosis—A pilot study. Pain 1997 ; 72 : 277-82 より引用)

あった．鎮痛機序としては，ステロイドがCRPSの病態の炎症性側面に作用した可能性を挙げている．

CRPSは，外傷後の遷延する炎症が脊髄後角などにおいて感作や可塑性変化を惹起して，結果として神経障害性疼痛に至る病態である．炎症に起因する疼痛と神経障害性疼痛は混在していることが多い（図）[15]ため，ステロイドはCRPSの治療にとって考慮すべき薬物の一つである．

おわりに

最後に，ステロイドがヒトの神経障害性疼痛に対して有効性を期待できる対象疾患は，現在のところ限られている．主として，神経障害性疼痛に炎症性の要素が関与する場合に，投与の意義があるものと考えられる．また，ステロイドの鎮痛効果が投与早期に認められても，長期的な効果を常に評価することが肝要である．投与期間が長くなった場合は，副作用の発症を常に考慮しなければならない．

■参考文献

1) Maihöfner C, Handwerker HO, Neundörfer B, et al. Mechanical hyperalgesia in complex regional pain syndrome : A role for TNF-alpha? Neurology 2005 ; 65 : 311-3.
2) Hayashi R, Xiao W, Kawamoto M, et al. Systemic glucocorticoid therapy reduces pain and the number of endoneurial tumor necrosis factor-alpha (TNF alpha)-positive mast cells in rats with a painful peripheral neuropathy. J Pharmacol Sci 2008 ; 106 : 559-65.
3) Devor M, Govrin-Lippmann R, Raber P. Corticosteroids suppress ectopic neural discharge originating in experimental neuromas. Pain 1985 ; 22 : 127-37.
4) Bernard PS, Keith LP. Adrenocorticotropic hormone. In : Brunton LL, editor. Goodman & Gilman's pharmacological basis of therapeutics. 11th ed. New York : McGraw-Hill ; 2005.

p.1587-612.
5) Kotani N, Kushikata T, Hashimoto H, et al. Intrathecal methylprednisolone for intractable postherpetic neuralgia. N Engl J Med 2000 ; 343 : 1514-9.
6) Van Wijck AJ, Opstelten W, Moons KG, et al. The PINE study of epidural steroids and local anaesthetics to prevent postherpetic neuralgia : A randomised controlled trial. Lancet 2006 ; 367 : 219-24.
7) Wood MJ, Johnson RW, McKendrick MW, et al. A randomized trial of acyclovir for 7 days or 21 days with and without prednisolone for treatment of acute herpes zoster. N Engl J Med 1994 ; 330 : 896-900.
8) Whitley RJ, Weiss H, Gnann JW Jr, et al. Acyclovir with and without prednisone for the treatment of herpes zoster. A randomized, placebo-controlled trial. The national institute of allergy and infectious diseases collaborative antiviral study group. Ann Intern Med 1996 ; 125 : 376-83.
9) Armon C, Argoff CE, Therapeutics and technology assessment subcommittee of the American Academy of Neurology. Assessment : Use of epidural steroid injections to treat radicular lumbosacral pain : Report of the therapeutics and technology assessment subcommittee of the American Academy of Neurology. Neurology 2007 ; 68 : 723-9.
10) Kalita J, Vajpayee A, Misra UK. Comparison of prednisolone with piroxicam in complex regional pain syndrome following stroke : A randomized controlled trial. QJM 2006 ; 99 : 89-95.
11) Smith GD, Seckl JR, Sheward WJ, et al. Effect of adrenalectomy and dexamethasone on neuropeptide content of dorsal root ganglia in the rat. Brain Res 1991 ; 564 : 27-30.
12) Braus DF, Krauss JK, Strobel J. The shoulder-hand syndrome after stroke : A prospective clinical trial. Ann Neurol 1994 ; 36 : 728-33.
13) Geurts AC, Visschers BA, van Limbeek J, et al. Systematic review of aetiology and treatment of post-stroke hand oedema and shoulder-hand syndrome. Scand J Rehabil Med 2000 ; 32 : 4-10.
14) Christensen K, Jensen EM, Noer I. The reflex dystrophy syndrome response to treatment with systemic corticosteroids. Acta Chir Scand 1982 ; 148 : 653-5.
15) Moriwaki K, Yuge O, Tanaka H, et al. Neuropathic pain and prolonged regional inflammation as two distinct symptomatological components in complex regional pain syndrome with patchy osteoporosis—A pilot study. Pain 1997 ; 72 : 277-82.

〔飯田　良司，加藤　実〕

V. 神経障害性疼痛の治療

1 薬物療法

J 漢方薬

はじめに

　神経障害性疼痛とは，外傷や手術などのなんらかの受傷機転によって神経が傷害された後に難治性の痛みが続く病態であり，代表的なものとしては，帯状疱疹後神経痛，糖尿病性末梢神経障害，四肢を切断した後の痛み，椎弓切除後症候群，複合性局所疼痛症候群（complex regional pain syndrome：CRPS）などが挙げられる。その痛みの性質は，感覚が過敏で軽く皮膚を触るだけでビリビリした痛みが誘発されたり，感覚が鈍くなっているのに持続性のジンジンした痛みがあったり，さらに誘引なく強く激しい，まるで雷が落ちるような電撃的な痛みであったり，痛みの症状はそれぞれの病態においてさまざまである。一般的に，治療薬として消炎鎮痛薬や麻薬性鎮痛薬の効果が少ない場合が多く，抗うつ薬や抗てんかん薬などを用いた薬物治療や各種神経刺激療法や神経ブロック療法が行われるが，慢性期における治療効果は不確定である。

　本項では，神経障害性疼痛のなかでも著者が漢方治療がもっともその効果を発揮すると考えているCRPSについて話を進めたい。

　CRPSの病態はいまだ解明されておらず，したがって確立した根本的治療法というものは存在していない。現在行われている治療法はほとんど対症療法であり，その目的は痛みのコントロールを中心としたリハビリテーションの促進である。CRPSの病態を一言でいうと，それは"外傷などの治癒過程における過剰な治癒反応"であるといえるかもしれない。また，西洋医学的にCRPSの病態をいい表すと"局所炎症の遷延"であるが，東洋医学的には"疼痛を生じる全身的な身体機能の失調"と言い表すことができるかもしれない。一般的に，外傷では治癒過程の初期に多少の炎症反応を生じるが，そのような炎症もしだいに治まって，治癒へと至る。ところが，CRPSにおいては軽度な外傷でも過剰な炎症反応を来すため，本来の治癒に向かう過程が遅延するのではないかと考えている。従来の治療法では，CRPSを外傷をきっかけにして起こった原因不明の有害事象としてとらえ，病期のいずれにおいても強力に疼痛と炎症を抑え込もうとするのに対し，漢方治療ではいったん失調した生体の恒常性を自己回復させることを治療の目標としている[1〜3]。

CRPS とは

　例えば感冒では,その症状は寒気,熱感から咳,痰,下痢,鼻水とさまざまであり,漢方においてはその刻々と移り変わる全身症状に合わせて処方を変更していくのが一般的である。CRPSにおいても同様で,症状は病期においてまったく異なるため,その病期に合わせた治療薬を選択する必要がある。CRPSの初期においては一般的に浮腫傾向が著しく,また皮膚温は上昇し発汗は低下していることが多い。その後,数カ月の経過で皮膚,骨や筋肉の萎縮が進行し,皮膚温が低下するとともに発汗が亢進してくることが多い。また,痛みに関してはさまざまで,痛みが強く血管運動障害が少ない場合もあれば,痛みはほとんどなく,血管運動障害,発汗過多,チアノーゼが強いような症例もある。CRPSが,なんらかの自律神経の機能障害を伴っている病態であることは,間違いないと思われる。著者は,CRPSが自律神経系および体性感覚系のneurogenic inflammationによって引き起こされる症候群であると考えている。すなわち,外傷をきっかけとして自律神経系にneurogenic inflammationが生じた後に,その炎症反応が体性感覚系にまで及んだ場合に特有な痛みとして出現するのではないだろうか。また,炎症性浮腫の時期が長いほど体性感覚系に対するダメージが強く,神経障害が進行し,浮腫が改善した後もアロディニアなどの異常感覚が残存するものと考えている。CRPSの治療は,炎症反応が起こっている時期に行うのがもっとも重要であり,萎縮性変化が起こった時期では西洋医学,東洋医学にかかわらず,いかなる治療も奏効しない。CRPSの病態は,交感神経優位であるか副交感神経優位であるかによって違うようである。一般的に,初期には副交感神経が優位となり,交感神経の活動は低下しているため,血流の増加による浮腫,発赤などの徴候が出現する。慢性期においては,急性期の副交感神経優位のリバウンドによりカテコラミンの感受性が高まり,交感神経優位となるため,血流低下による皮膚温の低下,筋萎縮,蒼白となる。急性期から慢性期にかけての移行期においては,これらのバランスの不安定性からさまざまな症状が出現する。このように,各病期においても病態そのものが違うため,おのおのの症状に合わせた治療が必要となる。CRPSにおいては,その個々の徴候や自覚症状に応じた薬物を選択し,自律神経機能および全身状態の改善を図りながら痛みの軽減とリハビリテーションを促進させることが西洋医学,東洋医学にかかわらず治療の目標であろう[4)5)]。

急性期CRPS症状

　急性期の浮腫,発赤が強い時期には,患者は患部を冷やしたほうが楽である場合が多く,一般的には非ステロイド性抗炎症薬(nonsteroidal anti-inflammatory drugs:NSAIDs)やステロイドなどの消炎鎮痛薬が使用されることが多い。漢方においても同様で,交感神経を賦活化するエフェドリンを有する麻黄や抗炎症作用を有する石膏,知母,利尿作用を有する蒼朮などが含まれたものが効果的である。具体的には越婢加朮

湯，桂枝二越婢一湯や白虎加人参湯などが有効である。これらの薬物は作用が強力なので，患部を目標とするあまりに患部以外が冷えすぎる傾向にあることと，麻黄が消化器症状（食欲不振，胃もたれ），動悸，不眠，発汗過多などの副作用を起こしやすいということで注意が必要である。CRPSの患者は，その強い症状から食欲不振，不眠，不安，焦燥感が強く，若年者ならまだしも，高齢者の橈骨遠位端骨折後のCRPS症例などでは，上記薬物を使用できる場合はかえって少ないようにも思われる。このような場合には，個々の症状に応じて処方を決定するのが最良ではあるが，ほとんどの症例においては赤く腫れ上がって局所の浮腫と熱感を呈している場合が大半であるため，著者は利水薬に駆瘀血薬（注1），理気薬（注2）を併用するようにしている。利水薬とは，水滞（むくみ）を改善させる方薬の総称であり，特に気圧や湿度の変化によって症状が増悪するような症例では効果を示すことが多い。具体的には，沢瀉，伏苓，猪苓，防巳，滑石（タルク）などの利尿薬が含まれている方薬を用いる。これらの生薬は，利尿作用のほかに抗炎症作用，血小板凝集抑制作用も併せ持っており，五苓散や防巳黄耆湯がその代表製剤である。赤く腫れ上がった状態を漢方では瘀血（末梢循環不全，血行不全）といい，桃仁，紅花，牡丹皮，川芎が含まれたものを積極的に用いることが多い。具体的には，桂枝茯苓丸がその代表製剤であるが，便秘などを伴う場合には清熱瀉下薬（注3）である大黄が含まれる桃核承気湯や大黄牡丹皮湯，通導散を用いるとよい。筆者は，即時的な効果を得る場合には桃核承気湯を用い，時間をかけて治療する場合には理気薬が多く含まれた通導散を用いているが，通導散は副作用に下痢があるので注意して使用すべき薬物である。特に，慢性の病態，難治性の病態の背景には必ず瘀血が存在しているので，即時的な効果がなくても使用すべき薬物の一つであると考えている。CRPS発症の要因として，患者の人格面や精神面の要素が挙げられている。すなわち，情動的に情緒不安定で不安，抑うつ傾向があり，懐疑性，依存性が高く，疼痛の訴えや感情表現がおおげさな，いわゆるヒステリー体質の者に発症しやすいといわれている。実際に，患者の表情は暗く，治療に対しても懐疑的である症例も多く見受けられる。西洋医学的には抗うつ薬や抗不安薬を用いる症例であるが，日中の眠気などで投与しにくい場合も多く，そのような場合は東洋医学的には病期のいずれにおいても理気（気の巡りを整える）薬を用いるとよい。厚朴，紫蘇葉，半夏，香附子，陳皮などが含まれた薬物が有効であり，具体的には半夏厚朴湯，抑肝散，香蘇散などが有効である。著者は，胸に物がつかえたような違和感があり，気うつ（うつっぽさ）が前面に出ているときには半夏厚朴湯を第一選択としている。また，交感神経過緊張状態で，いらいら，焦燥感，不眠傾向が強い場合には，抑肝散や抑肝散加陳皮半夏がよい。また気虚（気力の少なさ）

（注1）駆瘀血薬：瘀血（おけつ）とは，西洋医学にはない漢方独特の概念で，一般には血（血液またはこれに類するもの）の変調（停滞やうっ血，出血傾向など）と考えられている。瘀血を改善させる薬物を駆瘀血薬という。

（注2）理気薬：気の機能停滞である"気滞"を改善する薬で，特に自律神経系の緊張や亢進に伴う消化管，血管などの平滑筋の緊張や，痙攣などを改善させる薬物を理気薬という。

（注3）清熱瀉下薬：瀉下薬とは現代医学の下剤・消炎薬に相当するが，一般的な下剤と異なり，便通を改善させるとともに内部にこもった熱も同時に取り去ることにより，頭痛，高血圧，精神疾患，不眠などに起因する諸疾患に効果がある。

が前面に出ており，動悸を自覚するような症例には香蘇散がいい適応である。

中間期 CRPS 症状

中間期は，いわゆる副交感神経優位から交感神経優位への移行期であり，自律神経系のアンバランスによって病体が形成されている。その症状は，浮腫，発赤などを呈しているかと思えば，わずかな痛み刺激でチアノーゼや冷感を呈するようになり，また患肢が焼けるように熱いが体は寒いといったり，患肢に熱感があるにもかかわらず入浴すると楽になるといった不規則な症状を呈することがある。特に，この時期には精神的なストレスが自律神経系のアンバランスを増悪させ，痛みとともに不安，抑うつ傾向を増悪させるため，抗炎症作用と抗ストレス作用を兼ね備えた柴胡を含む薬物が効果的である。また，食欲不振や不眠といった症状も出やすくなるので注意を要する。具体的には，柴苓湯，柴胡桂枝湯や補中益気湯が有効である。筆者は，むくみには柴苓湯，柴胡桂枝湯を，全身倦怠感には補中益気湯を好んで用いている。

慢性期 CRPS 症状

慢性期には交感神経優位となるため，血流低下による皮膚温の低下，筋萎縮，色調は蒼白や暗黒色となり，いわゆる異栄養状態となる。また全身的には，痛みよる疲労困憊，活動性の低下，抑うつ傾向が強くなる。西洋医学的にも東洋医学的にも非常に治療が難しいこのような時期には，直接的な治療というよりはむしろ患者の自然治癒力を高める方法で対処するようにしている。具体的には，自律神経系のバランスを副交感神経優位に働きかけ，かつ補気，補血作用のある漢方薬を選択するとよい。皮膚温の低下があっても浮腫が認められれば，柴苓湯，六君子湯が有効である。また，浮腫傾向はなく，皮膚温の低下と筋，皮膚の萎縮があり，皮膚がどす黒い色調を呈している場合には血虚も伴っていると考え，大防風湯，補中益気湯，十全大補湯，人参養栄湯などの補気補血薬を処方する。末梢の冷えには当帰四逆加呉茱萸生姜湯，痛みには保温と鎮痛効果を有する附子末を併用すると有効であろう。エキスの附子には修治附子，炮附子，加工附子とあり，それぞれ用途に合わせて使い分けると高い効果が得られる（炮附子：温熱効果，修治附子：鎮痛効果，加工附子：温熱，鎮痛半々）。また，筆者は疲労感とともに不眠を訴える患者には好んで加味帰脾湯や人参養栄湯を使用して効果を得ている[1)～11)]。

CRPS に対する漢方治療がもっとも有効なのは，中間期から慢性期であると考えている。急性期は炎症反応が強いため，むしろステロイドやNSAIDsなどの西洋医学的治療を中心として，漢方治療をその補助とするのがよいであろう。

おわりに

　筆者は，移行期から慢性期の病態は発熱，発赤などの激しい急性炎症というより，冷感やむくみなども伴ういわゆる慢性的な炎症の状態であると考えている．そのため，ステロイドやNSAIDsなどの西洋医学的治療だけではあまり効果を示さず，むしろ胃腸障害などの副作用を起こしやすいと考えている．この時期にこそ，西洋医学的治療に漢方治療を併用させるべきであると考える．

■参考文献
1) 松村崇史. CRPS (RSD) の漢方治療―漢方薬治療の実際―. MB Orthop 2005；18：31-8.
2) 松村崇史. 手のRSDに対する漢方治療の経験. 痛みと漢方 2002；12：51-3.
3) 松村崇史. 手の反射性交感神経性ジストロフィーに対する漢方治療の経験. Jpn J Orient Med 2002；53：37-40.
4) 古瀬洋一. いわゆる反射性交感神経性ジストロフィー (RSD). MB Orthop 1995；8：1-8.
5) Kurvers HA, Jacobs MJ, Beuk RJ, et al. Reflex sympathetic dystrophy：Evaluation of microcirculatory disturbances in time. Pain 1995；60：333-40.
6) 春山克郎. 運動器疾患と漢方. JIM 2002；12：557-60.
7) 須藤和昌. 左手の難治性疼痛 (RSD) に当帰四逆加呉茱萸生姜湯が著効を呈した一例. 痛みと漢方 2008；18：92-5.
8) 千葉雅俊. 頬骨骨折後に生じたCRPS Type2に桂枝加朮附湯が奏功した1症例. ペインクリニック 2006；27：209-12.
9) 渡辺廣昭. 漢方薬併用により効果を示した右肩の難治性反射性交感神経性ジストロフィー (CRPS Type2) の一症例. 痛みと漢方 1998；8：41-3.
10) 橋本禎敬. 当帰四逆加呉茱萸生姜湯が著効が有用であった腰椎椎間板ヘルニア術後RSDの一例. 痛みと漢方 2001；11：82-5.
11) 八代　忍. RSD (CRPS-Type1) の病態，診断，治療. 診断と治療　漢方治療―東洋医学的アプローチ法―. 関節外科 2006；25：49-55.

〈井上　隆弥〉

V. 神経障害性疼痛の治療

1 薬物療法

K 将来に期待できる疼痛治療薬

はじめに

　紀元前400年，Hippocratesはヤナギの樹皮を発熱や痛みの治療に用い，19世紀にヤナギの樹皮からサリチル酸が分離され，1897年にHoffmannによりアセチルサリチル酸（アスピリン）が合成された。1971年に，Vaneによりアスピリンをはじめとする非ステロイド性抗炎症薬（non-steroidal anti-inflammatory drugs：NSAIDs）の作用機序がプロスタグランジン（prostaglandin：PG）の合成阻害によることが報告されて以来，痛みに対するPGの関与が明らかにされてきた。現在，年間5万トンのアスピリンが消費されている。古代メソポタミアの粘土板には楔形文字でケシの栽培，ケシ汁の採集について記述されており，1803年にSertürnerによって，ギリシア神話の夢の神モルペウス（Morpheus）にちなんで命名されたモルヒネが単離された。アスピリンが合成されて1世紀余，モルヒネが単離されて2世紀余経つが，アスピリンおよびモルヒネを凌ぐ鎮痛薬はない。

　今まで，神経障害性疼痛の薬物療法として抗うつ薬，抗てんかん薬，抗不整脈薬，抗痙攣薬が使用されてきたが，十分な効果は得られていない。また，これらの薬物は神経障害性疼痛の適応症はなく，適用外使用されてきた。

　2010年にEuropean Federation of Neurological Societies（EFNS）[1]やInternational Association for the Study of Pain（IASP）[2]から出された神経障害性疼痛に対する薬物療法ガイドラインによれば，帯状疱疹後神経痛の第一選択薬は，三環系抗うつ薬のノルトリプチリン（nortriptyline），アミトリプチリン（amitriptyline），イミプラミン（imipramine）など，Ca^{2+}チャネル$\alpha_2\delta$リガンドのガバペンチン（gabapentin），プレガバリン（pregabalin）およびリドカイン塗布薬であるが，number needed to treat（NNT）は，現在注目されているガバペンチンで4.3，プレガバリンで4.2と低くない。実際の臨床現場では，EFNSおよびIASPのガイドラインの第二選択薬，第三選択薬への切り替えあるいは上乗せ投与が行われている。

　このため，現在，開発されている種々の新規作用機序の薬物が神経障害性疼痛の適用を取得のうえ，市場参入してくることが予想される。ファイザー（東京）は，2010年

4月にプレガバリンの帯状疱疹後神経痛に対する効能・効果を承認，2010年10月に末梢神経障害性疼痛に適用変更された。塩野義製薬（大阪）はイーライリリー（神戸）より導入したセロトニン・ノルアドレナリン再取り込み阻害薬（selective serotonin and noradrenaline reuptake inhibitors：SNRI）であるデュロキセチン（duloxetine）の糖尿病性神経障害性疼痛の治験を実施中である。デュロキセチンは，欧米において神経障害性疼痛の適用を取得済みであり，本邦においても適応症取得の可能性は高いと考えられる。

現在，神経障害性疼痛や神経因性疼痛をキーワードとして特許庁のホームページで検索を行うと，500件以上の特許が該当する。最近の主な特許公開は，アデノシン三リン酸（ATP）受容体（P2受容体），vanilloid-receptor-related channels of the transient receptor potential superfamily（TRPV），グルタミン酸受容体，カルモジュリン（CaM），一酸化窒素（nitric oxide：NO）に関する薬物で大部分を占める。P2受容体とTRPVに関しては，本書の他項を参照していただきたい。

グルタミン酸受容体，NO関連の薬物

神経障害性疼痛のメカニズムに関して，後シナプスにおける一酸化窒素合成酵素（nitric oxide synthase：NOS）の持続的な活性化によるNO産生増大が，神経障害性疼痛の維持に必要なことが報告[3]されている。すなわち，末梢神経に刺激が加わると，脊髄後角において前シナプスからグルタミン酸が放出され，後シナプス膜上にあるα-amino-3-hydroxy-5-methylisoxazole-4-propanoic acid（AMPA）受容体を活性化して脱分極を引き起こす。侵害性疼痛ではAMPA受容体が不活化した時点で痛みは治まる。しかし，末梢からの刺激が繰り返し加わると，AMPA受容体の活性化に続いてN-メチル-D-アスパラギン酸（N-methyl-D-asparate：NMDA）受容体が活性化する。NMDA受容体は，静止膜電位付近ではマグネシウムイオン（Mg^{2+}）による阻害が働きチャネルが開かないが，活性化によってMg^{2+}のブロックが外れると，カルシウムイオン（Ca^{2+}）を続々と後シナプス細胞内に取り込む。細胞外からのCa^{2+}流入は，プロテインキナーゼ（protein kinase：PK）Cを活性化し，NMDA受容体をリン酸化してチャネルの開口時間を増すと同時に，CaMによってNOSが活性化される。活性化したNOSによって，細胞内に大量にあるL-アルギニンからNOが産生される。NOは，後シナプス細胞への痛みの情報伝達に関与だけではなく，細胞膜を容易に通過し，前シナプスに逆行してグルタミン酸放出を促進する[4]。この正のフィードバックによって，NOは神経興奮の維持に関与すると考えられている（図1）[5]。

著者ら[6)7)]は，PGE_2が，PGE受容体のEP1受容体やEP4受容体を介して間接的にNMDA受容体を活性化させ，アロディニアを惹起させることを明らかにした。

図1[5]に示すEP1受容体拮抗薬，EP4受容体拮抗薬，NR2B受容体拮抗薬，CaM阻害薬，PKC阻害薬，iNOS阻害薬，nNOS阻害薬は，すべて神経障害性疼痛または神経因性疼痛に対して特許申請・公開されている。サブタイプの拮抗薬，阻害薬は，選択

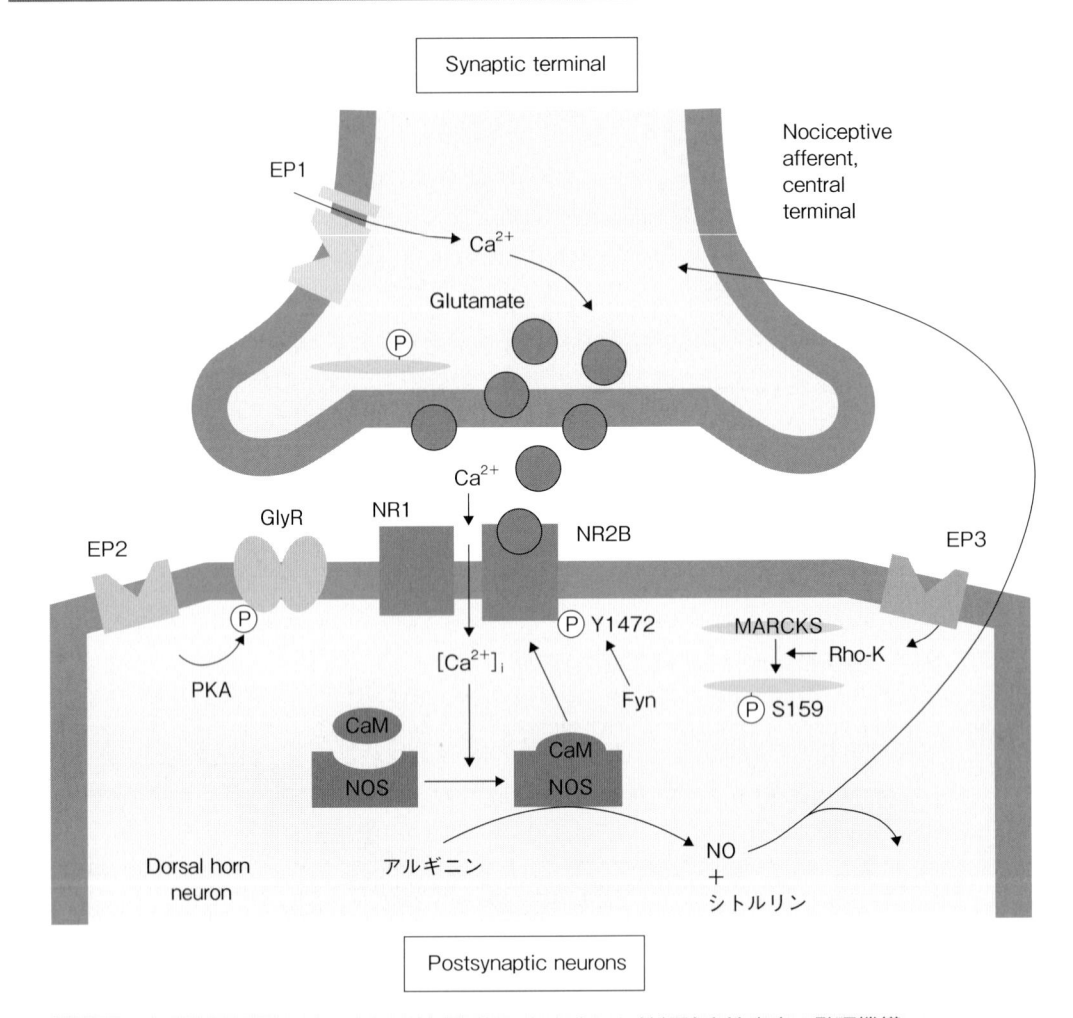

図1 PG-グルタミン酸受容体-NO を介した神経障害性疼痛の発現機構

PGE 受容体は，EP1，EP2，EP3，EP4 の 4 つのサブタイプからなる。

NMDA 受容体は NR1（GluRζ）と NR2（GluRε）のサブユニットからなり，NR1 は NR2 と機能的なチャネルを形成する。NR2 サブユニットは NR2A〜D の 4 種類のサブタイプが存在する。

NOS には，誘導型 NOS（inducible NOS：iNOS），神経型 NOS（neuronal NOS：nNOS），血管内皮型 NOS（endthelial NOS：eNOS）の 3 つのアイソフォームが存在する。

（Matsumura S, Abe T, Mabuchi T, et al. Rho-kinase mediates spinal nitric oxide formation by prostaglandin E₂ via EP3 subtype. Biochem Biophys Res Commun 2005；338：550-7 より引用）

性が高まるとともに，副作用を軽減できる可能性がある。

アクロメリン酸誘導体

ドクササコ（*Clitocybe acromelalga Ichimura*）は，毒茸で摂取すると 4〜5 日後に四肢末端に灼熱痛とアロディニアが出現し，1 カ月以上も持続する。ドクササコの成分は，アクロメリン酸 A などからなる（図2）。著者らは，このアクロメリン酸 A に注目し，

(a) acromelic acid A

(b) POPA-2
(2S,3R,4R)-3-carboxymethyl-4-phenoxypyrrolidine-2-carboxylic acid

(c) PSPA-1
(2S,3R,4R)-3-carboxymethyl-4-(phenylthio)pyrrolidine-2-carboxylic acid

図2 アクロメリン酸誘導体の構造式

〔Soen M, Minami T, Tatsumi S, et al. A synthetic kainoid, (2S,3R,4R)-3-carboxymethyl-4-(phenylthio)pyrrolidine-2-carboxylic acid (PSPA-1) serves as a novel anti-allodynic agent for neuropathic pain. Eur J Pharmacol 2007 ; 575 : 75-81 より引用〕

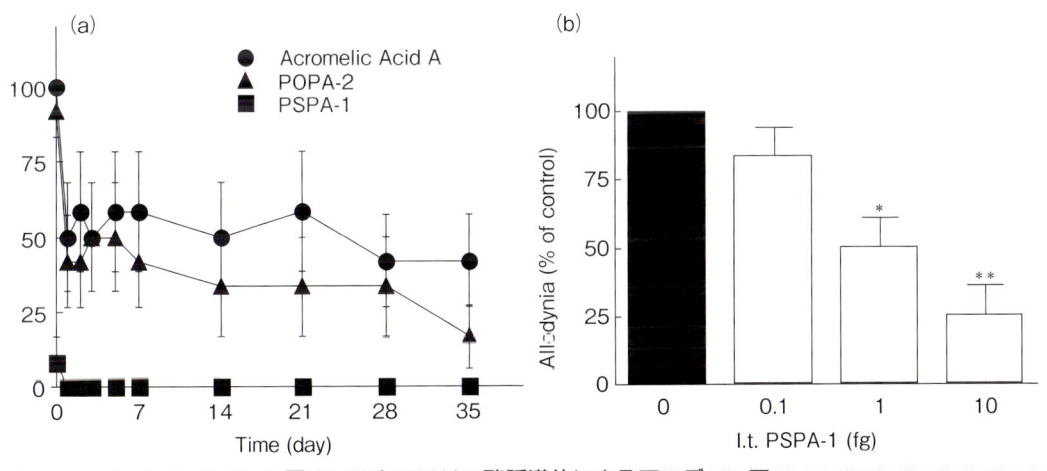

図3 アクロメリン酸誘導体によるアロディニア

(a) アクロメリン酸A, POPA-2, PSPA-1のマウス髄腔内投与によるアロディニアの時間経過

アクロメリン酸A 1 fg, POPA-2 1 fg, PSPA-1 1 fgをマウスの髄腔内に投与し,投与後1週間は1日ごと,その後は1週間ごとにアロディニアテストを行った。全マウスがもっとも強いアロディニアを示したときのスコアに対する全マウスのスコアの割合を示した。POPA-2の髄腔内投与では,アクロメリン酸Aと同様にアロディニアが出現し,長期アロディニアを持続させた。一方,PSPA-1はアロディニアを惹起させなかった。

(b) アクロメリン酸Aによるアロディニアに対するPSPA-1の鎮痛効果

PSPA-1とアクロメリン酸A 1 fgを同時にマウスの髄腔内に投与した。アクロメリン酸A単独で最大スコアを示す15分後にアロディニアテストを行った。アクロメリン酸A単独群のアロディニアスコアを100%とし,全マウスの合計スコアの割合を示した。PSPA-1は,アクロメリン酸Aによるアロディニアを用量依存性に抑制した。
＊：$P<0.05$, ＊＊：$P<0.01$ vsアクロメリン酸A単独群

〔Soen M, Minami T, Tatsumi S, et al. A synthetic kainoid, (2S,3R,4R)-3-carboxymethyl-4-(phenylthio)pyrrolidine-2-carboxylic acid (PSPA-1) serves as a novel anti-allodynic agent for neuropathic pain. Eur J Pharmacol 2007 ; 575 : 75-81 より引用〕

アクロメリン酸Aをマウス髄腔内に投与し触覚刺激を加えると10^{-15} gと非常に微量な用量でアロディニアが出現し長時間持続すること,アクロメリン酸Aによるアロディニアは,NSAID(インドメタシン),オピオイド(モルヒネ)では抑制されないことを

1. 薬物療法

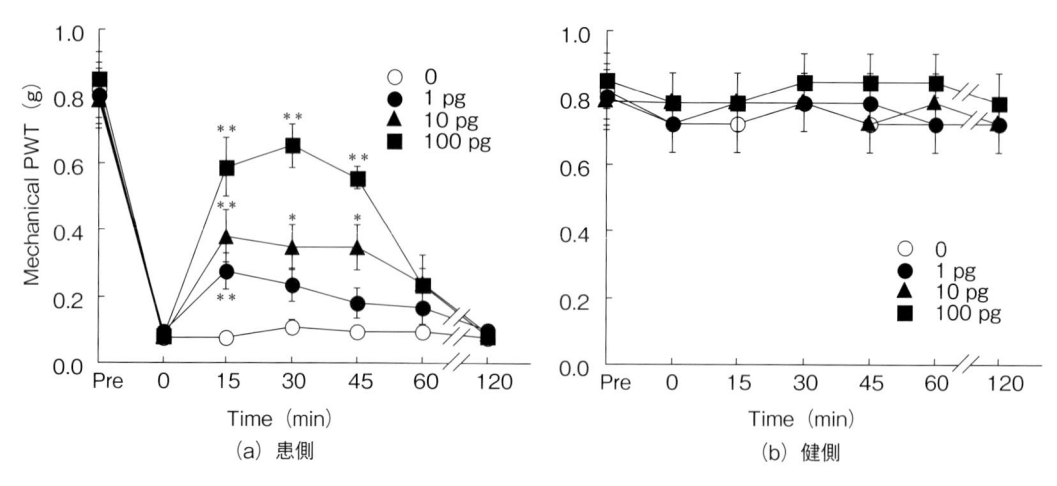

図4 L₅SNTモデルマウスにおけるアクロメリン酸誘導体の効果

L₅SNTモデル作製1週間後のマウス髄腔内にPSPA-1を投与し，von Freyフィラメントテストを行った。患側（a）では，損傷前と比べて閾値の低下が認められたが，PSPA-1の投与により用量依存性に改善した。一方，健側（b）では閾値の低下を認めず，PSPA-1の投与によっても影響を受けなかった。

＊：$P < 0.05$，＊＊：$P < 0.01$ vs 生理食塩液群

〔Soen M, Minami T, Tatsumi S, et al. A synthetic kainoid, (2S,3R,4R)-3-carboxymethyl-4-(phenylthio)pyrrolidine-2-carboxylic acid (PSPA-1) serves as a novel anti-allodynic agent for neuropathic pain. Eur J Pharmacol 2007；575：75-81 より引用〕

明らかにした。アクロメリン酸Aは，カイニン酸と類似構造を持ち，カイニン酸と同様non-NMDA受容体に作用すると考えられている。しかし，アクロメリン酸Aによるアロディニアは，AMPA受容体拮抗薬NBQXでは抑制されないことより，アロディニアを惹起させる異なった経路が存在することが示唆される[8]。

アクロメリン酸誘導体の(2S,3R,4R)-3-carboxymethyl-4-(phenylthio)pyrrolidine-2-carboxylic acid (PSPA-1)はフェニルスルファニル置換ピロリジンカルボン酸で，(2S,3R,4R)-3-carboxymethyl-4-phenoxypyrrolidine-2-carboxylic acid (POPA-2)はフェノキシ置換ピロリジンカルボン酸である[9,10]（図2）。アクロメリン酸誘導体POPA-2，PSPA-1をマウスに髄腔内投与すると，POPA-2はアクロメリン酸Aと同等量で数時間から数日持続するアロディニアを出現させたが，PSPA-1はアロディニアを惹起しなかった（図3）[11]。一方，PSPA-1はアクロメリン酸Aによるアロディニアを用量依存性に抑制した（図3）[11]。ほかのフェノキシ置換ピロリジンカルボン酸も，POPA-2と同様にアロディニアを惹起させるが，フェニルスルファニル置換ピロリジンカルボン酸ではPSPA-1と同様にアロディニアを発現させず，アクロメリン酸Aによるアロディニアを抑制した。マウス髄腔内投与のPSPA-1は，侵害性機械刺激，侵害性熱刺激だけではなくホルマリンテストの炎症性疼痛に対しても効果を示さない。一方，L₅ spinal nerve transection（L₅SNT）モデルマウスの髄腔内にPSPA-1を投与すると，用量依存性に患側の閾値を改善させた（図4）[11,12]。PSPA-1は，現在注目されているガバペンチン，プレガバリンよりも，マウスL₅SNTモデルの閾値を$10^2 \sim 10^3$倍強力に回復させる。

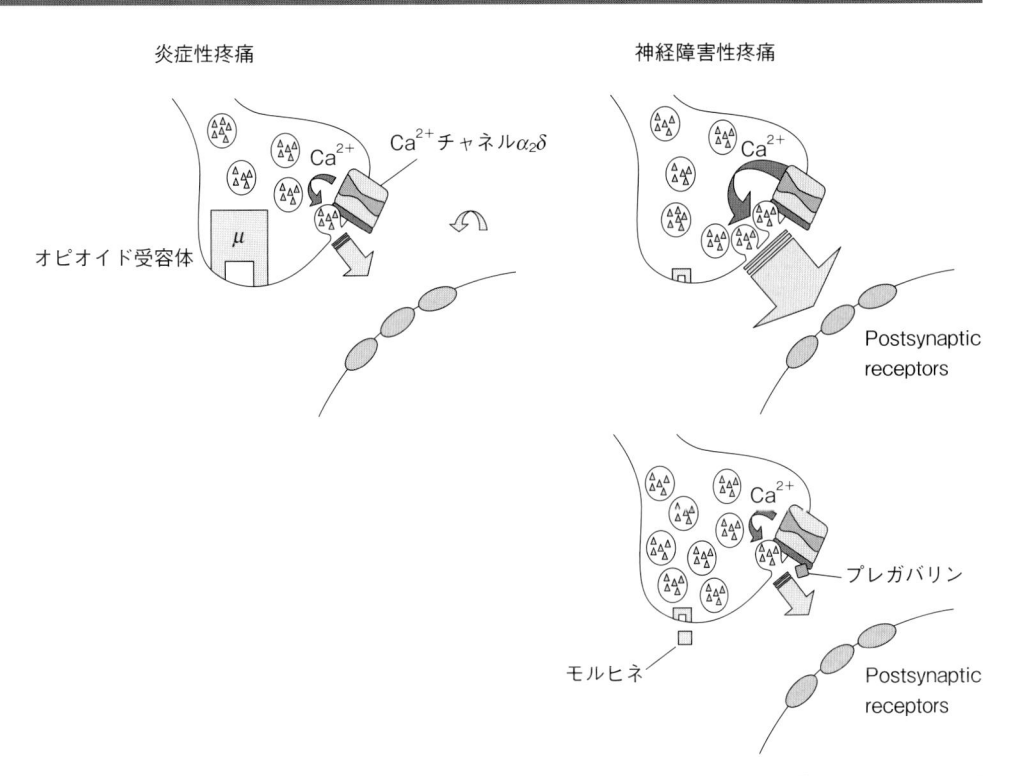

図5 オピオイドとCa²⁺チャネルのα₂δリガンドの作用機序の比較
(南 敏明, 伊藤誠二. 医薬品開発のためのペインクリニックの現状. 医薬品医療機器レギュラトリーサイエンス 2011；42：474-80 より引用)

Ca²⁺チャネルα₂δリガンド

　神経が損傷, 虚血になると, Ca²⁺チャネルのα₂δサブユニットは増加する。プレガバリンを投与するとCa²⁺チャネルα₂δサブユニットに結合して, Ca²⁺の流入を低下させてグルタミン酸などの神経伝達物質の放出が抑制されて鎮痛効果をもたらす。炎症性疼痛では, モルヒネなどのオピオイドは, オピオイド受容体に作用してグルタミン酸などの神経伝達物質の放出を抑制するが, 神経障害性疼痛ではオピオイド受容体が減少するために, 効果が減弱し抵抗を示す (図5)[10)11)]。

　Ca²⁺チャネルのα₂δサブユニットには, α₂δ-1サブユニットとα₂δ2サブユニットが存在する。α₂δ-1サブユニットは, 扁桃体, 歯状回, 海馬CA1, CA3領域, 視床下部腹内側核, 脊髄後角に, α₂δ2サブユニットは, 内側手綱, 視床網様体核, 視床下部弓状核, 小脳に局在し, 痛み・記憶・感情中枢と一致するところが多い[13)]。

　末梢神経障害性疼痛治療薬として広く処方されているプレガバリンの各種疼痛疾患に対するNNT (95％信頼区間) は, 有痛性多発性神経障害 (painful polyneuropathy) 4.5 (3.6～5.9), 帯状疱疹後神経痛4.2 (3.4～5.4), 中枢痛5.6 (3.5～14) と, けっして低くない。さらに, 選択性の高いCa²⁺チャネルα₂δサブユニットリガンドが開発されている。

おわりに

　現在治験中のデュロキセチンは，欧米と同様に神経障害性疼痛に対して適応症を取得できる可能性が高い．さらに，選択性の高いカルシウムチャネル $\alpha_2\delta$ リガンドが上市されることが予測される．しかしこれらの薬物も，神経障害性疼痛に対するNNTはけっして低くなく，現在特許申請・公開されている新規の神経障害性疼痛治療薬が，差別化・区別化されれば，第一選択薬の神経障害性疼痛治療薬になる可能性がある．

■参考文献

1) Attal N, Cruccu G, Baron R, et al. EFNS guidelines on the pharmacological treatment of neuropathic pain：2010 revision. Eur J Neurology 2010；17：1113-23.
2) Finnerup NB, Sindrup SH, Jensen TS. The evidence for pharmacological treatment of neuropathic pain. Pain 2010；150：573-81.
3) Muller ST, Gebhart GF. Nitric oxide (NO) and nociceptive processing in the spinal cord. Pain 1993；52：127-36.
4) Xu L, Mabuchi T, Katano T, et al. Nitric oxide (NO) serves as a retrograde messenger to activate neuronal NO synthase in the spinal cord via NMDA receptors. Nitric Oxide 2007；17：18-24.
5) Matsumura S, Abe T, Mabuchi T, et al. Rho-kinase mediates spinal nitric oxide formation by prostaglandin E$_2$ via EP3 subtype. Biochem Biophys Res Commun 2005；338：550-7.
6) Minami T, Nakano H, Kobayashi T, et al. Characterization of EP receptor subtypes responsible for prostaglandin E$_2$-induced pain responses by use of EP1 and EP3 receptor knockout mice. Br J Pharmacol 2001；133：438-44.
7) Okuda-Ashitaka E, Minami T, Matsumura S, et al. The opioid peptide nociceptin/orphanin FQ mediates prostaglandin E$_2$-induced allodynia, tactile pain associated with nerve injury. Eur J Neurosci 2006；23：995-1004.
8) Minami T, Matsumura S, Nishizawa M, et al. Acute and late effects on induction of allodynia by acromelic acid, a mushroom poison related structurally to kainic acid. Br J Pharmacol 2004；142：679-88.
9) Baldwin JE, Pritchard GJ, Williamson DS. The synthesis of 4-arylsulfanyl-substituted kainoid analogues from trans-4-hydroxy-L-proline. Bioorg Med Chem Lett 2000；10：1927-9.
10) Furuta K, Wang GX, Minami T, et al. A simple acromelic acid analog potentially useful for receptor photoaffinity labeling and biochemical studies. Tetrahedron Lett 2004；45：3933-6.
11) Soen M, Minami T, Tatsumi S, et al. A synthetic kainoid, (2S,3R,4R)-3-carboxymethyl-4-(phenylthio)pyrrolidine-2-carboxylic acid (PSPA-1) serves as a novel anti-allodynic agent for neuropathic pain. Eur J Pharmacol 2007；575：75-81.
12) 鈴木正昭, 古田享史, 伊藤誠二ほか. 神経因性疼痛を制御するピロリジン類縁体及びその製造法. 特許出願番号：PCT JP2007/060489.
13) Dooley DJ, Taylor CP, Donevan S, et al. Ca^{2+} channel $\alpha2\delta$ ligands：Novel modulators of neurotransmission. Trends Pharmacol Sci 2007；28：75-82.
14) 南　敏明, 伊藤誠二. 医薬品開発のためのペインクリニックの現状. 医薬品医療機器レギュラトリーサイエンス 2011；42：474-80.

　　　　　　　　　　　　　　　　　　　　　　　　　　　　　　　　（南　　敏明）

V. 神経障害性疼痛の治療

2 神経ブロック療法

はじめに

　神経障害性疼痛の治療に対しては，薬物療法とともに神経ブロック療法が行われている．異常な痛みが持続している場合，すべてが神経障害性疼痛に移行するわけではないが，早期であれば神経ブロックによる除痛治療は効果的である．しかし，慢性化した神経障害性疼痛に対する神経ブロックの効果は，単純には期待できない．

　一方，神経障害性疼痛のなかでも三叉神経痛は，正確な神経ブロックにより発症時期に関係なく確実に除痛が得られる．

　神経障害性疼痛の発症機序は，いまだ解明されていない部分も多いが，薬物治療に関してはエビデンスが確立されつつある[1)～4)]．一方，神経ブロックに関しては，エビデンスは少ないが臨床では広く応用されており，重要な治療手段であることに間違いない．

　本項では，神経ブロックの意義，応用法などについて概説する．

神経ブロック療法とは

　神経ブロックとは，神経に局所麻酔薬（以下，局麻薬）を作用させて刺激伝導を遮断する方法である．

　神経に薬物を作用させる具体的方法として，以下のものが挙げられる．

　①神経の近傍に局麻薬を投与して薬液を神経に浸透させる方法（表面麻酔や局所浸潤麻酔と同様）．

　②ある区画（コンパートメント）内に局麻薬を投与し，その中に存在または走行する神経を麻酔する方法（交感神経節ブロック，硬膜外ブロック，腕神経叢ブロックなど）．

　③神経に直接針を刺入し，局麻薬を投与する方法（神経根ブロックなど）．

　④ブロック針で，神経を直接穿刺または圧迫する物理的な方法（顔面神経穿刺圧迫法）．

　⑤特殊な方法として，圧迫骨折や変形性関節症に対する髄内減圧術，薬液注入時に圧力を加える硬膜外加圧療法や椎間板内加圧注入法など．

　以上のいずれかの方法によって神経ブロックが行われる．

　神経ブロックに用いる薬物としては，局麻薬が主体であるが，効果を持続させる目的

でアルコールやフェノールなどの神経破壊薬を用いる。最近は，神経破壊薬の代わりに高周波熱凝固法が積極的に応用されている。また，凝固を生じないパルス高周波による治療法も広がりつつある。

くも膜下ブロックと硬膜外ブロックでは，局麻薬と併用または単独でオピオイドやクロニジンなどの鎮痛補助薬を用いる場合がある。また，抗炎症作用や抗浮腫作用を期待してステロイドを併用する場合もある。

神経ブロックの意義

1 末梢性感作の予防

組織に損傷が生じると炎症細胞や神経終末より，ブラジキニン，セロトニン，プロスタグランジンなどの起炎物質が放出される。これらは侵害受容器の興奮閾値を低下させ，自発痛や痛覚過敏を生じる[5)〜7)]。知覚神経の確実な遮断は，末梢性感作を予防できる。

2 中枢性感作の予防

中枢性感作は，脊髄後角での過敏化状態である。脊髄後角でグルタミン酸やサブスタンスPといった興奮性神経伝達物質が放出され，二次ニューロン内のプロテインキナーゼが活性化されて過敏化を生じる。この反応は，侵害刺激が脊髄後角細胞に入力された段階で即座に生じる。そのため，手術などで侵害刺激が脊髄に到達した段階で中枢性感作が生じる。

侵害刺激が持続すると，神経の可塑性変化を来す。脊髄の可塑性変化には，シナプス部位での伝達効率の変化や感覚回路網の変化などがある。伝達効率の変化は，後根刺激によって後角細胞に誘起される長期増強や長期抑制として知られている[8)9)]。坐骨神経切断ラットではC線維の脱落とⅢ層以下のAβ線維がⅡ層の膠様質に軸索発芽を生じて感覚回路網の変化を来す（図1の①）[10)]。また，慢性炎症ラットでも感覚回路網の変化を生じる[11)]。これらが原因となって，痛覚過敏，受容野の拡大，アロディニアなどを生じる。

以上のような疼痛刺激の持続や長期化を抑制し，脊髄における可塑性変化を予防するために，早期から末梢組織の興奮性を抑制して痛みを起こす有害な信号の入力を確実に遮断する必要がある。知覚神経ブロックは，侵害受容器からの入力を断つことで無痛状態を得るが，このことは単に痛覚遮断にとどまらず，中枢側での感受性亢進の予防に重要となる。

術後痛など，あらかじめ想定された疼痛には早期から知覚神経ブロックを施行できるが，可塑性変化を生じてからでは知覚神経ブロックの効果は限られたものになることが想定される。脊髄の可塑性変化は数日という早い段階で発生すると考えられ[12)]，可及的

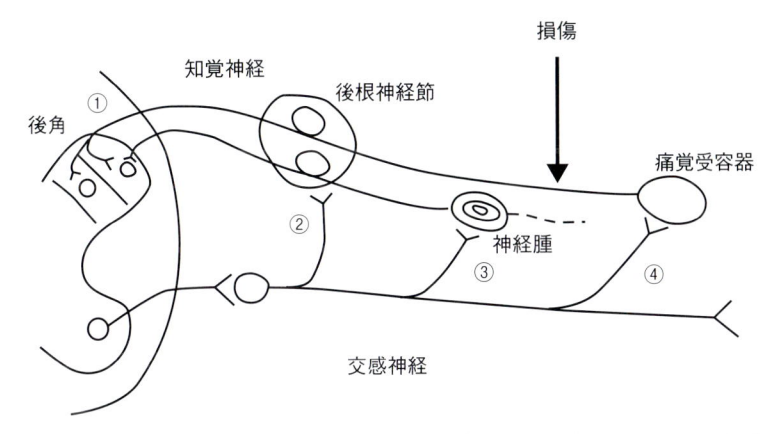

図1 末梢神経損傷による神経系の変化
①後角におけるAβ線維のII層への発芽
②交感神経の後根神経節への発芽（basket formation）
③交感神経の神経腫への発芽
④交感神経の末梢組織への発芽
（②③④はα受容体の関与）

早急な神経ブロック治療が望ましい。

手術に先立って鎮痛を行い，術後痛を軽減する先制鎮痛（pre-emptive analgesia）という概念がある。これは，上記の理論に沿った概念で，臨床的には議論のあるところだが，動物実験では可能性が示唆されている[13]。

3 末梢知覚神経ブロックのもう一つの意義

三叉神経痛に代表される発作痛は，末梢からの入力を断つことで，中枢側にある震源地の鎮静化をもたらす。三叉神経痛は，動脈の圧迫によって三叉神経が障害される疾患であるが，単に圧迫だけでは疼痛は生じず，末梢からの非侵害性入力により三叉神経の異常発火を生じる。したがって，三叉神経痛は，発症時期や病期とは無関係に，障害部よりも末梢の知覚神経ブロックで痛みを軽減できる神経障害性疼痛である。三叉神経痛と舌咽神経痛に対するブロックの効果は，ブロック効果が確実であれば完全な除痛効果が得られる[14]。

また，椎間板ヘルニアにおける神経根症状に対して神経根ブロックが有効であり，三叉神経痛と同様の機序が考えられる。

4 交感神経ブロックの効果

交感神経ブロックによる血管拡張作用は，さまざまな原因による血行障害の改善に効果的である。帯状疱疹急性期の組織浮腫による疼痛や，虚血性疼痛に交感神経ブロックが奏効することをよく経験する。交感神経ブロックによる発汗抑制は，多汗症の治療に応用されている。しかし，神経障害性疼痛に対する交感神経ブロックの有効性は一律で

はない．

　交感神経ブロックが有効な疼痛は，交感神経依存性疼痛（sympathetically maintained pain：SMP）と呼ばれている．

　ラットの坐骨神経断端に形成された神経腫に発芽した神経が交感神経刺激やカテコラミンに対して反応を示すことが明らかにされている[15]．さらに，この機構にはα受容体の関与が考えられている．この発芽部位では，交感神経依存性の自発性疼痛と過敏反応を認める（図1の③）．糖尿病性神経障害や帯状疱疹後神経痛でも，同様の発芽を認める[16)17]．この痛覚線維と交感神経線維の間に生じるα受容体を介した短絡（化学的クロストーク）は，脊髄後根神経節[18]（図1の②）や，末梢組織[19]（図1の④）にも出現する．また，痛覚線維は炎症反応などによって感作されても，交感神経刺激やカテコラミンに反応性を示す[20]．これらの短絡によって，交感神経の興奮が直接的に痛覚線維の過敏化を生じ，SMPの発症要因となる．以上のような病態には，交感神経ブロックは有効となる．

　交感神経ブロックによって除痛されたSMP患者の病変部にノルアドレナリンを局所注入すると，自発痛と痛覚過敏が再現でき[21]，短絡の完成後もα受容体の過敏性が残存している．

　一方，交感神経ブロックが無効な症例（sympathetically independent pain：SIP），ときには症状を悪化させる症例〔angry backfiring C nociceptor（ABC）症候群〕もある[22]．また，SMP，SIP，ABC症候群が同一症例に発症したり，病期によって病変部位の交感神経依存性が変化することも考えられる．特に，ABC症候群の場合は交感神経ブロックで疼痛が増強するため，恒久的交感神経ブロックの前に試験的交感神経ブロックを施行すべきである．

　癌性疼痛における内臓由来の疼痛は，腹腔内の交感神経求心性線維によって伝えられる．癌性疼痛は，必ずしも神経障害性疼痛とは限らないが，神経圧迫や浸潤など神経損傷による疼痛の可能性もある．交感神経求心路を神経叢レベルでブロックすることで，確実な疼痛緩解を得ることができる．代表的なブロックは，腹腔神経叢，下腸間膜神経叢，上下腹神経叢ブロックである（図2）．

　交感神経ブロックのエビデンスに関する報告[23]では，grade of recommendation ⅠB以上の多くは癌性疼痛に対する内臓求心路のブロックであったが，腰部交感神経節ブロックでは反射性交感神経性ジストロフィ（RSD）と虚血性疼痛の2論文がⅠBを示していた．

5 運動神経ブロックの効果

　種々の刺激で発現する筋緊張を軽減できる．異常な筋運動に対しては，運動神経を適度にブロックして症状を和らげることができる．顔面痙攣や眼瞼痙攣に対する顔面神経ブロックは，その代表的ブロックである．

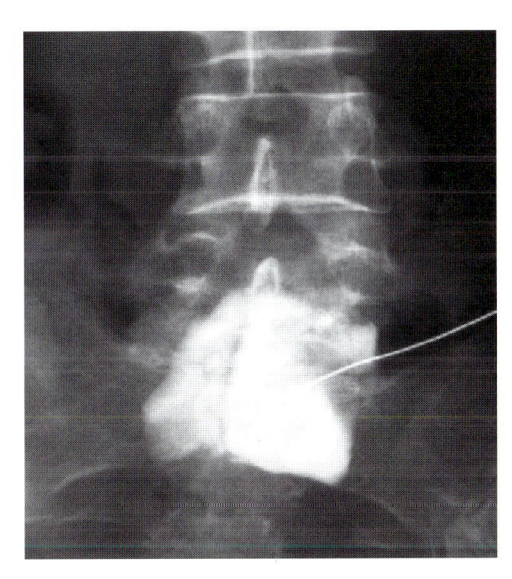

図2　上下腹神経ブロック

6 痛みの悪循環回路の遮断

　Livingstonの仮説を以下に示す。
　局所に障害が発生すると，後根を経由した信号が脊髄を上行して痛みを感じる。脊髄では反射的に前角の運動神経と交感神経が刺激され，筋緊張，血管収縮，発汗亢進などを生じる。これらは局所の血行障害や代謝異常を来し，痛みを増大させる。限局した分節で発症した現象が，時間経過によって分節も拡大する。原因がなくなれば，この悪循環は消失する。しかし，原因が治癒しても痛みが遷延し，悪循環回路が残存することがあり，神経障害性疼痛の発症に関与する可能性がある（図3）[24]。
　一方，複合性局所疼痛症候群（complex regional pain syndrome：CRPS）の患肢において交感神経活動は亢進していないとの報告[25]もあり，Livingstonの仮説に疑問が持たれている。しかし，SMPでは交感神経と痛覚線維の短絡により慢性的な疼痛刺激が脊髄に加えられると脊髄の可塑性変化を生じて，交感神経の異常活動をもたらすといった悪循環も考えられる。また，交感神経活動が減弱すると，病変部の効果器や痛覚線維にα受容体の数の増加と活性化を生じて，以前よりも交感神経の興奮に対し敏感に反応するようになる（除神経性興奮）。交感神経活動は減弱していても，なんらかの刺激で交感神経の異常興奮を生じて疼痛が増強する。
　以上のように，Livingstonの仮説にかぎらず悪循環が存在し，病態の悪化に寄与している可能性があると思われる。
　神経ブロックは，悪循環が生じている領域に限局してその効果を発揮できることも特徴的で，薬物療法にはない利点を持っている。

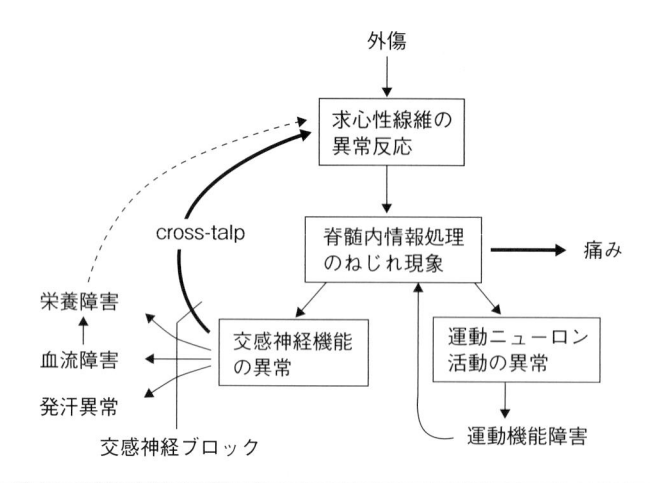

図3 Livingstonの悪循環説に基づいたRSDの発生機構の解釈と交感神経ブロックの作用
(横田敏勝. 反射性交感神経性ジストロフィーの病態生理学. ペインクリニック 1994；15：47-54 より引用)

神経障害性疼痛に対する神経ブロック

1 神経ブロックの診断的価値

　交感神経ブロックは，SMPの診断に有用である．純粋な交感神経ブロックは，頸部・胸部・腰部交感神経節ブロックである．通常，第4胸髄神経以上の診断には星状神経節ブロックを施行し，それ以下では硬膜外ブロックで代用している．局所静脈内交感神経ブロックを施行する場合もある．
　障害部位より中枢側で可塑性変化を生じる場合，部位診断としての知覚神経ブロックの意義は少ない．しかし，疾患や病態を確定診断するために知覚神経ブロックを施行することもある．局麻薬を用いた三叉神経ブロックは，三叉神経痛の診断に役立つ．

2 各疾患における神経ブロック

a. 帯状疱疹と帯状疱疹後神経痛（PHN）

　発症早期の疼痛を軽減し，帯状疱疹後神経痛（postherpetic neuralgia：PHN）への移行を予防することにある．発症早期から，積極的に知覚神経・交感神経ブロックを施行すべきである[26)27)]（図4）．確立したPHNでは知覚神経ブロックに長期的な有効性は少ないが，上下肢の機能障害を伴う場合は知覚神経ブロックと同時に理学療法を行う場合もある．最近，パルス高周波（pulsed radiofrequency：PRF）が慢性疼痛に応用されて

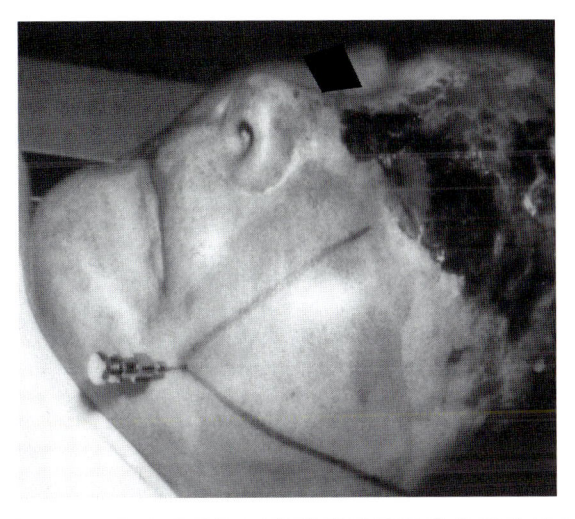

図4 SLEに発症した重症帯状疱疹の激痛に対して行ったガッセル神経節ブロック

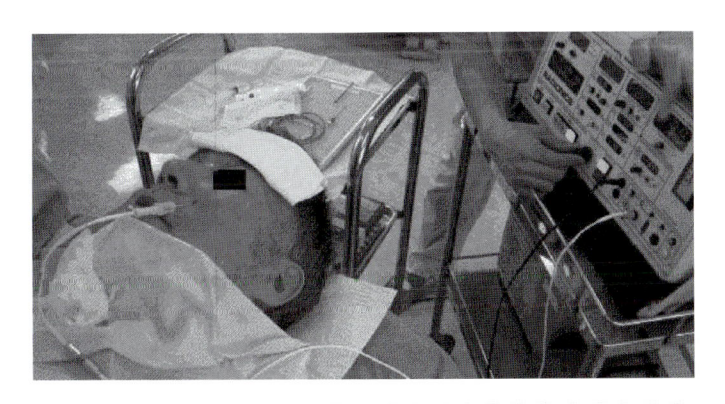

図5 高周波熱凝固法による眼窩下神経ブロック

おり，PHNへの有効性も報告[28]されている。

b. 三叉神経痛

薬物療法に抵抗する場合や，副作用のため使用できない症例では，三叉神経ブロックの有用性は高い。末梢枝からブロックを施行し，不十分な場合はガッセル神経節ブロックも考慮する。神経破壊薬や高周波熱凝固法を用いると，数カ月以上の長期的な疼痛緩解を得る（図5）。若年者などでは，神経血管減圧術も考慮する。

c. 術後痛

開胸術，四肢手術，直腸手術などでは術後の遷延性疼痛を示しやすく，予防的な意味でも神経ブロックを含めた術後鎮痛は重要である。直腸癌術後の旧肛門部痛には，くも膜下フェノールブロックが有効である。

脊椎術後の遷延する疼痛（failed back surgery syndrome：FBSS）にも硬膜外ブロック，知覚神経ブロックが有効な場合があるが，多くは一過性である。後根神経節へのPRFの報告[29]もある。

d. CRPS

神経ブロックを含めた早期治療が大切である。SMPと診断されれば，積極的に交感神経ブロックを施行する。下肢のSMPには，神経破壊薬や高周波熱凝固法による腰部交感神経節ブロックが有効である。

CRPSの症例報告を中心としたレビュー[30]では，約70％の症例で有効性を認めたが，明確なエビデンスはなかったと報告した。

e. 神経根症

脊椎疾患の神経根障害も，神経障害性疼痛に特徴的な疼痛を示すことがある。慢性化した神経根障害への薬物治療はその有効性に限界があり[31]，硬膜外ブロックや神経根ブロック，頸椎由来では腕神経叢ブロックなども有効な除痛手段となる。FBSSよりも，椎間板ヘルニアや脊柱管狭窄症による神経根症にPRFが有効であったとの報告[32]がある。

f. 中枢性疼痛

中枢性疼痛はもっとも治療に難渋する疾患の一つであり，症例に応じて神経ブロックが行われるが，長期的な効果は期待できない。ただし，中枢性疼痛の存在によって二次的，三次的に生じる痛みの予防には有効である。

おわりに

神経障害性疼痛の発症率はけっして高いものではなく，成立には時間経過も必要である。しかし，一度発症すると，あらゆる除痛治療に抵抗し，完治不能となる。可能なら予防を行い，疑いがあれば早期診断の後，可及的早急に除痛手段を講ずる必要がある。薬物療法が不十分であれば，躊躇することなく神経ブロックを応用すべきである。

近年，抗血栓薬服用中の患者が増加しており，神経ブロックの実施に際しては患者の服薬状況などの配慮も必要である。

■参考文献

1) Dworkin RH, Backonja M, Rowbotham MC, et al. Advances in neuropathic pain：Diagnosis, mechanisms, and treatment recommendations. Arch Neurol 2003；60：1524-34.
2) Dubinsky RM, Kabbani H, El-Chami Z, et al. Practice parameter：Treatment of postherpetic neuralgia：An evidence-based report of the quality standards subcommittee of the American Academy of Neurology. Neurology 2004；63：959-65.
3) Finnerup NB, Otto M, McQuay HJ, et al. Algorithm for neuropathic pain treatment：An evidence based proposal. Pain 2005；118：289-305.

4) Dworkin RH, O'Connor AB, Backonja M, et al. Pharmacologic management of neuropathic pain：Evidence-based recommendations. Pain 2007；132：237-51.
5) Julius D, Basbaum AI. Molecular mechanisms of nociception. Nature 2001；413：203-10.
6) Scholz J, Woolf CJ. Can we conquer pain? Nat Neurosci 2002；5 Suppl：1062-7.
7) Moriyama T, Higashi T, Togashi K, et al. Sensitization of TRPV1 by EP1 and IP reveals peripheral nociceptive mechanism of prostaglandins. Mol Pain 2005；1：3.
8) Kullmann DM, Siegelbaum SA. The site of expression of NMDA receptor-dependent LTP：New fuel for an old fire. Neuron 1995；15：997-1002.
9) Randi CM, Jiang MC, Cerne R. Long-term potentiation and long-term depression of primary afferent neurotransmission in the rat spinal cord. J Neurosci 1993；13：5228-41.
10) Woolf CJ, Shortland P, Coggeshall RE. Peripheral nerve injury triggers central sprouting of myelinated afferents. Nature 1992；355：75-8.
11) Rexed B. The cytoarchitectonic organization of the spinal cord in the cat. J Comp Neurol 1952；96：415-95.
12) Xie W, Strong JA, Meij JT, et al. Neuropathic pain：Early spontaneous afferent activity is the trigger. Pain 2005；116：243-56.
13) Rygh LJ, Green M, Athauda N, et al. Effect of spinal morphine after long-term potentiation of wide dynamic range neurones in the rat. Anesthesiology 2000；92：140-6.
14) 増田　豊, 岡本健一郎. 三叉神経痛. 治療 2003；85：2113-8.
15) Devor M, Janig W. Activation of myelinated afferents ending in a neuroma by stimulation of the sympathetic supply in the rat. Neurosci Lett 1981；24：43-7.
16) Nurmikko T, Bowsher D. Somatosensory findings in postherpetic neuralgia. J Neurol Neurosurg Psychiatry 1990；53：135-41.
17) Burchiel KJ, Russell LC, Lee RP, et al. Spontaneous activity of primary afferent neurons in diabetic BB/Wistar rats. A possible mechanism of chronic diabetic neuropathic pain. Diabetes 1985；34：1210-3.
18) Xie J, Ho Lee Y, Wang C, et al. Differential expression of alpha1-adrenoceptor subtype mRNAs in the dorsal root ganglion after spinal nerve ligation. Brain Res Mol Brain Res 2001；93：164-72.
19) Sato J, Perl ER. Adrenergic excitation of cutaneous pain receptors induced by peripheral nerve injury. Science 1991；251：1608-10.
20) Banik RK, Sato J, Giron R, et al. Interactions of bradykinin and norepinephrine on rat cutaneous nociceptors in both normal and inflamed conditions in vitro. Neurosci Res 2004；49：421-5.
21) Ali Z, Raja SN, Wesselmann U, et al. Intradermal injection of norepinephrine evokes pain in patients with sympathetically maintained pain. Pain 2000；88：161-8.
22) Ochoa J. The newly recognized painful ABC syndrome. Thermography 1986；2：65-107.
23) Day M. Sympathetic blocks：The evidence. Pain Pract 2008；8：98-109.
24) 横田敏勝. 反射性交感神経性ジストロフィーの病態生理学. ペインクリニック 1994；15：47-54.
25) Drummond PD, Finch PM, Smythe GA. Reflex sympathetic dystrophy：The significance of differing plasma catecholamine concentrations in affected and unaffected limbs. Brain 1991；114：2025-36.
26) Manabe H, Dan K, Hirata K, et al. Optimum pain relief with continuous epidural infusion of local anesthetics shortens the duration of zoster-associated pain. Clin J Pain 2004；20：302-8.
27) Kumar V, Krone K, Mathieu A. Neuraxial and sympathetic blocks in herpes zoster and

postherpetic neuralgia : An appraisal of current evidence. Reg Anesth Pain Med 2004 ; 29 : 454-61.
28) Kim YH, Lee CJ, Lee SC, et al. Effect of pulsed radiofrequency for postherpetic neuralgia. Acta Anaesthesiol Scand 2008 ; 52 : 1140-3.
29) Hussain AM, Afshan G. Use of pulsed radiofrequency in failed back surgery syndrome. J Coll Physicians Surg Pak 2007 ; 17 : 353-5.
30) Cepeda MS, Lau J, Carr DB. Defining the therapeutic role of local anesthetic sympathetic blockade in complex regional pain syndrome : A narrative and systematic review. Clin J Pain 2002 ; 18 : 216-33.
31) Khoromi S, Cui L, Nackers L, et al. Morphine, nortriptyline and their combination vs. placebo in patients with chronic lumbar root pain. Pain 2007 ; 130 : 66-75.
32) Abejón D, Garcia-del-Valle S, Fuentes ML, et al. Pulsed radiofrequency in lumbar radicular pain : Clinical effects in various etiological groups. Pain Pract 2007 ; 7 : 21-6.

〔信太　賢治，増田　　豊〕

V. 神経障害性疼痛の治療

3 神経電気刺激療法

A 末梢神経刺激療法

はじめに

　種々の刺激を利用した鎮痛法は，有史以前から行われてきたが，科学的根拠に乏しく，有効性に疑問が残るものも少なくなかった。しかし，ゲートコントロール説の提唱により，科学的な基盤を持った治療法として確立されてきた。ゲートコントロール説とは，細いAδやC線維が伝える末梢からの侵害刺激による信号は脊髄の膠様質に収束する太い線維の興奮によって伝達細胞への入力が阻害される，というものである[1]。この理論に基づいて，刺激部位は末梢神経から脊髄後根にまで進められた。末梢神経刺激療法（peripheral nerve stimulation：PNS）は，末梢神経損傷に起因する難治性の痛みの治療を目的としており，当該神経を対象として，外科的に電極を装着し，直接的に電気刺激することにより鎮痛を図る方法である。

鎮痛機序

　経皮的電気神経刺激（transcutaneous electrical nerve stimulation：TENS）と同様にゲートコントロール説に基づき[2]，太い有髄線維が刺激されることにより，侵害刺激の脊髄への入力を阻害すると考えられているが，その機序だけですべての作用を説明するには不十分である。障害部位の求心神経からは自発的に異常な発射があるが，PNSの持続的な末梢神経刺激により末梢からの入力が遮断され，中枢への投射が正常化するとも推測されているものの，その鎮痛機序はまだ十分には解明されていない。

臨床応用

　PNSがもっとも適しているのは，末梢神経の損傷や絞扼などによる慢性痛で，交感神経症状の有無には関係なく，複合性局所疼痛症候群（complex regional pain syndrome：CRPS）には適応である。末梢の単神経症や腕神経叢症に用いられた長期の経過では，7年目で79％が症状の消失に満足し，10年目でも73％が除痛効果に満足していた[3]。有効率は上肢のほうが52.6％と下肢の31％に比べて高い[4]。また，末梢性の機序による神経障害性疼痛の症例に対しては長期間の生活の質（QOL）改善効果が確認されている[5]。適応となる病態としては，外傷や術後の末梢神経の障害が中心となっており[6]，拘扼性神経障害などの術後にも用いられ[7]，侵襲が少なく，再現性のある治療法として，その特徴が注目されている[8]。さらに，対象となる病態は，頭痛やCRPSへと拡大しつつある[9]。

治療の実際

末梢神経に対して，外科的に刺激電極を装着するが，さまざまなタイプの電極が試みられたところ，脊髄電気刺激（spinal cord stimulation：SCS）療法にも用いられる4極のプレート型電極（図1）が適しており，もっとも広く用いられている[10]。装着手術の実際は，障害部位の中枢側で当該神経を露出し，筋膜で覆った電極を神経の直下に置き，試験刺激を行って電極の至適な位置を確認した後に，延長コードと接続して体外に露出して，刺激装置と接続する（図2）。数日間の試験刺激の期間を設定して，除痛効果を確認して，疼痛が半減以上の鎮痛効果が確認できて，患者の満足が得られれば，植え込み型の刺激装置を躯幹の適当な部位に植え込み，長期的な刺激に移行する[11]。PNSの植え込みを受けた症例の63％において，顕著な社会復帰が認められている[10]。また，鎮痛効果に関する問題は，植え込み当初の2年間で発現しており，PNSによりCRPSの悪循環が遮断されるか否かにより，長期的な鎮痛作用の維持は決定される。したがって，難治性の神経障害性疼痛に対するPNSの治療手段としての位置づけにつ

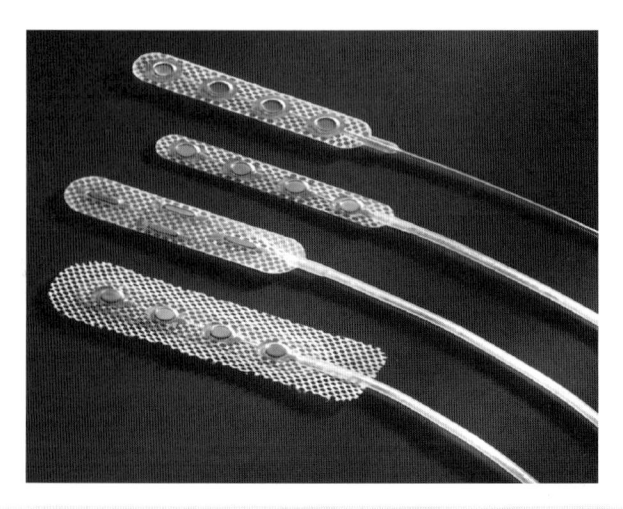

図1　末梢神経刺激用電極

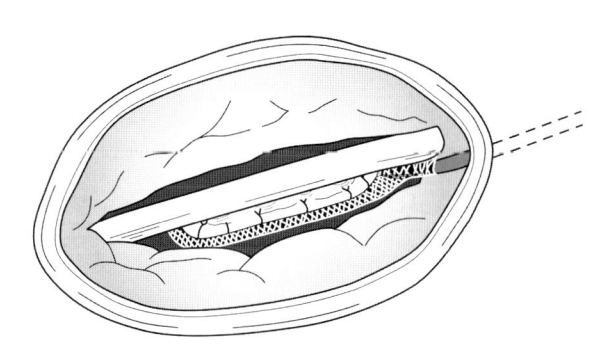

図2 末梢神経刺激法の模式図

いては，反応する症例をいかに選択するかが重要と考えられている。また，末梢神経の病変に対して，PNS の適用を選択することにより，慢性疼痛の治療における破壊的な手術手技を回避できる可能性も考えられている[12]。さらに，重症の神経障害性疼痛の治療においては，しばしば症状の見られる局所に集中される傾向にあるが，しだいに症状が拡大して，広範な疾患となることがあり，PNS による治療と次に述べる SCS による治療の役割分担については熟慮する必要がある。現時点では，PNS が適する痛みは，単一の主要な末梢神経がかかわっている，限局した症状と考えられており，二次的に発現している部分の痛みについても，症状の軽減が認められている[10]。神経障害性疼痛に対する PNS の適応は限定的である可能性は高いが，難治性の神経障害性疼痛の治療手段の一つとして，症例を選択して施行することが重要である。

■参考文献

1) Melzack R, Wall PD. Pain mechanisms : A new theory. Science 1965 ; 150 : 971-9.
2) Burton C, Maurer DD. Pain suppression by transcutaneous electrical nerve stimulation. IEEE Trans Biomed Eng 1974 ; 21 : 81-8.
3) Long DM, Erickson D, Campbell J, et al. Electrical stimulation of the spinal cord and peripheral nerves for pain control : A ten year experience. Appl Neurophysiol 1981 ; 44 : 207-17.
4) Nashold BS Jr, Mellen JB, Avery R. Peripheral nerve stimulation for pain relief using a multicontact electrode system. J Neurosurg 1979 ; 51 : 872-3.
5) Van Calenbergh F, Gybels J, Van Laere K, et al. Long term clinical outcome of peripheral nerve stimulation in patients with chronic peripheral neuropathic pain. Surg Neurol 2009 ; 72 : 330-5.
6) Eisenberg E, Waisbrod H, Gerbershagen HU. Long-term peripheral nerve stimulation for painful nerve injuries. Clin J Pain 2004 ; 20 : 143-6.
7) Slavin KV. Peripheral nerve stimulation for neuropathic pain. Neurotherapeutics 2008 ; 5 : 100-6.
8) Stojanovic MP. Stimulation methods for neuropathic pain control. Curr Pain Headache Rep 2001 ; 5 : 130-7.
9) Stuart RM, Winfree CJ. Neurostimulation techniques for painful peripheral nerve disorders. Neurosurg Clin N Am 2009 ; 20 : 111-20.
10) Hassenbusch SJ, Stanton-Hicks M, Schoppa D, et al. Long-term results of peripheral nerve

stimulation for reflex sympathetic dystrophy. J Neurosurg 1996 ; 84 : 415-23.
11) Stanton-Hicks M, Salaon J. Stimulation the central and peripheral nervous system for the conrol of pain. J Clin Neurophysiol 1997 ; 14 : 46-62.
12) Weiner RL. Peripheral nerve neurostimulation. Neurosurg Clin N Am 2003 ; 14 : 401-8.

〔村川　和重，森山　萬秀〕

V. 神経障害性疼痛の治療

3 神経電気刺激療法

B 硬膜外脊髄電気刺激療法

はじめに

　ゲートコントロール説の考えを応用して後索の太い線維を逆行性に活性化し，ゲートの機序を高める発想が硬膜外脊髄電気刺激（spinal cord stimulation：SCS）療法の起点である（図1）。後索の電気刺激を最初に行ったのはShealyら[1]で，ネコを用いた実験で鎮痛効果を確認し，肺癌末期患者の胸部と上腹部の痛みに椎弓切除を行い，硬膜を切開して刺激電極を装着し，胸髄の後索を刺激して痛みを緩和した[2]。その後，刺激電極は改良され，硬膜外腔から硬膜を介して後索を刺激する形態となり，経皮的に穿刺して留置できるタイプが使用されるようなった。本邦では，1970年代より硬膜外電極を用いた疼痛治療が行われ，1992年4月に薬物・外科・神経ブロック療法の効果が認め

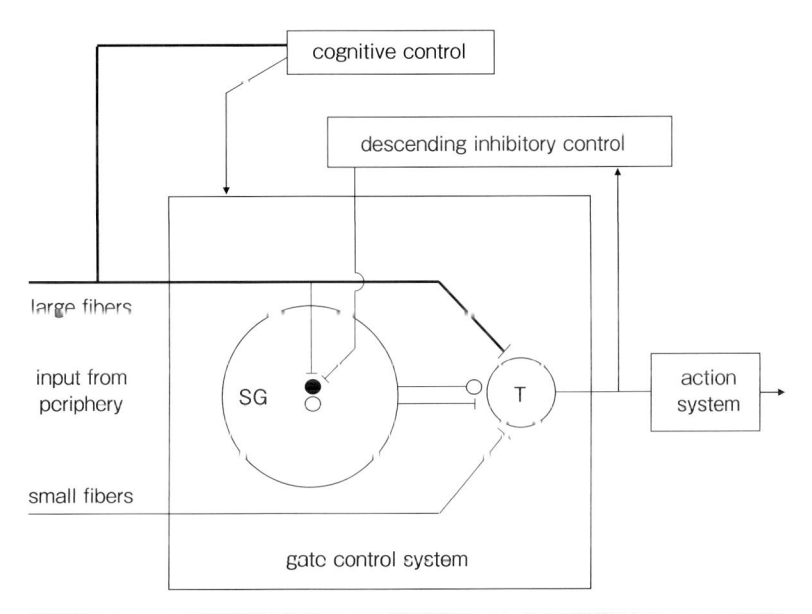

図1　修正されたゲートコントロール説
白丸（○）：興奮性接続，黒丸（●）：抑制性接続，T：伝達細胞，SG：膠様質

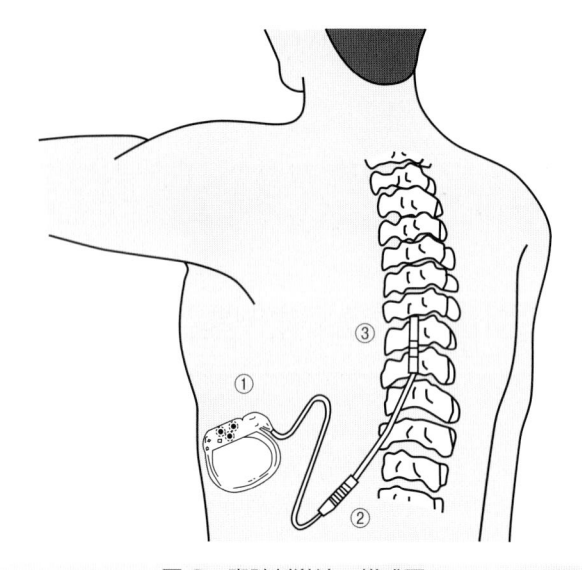

図2 脊髄刺激法の模式図
①パルス発生器，②エクステンション，③リード

られない慢性難治性疼痛を対象に，疼痛除去用脊髄刺激装置植え込み術が保険適用され，1999年6月には発信器を含めた完全植え込み型神経刺激装置の保険診療も承認され，使用がいっそう容易になった（図2）。

臨床使用が広まり経験症例が蓄積されると，侵害受容性疼痛への作用は疑問視され，現状ではSCSの主要な対象疾患は神経障害性疼痛と末梢血管障害（peripheral vascular disease：PVD）や狭心症による虚血痛（ischemic pain）となっている。

鎮痛機序

当初は侵害受容性刺激を用いた動物実験が行われたが，臨床上見られるSCSの作用の特徴との関連に疑問が残り，神経障害性疼痛モデルを用いた検討が行われ，神経障害により屈曲反射の閾値は低下するが，SCSによって上昇し，しかもSCS中断後も閾値の上昇は続き[3]，刺激部位の頭側での脊髄切断でもこの上昇は変化せず，SCSの機序には脊髄より上位は無関係と示唆された[4]。また，アロディニア様の触刺激に対する逃避反応の閾値低下がSCSにより抑制され，20分間の刺激で効果は1時間持続したことから，広作動域（wide dynamic range：WDR）ニューロンに対するAβ線維の異常な投射が選択的に阻害されると推測された[5]。神経障害でアロディニアを示すラットの後角WDRニューロンの自発発射および機械的刺激に対する反応性は亢進しているが，過剰な活動性はSCSにより減少することから，SCSの抑制作用によって脊髄後角WDRニューロンの非侵害刺激に対する興奮性が正常化されると示唆された（図3）。

次に，SCSによる脊髄視床路ニューロンの抑制がγアミノ酪酸（gamma-aminobutyric acid：GABA）拮抗薬により実験的に減弱されることから，GABAの関与が推測された[6]。

V. 神経障害性疼痛の治療

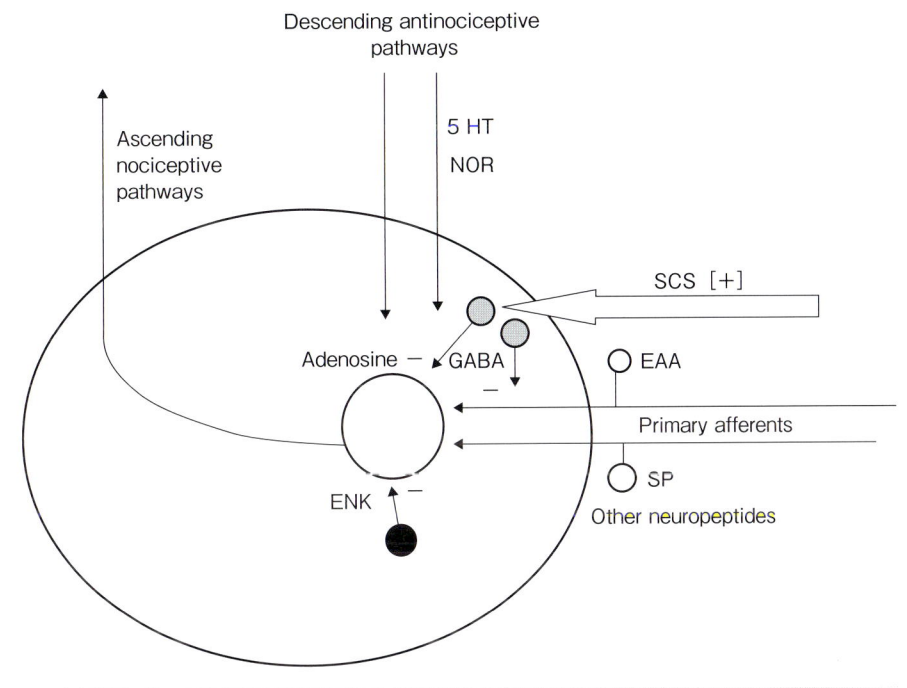

図3 脊髄刺激法の神経化学的な鎮痛機序

　神経障害性疼痛モデルにおいて，アロディニアを示す場合は後角でのGABAの遊離が正常動物より著しく低下し，SCSによって逃避閾値が正常化した動物ではGABAの遊離が増加していた[7]。また，神経障害によってアロディニアを示す動物の後角では，興奮性アミノ酸であるグルタミン酸やアスパラギン酸の遊離が増加しているが，SCSによって遊離が減少し，GABAの放出が増加した[8]。さらに，GABAやそのアゴニストのくも膜下投与が神経障害によるアロディニアに対するSCSの作用を増強し，その効果はGABA_A拮抗薬ではなく，GABA_B拮抗薬により阻害されたことから，SCSによる鎮痛作用にはGABA_B受容体の関与が示唆された[9]。また，アデノシンのくも膜下投与でもSCSのアロディニアに対する作用が増強されたことから，アデノシン受容体の関与も考えられた[10]。このように，神経障害性疼痛に対するSCSの鎮痛作用には，種々の受容体系の関与が推測される[11]。

　一方，虚血痛に対するSCSの鎮痛作用については，血管拡張作用との関連が推測され，太い神経線維の逆行性刺激によるカルシトニン遺伝子関連ペプチド（calcitonine-gene-related peptide：CGRP）や一酸化窒素（nitric oxide：NO）などの血管作動性物質の関与が考えられている[12)13)]。また，SCSにより末梢血流の増加を見た多くの報告では，SCSは直接的には自律神経系を調節し，二次的に血管拡張作用を伴う交感神経の緊張を低下させると推測されている[14]。狭心痛に対する機序については，冠血管の酸素需給のバランスを改善させると信じられているが，詳細な機序については論議があり，最近は心臓に内在する神経系の機能をSCSが調節する作用が治療効果と関連しているとの推測もある[15]。

当初はゲートコントロール説の臨床応用として始まったSCSであったが，侵害受容性の要素の痛みへの効果は乏しく，神経障害性疼痛および虚血痛に対する有効性から，鎮痛機序は"ゲートコントロール"といった単純なものではなく，複合的な機序が示唆される。

臨床応用

癌患者の痛みに対する除痛効果が発表されて以来[2]，さまざまな痛みに対して試みられ，慢性疼痛の中でも神経障害に起因する痛みに有効で，侵害受容性疼痛には無効であることが判明した。痛みとしては，知覚神経障害を伴った灼熱痛に有効性が高く[16]，血管攣縮を伴った痛みにも鎮痛効果を示した[17]。最初に有効であった癌性疼痛では，神経障害性の要素を含む症例に有効であった[18]。したがって，適応患者の選択には的確な痛みの機序の判断が重要である。また，刺激電極の位置は脊髄後索への刺激が疼痛部位に及ぶ必要があり，脊髄への刺激でカバーできない頭部および顔面の痛みには無効である。さらに，脊髄神経領域の痛みでも脊髄上位が起源の場合は反応が不良である。以下に，SCSの適応となる代表的な神経障害性疼痛とその有効性について述べる。

1 脊髄神経根の病変

腰椎の手術後に下肢の痛みや腰背部痛が再発，出現して続くことがある。種々の治療に抵抗して難治性の痛みとなり，failed back treatment syndrome（FBTS）や椎弓切除術後症候群と呼ばれる。痛みの機序は複雑で，侵害受容性疼痛，神経障害性疼痛，関連痛などが混在している。複雑な機序であるので，SCSによる改善率は報告によって異なるが，下肢痛や放散性の痛みに有効との意見が多く，腰仙神経根症による神経障害性疼痛の要素に効果的と考えられる。多くの報告をまとめると，平均16カ月の観察で50％以上の疼痛の軽減が59％の症例に見られ，全般的に50〜60％のFBTSの患者に50％以上の疼痛の軽減が得られた[19]。下肢痛が優位な患者の70％は2年後に機能的に改善し，オピオイド鎮痛薬の使用量が66％の患者で減少したが，50％以上の除痛率は26％のみであった[20]。1年後の成績では，疼痛が50％以下に軽減したのは56％の患者で，良好以上の除痛効果を認めた患者は35％であった[21]。痛みの軽減した患者の多くは日常生活の改善を見ており，FBTSはSCSの良い適応であるものの，患者選択が重要であり，神経根由来の下肢痛に最適である（図4）。

2 末梢神経の病変

一般的には，末梢神経障害による痛みはSCSの良い適応で，植え込みの1カ月後で85％程度に効果が見られるが，平均10年の長期有効率は53％くらいになり，病変が後根神経節より中枢側に及ぶ可能性のある，腕神経叢引き抜き損傷や帯状疱疹後神経痛

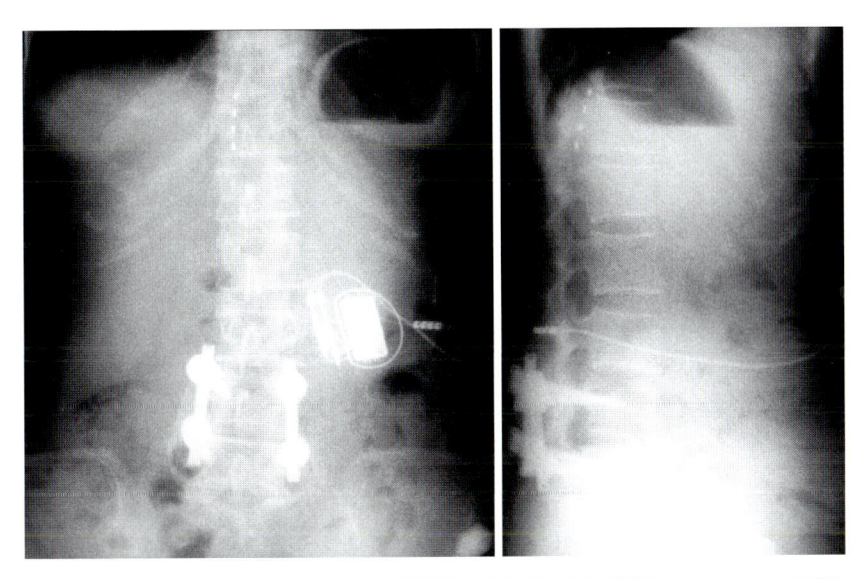

図4　FBTS に対する SCS の植え込み症例

(postherpetic neuralgia：PHN) などへの有効性は疑問である。複合性局所疼痛症候群 (complex regional pain syndrome：CRPS) は type Ⅰ・Ⅱ ともに良好に反応し，長期間にわたる有効性が 66～90％に見られる[22]。また，末梢性の病変である糖尿病性神経症にも有効性は高い[23]。

PHN については，有効率が 27～60％ とばらつき[24]，その病態や経過の多様性に起因すると思われ，有効症例の特徴も明らかでなく，有効性のエビデンスのレベルも高くないことから，必ずしも良い適応とはいい難い。

四肢の切断後に発生した断端痛と幻肢痛については，いずれにも 60％前後のおおむね良好な鎮痛効果が見られるが，長期間の使用によりしだいに有効率が減少する傾向が見られる[25]。

3 中枢神経系の病変

脊髄損傷後には，損傷分節周辺に移行帯の痛み，損傷分節以下にびまん性の求心路遮断性疼痛，ジセステジアが生じる。脊髄損傷後に生じる痛みに対する SCS の有効性については，悲観的な意見が多い。完全損傷で後索が萎縮している場合や，下位の脱神経に陥った部分の痛みには，刺激できる神経線維が残っておらず，効果は期待できない。不完全症例では有効なこともあるが，病態がさまざまで，必ずしも安定した効果は得られず，痛みのタイプによる違いもあり，機序も複雑である。しかし，損傷レベルの神経根性の痛みには反応する可能性がある。SCS の有効性については，損傷程度による影響が大きい。

脊髄より上位の病変による中枢性の痛み（視床痛など）に対しては，一般的に無効と考えられているが，有効症例の報告[26]も見られる。

治療の実際

　SCSを施行する患者の選択には，前述のように疼痛機序の的確な判断が不可欠であるが，現状ではその効果を確実に予測する方法は確立されていない。そのため，SCSの実施にあたっては試験刺激の期間を置き，効果を確認する必要がある。したがって，SCSの手順は刺激電極の硬膜外腔への装着と刺激装置の植え込みの2段階に分かれる。

　最初に行う刺激電極の装着は，X線透視下に疼痛部位と一致する脊髄分節の後索に，電極を経皮的に穿刺して留置し，試験的に刺激して疼痛部位に刺激感が一致するように電極の位置を調整する（図5）。電極の位置が確定すれば，電極を固定して延長コードに接続し，皮下トンネルから体外に導き，刺激装置に接続して刺激する（図6）。電極の先端は4極になっており，電極の組み合わせを選択し，極性，出力，レート，パルス幅などの条件を調節し，最適な刺激が得られるパターンで除痛効果を調べる。試験期間中に患者が満足する痛みの軽減が得られれば，刺激装置の植え込みの段階に進み，得られない場合は電極を抜去する。また，経皮的な穿刺による電極の挿入が困難な場合は，手術的に椎弓を切除したり，椎弓間の黄靱帯を切開して電極を挿入する。使用する電極はプレート型で4極となっており，通常は試験期間を置かず，同時に刺激装置の植え込みも行う。

　刺激装置の植え込みは，固定してある電極の試験刺激用コードを外し，刺激装置を左上腹部などに埋め込み，皮下を通した導線と電極を接続し，適切な刺激条件を体外より調整する。

　以後は，患者自身が刺激装置の操作を行い，除痛効果や日常活動，合併症などに留意しながら経過を観察する。除痛効果に問題が生じた場合，電極の移動や導線の断裂，接続部位の外れなど，システムのトラブルによることが多いが，経過中に痛みが変化する可能性もある。また，長期間の使用により除痛効果がしだいに減弱し，出力を上げても

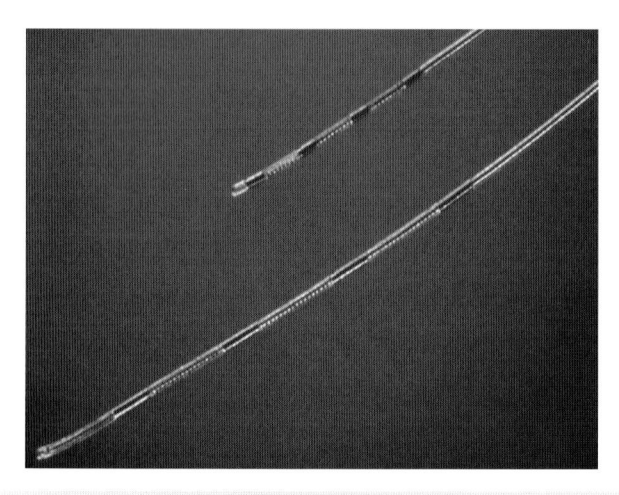

図5　刺激電極（経皮型4極）

V. 神経障害性疼痛の治療

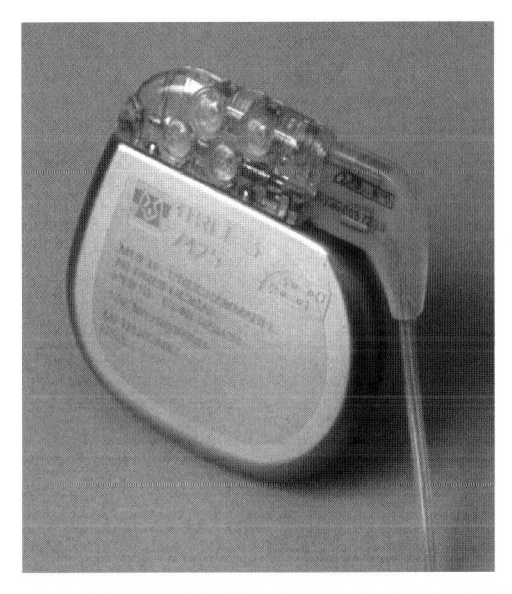

図6 植え込み型刺激装置

不十分な効果しか得られない耐性が発生することもあるが，詳細な機序などはいまだ不明である。

■参考文献

1) Shealy CN, Taslitz N, Mortimer JT. Electrical inhibition of pain ; Experimental evaluation. Anesth Analg 1967 ; 46 : 299-304.
2) Shealy CN, Mortimer JT, Reswick JB. Electrical inhibition of pain by stimulation of dorsal columns : Preliminary clinical report. Anesth Analg 1967 ; 46 : 489-91.
3) Meyerson BA, Herregodts P, Linderoth B, et al. An experimental animal model of spinal cord stimulation for pain. Stereotact Funct Neurosurg 1994 ; 62 : 256-62.
4) Ren B, Linderoth B, Meyerson BA. Effects of spinal cord stimulation on the flexor reflex and involvement of supraspinal mechanisms : An experimental study in mononeuropathic rats. J Neurosurg 1996 ; 84 : 244-9.
5) Yakhnitsa V, Linderoth B, Meyerson BA. Spinal cord stimulation attenuates dorsal horn neuronal hyperexcitability in a rat model of mononeuropathy. Pain 1999 ; 79 : 223-33.
6) Duggan AW, Foong FW. Bicuculline and spinal inhibition produced by dorsal column stimulation in the cat. Pain 1985 ; 22 : 249-59.
7) Stiller C-O, Cui J-G, O'Connor WT, et al. Release of GABA in the dorsal horn and suppression of tactile allodynia by spinal cord stimulation in mononeuropathic rats. Neurosurgery 1996 ; 39 : 367-75.
8) Cui JG, O'Connor WT, Ungerstedt U, et al. Spinal cord stimulation attenuates augmented dorsal horn release of excitatory amino acids in mononeuropathy via a GABAergic mechanism. Pain 1997 ; 73 : 87-95.
9) Cui JG, Linderoth B, Myereson BA. Effects of spinal cord stimulation on touch-evoked allodynia involve GABAergic mechanisms. An experimental study in mononeuropathic rat.

Pain 1996 ; 66 : 287-95.
10) Meyerson BA, Cui JG, Yakhnitsa V, et al. Modulation of spinal pain mechanisms by spinal cord stimulation and the potential role of adjuvant pharmacotherapy. Stereotact Funct Neurosurg 1997 ; 68 : 129-40.
11) Meyerson BA, Linderoth B. Mechanisms of spinal cord stimulation in neuropathic pain. Neurol Res 2000 ; 22 : 285-92.
12) Croom JE, Foreman RD, Chandler MJ, et al. Cutaneous vasodilation during dorsal column stimulation is mediated by dorsal roots and CGRP. Am J Physiol 1997 ; 272 : H950-7.
13) Croom JE, Foreman RD, Chandler MJ, et al. Role of nitric oxide in cutaneous blood flow increases in the rat hindpaw during dorsal column stimulation. Neurosugery 1997 ; 40 : 565-71.
14) Linderoth B, Herregodts P, Meyerson BA. Sympathetic mediation of peripheral vasodilation induced by spinal cord stimulation : Animal studies of the role of cholinergic and adrenergic receptor subtypes. Neurosurgery 1994 ; 35 : 711-9.
15) Foreman RD, Linderoth B, Ardell JL. Modulation of intrinsic cardiac neurons by spinal cord stimulation : Implications for its therapeutic use in angina pectoris. Cardiovasc Res 2000 ; 47 : 367-75.
16) Nashold BS, Friedman H. Dorsal column stimulation for control of pain. Preliminary report on 30 patients. J Neurosurg 1972 ; 36 : 590-7.
17) Dooley DM. Demyelinating, degenerative and vascular disease. Neurosurgery 1977 ; 1 : 220-4.
18) Larson SL, Sances A, Riegel DH, et al. Neurophysiological effects of dorsal column stimulation in man and monkey. J Neurosurg 1974 ; 41 : 217-23.
19) Turner JA, Loeser JD, Bell KG. Spinal cord stimulation for chronic low back pain : A systematic literature synthesis. Neurosurgery 1995 ; 37 : 1088-96.
20) Ohnmeiss DD, Rashbaum RF, Bogdanffy GM. Prospective outcome evaluation of spinal cord stimulation in patients with intractable leg pain. Spine 1996 ; 21 : 1344-51.
21) Burchiel KJ, Anderson VC, Brown FD, et al. Prospective, multicenter study of spinal cord stimulation for relief of chronic back and extremity pain. Spine 1996 ; 21 : 2786-94.
22) Meglio M, Cioni B, Prezioso A, et al. Spinal cord stimulation (SCS) in deafferation pain. Pace 1989 ; 12 : 709-12.
23) Kumar K, Toth C, Nath RK. Spinal cord stimulation for chronic pain in peripheral neuropathy. Surg Neurol 1996 ; 46 : 363-9.
24) Harke H, Gretenkort P, Ladleif HU, et al. Spinal cord stimulation in postherpetic neuralgia and in acute herpes zoster pain. Anesth Analg 2002 ; 94 : 694-700.
25) Claeys LG, Horsch S. Treatment of chronic phantom limb pain by epidural spinal cord stimulation. Pain Digest 1997 ; 7 : 4-6.
26) Cioni B, Meglio M, Pentimalli L, et al. Spinal cord stimulation in the treatment of paraplegic pain. J Neurosurg 1995 ; 82 : 35-9.

〔村川　和重，森山　萬秀〕

V. 神経障害性疼痛の治療

3 神経電気刺激療法

C 脳刺激療法

はじめに

　難治性疼痛，主に神経障害性疼痛に対して，脳深部電気刺激療法（deep brain stimulation：DBS），大脳運動野電気刺激療法（motor cortex stimulation：MCS）が保険適用になっており，反復経頭蓋磁気刺激療法（repetitive transcranial magnetic stimulation：rTMS）が臨床研究中である．1985年に経頭蓋的に大脳を磁気刺激する方法が開発され[1]，rTMSは非侵襲治療として広まりつつあり，2008年10月，米国Food and Drug Administration（FDA）はうつ病に対してrTMSを認可した．一方，DBSまたはMCSは開頭術を必要とし，手術を受けることをためらう患者もいる．DBSは，動物実験結果に基づいて1970年代に始められた．MCSは，1990年に日本で見出されて世界に広まった治療法である[2]．その除痛のメカニズムは完全には明らかにされていないが，一次運動野を刺激することで，視床，帯状回，前頭葉眼窩面，脳幹などが賦活化されて包括的に除痛するのでないかと機能的画像検査で推定されている[3]〜[5]．その非侵襲的手法が，rTMSである．

脳深部電気刺激療法（DBS）

　世界的には侵害性疼痛に対しても施行されているが，一般的には難治性神経障害性疼痛全般が適応となる．一般に有効性は高いとはいえず，施行する施設，受ける患者の数も限られている．難治性神経障害性疼痛に対して，有効症例の報告があるが，ケースレポートがほとんどである[6]．刺激部位は，ほとんどが視床の後腹外側核である．幻肢痛などの，末梢性神経障害性疼痛においての成功症例報告が多い[7]．中脳灰白質[8]，内包刺激[9]の有効症例の報告もある．
　侵害性疼痛に対して神経障害性疼痛よりも有効性が長期成績で高い（63％ vs. 47％）というメタ解析があるが，含まれる報告のレベルは高くない[8]．
　脳深部刺激電極を入れた後のテスト期間に，除痛効果が高かったからといって埋め込

みをして長期成績がよいとはかぎらず，約半数が脱落すると考えられる。術直後のプラセボ効果と推定される[6]。

刺激装置を患者が自己管理しなくてはいけないので，認知症，意識障害，極度の精神症状のある患者には不向きである。

大脳運動野電気刺激療法（MCS）（図1）

脳卒中後疼痛の治療として，MCSの有効性が多数の施設より報告[2)10)〜12)]されている。電極留置部位としては，硬膜外，硬膜下，大脳半球間裂，中心溝内刺激[13]の報告があり，硬膜外刺激がもっとも多い。われわれの施設では，中心溝内に主座を持つ一次運動野をより直接的に刺激するために，中心溝を剝離して4極電極を挿入する試みを行ってきた。すると，中心溝を剝離するだけで，一次的に除痛効果が現れ，数日から最長6カ月に及ぶが，必ず疼痛は再発した。硬膜下または中心溝内での試験刺激の有効性は，硬膜外刺激よりも高いと推測されたが，長期の効果はあまり変わらなかった。術前に本治療の有効性を判定するのに，モルヒネ，ケタミン，バルビタールなどの薬物に対する反応性を検討する場合と[11)14)]，rTMSによる有効性を検討する場合とがある[13)15)]。前者の場合，ケタミン，バルビタールによって鎮痛され，モルヒネ抵抗性の疼痛がMCSによく反応するという報告がある。世界的にはさまざまな難治性神経障害性疼痛に対して報告があり，脊髄，末梢性疼痛に対する有効性が高いようにも思われるが，症例数が十分でな

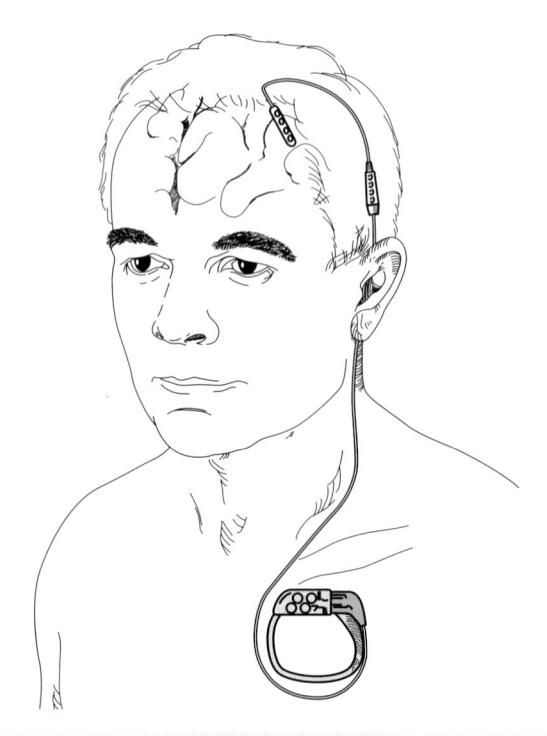

図1 大脳運動野刺激療法のシェーマ

い[12)16)]。脳卒中後疼痛に対して、大脳運動野刺激は約50〜75％の症例に有効である[12)]。末梢性の原因による顔面痛に対して有効性がより高い[12)]。ほかの難治性神経障害性疼痛全般に対しても考慮できる[12)]。11症例の神経障害性疼痛に対して二重盲検無作為化比較試験が施行され、有効と判断されている[17)]。

刺激装置を患者が自己管理しなくてはいけないので、認知症、意識障害、極度の精神症状のある患者には不向きである。

電極を留置して3〜14日くらいで、試験刺激して有効性の判断をする。その後、刺激装置に接続して皮下に埋める。プラセボ効果があるので、最終的な有効率は試験刺激の結果よりも低下する。使用方法としては、1回30分くらいの刺激を1日数回繰り返して除痛を図る。

反復経頭蓋磁気刺激療法（rTMS）

刺激部位として、一次運動野または前頭前野がターゲットになる。後者はうつ病治療のターゲットでもあるが、最近、4症例の神経障害性疼痛治療のパイロットスタディが出された[18)]。一応、シャム刺激に対して有効との結果である。一次運動野刺激についてはメタ解析の報告があり、149症例で解析しているが、非定型三叉神経痛（39症例）28.8％、脳卒中後疼痛（66症例）16.7％、などの平均除痛率であった。また、単回刺激よりも連日刺激することで、除痛効果を上げられる可能性が示唆されている[19)]。脊髄損傷後疼痛に対して、本刺激6症例、シャム刺激5症例のパラレル試験があり、有意な除痛効果を認めないが、症例数が少ない[20)]。

また、rTMSは、2008年10月に米国FDAがうつ病に対して認可したが、日本では保険収載されていない。

1 rTMSのパラメータ

種々のパラメータが試されており、まだ統一された刺激条件というのは存在しない。今後も、新しい刺激パラメータが呈示される可能性もある。刺激頻度については、高頻度と低頻度刺激では脳の神経活動に及ぼす影響が異なると考えられている。高頻度刺激では、神経細胞の発火を促すのに対して、低頻度刺激のそれとは反対の効果を示す。Lefaucheurら[21)]は、高頻度と低頻度の効果の違いを調べるために、18名の難治性の片側上肢痛の患者に2つの異なる頻度（10 Hzと0.5 Hz）でrTMSを施行した[21)]。結果、10 Hzで刺激した後、視覚的評価尺度（visual analogue scale：VAS）の著明な低下を認めたのに対して、0.5 Hzでは著変が見られなかったことを報告している。われわれ[22)]は、1, 5, 10 Hz, シャム刺激での比較を行ったが（500 pulses）、1 Hzでは除痛効果がなく、5, 10 Hzでは有意な除痛効果が見られた。それも、脳卒中後疼痛のように脳内に病変がある場合と、脊髄、末梢に原因がある場合に分けると、後者のほうが有効性が高いことが示された（図2-a, b）。そのほか、多くの疼痛に対するrTMS研究におい

3. 神経電気刺激療法

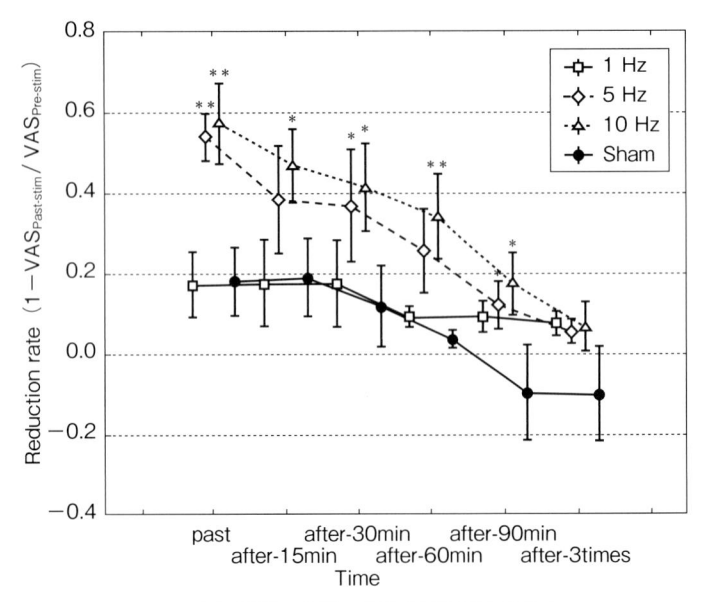

(a) 脊髄，末梢に疼痛の原因がある場合
5, 10 Hz の高頻度刺激（500 pulses）のとき，経頭蓋磁気刺激直後がもっとも除痛効果が得られて，効果は 90 分継続する。1 Hz（500 pulses）では効果が得られない。

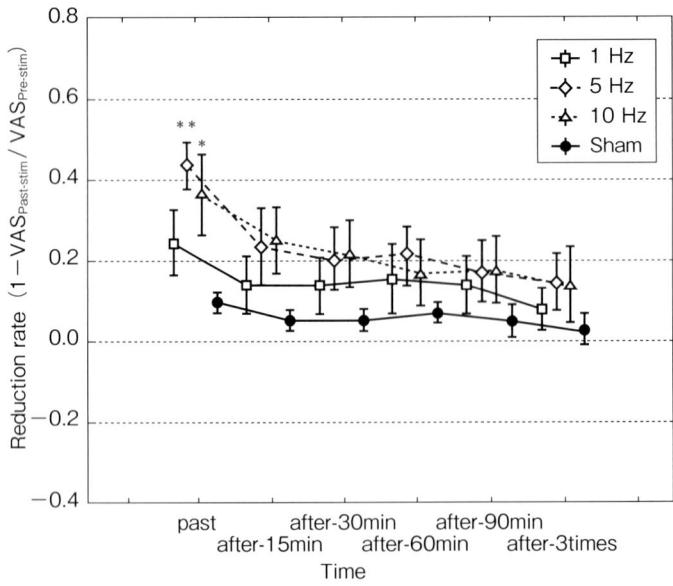

(b) 脳卒中後疼痛など脳内に疼痛の原因がある場合
5, 10 Hz の高頻度刺激（500 pulses）のとき，経頭蓋磁気刺激直後のみ除痛効果があり，脊髄，末梢に原因のある場合に比べて，効果が乏しい。1 Hz（500 pulses）では効果が得られない。

図2　各原因別の神経障害性疼痛に対する経頭蓋磁気刺激療法

ても，10～20 Hzという高頻度刺激による良好な疼痛コントロールが報告されている。唯一，Tamuraら[23]は低頻度（1 Hz）rTMSの有効性を報告しているが，彼らの被検者はカプサイシン皮内注射による急性痛の健常人であり，神経障害性疼痛の患者ではなかった。神経障害性疼痛に対する高頻度刺激の有効性を示す今までの多くの報告から，疼痛認知に関与している脳内領域が高頻度刺激によりある領域は活性化され，またある領域は不活性化されることにより疼痛が軽減されていると推察されている。

刺激強度については，Bestmannら[24]がsubthresholdとsuprathreshold rTMSの効果の違いについて，機能的磁気共鳴画像（functional magnetic resonance imaging：fMRI）で検討を行っている。subthreshold rTMSにより8名中5名に補足運動野に賦活が認められたが，刺激した一次運動/感覚野には賦活は認められなかったと報告している。また，Siebnerら[25]はFDG-ポジトロン断層撮影（positron emission tomography：PET）解析で，一次運動野に対するsubthreshold rTMS 5 Hzで両側の一次運動と補足運動野において糖代謝の持続的な増加が認められたと報告している。当然のことながら，rTMSによって反応した領域は疼痛認知に関与していることが予想されるため，刺激の強度によっても疼痛軽減のメカニズムが異なっている可能性がある。われわれは，subthreshold rTMSで高頻度（5または10 Hz）刺激が有効で，低頻度（1 Hz）は無効であることを報告している。

2 rTMSの副作用

もっとも予想される重篤な副作用である痙攣発作に注意を払い，治療開始前に脳波検査，頭部MRI画像検査による評価を行い，痙攣誘発の可能性がある被験者を除外する[26]。しかし，実際にrTMSによって痙攣発作を引き起こす危険性は非常に低い[27]。てんかんの患者にrTMS施行しても，痙攣発作を起こすことはまれである[27]。またMRI検査と同様，体内に金属が入っている患者，心臓ペースメーカが入っている患者，妊婦，小児，失神を繰り返す傾向，脳神経外科処置を受けたことのある患者などに対しては，禁忌または注意が必要である。また，Wassermannら[26]の安全性に関するガイドラインに沿った使用が望ましく，最近，新しいバージョンのガイドラインが発刊され[27]，以前のガイドラインよりも緩やかなものであり，世界的にもrTMSの安全性が高いこと，重大な有害事象がないことが証明されつつあると考えられる[28]。

3 rTMSの有効率と効果持続時間

rTMSの除痛有効率としては，MCSとほぼ同様と考えられる。難治性疼痛では，約40～50％で有意な除痛が得られると考えられる[19]。大阪大学医学部附属病院で臨床研究を行った結果では，5 Hz，1,500回刺激のrTMSを行い，第三者が有効性を判定したが，VASでもSF-MPQでも本法は有効な除痛効果が一時的に得られることが示され，55歳以下の比較的若年者でその有効性が高いことが示された。除痛効果はrTMS直後でもっとも高く，徐々に有効性が落ちてくる。患者個人差が大きいが，約24時間後に

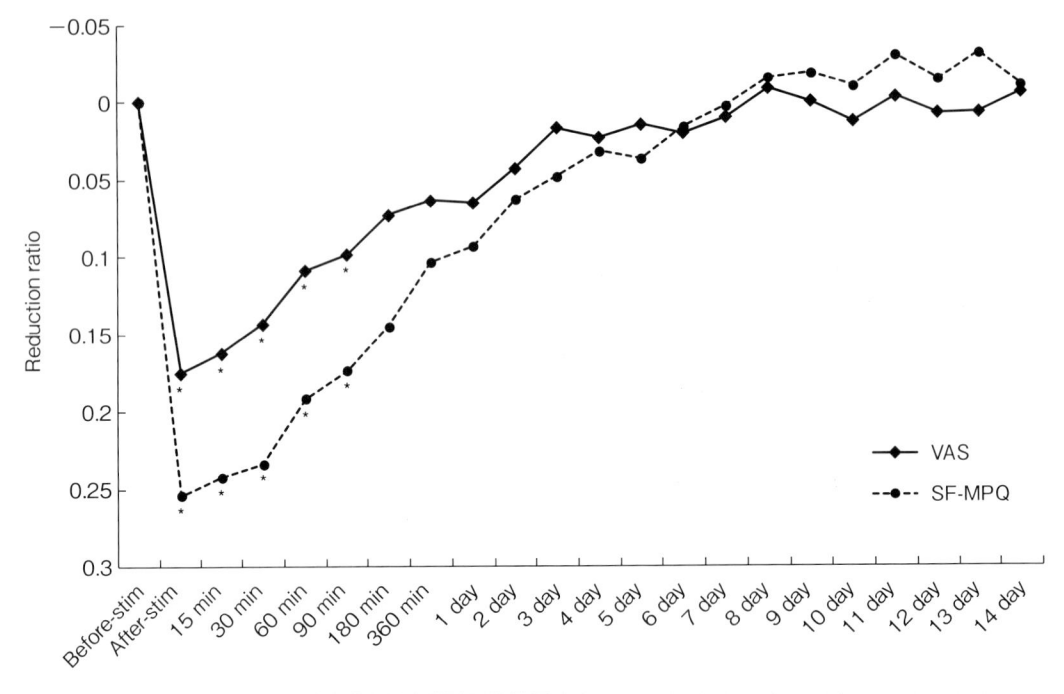

図3　5 Hz（1,500 pulses）の場合

経頭蓋磁気刺激直後の効果がもっとも高く，24時間程度で除痛効果が消える。
VAS：visual analogue scale, SF-MPQ：short form of McGill Pain Questionnaire

はrTMS前の状態に戻るといえよう（図3）。

Tamuraら[23]によると，カプサイシン皮内注射よる急性痛に対するrTMS（1 Hz, 300回刺激）一次運動野刺激で刺激後2〜7分しか疼痛軽減が認められなかったと報告している。またTopperら[29]は，2名の幻肢痛の患者にrTMS（15 Hz, 2秒）を施行し，刺激後20〜30秒後から除痛が始まり10分持続したと報告している。われわれ[30]の結果では，刺激終了後も除痛効果が3時間まで継続したし，患者によっては数日，ひどい痛みがなかったと答えた患者もいたが，効果が一時的であることには変わりがない。除痛効果がある程度継続するメカニズムは明らかでない。

4 MCS, rTMS の除痛機序

除痛機構の解明は現在も継続されているが，MCSとrTMSによる除痛機序はほぼ同様であろうと考えられる[3)〜5)]。疼痛認知には，複数の脳領域の関与が考えられており，その脳活動はPETやfMRIや誘発電位などのいくつかの機能的画像研究により解析されている。一次運動野や前頭野と視床との連絡が，MCSにより活性化されるとも推察している。加えて，帯状回や前頭葉眼窩面の活性化による慢性疼痛の affective-emotional component に変化を与えること，あるいは上位脳幹の活性化により pain impulse の下行性抑制に影響を与えているのかもしれないと考察している。

脳卒中後疼痛において，視床病変と被殻病変症例でMRIの diffusion tensor image か

V. 神経障害性疼痛の治療

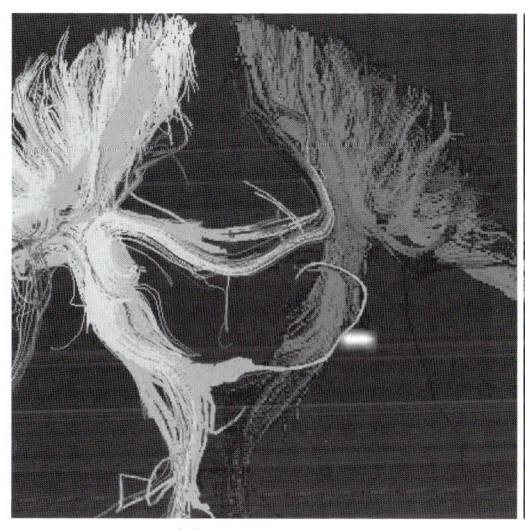

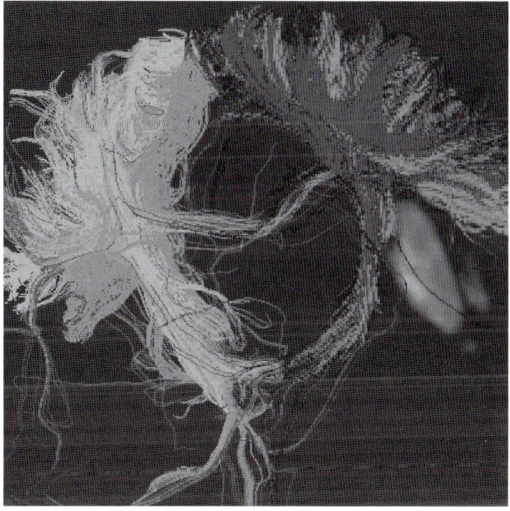

(a) 左視床出血症例　　　　　　　　(b) 左被殻出血症例

図4　トラクトグラフィー
左側の運動線維，感覚線維の描出が低下している。

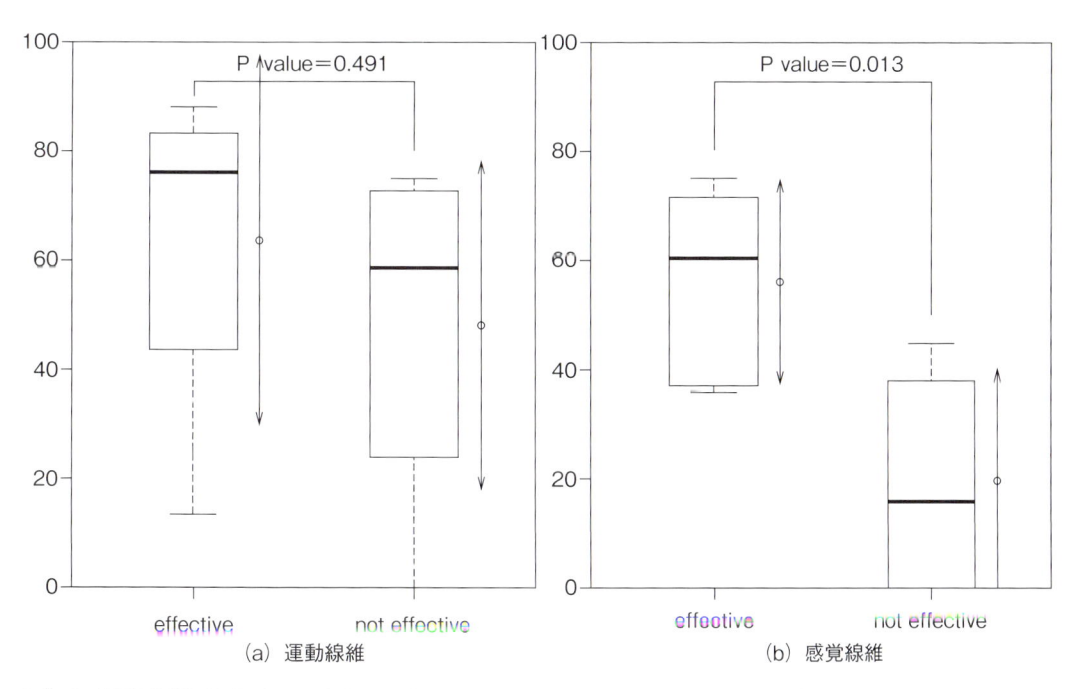

(a) 運動線維　　　　　　　　(b) 感覚線維

図5　経頭蓋磁気刺激（rTMS）により除痛効果が見られた症例（effective），見られなかった症例（not effective）に分けて検討した，感覚線維と運動線維の健常側に対する描出率
運動線維，感覚線維ともにrTMS有効症例で有意に相関が高く，感覚線維でより相関が高かった。

ら，運動線維と感覚線維を描出し，健常側に対する患側の描出率を計算した。また，rTMSによる除痛効果との相関を検討したところ，除痛効果は運動線維，感覚線維の描出率に相関し，感覚線維により高い相関を示した。このメカニズムを説明するのは難し

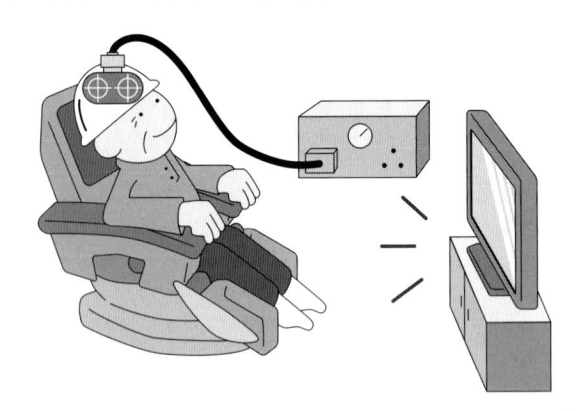

図6 在宅による経頭蓋磁気刺激療法
在宅において，症状改善を目的とした経頭蓋磁気刺激が可能となれば，図のように自宅でマッサージチェアに腰掛けて，テレビを見ながら，経頭蓋磁気刺激療法を繰り返すことになろう。

いが，運動線維とともに感覚線維が保たれていることが，一次運動野刺激の除痛効果発現に重要であることが示された[31]（図4，図5）。

5 rTMSの治療法としての可能性

疼痛治療としてのrTMSは有望であると著者は考えている。特に，投薬だけでは十分な効果が得られない難治性疼痛の場合，開頭手術を必要としないrTMS治療は，在宅医療も視野に入れることができ，患者にとって福音となるであろう（図6）。

■参考文献

1) Barker AT, Jalinous R, Rreeston IL. Non-invasive magnetic stimulation of human motor cortex. Lancet 1985；1：1106-7.
2) Katayama Y, Fukaya C, Yamamoto T. Poststroke pain control by chronic motor cortex stimulation：Neurological characteristics predicting a favorable response. J Neurosurg 1998；89：585-91.
3) Garcia-Larrea L, Peyron R, Mertens P, et al. Electrical stimulation of motor cortex for pain control：A combined PET-scan and electropyhsiological study. Pain 1999；83：259-73.
4) Saitoh Y, Osaki Y, Nishimura H, et al. Increased regional cerebral blood flow in the contralateral thalamus after successful motor cortex stimulation in a patient with poststroke pain. J Neurosurg 2004；100：935-9.
5) Kishima H, Saitoh Y, Osaki Y, et al. Motor cortex stimulation in patients with deafferentation pain：Activation of the posterior insula and thalamus. J Neurosurg 2007；107：43-8.
6) Cruccu G, Aziz TZ, Garcia-Larrea L, et al. EFNS guidelines on neurostimulation therapy for neuropathic pain. Eur J Neurol 2007；14：952-70.
7) Yamamoto T, Katayama Y, Obuchi T, et al. Thalamic sensory relay nucleus stimulation for the treatment of peripheral deafferentation pain. Stereotact Func Neurosurg 2006；84：180-3.

8) Bittar RG, Kar-Purkayastha I, Owen SL, et al. Deep brain stimulation for pain relief : A meta-analysis. J Clin Neurosci 2005 ; 12 : 515-9.
9) Franzini A, Cordella R, Nazzi V, et al. Long-term chronic stimulation of internal capsule in poststroke pain spasticity. Case report, long-term results and review of the literature. Stereotact Func Neurosurg 2008 ; 86 : 179-83.
10) Nguyen JP, Keravel Y, Feve A, et al. Treatment of deafferentation pain by chronic stimulation of the motor cortex : Report of a series of 20 cases. Acta Neurochir 1997 ; 68S : 54-60.
11) Saitoh Y, Shibata M, Hirano S, et al. Motor cortex stimulation for central and peripheral deafferentation pain. J Neurosurg 2000 ; 92 : 150-5.
12) Saitoh Y, Yoshimine T. Stimulation of primary motor cortex for intractable deafferentation pain. In : Sakas DE, Simpson BA, editors. Operative neuromodulation. Vol 2. Wien/New York : Springer ; 2007. p.51-6.
13) Hosomi K, Saitoh Y, Kishima H, et al. Electrical stimulation of primary motor cortex within the central sulcus for intractable neuropathic pain. Clin Neurophysiol 2008 ; 119 : 993-1001.
14) Yamamoto T, Katayama Y, Hirayama T, et al. Pharmacological classification of central post-stroke pain. Comparison with the results of chronic motor cortex stimulation therapy. Pain 1997 ; 72 : 5-12.
15) Lefaucheur JP, Drouot X, Menard-Lefaucheur I, et al. Neurogenic pain relief by repetitive transcranial magnetic cortical stimulation depends on the origin and the site of pain. J Neurol Neurosurg Psychiatry 2004 ; 75 : 612-6.
16) Lefaucheur JP, Drouot X, Cunin P, et al. Motor cortex stimulation for the treatment of refractory peripheral neuropathic pain. Brain 2009 ; 132 : 1463-71.
17) Velasco F, Arguelles C, Carrillo-Ruiz JD, et al. Efficacy of motor cortex stimulation in the treatment of neuropathic pain : A randomized double-blind trial. J Neurosurg 2008 ; 108 : 687-706.
18) Borckardt JJ, Smith AR, Reeves ST, et al. A pilot study investigating the effects of fast left prefrontal rTMS on chronic neuropathic pain. Pain Med 2009 ; 10 : 840-9.
19) Leung A, Donohue M, Xu R, et al. rTMS for suppressing neuropathic pain : A meta-analysis. J Pain 2009 ; 10 : 1205-16.
20) Defrin R, Grunhaus L, Zamir D, et al. The effect of a series of repetitive transcranial magnetic stimulations of the motor cortex on central pain after spinal cord injury. Arch Phys Med Rehabil 2007 ; 88 : 1574-80.
21) Lefaucheur JP, Drouot X, Keravel Y, et al. Pain relief induced by repetitive transcranial magnetic stimulation of precentral cortex. Neuroreport 2001 ; 12 : 2963-5.
22) Saitoh Y, Hirayama A, Kishima H, et al. Reduction of intractable deafferentation pain due to spinal cord or peripheral lesion by high-frequency repetitive transcranial magnetic stimulation of the primary motor cortex. J Neurosurg 2007 ; 107 : 555-9.
23) Tamura Y, Okabe S, Ohnishi T, et al. Effects of 1-Hz repetitive transcranial magnetic stimulation on acute pain induced by capsaicin. Pain 2004 ; 107 : 107-15.
24) Bestmann S, Baudewig J, Siebner HR, et al. Subthreshold high-frequency TMS of human primary motor cortex modulates interconnected frontal motor areas as detected by interleaved fMRI-TMS. Neuroimage 2003 ; 20 : 1685-96.
25) Siebner HR, Peller M, Willoch F, et al. Lasting cortical activation after repetitive TMS of the motor cortex : A glucose metabolic study. Neurology 2000 ; 54 : 956-63.
26) Wassermann EM, Lisanby SH. Therapeutic application of repetitive transcranial magnetic

stimulation: A review. Clin Neurophysiol 2001 ; 112 : 1367-77.
27) Rossi S, Hallett M, Rossini PM, et al. Safety, ethical consideration, and application guidelines for the use of transcranial magnetic stimulation in clinical practice and research. Clin Neurophysiol 2009 ; 120 : 2008-39.
28) Loo CK, McFarqhar TF, Mitchell PB. A review of the safety of repetitive transcranial magnetic stimulation as a clinical treatment for depression. Int J Neuropsychopharmacol 2008 ; 11 : 131-47.
29) Topper R, Foltys H, Meister IG, et al. Repetitive transcranial magnetic stimulation of the parietal cortex transiently ameliorates phantom limb pain-like syndrome. Clin Neurophysiol 2003 ; 114 : 1521-30.
30) Hirayama A, Saitoh Y, Kishima H, et al. Reduction of intractable deafferentation pain with navigation-guided repetitive transcranial magnetic stimulation (rTMS) of the primary motor cortex. Pain 2006 ; 122 : 22-7.
31) Goto T, Saitoh Y, Hashimoto N, et al. Diffusion tensor fiber tracking in patients with central post-stroke pain ; Correlation with efficacy of repetitive transcranial magnetic stimulation. Pain 2008 ; 140 : 509-18.

〔齋藤　洋一〕

V. 神経障害性疼痛の治療

4 心理学的治療法

A 一般心理療法

はじめに

　心理療法とは，人間の心理に注目し，治療的な働きかけを行うことである。もしくは，"患者の悩みや問題を，その背景にある歪んだ心的態度やその外的な表現として行動を修正することにより解決する治療法"と説明される[1]。精神分析，行動療法，来談者中心療法が心理療法の三大源流として知られているが，現在はその流派から派生した療法，それ以外のルーツを持つ療法など，さまざまな理論・技法が知られている。

　一般的に，心理療法の過程は導入期，深化期，介入期，終結期に区分される。導入期では治療者と患者が治療的な人間関係を確立し，深化期では治療者は傾聴の姿勢を保って，患者により深い悩みを表現させて患者の問題を理解する。介入期では治療者が患者の問題を明確化し，その意味を解釈して患者の洞察を深め，終結期では治療者と患者の人間関係を少しずつ弱め，患者は治療者に対する依存関係から自立の方向へと向かうように援助する[1]。

　本項では，神経障害性疼痛の臨床において，有用となる一般的な心理療法について言及する。実際には神経障害性疼痛に対する心理的働きかけというよりも，神経障害性疼痛という特殊なタイプの痛みの持続に苦しむ慢性疼痛患者の心理を理解し，適切な心理的サポートを行うことが，臨床的に重要である。

神経障害性疼痛の痛みの特徴と患者の苦悩

　神経障害性疼痛を合併した際に生じる痛みは，通常の末梢における痛覚線維の自由神経終末を刺激した際に生じる痛みと異なり，痛覚伝導路の異所性の放電に伴う独特な表現で訴えられる痛みである。周囲の健常人は体験したことがない種類の痛みであるため，家族などには理解されにくい不愉快な痛みである。痛みが特殊であるうえに，周囲に共感されにくいことにより，さらに患者の苦しみが増しているという点が患者の心理を考えるうえで重要である。

4. 心理学的治療法

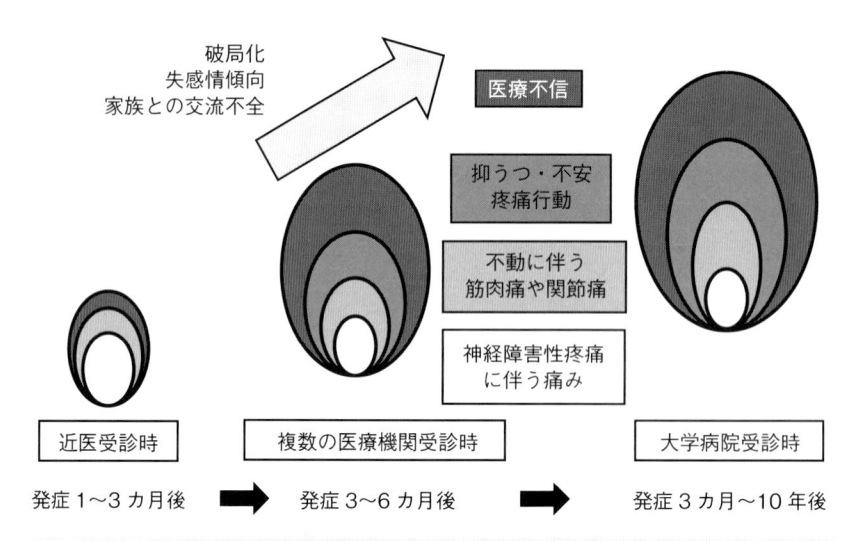

図中のラベル:
- 破局化 失感情傾向 家族との交流不全
- 医療不信
- 抑うつ・不安 疼痛行動
- 不動に伴う筋肉痛や関節痛
- 神経障害性疼痛に伴う痛み
- 近医受診時（発症1～3カ月後）
- 複数の医療機関受診時（発症3～6カ月後）
- 大学病院受診時（発症3カ月～10年後）

図 神経障害性疼痛を基礎とする慢性疼痛の遷延化とその質的変化
同じ症例でも，時間の経過で病態が変化しているという観点が重要

　複合性局所疼痛症候群（CRPS）のように，複数の医療機関を受診しても診断されずに患者は困惑した後に，第三次医療機関でようやく神経障害性疼痛と診断される場合も多く，そのほとんどは診断されるまでは，"痛み表現が過剰な，心因性の痛みである"と誤解されている。整形外科入院治療を受けていた反射性交感神経性萎縮症（RSD）の症例で，多面的心理評定を行うミネソタ多面的パーソナリティ質問紙（MMPI）を経時的に施行したところ，周囲に痛みの苦しみを理解されないという不信の思いが募るなかで，心気症，抑うつ，ヒステリー傾向が増悪し，精神医学的病態が形成されていく具体症例も報告[2]されている。

　神経障害性疼痛の持続に伴い，図に示すように，神経障害性疼痛による痛みに加えて，患部を動かさなくなるための不動による筋肉痛と関節の拘縮による痛みが加わることがある。fear-avoidanceメカニズムと表現されるタイプの痛みで，動かすと痛かったという経験により，患部やその周囲をまったく動かさなくなり，それに伴って実際に筋骨格系の痛みが加わることになる。

　国際疼痛学会（International Association for the Study of Pain）の痛みの定義では，"痛みとは組織の実質的あるいは潜在的な傷害に結びつくか，このような傷害を表す言葉を使って述べられる不快な感覚体験・情動体験である"（1994年）とされており，痛みが感覚のみならず，情動も含む不快な体験であるということが明記されている。主要な痛覚伝導路として知られている脊髄視床路は，末梢の侵害受容情報を脊髄，視床と上行し，大脳皮質の第一次および第二次体性感覚野に伝え痛みの識別的評価を行う外側系脊髄視床路と，島皮質，帯状回，扁桃体を含む広範な領域に投射し，痛みの情動的評価を行う内側系脊髄視床路の2つの経路が存在しているという解剖学的知見が，上記の痛みの定義を支えている。

　Aδ線維が局在のはっきりした痛みを伝える外側系に大きく関与し，C線維が局在の

はっきりしない漠然とした痛みの感情成分により大きく関与していると考えられている。これらに加えて，脊髄網様体視床路，脊髄中脳路，脊髄視床下部路，および脊髄結合腕傍核扁桃体路といった自律神経，視床下部，情動系に入力する経路が多数存在しているという事実が重要である[3]。したがって，神経障害性疼痛による痛みに不動に伴う筋肉痛や関節痛が加わっただけでも，痛みの感覚成分が増大するだけでなく，扁桃体，前部帯状回，島皮質といった脳部位への入力も増大し，痛みの情動成分が増大し，不安が増大する。そして，複雑な痛みになり，その複合体の痛みが持続するなかで，不安・抑うつの心理的病態が合併してくる。さらに，痛みにより生活全般の機能障害が生じるなかで，痛みに対する悲観的な認知である破局化（catastrophizing）が病態に加わってくる。破局化は，痛みに関する考えを繰り返し考える"反芻"，痛みに関するできごとを過大なものと考える"拡大視"，無力であるという考え"無力感"の3つの因子があることが知られている。慢性ストレスや抑うつ状態になると，セロトニンやノルアドレナリンといった神経伝達物質がシナプス間隙で枯渇し，中心灰白質などからの下行性痛覚調整系に変調を来し，脊髄後角膠様質で侵害受容情報伝達を抑制していたシステムが機能しなくなり，末梢の痛覚情報が脊髄以上の部位へ伝達されやすくなり，結果として痛覚過敏が生じてくる。

痛みそのものも慢性のストレスになるが，さらに痛みの持続に伴う不眠が生じてくると，脳神経系全般の興奮性が増し，易怒性や攻撃性が生じることもあり，周囲との人間関係が悪化し，交流不全が起こりやすい。交流不全は，家族のみでなく，助けを求める医療スタッフとの会話でも起こりやすくなる。潜在していた家族内交流不全が顕在化したうえに医療不信も増悪していき，結果として雪だるま式に患者の苦悩が増悪し，うつ状態が悪化していくうちに，精神医学的に診断可能なうつ病の合併を招いていることもある。

図に示されるような複数の病態が合併していくと，患者の多面的な苦悩は一見理解しにくい状態になり，自らの感情に気づきにくい特性である失感情症（alexithymia）傾向の程度が強いほど，患者は適応的な対処法がとれずに，身体症状を破局的に訴えるという疼痛行動が悪化し，難治化した病態が形成されていく。

神経障害性疼痛に対する一般心理療法

上記のような，神経障害性疼痛に伴う一般的な患者の苦悩の特性を理解したうえで，患者との対話のなかで各症例に独特な病態を理解していこうという姿勢が，治療者の心構えとしてまず重要である。心理療法としては，神経障害性疼痛を合併した慢性疼痛の治療にあたる治療スタッフは，支持的心理療法を原則とすることが望ましい。後述する認知行動療法を施行するにあたっても，患者と治療スタッフとの間に十分な信頼関係が形成されていなければ，患者の具体的な苦悩が理解されずに，治療手法のみが一人歩きをすることになり，望ましい結果につながらないことになる。その際には，具体的な治療に入る前に，過去の医療に関する患者の苦労や否定的な感情を具体的に聴取し，患者

独特の認知・感情・行動の様式を理解することが，安定した治療関係のために重要である。医療不信や人間不信の程度を評価し，医療不信が強度であれば，神経ブロックなどの侵襲的治療に入る前に，十分な信頼関係の構築を目指して，焦らずにステップを踏んで信頼関係を形成し，状況が許せば，臨床心理士，心療内科医，精神神経科医との連携治療を導入することが望ましい。その際，身体的治療を担当する医師が非侵襲的治療を継続したうえで，心理療法を行う治療スタッフを導入し，併診するという形が円滑な心理療法の導入に有用である。

治療構造としては，身体的な苦痛の訴えに対する対処法と，心理的な苦悩に対する対処法を区別して対応することが有用である。患者の主要な訴えである身体的な苦痛に対しては，比較的体調や情緒が安定しているときに，定期的・自立的（注射をなるべく避け，内服あるいは坐剤などを患者自身で管理する）・合理的な対処法を患者と治療者がよく話し合い，患者本人に十分納得していただいた方式を文章化して参照できるようにしておくことが望ましい。その決定事項を本人・家族・医師・看護師が共有し，統一した対応とすることが原則である。時々刻々と変化する身体的病態に対しての動揺を最小限にしたところで，心理的な苦悩に対して，定期的に構造化した積極的傾聴を行うことは有用である。神経障害性疼痛の医学的治療を受ける際に生じてくる心理的な葛藤状態について話し合い，具体的な悩みを解決するための援助を行う。一方，痛みを発症する以前の生育歴についても，段階を追って徐々に話を聞き，ライフレビューを行うことは，特に重症症例における治療の膠着状態を打破する際に有用となる。両親の養育における問題点や，虐待歴などが潜在することがあり，信頼関係の形成に困難を生じている背景が理解されることがある。もしくは，現在の家族との関係性に問題があることがあり，症例によっては家族療法を導入することが有用となることがある。

神経障害性疼痛に対する心理療法としては，後述する通常の認知行動療法以外にも，オペラント行動学的アプローチ（患者周囲の対応を構造化し，疼痛行動を強化している報酬を無力化する），バイオフィードバック（筋緊張，皮膚温といった生理学的パラメータをモニターしながら，コントロールを学ぶ方法），催眠（リラックスやイメージを利用して，注意を向ける導入を行う）などが知られている[4]。

神経障害性疼痛に対する動機づけインタビュー

神経障害性疼痛を持つ患者は，健康関連の生活の質（quality of life：QOL）が低下していることが報告されているが，身体的機能や感情的機能の障害，睡眠障害，および役割・社会機能障害により，自己効力が低下し，全体的なQOLが低下していくことが多い[5]。薬物療法や神経ブロック療法，理学療法などを適宜選択し，痛み症状を軽減したうえで，最終的には運動療法が必要になってくる。fear-avoidanceメカニズムによる痛みの増悪を防ぎ，痛みが持続しながらも運動療法を行うには困難が伴うが，適切な自立的な意欲を支える動機づけインタビュー（motivational interviewing）[6]が有用である。動機づけインタビューとは，"二律背反の気持ちを探索し解決していくことにより，変

化に対する内面からの動機づけを強化するクライエント中心の指示的な方法"と定義されている．患者の状態を以下の6つの段階のどの段階にあるかを評価して，その段階にあった介入（対応）を行う．

　① Precontemplation（前熟慮の段階）：変化を全然考慮できない段階で，変化を強制されると積極的に抵抗する段階→【対応】この状態でよいかどうかについて，疑義を提示する．

　② Contemplation（熟慮の段階）：変化の必要性を感じ，変わることを考慮し始めた段階→【対応】平衡状態にあるバランスを，変化の方向を支持し，重みづけを行っていく．

　③ Preparation（準備の段階）：変化を決断する過程にあり，変化の意欲はあり，変化への最初のステップを考えている段階→【対応】方法を発展させ，強化することを支持する．

　④ Action（活動の段階）：希望する変化に向けて，行動上の具体的なステップに進んでいる段階→【対応】変化に対して，情熱的に反応する．苦労がありながらも努力していることを賞賛する．

　⑤ Maintenance（維持の段階）：活動期の変化を維持する努力を続けている段階→【対応】苦労がありながらも維持のために努力していることを賞賛する．情熱的，情緒的に肯定的に反応する．

　⑥ Relapse（後戻りの段階）：活動期の変化を維持する努力から後戻りした状態→【対応】今までがんばってきた活動・維持の時期の達成を評価し，今の段階で何を学んでいるかを話し合う．後戻りの時期を，維持を確固なものとするために必要なステップとして再構成する．

おわりに

　本項では，神経障害性疼痛の医療において，医師・看護師・臨床心理士といった，医療スタッフが理解しておくことが望ましい一般的な心理療法について概説した．神経障害性疼痛が適切に診断される前に，心理的病態が追加されやすく，診断されたときには，神経障害性疼痛を伴う慢性疼痛として対応することが現実的となる症例が多い．医療不信，疼痛行動，抑うつ・不安・破局化といった難治化の因子を見極め，具体的には，不動に伴う筋骨格系の痛みを予防する動機づけインタビューを日常の診療で行っていく支持的介入が，神経障害性疼痛に携わる医療スタッフに一般化することが医療の満足度を上げることにつながると考えられる．

■参考文献

1) 社団法人日本心身医学会用語委員会編．心身医学用語事典．心理療法．東京：医学書院；2001. p.122.
2) 細井昌子，小宮山博朗，米尾佳世子ほか．遷延化したRSD症例の検討―身体表現性疼痛障害との関連―．慢性疼痛 1993；12：90-4.

3) 細井昌子. 心因性慢性疼痛. (特集) 慢性疼痛診療ガイド. 治療 2008；90：2063-72.
4) Haythornthwaite JA, Benrud-Larson LM. Psychological assessment and treatment of patients with neuropathic pain. Curr Pain Headache Rep 2001；5：124-9.
5) Jensen MP, Chodroff MJ, Dworkin RH. The impact of neuropathic pain on health-related quality of life：Review and implications. Neurology 2007；68：1178-82.
6) Miller WR, Rollnick S. Motivational interviewing：Preparing people for change. Facilitating change. New York：The Guilford Press；2002. p.20-9.

〈細井　昌子〉

V. 神経障害性疼痛の治療

4 心理学的治療法

B 認知行動療法

はじめに

　認知行動療法（cognitive-behavior therapy）とは，元来，抑うつ，不安，恐怖症など，メンタルヘルスの問題の心理学的研究から生まれた治療法である。患者の思考や信念（認知），行動，感情を心理学的な訓練によって変化させて，それらの問題を治療するものである[1]。認知や行動は，それらを直接変化させる訓練を用いて変化させるが，感情は直接制御しにくいので，認知や行動を変えることで間接的に変化させる。例えば，抑うつの治療であれば，"自分はだめな人間だ"などの否定的認知（認知）や，一日中寝ているような不活発な生活（行動）を変えることで，間接的に抑うつ気分（感情）の改善を目指す。

　不安や抑うつに対する認知行動療法の成功症例が報告された後，認知行動療法を慢性疼痛治療へ応用する試みがなされた。それはMelzack & Wall[2]のゲートコントロール理論やFordyce[3]による疼痛行動の理論が出現して，痛み体験への心理学的要因の影響が明らかになり，痛みに対する心理学的治療の可能性が開かれたためである。痛みの認知行動療法では，生物医学的病態生理だけではなく，患者の認知や行動，感情も痛みに影響するという痛みの認知行動モデルの視点で患者の痛みを分析し，認知や行動，感情を変化させることで痛みの治療を行う[4]。

オペラント条件づけプログラムとストレス免疫訓練

　最初に開発されたのが，Fordyce[3]による疼痛行動に対するオペラント条件づけプログラムである。痛みが慢性化すると，痛みの訴えや痛みによって横臥すること（疼痛行動）が増えるが，疼痛行動によって患者に対する家族や医療関係者の社会的交流が増えるために，それがかえって痛みの訴えや横臥する生活を持続させ，生活の質（quality of life：QOL）を低下させていることがある。オペラント条件づけプログラムでは，漸進的に疼痛行動への周囲のかかわりを最小限度に，逆に起き上がって活動することに対

するかかわりをしだいに増やすことで患者の活動性を改善し，QOLを高める治療法である。

次に現れたのが，ストレスの心理学的理論を元に開発されたストレス免疫訓練である[5]。これが通常，慢性疼痛の認知行動療法と呼ばれている。痛みは，患者にとってストレスの原因（ストレッサー）であるが，ストレッサーが生じさせるストレス反応は，自動的にストレッサーの強さによって規定されるものではなく，患者によるストレスの受け止め方や対処の仕方で非常に異なる。"痛みのせいで自分の生活は台無しだ"（否定的認知）と認知するか，"痛みがあってもできることはある"と認知するかで，患者の痛みに対する適応状態は違うことが多くの心理学的研究で明らかになっている[6]。よく知られているのは，自己効力感（痛みをある程度コントロールできると感じている）と破局化〔痛みに対して極端に否定的なとらえ方をすること（例：痛みにいつも圧倒されている）〕が，痛みの強さや痛みに対する適応と相関することが一貫して示されている。また，痛みに対して休養を取り過ぎる，不活発になるなどの受け身的な対処を取り過ぎると適応は悪くなる。

さらに，抑うつ，不安，緊張，怒りなどの感情的ストレスや，痛みにとらわれ過ぎたり，じっとして何もしなかったりなどの心理学的要因が痛みを増強すること，リラックス，幸福感および適切な休養によってもたらされる感情的な安定や肯定的な思考が痛みを減少させることも知られている。

痛みの悪循環と痛みの認知行動療法

否定的認知や感情，不活発な生活習慣や行動などの心理学的要因は，痛みを増強させるが，逆に痛みは否定的な認知や感情，不活発な生活や行動を誘発するという悪循環の関係にある。Otis[7]は，これを痛みの悪循環と呼んでいる。

そこで，さまざまな痛み対処技能や痛みへの認知を変える技法を組み込んだ治療法が考案された。痛みの認知行動療法は，①再概念化，②技能の習得，③技能の強化，④技能の般化と維持，という4つの段階から構成されている[8]。認知行動療法で教育される技能は，認知や行動を変えることで痛みの悪循環を止める機能がある（図）。また，痛みへの適切な対処技能を習得させることで，痛みへの適応を改善させる効果もある。認知行動療法プログラムは，集団療法の形式で行われることも多い。集団療法のグループは4～8名の患者からなり，1回のセッションは1.5～2時間である。外来であれば毎週，入院プログラムであれば毎日，6～12セッションが行われる[9]。集団療法の治療者は，認知行動療法を専門とする臨床心理士が行うことが多い[9]。

1 再概念化

再概念化とは，痛みは身体疾患であって患者自身が対処できる余地はまったくないという患者の認知を修正し，自分の痛みは自分の力で対処可能なのだという態度を習得さ

V. 神経障害性疼痛の治療

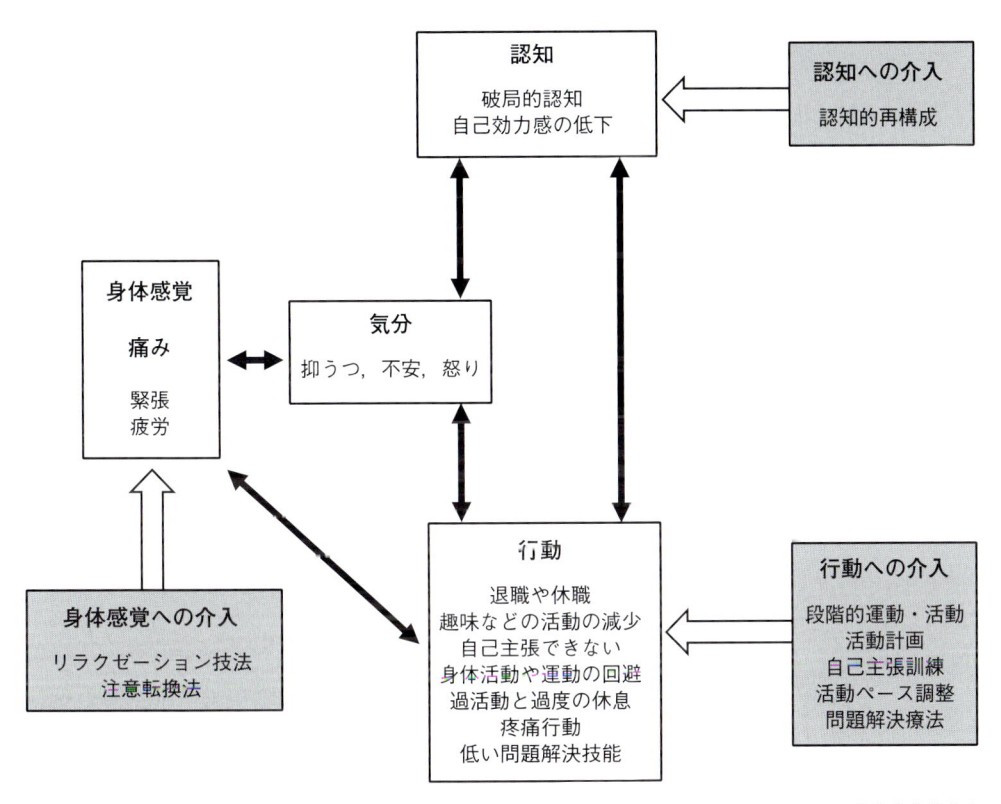

図 認知行動療法による痛みの悪循環への介入

[図中テキスト]
- 認知: 破局的認知、自己効力感の低下
- 認知への介入: 認知的再構成
- 身体感覚 痛み: 緊張、疲労
- 身体感覚への介入: リラクゼーション技法、注意転換法
- 気分: 抑うつ、不安、怒り
- 行動: 退職や休職、趣味などの活動の減少、自己主張できない、身体活動や運動の回避、過活動と過度の休息、疼痛行動、低い問題解決技能
- 行動への介入: 段階的運動・活動、活動計画、自己主張訓練、活動ペース調整、問題解決療法

せることである。ゲートコントロール理論や痛みの心理学理論を提示し、さまざまな心理学的要因が痛みに影響することを説明して、認知や感情、行動は認知行動療法で変えることができると伝える。実際に感情が痛みに影響することを検証するために、痛みと感情、思考、行動などについて記録してもらうこともある。

2 技能の習得段階

技能の習得段階では、認知や行動を変容させ、痛みやストレスに対処するための技能を教示する。段階的運動・活動、活動計画、活動ペース調整、問題解決技法、リラクゼーション技法、注意転換技法、自己主張訓練、認知的再構成法などが教えられる。

a. 認知的再構成法

認知的再構成法とは、否定的な認知（考え方）と別の客観的合理的な（単なるプラス思考ではない）認知ができるよう、訓練するものである。

b. 問題解決技法

問題解決技法とは、日常生活上のさまざまな問題を解決するための構造化された技法である。a.問題を具体的に定義する、b.いくつかの解決案を考案する、c.どの選択肢

が一番成功しそうか評価する，d. 採用した解決案を実施してみる，e. 成功度を評価し，不十分なら別の選択肢を使ってみる，などの段階からなっている．

c. 段階的運動・活動

段階的運動・活動とは，患者が耐えられる範囲で徐々に運動，仕事や家事などの活動量を増やしていく技法である．

d. 活動計画

活動計画とは，元来うつ病の行動療法技法であり，達成感や楽しさを味わえる活動を毎日無理のない範囲内で計画的に実行してもらうものである．

e. 自己主張訓練

自己主張訓練とは，攻撃的にも卑屈にもならず，適切に言いたいことを相手に伝えられるよう訓練することである．面接室で実際に自己主張することを演じて訓練する．

f. 活動ペース調整

活動ペース調整は，極端に長時間活動した後，痛みや疲れが出て，過度に休息を取り過ぎる，という慢性疼痛患者特有の不適応的活動パターンを修正する技法である．過度の活動と過度の休息は，どちらも痛みに悪影響を及ぼす．そこで，無理のない長さの活動時間の後に小休息を挟むという活動パターンを教示する．

g. リラクゼーション技法

リラクゼーション技法とは，患者が自らリラックスできるように，訓練して緊張や痛みに対処するための方法である．

h. 注意転換技法

注意転換技法とは，患者が痛みに過度にとらわれる傾向を修正する技法であり，自分が快適な場面にいると想像させるイメージ技法などが使われる．

3 技能の強化段階

技能の強化段階では，教示した技能が確実に習得されるよう，繰り返し練習する．また，教えられた技能を家庭や職場など，さまざまな場面で使うよう課題を出すのも認知行動療法の特徴である．

4 技能の般化と維持の段階

技能の般化と維持の段階では，患者本人に対しては課題の重要性を説明し，課題を続けることを勧める．家族に対して課題の必要性を説明して治療に協力してもらうことや，

表 痛みの認知行動療法の特徴

問題指向的（漠然と治療するのでなく，標的症状や問題を明確にして介入）

患者教育を行う
　（痛みの認知行動モデル，痛みやストレスへの対処法，問題解決法，人とのコミュニケーション技能を教える）
　（患者自身の対処能力を高める）

患者と共同して治療を進める（治療者が一方的に教えるのではない）

問題の分析や技能習得を強化するために課題を出す。教育した技能は家庭で練習してもらう

治療を妨げる否定的感情（医療不信や疾患，生活，治療への不安など）を処理するため，患者自身の不安や怒りなど気持ちの表現を促す

思考（認知），感情，行動，痛みなどの症状との関連性を分析して介入する

症状再発時の対処法も教育する

（Turk DC. A cognitive-behavioral perspective on treatment of chronic pain patients. In：Turk DC, Gatchel RJ, editors. Psychological approaches to pain management. 2nd ed. New York：Guilford Press；2002. p.138-58 より改変引用）

症状が再発した場合の対処法も話し合って，再発に備えることも行う。

　慢性疼痛の認知行動療法についての具体的な治療プロトコルは，Turk ら[1)8)10)]，Keefe ら[9)]に詳しい。患者向けの解説書[7)10)]も，出版されている。表に，慢性疼痛の認知行動療法の特徴についてまとめた。

神経障害性疼痛と認知行動療法

　神経障害性疼痛に対する認知行動療法のエビデンスは，少ないがいくつか散見される。神経障害性疼痛でも一般的な慢性疼痛と同様に，不適応的認知や対処が痛みへの適応と相関することがワシントン大学の Jensen ら[13)]の研究グループによって明らかになっており（例：Molton ら[11)]），認知や対処への介入は有望であると思われる。無作為化比較試験（randomized controlled trial：RCT）も報告されている。ヒト免疫不全ウイルス（HIV）由来の神経障害性疼痛に対して，認知行動療法と一般的心理療法の効果が比較され，両群とも痛み強度が減少したが，痛み関連の生活障害では認知行動療法のほうがより改善したという結果であった[12)]。RCT ではないが，Norrbrink ら[13)]は脊髄損傷関連の神経障害性疼痛に認知行動療法を適用し，抑うつと不安が改善したとしており，Ehde & Jensen[14)]は脊髄損傷や四肢切断関連の慢性疼痛に認知行動療法を適用し，疼痛強度の減少が得られたと報告している。

おわりに

　神経障害性疼痛の治療に認知行動療法を導入することは，治療の効率化を促進すると考えられる。特に，回数を限定した集団療法の形式で実施すれば，医療経済的にも有利

であろう．認知行動療法では，限られた面接回数の中で患者に痛みやストレスへの対処戦略を教示して，症状の減らし方や，症状があっても生活できるノウハウを教育する．痛みや生活障害が完全になくならなくても，患者の自己管理能力が上がれば，それだけ治療スタッフの負担は軽減される．患者の苦悩を全部スタッフが丸抱えする必要はない．医師や医療スタッフは，疼痛やストレス対処に関する患者の訴えについて，認知行動療法を行う担当スタッフとの治療の場で解決するという治療の構造化を行うと，生物医学的治療を担当するスタッフの負担が軽減される．認知行動療法を一通り終了した患者であれば，習得した対処技能を具体的に明示して，それを使って対処するよう指示してもよい．その場合は，初めから解決策を考え出さなくてよいので，面接の時間も節約できる．

長期化した難治症例を担当している医師を中心とする神経障害性疼痛の治療スタッフの否定的気分を改善するためにも，認知行動療法の有用性についての理解が進み，神経障害性疼痛に苦しむ患者やその家族とともに治療スタッフの認知や行動が変容されることが期待される．

■参考文献

1) Turk DC, Okifuji A. A cognitive-behavioral approach to pain management. In：Wall PD, Melzack R, editors. Textbook of pain. 4th ed. London：Churchill Livingstone；1999. p.1431-44.
2) Melzack R, Wall PD. Pain mechanisms：A new theory. Science 1965；50：971-9.
3) Fordyce WE, Fowler RS Jr, Lehmann JF, et al. Some implications of learning in problems of chronic pain. J Chronic Dis 1968；21：179-90.
4) Keefe FJ. Cognitive behavioral therapy for managing pain. The Clinical Psychologist 1996；49：4-5.
5) Turk DC, Meichenbaum D, Genest M. Pain and behavioral medicine：A cognitive-behavioral perspective. New York：Guilford Press；1983. p.177-339.
6) 有村達之．痛みへのアプローチ：心療内科と認知行動療法．臨床心理学 2005；28：472-7.
7) Otis JD. Managing chronic pain：A cognitive-behavioral therapy approach—Workbook. New York：Oxford University Press；2007.
8) Turk DC. A cognitive-behavioral perspective on treatment of chronic pain patients. In：Turk DC, Gatchel RJ, editors. Psychological approaches to pain management. 2nd ed. New York：Guilford Press；2002. p.138-58.
9) Keefe FJ, Beaupre PM, Gil KM, et al. Group therapy for patients with chronic pain. In：Turk DC, Gatchel RJ, editors. Psychological approaches to pain management. 2nd ed. New York：Guilford Press；2002. p.234-55.
10) Turk DC, Winter F. The pain survival guide：How to reclaim your life. Washington DC：American Psychological Association；2006.
11) Molton IR, Stoelb BL, Jensen MP, et al. Psychosocial factors and adjustment to chronic pain in spinal cord injury：Replication and cross-validation. J Rehabil Res Dev 2009；46：31-42.
12) Evans S, Fishman B, Spielman L, et al. Randomized trial of cognitive behavior therapy versus supportive psychotherapy for HIV-related peripheral neuropathic pain. Psychosomatics 2003；44：44-50.

13) Norrbrink BC, Kowalski J, Lundeberg T. A comprehensive pain management programme comprising educational cognitive and behavioral interventions for neuropathic pain following spinal cord injury. J Rehabil Med 2006 ; 38 : 172-80.
14) Ehde DM, Jensen MP. Feasibility of a cognitive restructuring intervention for treatment of chronic pain in persons with disability. Rehabil Psychol 2004 ; 49 : 254-8.

〔有村　達之，細井　昌子〕

V. 神経障害性疼痛の治療

5 電気痙攣療法

はじめに

　電気痙攣療法（electroconvulsive therapy：ECT）は，経頭蓋的電気刺激により脳内に発作性放電を発生させ，人工的に痙攣発作を誘発し，二次的に生じる脳内過程により脳機能を改善する方法である．1938年に，イタリアのCerlettiとBiniによって初めて行われて以来，精神科領域の治療法として70年の歴史がある．過去には，抗精神病薬の開発，普及や安易に乱用されたため否定的な議論が行われた時期もあったが，薬物療法にも限界があること，薬物抵抗性の疾患にも優れた治療効果を示すこと，さらに即効性もあることからECTは再び見直されるようになり，適切な全身麻酔管理下に施行される現在では，その適用範囲も広がってきている．確立されている治療効果は，各種精神病におけるうつ状態，昏迷状態，幻覚妄想状態，自殺企図など緊急性のある場合，ならびにパーキンソン病，悪性症候群に伴う筋硬直などである．疼痛に対する治療効果は，1940年代から報告がある．うつ状態を呈した帯状疱疹後神経痛（postherpetic neuralgia：PHN），複合性局所疼痛症候群（complex regional pain syndrome：CRPS），視床痛などの難治性疼痛の患者にECTを施行し痛みの消失，軽減が得られたという報告と，これを否定する報告もある．筆者ら[1]~[5]は，1995年からPHN，CRPS，脊髄以上の中枢性疼痛などの神経障害性疼痛に対して，種々の薬物療法・神経ブロック，硬膜外電気刺激療法などに反応せず，日常生活能（activities of daily living：ADL）の著しい低下と強い抑うつ症状を呈している患者を対象に，精神科治療としてECTを施行し，その臨床効果を慎重に検討してきた．その結果，難治性疼痛のなかでも神経障害性疼痛，求心路遮断性疼痛に対して選択的鎮痛効果を持つことが明らかになった．また，脳機能画像を用いた研究から，鎮痛効果に関するECTの作用部位についても多数の興味深い報告[6][7]が得られている．当初はサイン波治療器で施行していたが，現在では2002年に短パルス矩形波治療器サイマトロン®がわが国で承認され，サイン波治療器に比べて循環動態への影響や認知機能障害が少ないので，安全性が向上し，通常はこの矩形波治療器を使用している．

必要な器具

頭部電気刺激装置（図1）
 i) サイン波治療器：本体と電極からなる。
 ii) 短パルス矩形波治療器（サイマトロン®）：本体と付属品からなる。

手技の実際 (図2)

　術前検査は、通常の手術の麻酔と同様に、血算、一般生化学、感染症、胸部単純X線写真、心電図のほか、脳内占拠病変、脳萎縮、脳血管の異常を調べておくために頭部コンピュータ断層撮影（computed tomography：CT）、磁気共鳴画像（magnetic resonance imaging：MRI）は必ず行う。実際の手順を図2に示す。病棟での術前準備は、通常の全身麻酔に準じる。疼痛患者は緊急で行うことはないので、翌日午前中のECT施行の場合、前日の夜9時以後絶食、12時以後絶飲にしている。経口薬が必要な場合は、2時間以上前に少量の飲水で服用させる。総入れ歯は外しておく、部分入れ歯は状況により外さないこともある。バイタルサインチェック後、手術室に入室となる。モニター類（心電図、自動血圧計、パルスオキシメータ）を装着し、さらにターニケットを一側下腿に装着する。症例によっては、脳波（サイマトロン®には付属）、呼気CO_2モニター、bispectral index（BIS）モニター、筋弛緩モニター、観血的動脈圧計を装着する。刺激電極と脳波電極の設置部位をアルコール綿でよく拭いて設置する。モニター装着時より、マスクで酸素6 l を投与し酸素化を行う。前投薬として、アトロピンを0.3-0.5 mgを麻酔導入前に静注する。麻酔薬は、チオペンタール2-5 mg/kgまたはプロポフォール1〜2 mg/kgを用いている。静脈投与・入眠後、純酸素によるマスク換気を開始し、ターニケットを200 mmHgで加圧し一側下腿の血流を遮断した後に、筋弛緩薬スキサメトニウム0.5〜1 mg/kgを投与する。同時に、筆者らは予防的にニカルジピン1 mgを静

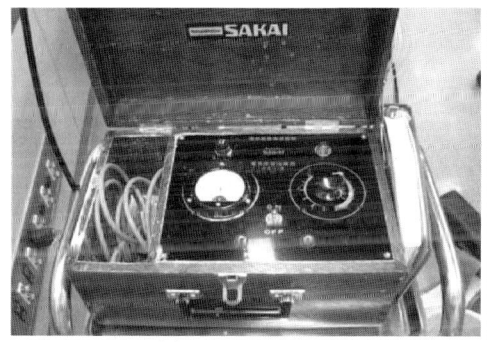

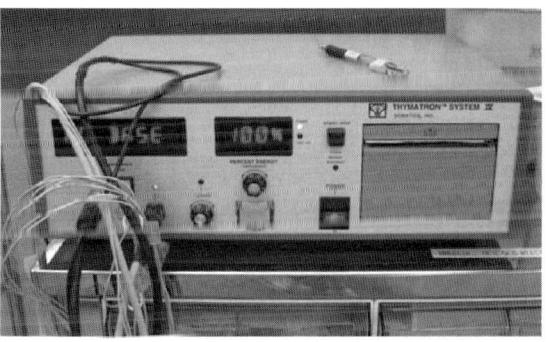

(a) サイン波治療器　　　(b) 短パルス矩形波治療器

図1　頭部電気刺激装置

5. 電気痙攣療法

```
         病棟                     手術室

時間                        分
−6 ← 禁飲食              −5 ← 入室，申し送り

                              モニター装着：心電図，血圧計，パルスオキシメータ
                           ← 記録電極の設置：脳波，心電図，筋電図
                              ターニケット装着
−1                            刺激電極装着

   ← 静脈確保（維持輸液）
      前投薬 ┬ H₂遮断薬側管注    刺激電極静的インピーダンスの確認
            └ 硫酸アトロピン側管注  刺激パラメータの設定

                              ┌ チオペンタール（2〜4 mg/kg）側管注
0  ECT施行（手術室）       0 ←    or
                              └ プロポフォール（1〜2 mg/kg）側管注
   リカバリーで経過観察
                           ← ニカルジピン（1 mg）

   マスク O₂（3 l/min）     1 ← ターニケット ON

1  自室でゆっくり過ごす     2 ← 塩酸スキサメトニウム（1〜1.5 mg/kg）側管注

                           3 ← 刺激スイッチ ON
                              ┌ 短パルス矩形波
                              │     or
                              └ サイン波（115 V，5秒間）
                              *短パルス矩形波の場合：EMG，EEG で発作を確認
                               発作不発なら 20 秒待ち，不全発作なら 40 秒待ち
2                              刺激強度を上げて再刺激

                           ← ターニケット OFF

                              血圧上昇，徐脈，頻脈，不整脈，呼吸状態を確認し，
                              適切な全身管理を行う

                          15 ← バイタルサインの最終確認後，モニターを外す
3  安静解除
   食事開始可                ← 退室，申し送り
```

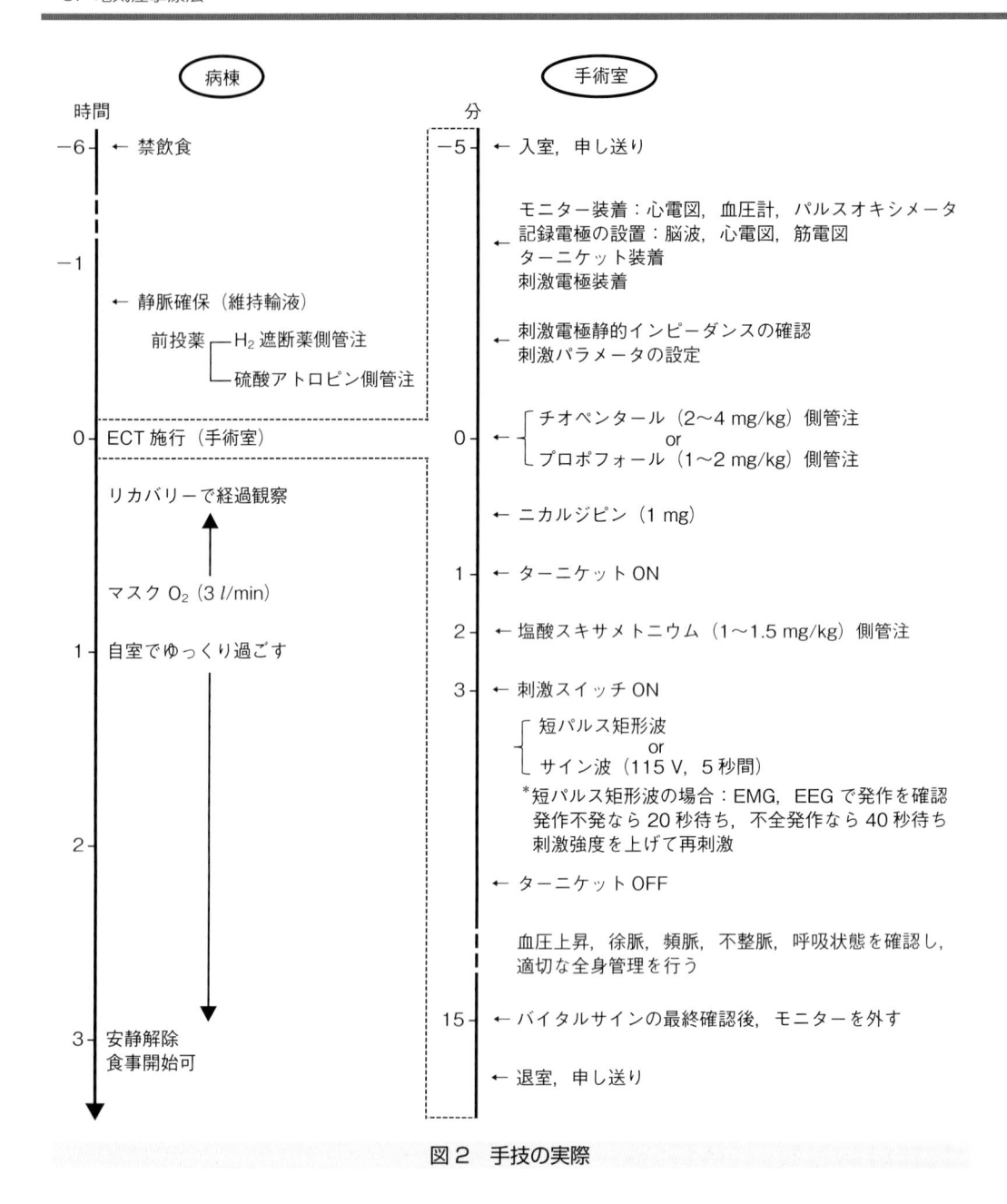

図2 手技の実際

注している。十分な換気を行いながら，スキサメトニウムによる筋線維束攣縮のピークを確認し，術者により通電を行う．通電前に口腔内の損傷を防ぐために，マウスガードやバイトブロックを挿入するか，下顎を保持する．通電中は手術台から離れるようにし，患者の身体が金属部分に触れないように注意する．通電終了後に，痙攣発作の有効性を評価する．サイマトロン®では，筋電図，脳波，心電図が自動的に測定される．有効性の判定は，運動性の痙攣が 20 秒以上，脳波上 25 秒以上，周期性高振幅律動性棘徐波の出現，発作波が突然に終結し平坦化すること，また視覚的に痙攣の確認や交感神経系の興奮による心拍数や血圧の上昇など，循環動態の反応も指標の一つになる．発作不発，

短時間発作など，有効でないと判定されるときには再刺激を行う。その際，麻酔薬を追加するかどうか，その薬液量をどうするかは麻酔科医に任されるが，術中覚醒の問題があり慎重な判断が必要である。通電後はターニケットを外し，自発呼吸が回復するまでマスク換気を行い，血圧，脈拍が安定し，意識が戻り，開眼や深呼吸など指示に応じることを確認して麻酔終了とする。モニター類を外して帰室させるが，移動時の急変に備えてパルスオキシメータは装着し，アンビューバッグや血圧計は携帯する。帰室後は，3時間安静としている。十分に覚醒し，バイタルサインが安定していることを確認するまでは酸素吸入と点滴を続ける。痙攣発作時間（脳波上，肉眼上），刺激用量，麻酔薬，筋弛緩薬の投与量など，治療の記録は次回の参考となるので必ず記録しておくことが大切である。

施行間隔と施行回数

初回は，原則として1日1回で週2回，計8回を1クールとして行っている。健忘などの副作用軽減のため，施行日と施行日との間に2〜3日間の間隔を空けている。治療効果の状況により，5〜6回で終了することもあれば，10回まで追加することもある。副作用など，なにか問題があれば間隔を空けるか中止する。

治療効果の特徴と持続期間

効果発現には時間的特性がある。第1回目のECT直後には，痛みやアロディニアがぶり返し，かえって症状が強くなることがよく見られる。第2回目から3回目ぐらいまで，同様に症状がぶり返すことが多く見られる。この増強した痛みやアロディニアは10〜20時間後には軽減し，元のレベル以上になることはない。回数を繰り返すたびに痛みの増強は小さくなり，症状は改善してくる。4〜5回目からは，ECT直後から鎮痛効果を自覚し，翌日は少し痛みが戻ってくる。6〜8回目の反復により，この効果は蓄積され，症状は軽減する。特に，電撃痛のような発作性疼痛や，強いアロディニアが改善することがよく見られる。鎮痛効果の持続期間は，症例一人一人によってまったく異なる。2〜3週間で再発し，すぐ元のレベルに戻ってしまう症例から，1クールの治療で完全に痛みが消失し，その後10年以上効果が持続している症例もある。通常は，3〜6カ月ぐらい月単位の持続効果が期待できる。効果は永続的なものではないが，再発症例に対してはECTの再施行により，初回よりも少ない回数で同等以上の効果が認められることが多い。耐性は生じないと考えられ，2回目からは1クールあたりの施行回数を3〜6回に減らすことが可能である。ECTとECTの間隔は最低3〜6カ月空けて，痛みが7〜8割戻ってきたところで，健忘などの副作用が問題ないことを確認して行っている。また，数週間に1〜2回施行する維持療法的ECTという方法があるが，症例によってはよい適応となる。

疼痛患者に対する ECT の麻酔[8]

　基本的には精神疾患患者に対する ECT と同じであるが，治療効果から見ると，より確実な痙攣発作の誘発や，十分な痙攣時間の確保が重要であり，最大限の効果が望まれる。当然，抗痙攣薬を服用されている場合は，必ず施行予定の 1 週間前には中止しておく。しかし，血圧の上昇や副作用の健忘などはできるだけ少ないほうがよく，ECT の影響は最小限に抑えることが重要である。よい適応となる視床痛（中枢性疼痛）は，ECT の危険因子の一つである頭蓋内疾患であるが，現在では，陳旧性の脳梗塞，脳出血は特に問題ないとされており，脳圧亢進の徴候が伴わなければ危険性はないと考えられる。しかし，これらの疾患では高血圧を有する患者が多く，その施行に際してはより慎重で適切な麻酔管理が必要である。麻酔薬は，われわれの病院では主としてチオペンタールを使用している。これは，一時プロポフォールを用いたところ，精神科から治療効果が低下した感があるとの申し入れがあり，比較してみたところプロポフォールは用量依存的に循環動態を安定させるが痙攣時間を短縮することが確認されたからである。精神疾患患者に対する ECT では，プロポフォールが治療効果に影響しないとの報告が多いが，疼痛患者に対しては一考を要する。十分な痙攣を得られない患者や効果が不十分な場合では，導入薬にケタミンを用いることや，前日にケタミン 2 ～ 3 mg/kg を 1 時間ぐらいかけて点滴すると治療効果を認めることがある。

ECT 治療器について

　現在では，一般的に短パルス矩形波治療器が使用されている。通電直後の徐脈，高血圧，頻脈はいずれも少なく，認知障害の程度も非常に軽い。これは，サイン波治療器に比べて電流が瞬間的に最大強度に達するので電気的な効率がよく，エネルギーが 1/3 程度で済むからである。しかし，疼痛患者においては，サイン波治療器と比較すると同程度の痙攣時間が得られても，治療効果が全般的に少ないように感じられる。前回サイン波治療器で効果のあった患者に矩形波治療器で施行すると，今回は効かないと訴えることがある。その場合，サイン波治療器に替えるとよく効くことが多い。初回の場合，5 回前後で効果不十分と判断したときは，サイン波治療器で施行するようにしている。このことは，鎮痛効果を得るには痙攣を誘発することだけではなくて，ある程度のエネルギー量が必要なのかもしれない。

ECT の鎮痛機序[9][10]

　ECT の臨床効果は確立されているが，その作用機序についてはまだ十分に解明されていない。脳内の生化学的研究で，さまざまな神経伝達物質が変化することが報告され

(a) pre-ECT

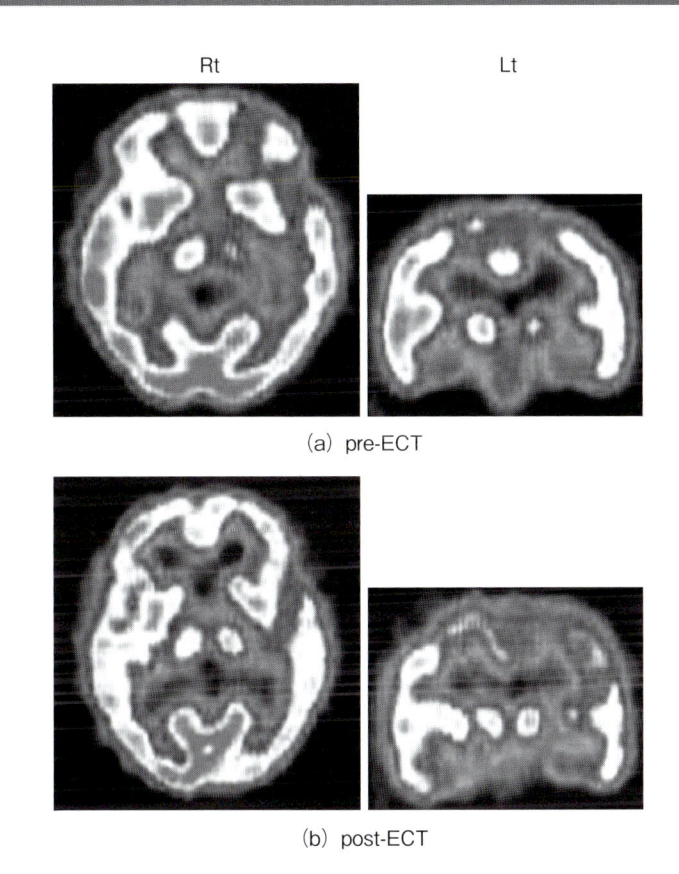

(b) post-ECT

図3　左被殻出血の脳 SPECT 所見
治療前（a）には痛みと反対側（左側）の視床血流低下を認める。治療後（b）1週間の時点では改善し，視床血流の左右差は消失している。

ている。これらのなかで，ノルアドレナリン（NA）系やセロトニン（5HT）系の変化は痛みの下行抑制系の賦活に，オピオイド系やγアミノ酪酸（GABA）系の変化は鎮痛作用の機序に関係する可能性はある。作用部位については，脳機能画像を用いた研究から多数の報告がある。図3に，脳出血による視床痛症例の脳単一光子放出型コンピュータ断層撮影（SPECT）所見を示す。ECT 施行前には出血側の視床血流低下を認めるが，ECT 8回施行後1週間の時点では視床血流の左右差は消失しており，改善していることが認められる。このような所見は，PHN，CRPS type II でも認められることが多い。この所見は3カ月〜半年後に痛みが再燃したときには，視床血流が元のレベルにまで低下していることが多く，ECT の再施行後に症状の消失とともに視床血流の左右差は改善することが多い。しかし，CRPS type I は逆に施行前に血流増加を認めることもあり，症例によって異なる所見を示す。このことは，病態の複雑さを示唆するが，いずれにしても痛みの中継核である視床の機能変調が病態にかかわっていることが示され，視床がECT の主要な作用部位の一つと考えられる。

表　慢性疼痛に対する ECT の適用基準

A. inclusion criteria：次の 1) または 2) のいずれかを満たすこと
  1) 病歴・症状・検査所見から求心路遮断性疼痛であることが明確であること
  2) 重篤な抑うつ症状を伴うこと（下記①から⑤のうち 3 項目以上）
    ①抑うつ気分，②思考・行動抑制，③食欲不振・体重減少，④睡眠障害（入眠困難＋中途覚醒＋早朝覚醒），⑤自責感（他罰傾向の欠如）

B. exclusion criteria：次の 1) ～ 3) のいずれも該当しないこと
  1) 詐病
  2) 疾病・障害にかかわる係争事項の存在
  3) 疾病利得の存在

C. 痛み関連障害について視覚的評価尺度（visual analogue scale）以外の客観的な評価尺度があること
  1) 疼痛・アロディニアの性状・範囲，発作痛の頻度・持続時間の評価
  2) 身近で協力的な家族の観察による ADL 評価
  3) アクチグラム，歩数計，握力計などを用いた ADL 評価
  4) サーモグラフィ，脳機能画像などの生理学的手法による評価

D. インフォームドコンセントを得ておくこと

おわりに

　表に適用基準を示す。これまでの 130 を超す症例のなかで，もっとも多く効果の得られる疾患は視床痛である[11]。ほとんど治療手段のないこの疾患に対して，80％以上の患者になんらかの治療効果が得られている。PHN に対しては，電激痛やアロディニアが改善することが多い。その他の CRPS に対しては不確定なところもあるが，ほかの治療法では得られない良好な効果を得られることが多い。しかし，特異的な痛み行動を有する症例や心理的葛藤を抱えている症例に対しては，ECT は治療効果を持たない。ECT は痛みの病態に応じて心理・社会面の評価を慎重に行い，適切なインフォームドコンセントのもとに適用を検討し，ほかの治療法と合理的に組み合わせることで，難治性慢性疼痛の有効な治療手段の一つとして期待できる。

■参考文献

1) 土井永史，米良仁志. 中枢性疼痛に対する電気痙攣療法. ペインクリニック 1998；19：845-53.
2) 飯島達夫，土井永史，中村　満. 帯状疱疹後神経痛に対する電気けいれん療法の長期効果―第 1 クール後の痛みの再発と ECT 再試行の検討. 日本ペインクリニック学会誌 2000；7：126-33.
3) 土井永史，米良仁志. 慢性疼痛に対する電気痙攣療法. 医学のあゆみ 2002；203：91-5.
4) 土井永史，中村　満，一瀬邦弘ほか. 短パルス矩形波治療器の適応が期待される疾患：疼痛性障害. 精神科治療学 2003；18：1403-9.
5) 土井永史，鮫島達矢，諏訪　浩ほか. 神経疾患に対する ECT の応用. BRAIN and NERVE 2007；59：313-20.

6) 中村　満, 土井永史, 一瀬邦弘. 慢性疼痛における視床機能の変化─脳機能画像による検討─. ペインクリニック 1999；20：21-6.
7) 中村　満, 土井永史, 一瀬邦弘. ECT はなぜ効くのか─脳循環代謝の観点から. 脳の科学 1999；21：185-91.
8) 米良仁志. ECT の麻酔─最近の知見と痛みの患者に対する麻酔管理上の問題点─. 麻酔 2005；54：S155-62.
9) 土井永史. 電気痙攣療法の新しい適応の可能性─疼痛緩和治療への応用─. 精神経誌 2007；109：354-60.
10) 土井永史, 鮫島達夫, 臼井千恵. 電気痙攣療法. 治療学 2005；39：854-60.
11) 米良仁志, 小林如乃, 土井永史. CRPS の ECT 治療. ペインクリニック 2007；29：1223-9.

〔米良　仁志, 土井　永史〕

V. 神経障害性疼痛の治療

6 リハビリテーション

A 理学療法

はじめに

　神経障害性疼痛の治療において，リハビリテーションは薬物療法，神経ブロック療法，電気などによる神経刺激療法，心理療法などと並んで重要な治療法である．基本的な手技である関節可動域訓練，筋力訓練，感覚再教育などは，実際の治療場面で広く用いられている．その反面，それぞれの手技についての文献的なエビデンスは限られている．理学療法をはじめとするリハビリテーション医療の目的は，患者を再び元の日常生活，社会生活に適した状態に近づけることである．そこで本項は，患者の日常生活，社会生活について，リハビリテーション科で使用する評価法を概説する．

疼痛の評価

　代表的な疼痛の程度の評価法に，視覚的評価尺度（visual analogue scale）[1]，numerical rating scale[2]，face scale[3] などがある．また，疼痛の性質の評価にマギル疼痛質問表（MPQ）[4] がある．これらの評価は，多くの疼痛性疾患の診療および研究に用いられている．神経障害性疼痛のリハビリテーションにおいても同様に，これらは有用な評価法である．これらの疼痛評価法に加えて，リハビリテーション領域では以下のようなさまざまな評価法を用いることがある．

運動・感覚の評価

　脳，脊髄，末梢神経など，予想しうる神経障害部位を念頭に置きながら，知覚検査，徒手筋力検査（manual muscle test：MMT）や握力，関節可動域などを評価する．典型的には，脳では片麻痺，脊髄では髄節，末梢神経ではその支配領域に一致した所見を示す．とりわけ，脊髄より末梢の神経障害が疑われる場合，神経伝導検査，針筋電図など

V. 神経障害性疼痛の治療

の電気生理学的検査が有用な場合がある．ただし，手技的な難点より対象となる末梢神経や筋肉は限られる．

1 下肢機能の評価

下肢機能である歩行については，神経学的所見，筋力，関節可動域，脚長差，筋緊張を評価した後，患者をいつもと同じように歩かせ観察する．歩行能力に関する簡単な数値的指標では，次のような評価法がよく用いられる．

a．10 m 歩行[5]

10 m の距離を歩行させ，それにかかる時間と歩数を計測する．30 秒以内が実用歩行の目安とされる．

b．6 分間歩行試験（6 minutes walk test：6MWT）[6]

6 分間に歩行できる移動距離を計測する．運動耐性の目安とされる．

c．timed up and go test[7]

椅子に座った状態から立ち上がり，3 m 先の目標物まで歩き，方向変換して 3 m 歩いて戻り，再び椅子に座るまでの時間を計る．20 秒以内で屋外外出可能，30 秒以上で日常生活動作に介助が必要とされる．

2 上肢機能の評価

上肢機能については，肩や手首，手指など，運動の自由度が高い関節が多く，その評価は単純でない．しかしながら，臨床場面では，次のような簡易な評価法がよく用いられる．

a．簡易上肢機能検査（simple test for evaluating hand function：STEF）（図1）[8]

ボール，ペグ，小さな球体などを上肢で操作し，それに要した時間（秒）で上肢機能を評価する．3～80 歳以上の 17 階級の年齢別の平均値が示されており，左右別に 100 点満点で点数化する．

b．9 hole-peg test（図2）[9]

縦横3列の9つの孔に手指でペグを差し込み，さらにそれを取り去る操作を行い，それに要した時間（秒）で上肢-手指の巧緻性を評価する．

3 脊髄損傷患者の評価

脊髄損傷患者の評価には，American Spinal Injury Association（ASIA）の神経学的

6. リハビリテーション

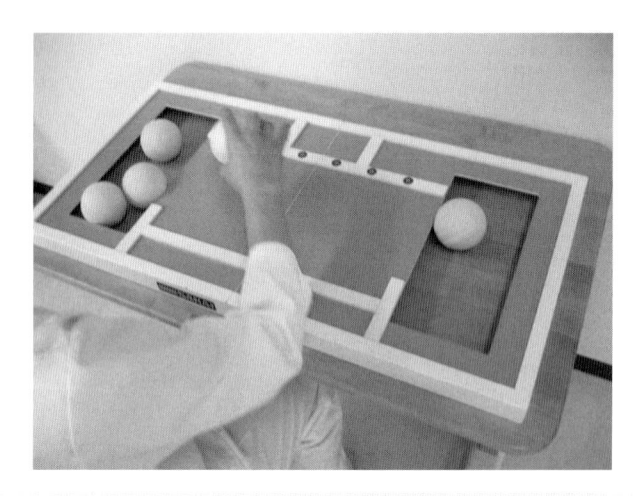

図1 簡易上肢機能検査

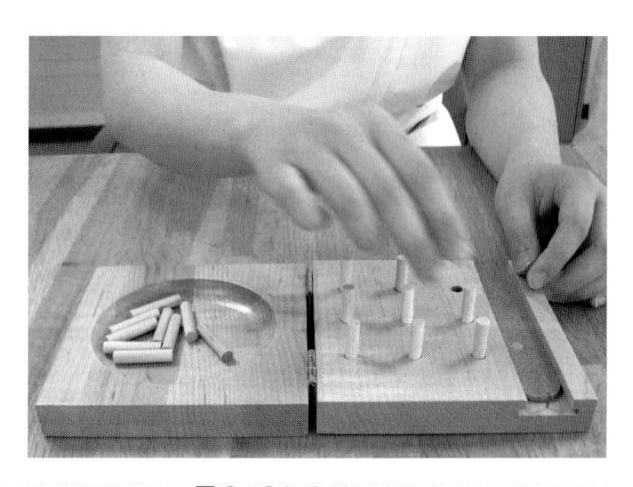

図2 9 hole-peg test

評価が頻繁に用いられる[10]。これは，C5 から S1 までの 10 脊髄節を代表する筋（key muscle）について MMT で評価し，残存髄節の高位を決めるものである（図3）。麻痺の分類は，ASIA 機能障害分類（表1）による。完全麻痺の場合，到達しうる日常生活能（activities of daily living：ADL）レベルは残存する髄節でおおむね決定される（表2）。反面，近年では高齢者の頸髄領域の不全麻痺，中心性頸髄損傷が増加している。この場合，仙髄節の感覚が温存され，上肢筋力低下が下肢より重篤となり，完全麻痺の場合と障害像が異なるので注意が必要である。

V. 神経障害性疼痛の治療

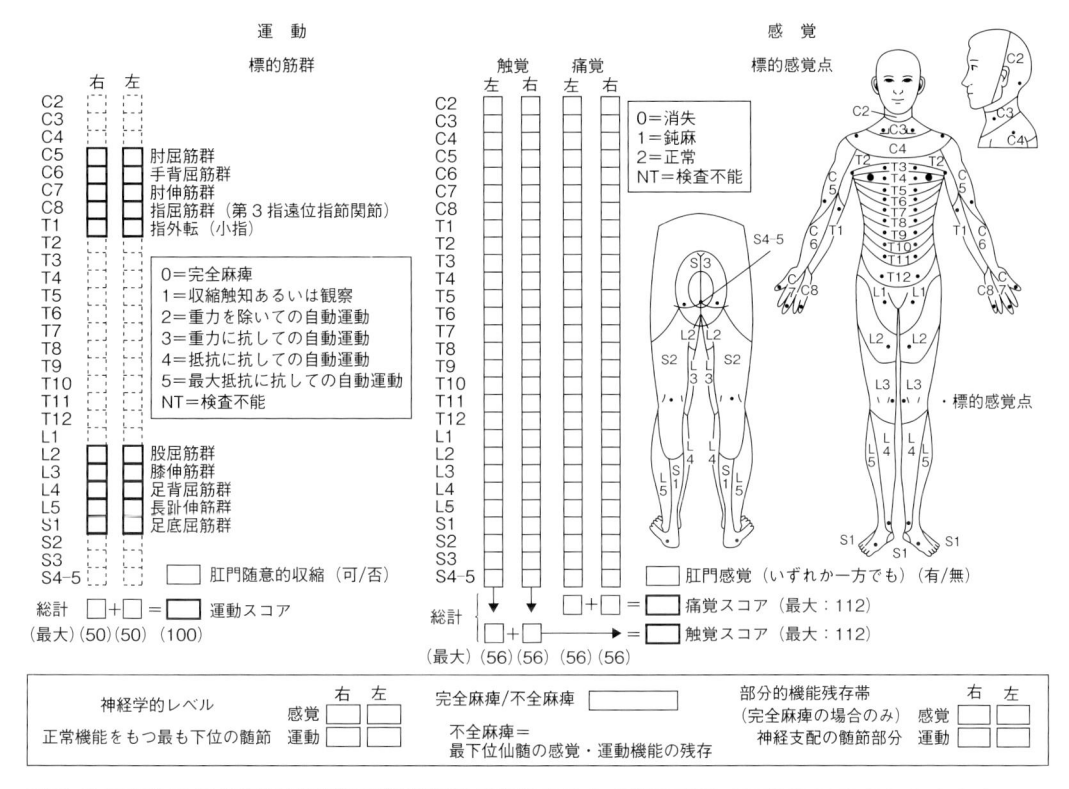

図3 脊髄損傷患者のASIAの神経学的評価

徒手筋力検査で筋力"3"以上を正常残存高位髄節と判定する。例えば、key muscleの筋力がC5でMMT5, C6でMMT3, C7でMMT0の場合にはC6と判定する。

(Maynard FM Jr, Bracken MB, Creasey G, et al. International standards for neurological and functional classification of spinal cord injury. American Spinal Injury Association. Spinal Cord 1997 ; 35 : 266-74 より改変引用)

表1 ASIA機能障害分類

A = 完全麻痺	S4〜5領域の運動・知覚機能の完全喪失
B = 不全麻痺	神経学的レベルより下位の運動は完全麻痺、知覚はS4〜5領域を含み残存
C = 不全麻痺	神経学的レベルより下位に運動機能が残存し、麻痺域のkey muscleの過半数が筋力3/5未満
D = 不全麻痺	神経学的レベルより下位に運動機能が残存し、麻痺域のkey muscleの過半数が筋力3/5以上
E = 正常	運動・知覚機能ともに正常

4 脳卒中患者の評価

脳卒中患者には、stroke impairment assessment set (SIAS) がよく用いられる[11]。この評価法は、片麻痺患者においての上肢・下肢の運動機能、深部腱反射、筋緊張、触覚、関節位置覚、関節可動域などからなる評価で、脳卒中患者の障害を系統的に把握す

6. リハビリテーション

表2 残存高位髄節と運動機能，到達しうるADL，補助具や装具など（完全麻痺の場合）

残存高位	主な筋肉	運動機能	ADL	補助具・装具など
C2〜3 髄節残存	胸鎖乳突筋	頭部の前屈回転	全介助	人工呼吸器 車いす（下顎での操作）
C4 髄節残存	横隔膜 僧帽筋	頭頸部の運動 肩甲骨の挙上	全介助	電動車いす 環境制御装置 リフター マウススティック
C5 髄節残存	三角筋 上腕二頭筋	肩関節運動 肘関節屈伸・回外	装具と自助具による食事動作，歯を磨く，髪をとかす	平地は車いす（そのほかは電動車いす） スプリングバランサー
C6 髄節残存	大胸筋 橈側手根伸筋	肩関節内転 手関節背屈	移乗動作（前後）可，車いす駆動，寝返り，上半身更衣	車いす テノデーシススプリント
C7 髄節残存	上腕三頭筋 橈側手根屈筋	肘関節伸展 手関節掌屈	床上・移乗動作自立，更衣動作自立，自動車運転可	車いす ユニバーサルカフ 各種ホルダー
C8〜T1 髄節残存	手内筋群	指の屈曲	車いす上ADL自立	車いす 上肢装具不要
T6 髄節残存	上部肋間筋 上部背筋	体幹の前後屈	実用的車いす移動	骨盤帯付き長下肢装具と松葉杖で歩行可能
T12 髄節残存	腹筋	骨盤の引き上げ	実用的車いす移動	長下肢装具と松葉杖で歩行可能
L3〜4 髄節残存	大腿四頭筋	膝関節伸展	歩行可能	短下肢装具 杖

ることに役立つ[12]（図4，図5）。

ADLの評価

　神経障害性疼痛の多くは難治である。そこで，疼痛そのものへの治療的介入と併せて，認知行動療法などによる日常生活上の動作の拡大が図られる。これは，日常生活場面において"痛いから○○できない"から"痛くても○○できる"への行動変容である。そのためには，ADLを系統的に評価することが必要となる。リハビリテーションや理学療法の分野では，日常生活動作の評価に系統的な手法が導入されている。

　ADLとは，一人の人間が独立して生活するために行う基本的な，しかも各人ともに共通に毎日繰り返される一連の身体動作群である[13]。ADL評価のうち，リハビリテーション領域でよく用いられるものにBarthel indexと機能的自立度評価法（functional independence measure：FIM）がある。Barthel index（表3）[14]は，食事，移乗，整容，トイレ，入浴などの動作について，自立，部分介助，全介助の3段階で評価するもので

	U/E	L/E			
Knee-Mouth			0：まったく動かず 課題可能でぎこちなさが 3：中等著明 4：軽度　5：なし	Pain	0：睡眠を妨げる 2：加療を要しない 　　程度
Finger-Function			1A：わずかな集団屈曲 1B：集団伸展 1C：分離一部 2：分離可能伸不十分	Abdom. MMT	45度傾斜 0：起きられない 2：軽い抵抗 3：強い抵抗でも
Hip-Flexion			2：足部が床から離れる	Verticality	0：坐位不可 2：指示にて垂直
Knee-Extension			2：足部が床から離れる	(Visuo-spat. 1)　cm	2回測定， 患者の左からの cm を記載
Foot-Pat				(Visuo-spat. 2)　cm	2回のうち中央から ずれが大きいほうで scoring
DTR			0：sustained clonus 1A：中等亢進　1B：低下 2：軽度亢進 3：正常	Visuo-spat. score	
Tone			0：著明亢進 1A：中等亢進　1B：低下 2：軽度亢進 3：正常	Speech	1A：重度感覚（混合） 1B：重度運動 2：軽度
Touch			0：脱失 1：中等 2：軽度 3：正常	Unaffected Quad.	0：重力に抗せず 1：中等筋力低下 　　(MMT 4) 2：軽度低下 3：正常
Position			0：動き不明 1：方向不明 3：わずかな動きでも可	(Unaffected GP)　kg	坐位，肘伸展位
ROM（sh./ank.）	°	°		Unaffected GP score	
ROM（sh./ank.）score				(Affected GP)　kg	参考 (SIAS 項目でない)

図1　脳卒中患者の機能評価 SIAS とその評価項目

U/E：上肢運動〔膝・口テスト（knee-mouth）と手指テスト（finger-function）〕，L/E：下肢運動〔股屈曲テスト（hip-flexion），膝伸展テスト（knee-extension）と足パット・テスト（foot-pat，図5参照）〕，DTR：深部腱反射，tone：筋緊張，touch：触覚，position：位置覚，ROM sh.：肩関節可動域，ROM ank.：足関節可動域，pain：疼痛，abdom. MMT：腹筋力，verticality：垂直性，visuo-spat.：視空間認知，speech：言語，unaffected quad.：非麻痺側大腿四頭筋筋力，unaffected GP：非麻痺側握力

〔里宇明元，園田　茂，道免和久．脳卒中機能評価法（SIAS）．千野直一編．脳卒中患者の機能評価 SIAS と FIM の実際．東京：シュプリンガー・フェアラーク；1997. p.15-40 より引用〕

(a) 上肢（U/E）運動

①knee-mouth
②finger function

(b) 下肢（L/E）運動

①hip flexion
②knee extension
③foot tap

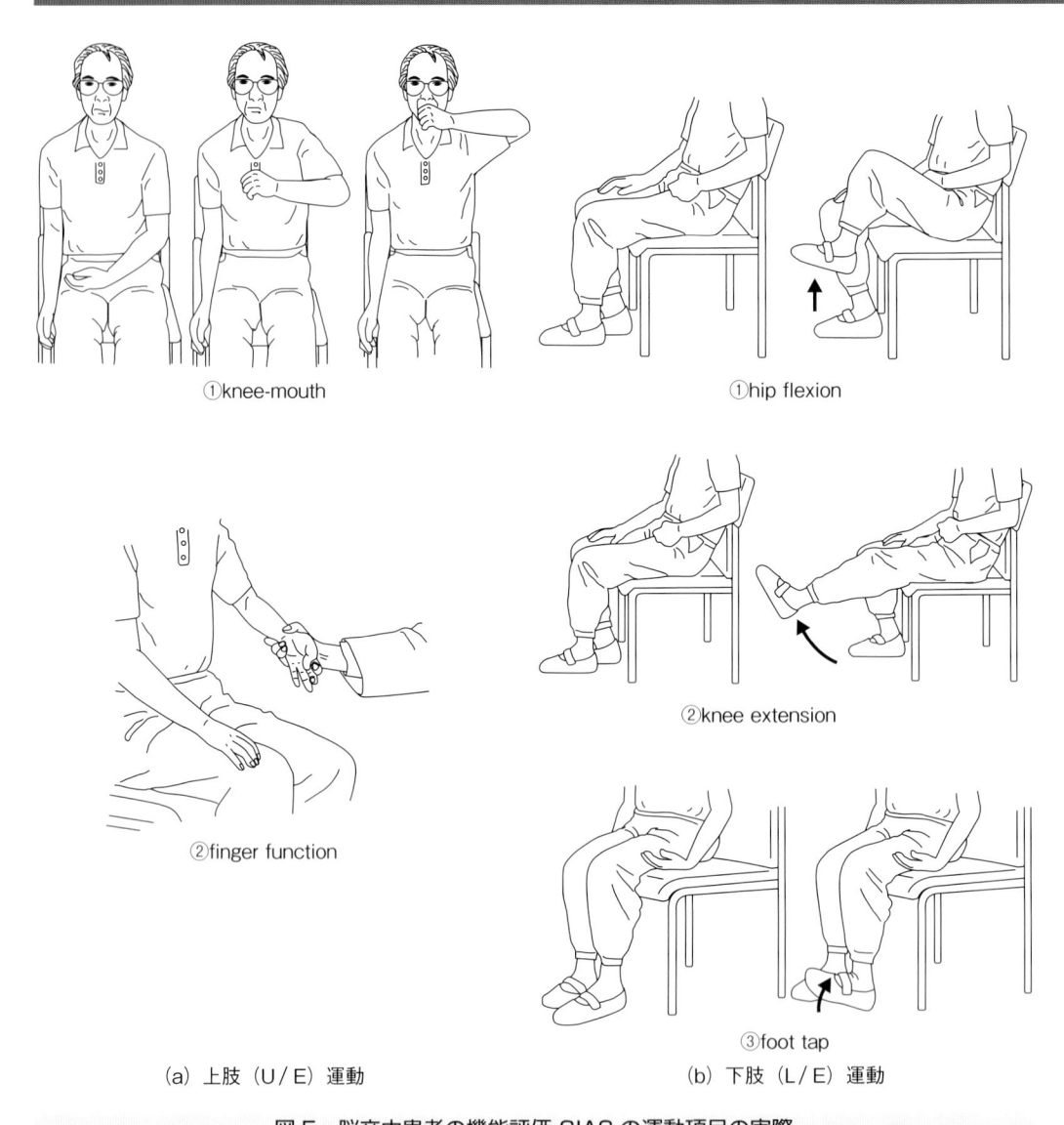

図5 脳卒中患者の機能評価 SIAS の運動項目の実際
上肢（U/E）運動（knee-mouth：膝・口テスト, finger function：手指テスト）
下肢（L/E）運動（hip flexion：股屈曲テスト, knee extension：膝伸展テスト, foot tap：足パット・テスト）
〔里宇明元, 園田　茂, 道免和久. 脳卒中機能評価法（SIAS）. 千野直一編. 脳卒中患者の機能評価 SIAS と FIM の実際. 東京：シュプリンガー・フェアラーク；1997. p.15-40 より引用〕

ある。5点刻みで，これらの合計点（0-100点）で評価がなされる。基本的に3段階評価で簡易な反面，変化に対する感度が乏しい難点がある。FIM は，Barthel index を母体に開発された評価法である（図6）。食事，整容，移乗，更衣，移動などの運動関連の13項目に加え，記憶，問題解決などの認知関連の5項目を含むことが特徴的である。それぞれの項目は，7段階評価（1点：全介助，7点：完全自立）で統一されている。Barthel index に比較して，変化に対する感度が高い。
　これらはあくまで ADL 自立度の評価であり，上肢・下肢などの個別の機能評価でな

表3 Barthel index の評価項目と採点

	自立	部分介助	全介助
食事	10	5	0
移乗	15	5〜10	0
整容	5	0	0
トイレ	10	5	0
入浴	5	0	0
歩行	15	10	0
（車いす）	5	0	0
階段	10	5	0
更衣	10	5	0
排便	10	5	0
排尿	10	5	0

(Collin C, Wade DT, Davies S, et al. The Barthel ADL Index：A reliability study. Int Disabil Stud 1988；10：61-3 より引用)

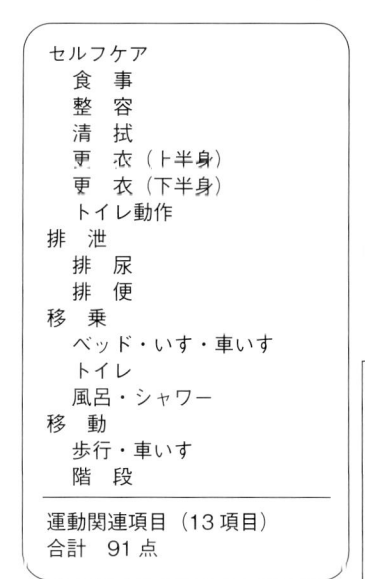

```
セルフケア              コミュニケーション
  食 事                   理 解
  整 容                   表 出
  清 拭                 社会的認知
  更 衣（上半身）           社会的交流
  更 衣（下半身）           問題解決
  トイレ動作                記 憶
排 泄
  排 尿                認知関連項目（5項目）
  排 便                合計 35点
移 乗
  ベッド・いす・車いす
  トイレ                 総合計 126点
  風呂・シャワー
移 動                    自 立
  歩行・車いす              7：完全自立
  階 段                   6：修正自立
                       部分介助
運動関連項目（13項目）       5：監視・準備
合計 91点                 4：最小介助
                         3：中等度介助
                       完全介助
                         2：最大介助
                         1：全介助
```

図6 FIMの評価項目と採点

い点に注意が必要である。例えば，右上肢が完全麻痺であっても，左上肢で自立して食事を摂ることができれば，食事動作は"完全自立"となる。また，評価尺度は一般に，その上端と下端において感度が鈍くなる（天井効果と床効果）。これらの評価法の使用にあたっては，適応範囲を考慮する必要がある。

表4 IADLスケールの評価項目と採点

項目	得点
A. 電話の使用	
1. 自分から積極的に電話をかける（番号を調べてかけるなど）	1
2. 知っている2, 3の番号へ電話をかける	1
3. 電話を受けるが，自分からはかけない	1
4. 電話をまったく使用しない	0
B. 買　物	
1. すべての買物を一人で行う	1
2. 小さな買物は一人で行う	0
3. すべての買物に付添いを要する	0
4. 買物はまったくできない	0
C. 食事の支度	
1. 献立，調理，配膳を適切に一人で行う	1
2. 材料があれば適切に調理を行う	0
3. 調理済み食品を温めて配膳する，また調理するが栄養的配慮が不十分	0
4. 調理，配膳を他者にしてもらう必要がある	0
D. 家屋維持	
1. 自分で家屋を維持する，または重度作業のみときどき援助を要する	1
2. 皿洗い，ベッドメーキング程度の軽い作業を行う	1
3. 軽い作業を行うが十分な清潔さを維持できない	1
4. すべての家屋維持作業に援助を要する	1
5. 家屋管理作業にはまったくかかわらない	0
E. 洗　濯	
1. 自分の洗濯は自分で行う	1
2. 靴下程度の小さなものは自分で洗う	1
3. すべて他人にしてもらう	0
F. 外出時の移動	
1. 一人で公共交通機関を利用する，または自動車を運転する	1
2. タクシーを利用し，ほかの公共交通機関を使用しない	1
3. 介護人または道連れがいるときに公共交通機関を利用する	1
4. 介護人つきでのタクシーまたは自動車の利用に限られる	0
G. 服　薬	
1. 適正量，適正時間の服薬を責任をもって行う	1
2. 前もって分包して与えられれば正しく服薬する	0
3. 自分の服薬の責任をとれない	0
H. 家計管理	
1. 家計管理を自立して行う（予算，小切手書き，借金返済，請求書支払，銀行へ行くこと）	1
2. 日用品の購入はするが，銀行関連，大きなものの購入に関しては援助を要する	1
3. 貨幣を扱うことができない	0

〔伊藤利之．生活関連動作（活動）の概念と評価．総合リハ 1994；22：543-7 より引用〕

表5　老研式活動能力指標の評価項目と採点

毎日の生活についてうかがいます。以下の質問のそれぞれについて，"はい""いいえ"のいずれかに○をつけて，お答えください。質問が多くなっていますが，ごめんどうでも全部の質問にお答えください。

(1)	バスや電車を使って一人で外出できますか	1. はい	2. いいえ
(2)	日用品の買い物ができますか	1. はい	2. いいえ
(3)	自分で食事の用意ができますか	1. はい	2. いいえ
(4)	請求書の支払いができますか	1. はい	2. いいえ
(5)	銀行預金・郵便貯金の出し入れが自分でできますか	1. はい	2. いいえ
(6)	年金などの書類が書けますか	1. はい	2. いいえ
(7)	新聞を読んでいますか	1. はい	2. いいえ
(8)	本や雑誌を読んでいますか	1. はい	2. いいえ
(9)	健康についての記事や番組に関心がありますか	1. はい	2. いいえ
(10)	友だちの家を訪ねることがありますか	1. はい	2. いいえ
(11)	家族や友だちの相談にのることがありますか	1. はい	2. いいえ
(12)	病人を見舞うことができますか	1. はい	2. いいえ
(13)	若い人に自分から話しかけることがありますか	1. はい	2. いいえ

（古谷野亘．地域老人における活動能力の測定―老研式活動能力指標の開発―．日本公衛誌 1987；34：109-14 より引用）

　Barthel index や FIM において満点に近い評価であっても，社会の中で個人として生活を送ることが困難な場合がある。とりわけ独居などの場合，独立した社会生活を営むためには家事全般や金銭管理，さらに交通機関を利用して買い物に出かけることが求められることがある。これらの動作は，ADL とは別に手段的 ADL（instrumental activities of daily living：IADL）と称される[13]。IADL に関しては，広く使用されている評価法はない。これまでの文献に，Lawton ら[15]，伊藤[16]による IADL スケール（表4）や，老研式活動能力指標（表5）[17]がある。

おわりに

　本項では，リハビリテーション領域で用いられる患者の評価法を概説した。文献的なエビデンスが乏しいため，徒手的な関節可動域訓練，筋力訓練，リラクゼーションの基礎的な訓練手技に関して，本項では取り上げなかったが，それらの有用性を否定するものではない。神経障害性疼痛をはじめとする慢性疼痛のリハビリテーションの観点からは，これらの基礎的な訓練から始め，認知行動療法的アプローチを併用し，系統的な評価を行いながら日常生活動作を拡大させていくことが望まれる。

■参考文献

1) Price DD, Bush FM, Long S, et al. A comparison of pain measurement characteristics of mechanical visual analogue and simple numerical rating scales. Pain 1994；56：217-26.
2) Farrar JT, Young JP Jr, LaMoreaux L, et al. Clinical importance of changes in chronic pain intensity measured on an 11-point numerical pain rating scale. Pain 2001；94：149-58.
3) Hicks CL, von Baeyer CL, Spafford PA, et al. The faces pain scale-revised：Toward a common metric in pediatric pain measurement. Pain 2001；93：173-83.
4) Melzack R. The McGill pain questionnaire：Major properties and scoring methods. Pain 1975；1：277-99.
5) van Loo MA, Moseley AM, Bosman JM, et al. Test-re-test reliability of walking speed, step length and step width measurement after traumatic brain injury：A pilot study. Brain Inj 2004；18：1041-8.
6) Guyatt GH, Thompson PJ, Berman LB, et al. How should we measure function in patients with chronic heart and lung disease? J Chronic Dis 1985；38：517-24.
7) Podsiadlo D, Richardson S. The timed "Up & Go"：A test of basic functional mobility for frail elderly persons. J Am Geriatr Soc 1991；39：142-8.
8) 金子 翼．簡易上肢機能検査─検査者の手引き─．東京：酒井医療；1986.
9) Mathiowetz V, Weber K, Kashman N, et al. Adult norms for The Nine Hole Peg Test of finger dexterity. The Occupational Therapy Journal of Research 1985；5：24-38.
10) Maynard FM Jr, Bracken MB, Creasey G, et al. International standards for neurological and functional classification of spinal cord injury. American Spinal Injury Association. Spinal Cord 1997；35：266-74.
11) Tsuji T, Liu M, Sonoda S, et al. The stroke impairment assessment set：Its internal consistency and predictive validity. Arch Phys Med Rehabil 2000；81：863-8.
12) 里宇明元，園田 茂，道免和久．脳卒中機能評価法（SIAS）．千野直一編．脳卒中患者の機能評価 SIAS と FIM の実際．東京：シュプリンガー・フェアラーク；1997. p.15-40.
13) 園田 茂，山田 深，高橋秀寿．日常生活動作（活動）の評価．千野直一編．現代リハビリテーション医学．第3版．東京：金原出版；2009. p.205-19.
14) Collin C, Wade DT, Davies S, et al. The Barthel ADL index：A reliability study. Int Disabil Stud 1988；10：61-3.
15) Lawton MP, Brody EM. Assessment of older people：Self-maintaining and instrumental activities of daily living. Gerontologist 1969；9：179-86.
16) 伊藤利之．生活関連動作（活動）の概念と評価．総合リハ 1994；22：543-7.
17) 古谷野亘．地域老人における活動能力の測定─老研式活動能力指標の開発─．日本公衛誌 1987；34：109-14.

（小山　哲男）

V. 神経障害性疼痛の治療

6 リハビリテーション

B 運動・作業療法

はじめに

"動かさない（不動化）" ことだけで脊髄への感覚刺激に対する反応性が変化し，種々の疼痛関連分子の発現が増加することが動物実験で報告[1]されており，ヒトにおいても自律神経異常・感覚機能障害を招き，やがて難治性の痛みとなっていく可能性があることが報告[2]されている．また，"動かす" ことは，脳に刺激を与え再構築が起こることが分かってきており，"ニューロリハビリテーション" として注目されている[3]．したがって，"動かす" 治療は，非常に重要かつ必要な治療部門となっている．

現在，運動療法や作業療法は，日常生活能（activities of daily living：ADL）を保持・向上するために多くの疾患で施行されている．神経障害性疼痛においても同様である．運動機能が改善していくと，痛みを含めたいろいろな症状の軽減が相乗的に得られていく．本項では，神経障害性疼痛に対する運動・作業療法について述べる．また，神経障害性疼痛に複合性局所疼痛症候群（complex regional pain syndrome：CRPS）type Ⅰ は含まないという意見[4]もあるが，難治性の強い痛みを生じ，なんらかの末梢から中枢に至る神経系の障害が生じ，発症している観点から本項ではこれを含めて論じた．

治療目標

"機能の回復" が，最終目標となる[5]．関節可動域（range of motion：ROM）の拡大ばかりにとらわれずに，"ADL の維持・向上" を目標とすることが重要である．

運動・作業療法の開始[6]

運動・作業療法を開始する場合に最大の阻害因子となるのが，"痛み" を伴うことである．痛みにより，うまく動かす・動かされることができず，治療を進めることが難し

表1　運動療法・作業療法施行上の注意点

治療目標：
　"機能の回復"
　"ADLの維持・向上"

治療を開始するうえで大切なこと：
　1）患者の意欲の向上
　2）医師と療法士の連携
　3）"痛み"のコントロール
　4）二次的に生じる痛みや異常姿勢・運動の対策

（田邊　豊，白井　誠．リハビリテーション．眞下　節，柴田政彦編．複合性局所疼痛症候群CRPS．東京：真興交易医書出版部；2009. p.192-202 より改変引用）

くなることも多い．それをどのようにコントロールしながら治療を進めていくかが鍵となる．治療を開始し高い効果を得ていくうえで，大切な項目を表1に示す．これらの項目が検討されないと，けっして高い効果は得られないと思われる．

1 患者の治療意欲の向上

患者に症状を改善させたいという意欲がなければ，運動・作業療法は成立しない．一方，患者にとって痛みがある部位を触られること，動かし動かされることは非常に辛く，恐怖心が強くなるのは当然である．運動・作業療法開始時のみならず，施行期間を通してその治療の必要性，伴う痛みを十分に配慮し施行することなどを説明し，患者の理解や安心感を得て，患者の治療意欲を向上させることが必須である．

2 医師と療法士の連携[7]

医師と療法士の連携が非常に大切となる．医師がリハビリテーション・療法士に対する知識を，療法士が神経障害性疼痛に対する知識を深め，強い痛みを伴う患者であることを認識・理解することが必要である．医師と療法士の連携が保たれていないと，どのような方法の治療を用いても高い効果は得られない．

連携を保つために，医師の役割として療法士に運動・作業療法の必要性，患者の特性や情報を伝え，治療中に得られる患者の情報を療法士から得るように努めること，また療法室に足を運び行われている治療を実際に見学するなど，療法士が医師に意見を述べやすい環境を作り出すことなどが挙げられる．療法士も，療法中の問題点・患者の情報を医師に伝えるなど積極的なかかわりが必要である．相互の情報交換を密に行うよう努力し，治療を開始・進めるうえで問題点となっていることを検討していく．

3 "痛み"のコントロール

痛みがコントロールされて，運動・作業療法が円滑に行われることが最重要であるが，難しくなることが多いのも現状である．早期治療が重要であるにもかかわらず，強い痛みやアロディニアにより動かすどころか触ることすらできないこともある．どのような手法の運動・作業療法を用いるか，痛みを和らげる治療をどのように組み合わせていくかを検討しなければならない．個々の患者に合わせてそれぞれの治療法を検討し，治療計画を立てていく．

4 二次的に生じる痛みや異常姿勢・運動の対策 [8)～11)]

局所の痛みや ROM の制限にとらわれず，全身の動きや姿勢を見ることも大切である．上肢が疼痛部位である場合に，触られたくない思いから，上肢は周囲の刺激から守るように屈曲・内転肢位となることが指摘されている．その逃避姿勢が強くなると，体幹が非罹患側へ逃げるような異常姿勢となっていく．このような上肢の肢位や異常姿勢から上肢を動かそうとすると，肩に力が入る不自然な動き（非協調的運動）となり，肩周囲の筋過緊張を招いていく．さらに，胸背部や腰部への筋過緊張へと進展していく．やがて，筋過緊張は筋筋膜性疼痛を生じさせる．CRPS 患者の 60％以上で，罹患部位の体幹近位に筋筋膜性疼痛を認めると報告[12)]されている．このような，二次的に生じた痛みや異常姿勢・運動にも注目し，それらに対する治療やそれらを生じさせない治療も必要である．

運動・作業療法の開始時期と評価

発症早期からの開始が，高い効果に結びつくと考えられる．CRPS においては，2 カ月以内の早期から 88％に運動機能の異常が出現すると報告[13)]されている．神経障害性疼痛は，病期が進むほど関節拘縮や神経系の可塑的変化も強くなり，治療に抵抗性となっていく．

運動・作業療法の施行・継続に関し，治療効果の評価も必要である．治療効果の評価時期は，施行開始後 6 カ月が適当であると考えられる．運動療法を 6 カ月以上施行して高い効果が得られなかった患者に，それ以上継続しても高い効果を認めていない[14)]．

運動・作業療法の方法

エビデンスのある手法はなく，個々の患者に合わせて各施設において有用と思われる手法を施行しているのが現状であろう．CRPS に対し，早期に痛みと浮腫を軽減する

治療から開始し，ROM の訓練，ストレッチ，そして機能の回復へと，段階的な治療を推奨している報告[15)16)]がある．機能が増すことに応じて感覚刺激を強めていき，第1段階で冷温交代浴や刺激に徐々に慣れさせる脱感作から始め，第2段階では浮腫の改善と優しく能動的な動きを促し，また二次的な筋筋膜性疼痛の有無を調べて治療し，第3段階では愛護的な ROM 訓練，ストレッチ，物を運ぶなどのストレス負荷，第4段階で運動療法，職業訓練などを施行し，各段階を達成できない場合には，より積極的に神経ブロック，薬物治療や精神療法を行うプログラムが組まれている．また，擦り洗う動作や物を運ぶ動作などの作業療法[15)16)]，浮腫の改善に温熱交代浴，CO_2 浴，超音波，プール療法，マッサージによる触・圧刺激や運動とリンパマッサージの併用なども行われている[15)〜18)]．

各段階に応じて目標を決めて治療を進めていくことは有用と思われ，施行することで浮腫が軽減し，ROM の拡大が得られ，患者自身で動かすことができるようになっていけば症状は相乗的に改善し，機能回復も得られていく．一方，やはり痛みのある部位からの開始となっており，痛みや浮腫を悪化させてしまう可能性もある．痛みに対する治療や患者の治療意欲が失われないように，十分な配慮が必要と考えられる．

近年，発生機序の一つに中枢神経の高次認知機能異常が論議され，健常肢を動かすことで患肢を動かす感覚イメージを促し，視覚刺激とともに中枢に影響を与え治療する鏡療法なども行われている[19)20)]．この手法は，疼痛部位を直接に触らずに施行することが可能であるが，多くで施行されている運動・作業療法は罹患部位を動かす手法となっている．

神経障害性疼痛によく認められる症状に，アロディニアがある．この症状が運動・作業療法を進めるうえで大きな阻害因子となり，この症状との折り合いが重要とされている[11)]．どのような対策をとるか検討が必要となり，疼痛緩和治療の併用が必要となる．疼痛緩和治療には，確実に痛みを和らげる意味合いから，神経ブロックの積極的な併用が勧められる．

1 神経ブロック併用療法[21)]（表2）

運動・作業療法の手法や目的によって，神経ブロックを療法前に施行するか，療法後に施行するかのプログラムが大別される．神経ブロックの施行は，患者の自発的・能動的な動きを引き出そうとする手法ならば療法後となり，他動的な動きや浮腫改善目的のマッサージなどを行うのであれば療法前となる．

2 運動による誘発痛を引き起こさない関節運動を行う運動療法[11)]

疼痛による定型的姿勢運動パターンに対し識別的運動（分離・分節的運動）を行い，四肢の自発運動を促しながら正常な感覚運動経験を積み重ねて機能的動作の獲得を進める手法であり，神経ブロックは療法後に必要となる．この療法によって高い効果が得られており[22)]，現在，痛みの理学療法学研究会ワーキンググループが，運動療法マニュア

表2 運動療法と神経ブロック併用プログラム

1) 運動療法施行前の神経ブロック
 運動療法の手法；ROM の改善や拘縮予防に対する罹患部位のマニュピレーションや自動・他動運動
 神経ブロック；知覚・運動神経ブロック，交感神経ブロック
 注意点；二次的な痛み，異常姿勢や異常運動が生じやすい
2) 運動療法施行後の神経ブロック
 運動療法の手法；運動による誘発痛を引き起こさない関節運動
 神経ブロック；交感神経ブロック，トリガーポイント注射

ルを作成中[10]である．例えば，罹患が上肢の場合では，先述したように罹患部位のみならず肩周囲や腰部周囲にも異常な姿勢や運動が認められる．この異常な姿勢から上肢を無理に動かし，一部の筋群のみを過剰に使うのではなく，姿勢を正しながら周囲の筋群を協調的に働かせる動きを促していく．倒れそうになったときに自然に手が出て倒れるのを防ごうとする動きや物を取ろうとする動作など，ヒトが持つ本来の正常な反射，姿勢や運動をうまく引き出し，その感覚運動経験を繰り返すことで機能的動作を獲得させていく手法である．良い姿勢から円滑に上肢や手を動かすことはもっとも自然であり，無駄なエネルギーを消費しない．この手法は，結果的に疼痛部位から離れた体幹近位の筋群から開始となり，段階を踏んで罹患部位に近づいていくため，四肢に痛みを持つ患者では非常に有利となる．また，このような良い運動をイメージするだけで，実際に各部位を動かしたのとほぼ同様の脳賦活が得られ[3]，片麻痺患者に同じ手法の運動療法を施行した後では，麻痺側の自動運動のみと比較して優位に脳は賦活し[23]，さらにこの能動的な感覚運動・刺激の経験を繰り返す手法は，脳活動を著明に亢進させ大脳皮質活動に強く影響を与えていることが分かってきている[24]．

おわりに

神経障害性疼痛の運動・作業療法は，神経が直接障害を受けていることもあり，治療に難渋し効果が十分に得られないことも多い．療法士，関連各科との連携を大切にして発症早期から開始し，痛みをいかにコントロールして，どのような手法を用いるかを各患者に合わせて検討することが大切である．

■参考文献

1) 大迫洋治，西上智彦，北村理恵ほか．運動器の不動化に伴う神経系の変化．ペインクリニック 2009；30：1239-48.
2) Terkelsen AJ, Bach FW, Jensen TS. Experimental forearm immobilization in humans induces cold and mechanical hyperalgesia. Anesthesiology 2008；109：297-307.
3) 久保田競，宮井一郎．脳から見たリハビリ治療．東京：講談社；2005.
4) Treede RD, Jensen TS, Campbell JN, et al. Neuropathic pain；Redefinition and grading system for clinical and research purposes. Neurology 2008；70：1630-5.

5) Galer BS, Schwartz L, Allen RJ. Complex regional pain syndromes type Ⅰ：Reflex sympathetic dystrophy, and type Ⅱ：Causalgia. In：Loeser JD, Butler SH, Chapman CR, et al, editors. Bonica's management of pain. 3rd ed. Philadelphia：Lippincott Williams and Wilkins；2001. p.388-411.
6) 田邉 豊, 白井 誠. リハビリテーション. 眞下 節, 柴田政彦編. 複合性局所疼痛症候群 CRPS. 東京：真興交易医書出版部；2009. p.192-202.
7) 田邉 豊, 宮崎東洋. 慢性疼痛に対するリハビリテーション―ペインクリニシャンの役割―. ペインクリニック 2004；25：878-83.
8) 田邉 豊, 井関雅子, 宮崎東洋ほか. 反射性交感神経性ジストロフィ（RSD）に対する運動療法の経験. ペインクリニック 1996；17：182-7.
9) 白井 誠. CRPS の運動療法. 小川節郎編. 整形外科疾患に対するペインクリニック――歩踏み出した治療―. 東京：真興交易医書出版部；2003. p.174-82.
10) 白井 誠, 田邉 豊. CRPS の運動療法―課題と展望―. ペインクリニック 2008；29：1198-205.
11) 白井 誠. 求心路遮断痛に対する理学療法. ペインクリニック 2008；29：S281-9.
12) Rashiq S, Galer BS. Proximal myofacial dysfunction in complex regional pain syndrome：A retrospective prevalence study. Clin J Pain 1999；15：151-3.
13) Veldman P, Reynen H, Arntz I, et al. Signs and symptoms of refrex sympathetic dystrophy：Prospective study of 829 patients. Lancet 1993；342：1012-26.
14) 番場伸明, 田邉 豊, 井関雅子ほか. CRPS に対する運動療法の有効性：第 2 報. ペインクリニック 1999；20：S17-21.
15) Harden RN, Swan M, King A, et al. Treatment of complex regional pain syndrome. Functional restoration. Clin J Pain 2006；22：420-4.
16) Vacariu G. Complex regional pain syndrome. Disabil Rehabil 2002；24：435-42.
17) Kinkpatrick AF. 眞下 節, 柴田政彦訳. Complex regional pain syndrome（RSD/CRPS）. International research foundation for RSD/CRPS. 2003.
18) Uher EM, Vacariu G, Schneider B, et al. Comparison of manual lymph drainage with physical therapy in complex regional pain syndrome, type Ⅰ. A comparative randomized controlled therapy study. Wien Klin Wochenschr 2000；112：133-7.
19) McCabe CS, Haigh RC, Blake DR. Mirror visual feedback for the treatment of complex regional pain syndrome（type 1）. Curr Pain Headache Res 2008；12：103-7.
20) Moseley GL. Graded motor imagery for pathologic pain：A randomized controlled trial. Neurology 2006；67：2129-34.
21) 田邉 豊, 宮崎東洋. 慢性疼痛の神経ブロックとリハビリテーション併用療法. 小川節郎監. 保岡正治編. ペインクリニック診療に必要なリハビリテーションの知識. 東京：克誠堂出版；2005. p.153-9.
22) 白井 誠, 山本 薫, 新保松雄. 下肢 CRPS type Ⅱ 患者への運動療法. 理学療法 2004；31：189-94.
23) 宮井一郎. 光イメージングによる脳損傷後の機能回復の評価. 神経内科 2004；61：445-53.
24) 三原雅史, 畠中めぐみ, 宮井一郎. 歩行機能の回復と大脳皮質運動関連領域の役割. PT ジャーナル 2005；39：215-22.

（田邉　豊）

V. 神経障害性疼痛の治療

6 リハビリテーション

C 神経リハビリテーション

はじめに

　神経障害性疼痛に対する治療展開は，神経障害性疼痛動物モデルを用いた研究手法の容易さから，脊髄および末梢神経系を対象とした発症機序に基づいて展開されてきた。しかし，脳機能画像研究の確立により，ヒト神経障害性疼痛患者を対象にした研究から大脳レベルの異常が明らかになり，それらの治療応用が示唆されている。ヒト神経障害性疼痛患者の知見から，大脳の神経可塑性を利用した神経リハビリテーション（neurorehabilitation）について概説する。

体部位再現地図（somatotopy）と神経障害性疼痛

　ヒトの大脳一次体性感覚野（S1）と一次運動野（M1）には，体部位再現地図（somatotopy）がある（図）。S1とM1は大脳中心溝によって解剖学的に区別されるが，脳機能画像研究ではそれらを明確に区別することがときに困難であり，またS1とM1は感覚系，運動系いずれの課題でも連動して賦活することから，感覚運動皮質（sensorimotor cortex：S1/M1）と一まとめに扱われることが多い。神経損傷によって感覚情報のフィードバックが減少し運動麻痺も生じたような場合には，神経損傷罹患身体部位に相当するS1/M1の体部位再現地図領域が縮小し，その領域に隣接する脳領域が拡大してくる[1]。このような体部位再現地図の書き換えを機能再構築（reorganization）という。例えば，腕神経叢引き抜き損傷のように，上肢からの入力が消失すると，体部位再現地図上で上肢の隣に位置する口/顔面の領域が拡大してくる。このような機能再構築では，顔面を触ると上肢を触られているように感じるようになり，行動面にもその障害が現われる。神経損傷を罹患しているが神経障害性疼痛を発症していない患者ではこのようなS1/M1の機能再構築は観察されず，神経障害性疼痛患者でのみS1/M1機能再構築が観察される[2]。さらには，神経障害患肢の感覚訓練や，患肢の運動イメージ訓練などによって患肢のS1/M1体部位再現地図が正常に回復すると，神経障害性疼痛が寛解する

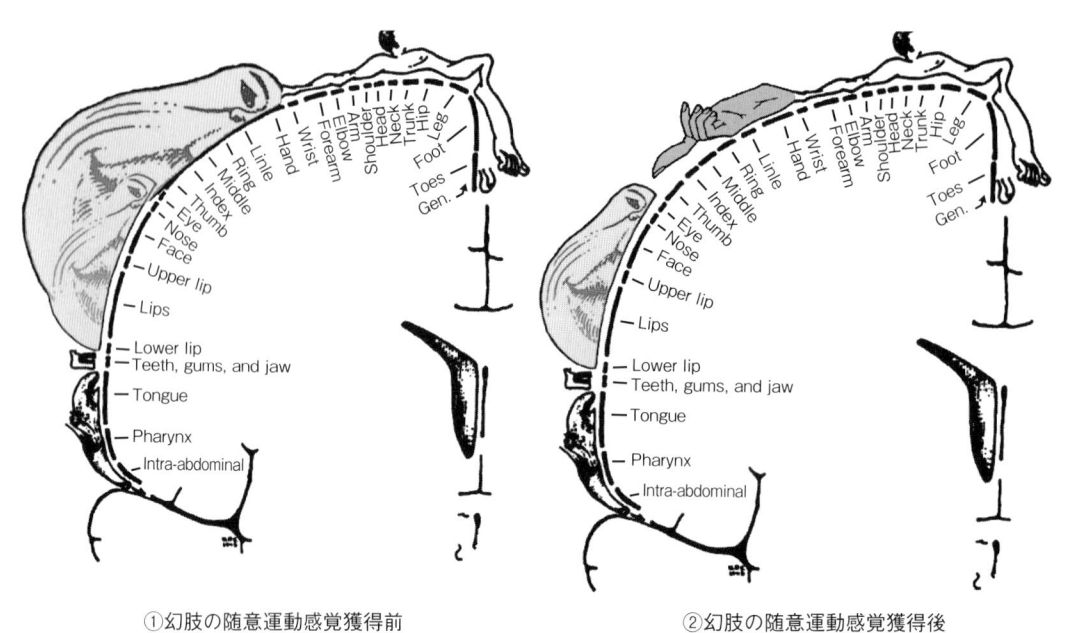

6. リハビリテーション

①幻肢の随意運動感覚獲得前　　　　　　　　②幻肢の随意運動感覚獲得後

(a) 体部位再現地図の模式図

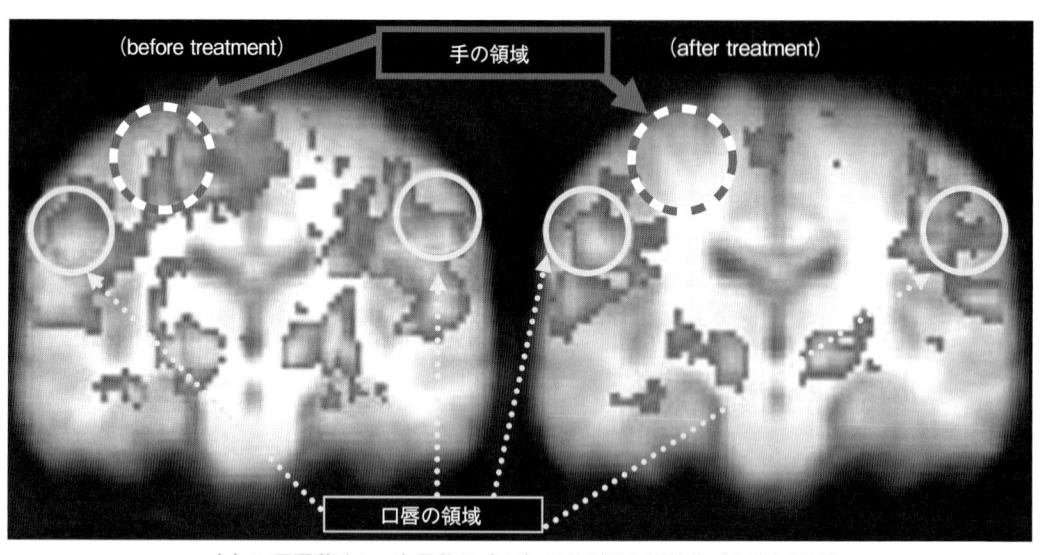

(b) 口唇運動時の一次運動野（M1）冠状断面の活性化（赤黄色領域）

幻肢の随意運動感覚の獲得前（左）には口唇の運動によってM1の外側部○だけでなく頭頂付近にも活性化が認められるが，幻肢随意運動感覚の獲得後（右）には口唇運動に伴うM1活性化部位は外側部だけに限局している。このことは，M1の体部位再現地図における手の領域○が回復したことを示す。

図　幻肢の随意運動感覚獲得前後の口唇運動時の脳活性化の違い

(MacIver K, Lloyd DM, Kelly S, et al. Phantom limb pain, cortical reorganization and the therapeutic effect of mental imagery. Brain 2008；131：2181-91／Farne A, Roy AC, Giraux P, et al. Face or hand, not both：Perceptual correlates of reafferentation in a former amputee. Curr Biol 2002；12：1342-6／住谷昌彦，宮内　哲，山田芳嗣．神経障害性疼痛と鏡療法—脳内機序解明に向けて—．臨床麻酔 2008；32：1623-9より許可を得て使用）

こと[3)4)]や，健常者であっても関節不動化によって当該肢のS1/M1体部位再現地図が縮小し，このような条件では痛覚過敏などが出現することも報告[5)]されている。したがって，S1/M1の機能再構築が神経障害性疼痛発症機序と密接に関連していることが示唆されている。ただし，体部位再現地図は，神経障害性疼痛治療としても行われている神経ブロックによって速やかに縮小すること[6)]や，積極的に使用されている身体部位の体部位再現地図は正常よりも拡大している（例：バイオリン奏者の手の体部位再現地図が拡大している）こと[7)]など，S1/M1の機能再構築を疼痛と関連づけない研究も多数報告されている。これらのことからわれわれは，神経損傷が引き起こされるような侵害事象に条件づけられた場合に，S1/M1機能再構築が神経障害性疼痛発症メカニズムとして働くのではないかと考えている。

高次脳機能（知覚‐運動協応と神経障害性疼痛）

　ヒトの四肢運動の際には，運動の指令に続いて運動後に知覚される感覚情報フィードバック（腕の肢位など）の予測（efference copyという）と実際の運動（execution）が起こり，続いて実際の運動によってフィードバックされた感覚情報が運動予測（efference copy）と比較されることによって，さらに新たな運動指令が準備される。この運動に伴う一連の運動系と感覚系の情報伝達は，常に中枢神経系でモニターされ，知覚‐運動ループと呼ばれる。神経損傷患肢を知覚‐運動ループの観点から評価すると，脳からは神経障害患肢を運動する指令（例：姿勢調節など）が常に発動されているが，実際には患肢の運動が起こらないために感覚情報のフィードバックが欠損し，運動指令に続く運動予測（efference copy）との間に解離が起き，知覚‐運動ループの整合性が得られていない状況と考えることができる。四肢の知覚‐運動ループは体性感覚だけでなく多感覚情報を統合して制御されており，なかでも視覚情報がもっとも重要である[8)]。このような知覚‐運動ループにおける視覚情報の優位性を利用して，健常者上肢の視覚的な運動感覚と体性感覚的な連動感覚を解離させて上肢の知覚‐運動ループを破綻させると，病的疼痛や手の喪失感をはじめとする異常感覚が生じることが報告[9)]されている。この現象は，"痛み"とはそもそも身体の異常を知らせるための警告信号である，という観点から，生理的には知覚‐運動ループの整合性が保たれるべき状態で，それが破綻するとその異常（破綻）に対する警告として"痛み"が中枢神経系で起こる（認知される），というように解釈されており，神経障害に伴う神経障害性疼痛の大脳レベルでの発症機序となっていることが示唆される[10)～12)]。神経障害性疼痛に対する神経リハビリテーションの本質は，視覚情報あるいは体性感覚情報を利用して神経障害患肢の運動学習と言い換えることができる。例えば，上肢切断患者が機能的な義肢を装着していると，患肢の知覚‐運動ループが回復する一方で，美容的な非機能的義肢装着では障害されたままであることが報告されている。電動義手によって患肢を合目的的な機能肢として運動学習をすると幻肢痛が寛解するのに対して，知覚‐運動ループが破綻したままの非機能的義肢装着患者は，神経障害性疼痛が増悪する傾向にある[13)]。さらに，神経リハビリテーショ

ンは，実際の運動学習だけでなく，神経障害患肢の運動イメージ学習でも効果が認められる。患肢が完全に麻痺しているような脊髄損傷や腕神経叢引き抜き損傷患者に対しても，視覚入力を用いて患肢を随意運動しているようなイメージを学習させることによって神経障害性疼痛が緩和する[14)15)]。このような神経障害性疼痛と知覚−運動ループとの関連付けが大脳のどこで行われているかについての脳機能画像研究はいまだ報告されておらず，今後の研究に期待されるが，神経リハビリテーションの治療メカニズムが上述したS1/M1の機能再構築を正常化することにもつながっていることが明らかになった[4)]。

おわりに―神経リハビリテーションの今後の展開―

これまでに行われてきた神経リハビリテーションは，鏡やビデオ提示など，比較的単純な治療装置を用いて行われてきた。これらが，神経障害性疼痛患者にとって福音となっていることは疑いもない事実であるが，すべての患者に対して有効なわけではなく，疼痛の性質によっても効果は異なる[16)]。工学系研究者は，医療とは独立して神経リハビリテーション装置の開発を行ってきたが，今後は実際の臨床に即した医工連携によって，より強力な治療効果を持つ新規神経リハビリテーション装置の開発が期待される[17)]。

本項の執筆にあたっては，NEDO 若手グラント（08C46216）から一部助成を得た。

■参考文献

1) Flor H, Nikolajsen L, Jensen TS. Phantom limb pain：A case of maladaptive CNS plasticity? Nat Rev Neurosci 2006；7：873-81.
2) Karl A, Birbaumer N, Lutzenberger W, et al. Reorganization of motor and somatosensory cortex in upper extremity amputees with phantom limb pain. J Neurosci 2001；21：3609-18.
3) Chan BL, Witt R, Charrow AP, et al. Mirror therapy for phantom limb pain. N Engl J Med 2007；357：2206-7.
4) MacIver K, Lloyd DM, Kelly S, et al. Phantom limb pain, cortical reorganization and the therapeutic effect of mental imagery. Brain 2008；131：2181-91.
5) Terkelsen AJ, Bach FW, Jensen TS. Experimental forearm immobilization in humans induces cold and mechanical hyperalgesia. Anesthesiology 2008；109：297-307.
6) Rossini PM, Martino G, Narici L, et al. Short-term brain 'plasticity' in humans：Transient finger representation changes in sensory cortex somatotopy following ischemic anesthesia. Brain Res 1994；642：169-77.
7) Elbert T, Pantev C, Wienbruch C, et al. Increased cortical representation of the fingers of the left hand in string players. Science 1995；270：305-7.
8) Jeannerod M. The mechanisms of self-recognition in humans. Behav Brain Res 2003；142：1-15.
9) McCabe CS, Haigh RC, Halligan PW, et al. Simulating sensory-motor incongruence in healthy volunteers. Implications for a cortical model of pain. Rheumatology 2005；44：509-16.
10) Harris AJ. Cortical origins of pathological pain. Lancet 1999；354：1464-6.
11) McCabe CS, Blake DR. Evidence for a mismatch between the brain's movement control sys-

tem and sensory system as an explanation for some pain-related disorders. Curr Pain Headache Reports 2007 ; 11 : 104-8.
12) Sumitani M, Rossetti Y, Shibata M, et al. Prism adaptation to optical deviation alleviates pathologic pain. Neurology 2007 ; 68 : 128-33.
13) Weiss T, Miltner WHR, Adler T, et al. Decrease in phantom limb pain associated with prosthesis-induced increased use of an amputation stump in humans. Neurosci Lett 1999 ; 272 : 131-4.
14) Moseley GL. Graded motor imagery for pathologic pain. A randomized controlled trial. Neurology 2006 ; 67 : 2129-34.
15) Moseley GL. Using visual illusion to reduce at-level neuropathic pain in paraplegia. Pain 2007 ; 130 : 294-8.
16) Sumitani M, Miyauchi S, McCabe CS, et al. Mirror visual feedback alleviates deafferentation pain, depending on qualitative aspects of the pain. A preliminary report. Rheumatology 2008 ; 47 : 1038-43.
17) 住谷昌彦, 宮内 哲, 前田 倫ほか. 【総説】幻肢痛の脳内メカニズム. 日本ペインクリニック学会誌 2010 ; 17 : 1-10.
18) Farne A, Roy AC, Giraux P, et al. Face or hand, not both : Perceptual correlates of reafferentation in a former amputee. Curr Biol 2002 ; 12 : 1342-6.
19) 住谷昌彦, 宮内 哲, 山田芳嗣. 神経障害性疼痛と鏡療法—脳内機序解明に向けて—. 臨床麻酔 2008 ; 32 : 1623-9.

（住谷　昌彦, 宮内　　哲, 山田　芳嗣）

V. 神経障害性疼痛の治療

7 神経再生療法

はじめに

　神経障害性疼痛に対する生体内再生治療は，人工神経管の臨床応用の第一関門として浮上してきた選択肢であり，新たな局面を迎えている。われわれは，京都大学再生医科学研究所臓器再生応用分野・中村達雄准教授らの開発した人工神経誘導チューブであるPGA-collagen tube（PGA-Cチューブ）の臨床応用にあたり，その適応を熟考し綿密に計画を練ってきた。多くの再生医療の臨床応用の第一段階がそうであるように，われわれの場合も通常の自家神経移植治療では治療困難，あるいは選択困難である症例が第一選択とならざるをえなかった。

　その症例の典型が，神経障害性疼痛疾患の慢性疼痛の代表であった複合性局所疼痛症候群（complex regional pain syndrome：CRPS）type IIであり，幸運にも客観的な神経再生に伴い機能改善と疼痛の完全寛解に至った症例を経験するに従って，知覚・運動神経欠損の再生をPGA-Cチューブを用いて客観的に証明し[1)~3)]，続いてCRPS type Iの根治症例[4)]を報告してきた。本項では，現状を述べる。

場の理論と生体内再生治療

　末梢神経障害は，単独で認められる場合はきわめてまれであり，臨床的には軟部組織，血管，骨傷を含めた複合損傷の一部分損傷であることから，複合的な手術対応が不可欠である。

　これまでに，われわれ[5)~8)]は，イヌ腓骨神経80 mm欠損を，PGA-Cチューブで架橋し，機能的，組織学的，電気生理学的に神経が再生したことを報告してきた。その後に，まず術者を指定した臨床応用が始まっている。われわれの治療のコンセプトは，場の理論と生体内再生治療である。これは，再生させる臓器は本来あるべき解剖学的な場所で再生させることが最適であり，気管は気管の，神経はその神経のある場所で足場と血流の再建のみを行い，あとは自然治癒力を利用して生体の中で自己再生を行わせるという概念である。臨床応用のためには，再生医療の三種の神器といわれる足場，細胞，増殖因子のうち，足場のみを提供し，生体内の環境を外傷前の健常な状態に戻すために組織再

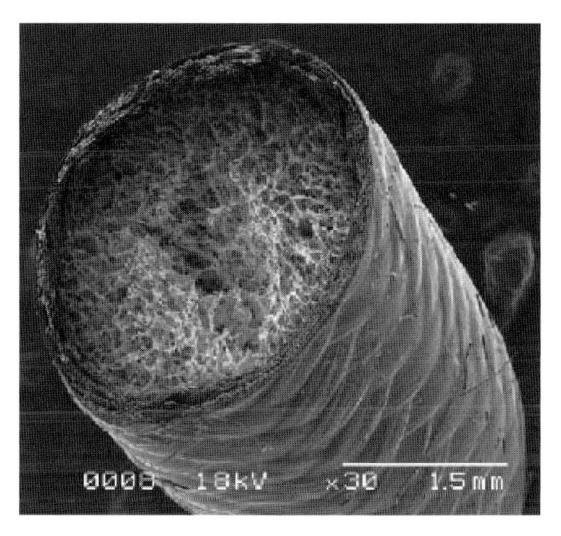

図1 PGA-Cチューブの電顕写真

建として各種の顕微鏡下手術を用いて,本来の神経断端から出る細胞や増殖因子をチューブ内へ導入して,内部での自己再生を図ることが目的である。もちろん,術中電気刺激を行い障害が軽微で,PGA-Cチューブでの置換よりも神経束温存のほうがよりよい再生が見込まれる症例に関しては,場を整える手術にとどめ,後の再生を生体に依存することもある(PGA-Cチューブを用いない生体内再生治療である)。これまでにも,さまざまな増殖因子などが判明しているものの,わずかな違いでまったく別の反応が起こることが知られており[9],それを現時点でわれわれがコントロールすることは不可能であると考えている。

臨床応用の課題について

われわれは,当初外傷性の神経欠損をこのPGA-Cチューブの臨床応用と想定していたが,末梢神経外科では現在でも自家神経移植が標準的治療である。このため,PGA-Cチューブの臨床応用を進めるにあたって解決するべき多くの疑問がある。①このチューブ内で実際に神経再生が起きている証拠は? ②自家神経移植の代用となるのか? 比較実験は? ③運動神経の回復可能性はどうか? 基礎実験の結果は? 臨床での客観的証明はあるのか? ④神経障害性疼痛患者やCRPSに対する臨床応用の成績は? ⑤各神経において神経再生の限界と適応,長期成績を出すこと,以下の疑問に対する解答が求められてきた。

1 PGA-Cチューブ内での神経再生の証拠は

神経障害性疼痛を持つ患者への前向き二重盲検試験は,道義的に問題が多い。

PGA-Cチューブ内での神経再生の確証は，19歳，男性の総指神経の28 mm欠損症例の架橋形成症例の再手術時所見で得られた．18カ月経過時での再生時の判定のために再度展開すると，神経架橋形成を認め，さらに術中電気生理学的検査で活動電位が導出され，世界で初めて再生した臓器としての確証を得られたことを証明した（未発表）．しかし，常時再生の確証を得るために直接展開し確認するわけにはゆかず，客観的評価は不可欠である．自覚症状ならびに電気生理学的所見の回復に加えて，冷水負荷試験後の血流回復の改善が重要であり，CRPS type II に対してPGA-Cチューブを用いて自覚的な視覚的評価尺度（visual analogue scale：VAS）の低下だけではなく日常生活能（activities of daily living：ADL）の改善は当然のこと，客観的に電気生理学的検査でのcurrent perception threshold（CPT），sensory nerve action potential（SNAP）の回復と同時に冷水刺激後の血流変化の回復を証明した[1)9)]．

2 PGA-Cチューブは自家神経移植の代用となるのか

現在，7 cm以下の神経欠損には遊離神経束移植が選択されることが多い．イヌ腓骨神経15 mm欠損モデルでの自家神経移植とPGA-Cチューブの比較実験を行い，形態学的，電気生理学的，機能的評価を行い，PGA-Cチューブが自家神経移植片の代用として価値のあることを証明した（図2，図3）[10)]．

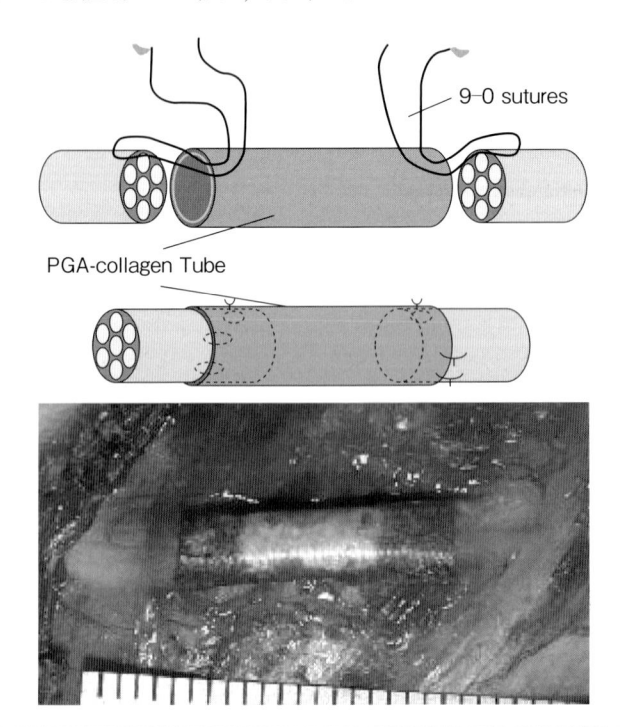

図2 イヌ腓骨神経15 mm欠損に対するPGA-Cチューブを用いた管腔移植の実際
〔Nakamura T, Inada Y, Fukuda S, et al. Experimental study on the regeneration of peripheral nerve gaps through a polyglycolic acid-collagen（PGA-collagen）tube. Brain Res 2004；1027：18-29より引用〕

(a) 1w

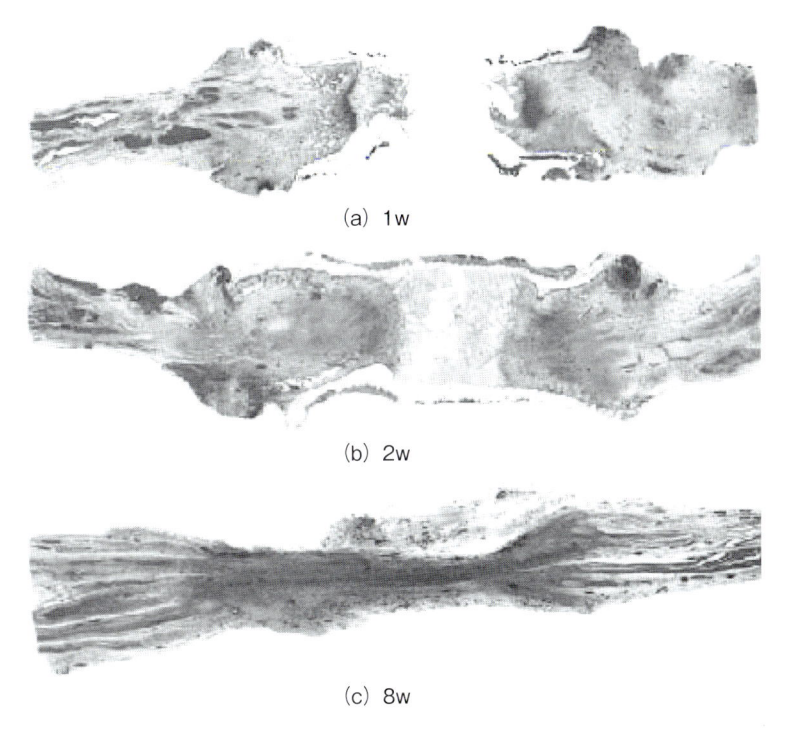

(b) 2w

(c) 8w

図3　PGA-Cチューブ内での神経再生所見の経緯
〔Nakamura T, Inada Y, Fukuda S, et al. Experimental study on the regeneration of peripheral nerve gaps through a polyglycolic acid-collagen (PGA-collagen) tube. Brain Res 2004；1027：18-29 より引用〕

3 運動神経回復と血行再建

　共同研究者の Yoshitani ら[11]は，運動神経であるイヌ横隔神経の10 mm欠損モデルを用いて，PGA-Cチューブのみで再建した群と，PGA-Cチューブを用いたうえに血管付き脂肪弁で被覆した群を比較検討し，血管付き脂肪弁で被覆した群が良好な運動神経回復が得られることを証明した．臨床症例では，すでに顔面神経側頭筋枝[2]，尺骨神経，正中神経，筋皮神経，坐骨神経などの運動神経回復を学会で報告してきた．
　Neurosurgery 2007年に，運動神経再生が PGA-Cチューブで客観的に証明されたことを，顔面神経側頭枝 30 mm，32 mm 欠損に PGA-Cチューブを用いて報告[3]した．今後，多数症例での PGA-Cチューブの限界とその効果の評価が望まれる．

4 神経障害性疼痛患者，CRPS患者に対する臨床応用

　現時点の医療技術で，根治治療のない CRPS type II は，PGA-Cチューブの臨床応用の第一関門として一定の理解が得られるものと考えられる．これまでに，Neurosurgery において神経障害性疼痛の根治症例の2症例を報告[1]してのち，CRPS type II[3]に対する PGA-Cチューブを用いての根治症例を報告した．この論文の中で，これまで中

枢説で説明されてきた異痛症，拘縮，振戦が，局所的な神経腫切除と，病的な発芽の切断を行い，指神経の架橋形成を行うことで，VASの低下，ADLの改善以上に，異痛症，拘縮，振戦すべてが根治されたことを報告した。

さらに，脊髄刺激装置を装着されてもなお，痛みのコントロールに難渋し，すでに高度の骨萎縮を生じたCRPS type I患者に，正中神経，屈筋腱剝離とともに橈骨神経損傷にはPGA-Cチューブの置換を行うことによって，手指機能の改善のみならず骨萎縮までが改善，根治した症例を報告[4]した。また，抜糸後の舌神経損傷に対する口腔内末梢神経再生症例も報告[12]してきた。しかし，われわれはまだ，ある特定のCRPS患者の治療に成功したにすぎず，全体像としてのCRPS患者の病態解明は不可欠である。

神経障害性疼痛患者，CRPS患者に対する生体内再生治療の概要と適応

神経障害性疼痛患者，CRPS患者に対しては，詳細な病歴の聴取（社会生活，経済状態などすべてを含む），一定期間の観察入院，あるいは日常生活の詳細な観察，一定の客観的検査〔理学的所見，電気生理学的検査（CPTを含む），冷水負荷によるサーモグラム，あるいはレーザードプラー法によるvasomotor responseの評価など〕などを経て，整形外科医，ペインクリニシャンが局所病変の存在を類推された時点で，正確な局所ブロックや特定の肢位での固定などの局所治療を行うことによって治療の可能性を患者・家族と総合的に判断し，決定している。もちろん，局所治療が奏効し，保存的治療に反応するものは継続して治療効果を判定する。手術的治療がすべてではなく，四肢をどれだけ日常生活で使用できるか否かが重要である。

われわれの目標は，あくまで使用できる四肢機能の獲得であり，痛くない四肢を作ることではない。原則は，疼痛緩解ではなく短期的にはADLの改善，長期的には社会復帰であり，除痛のみを求めて社会復帰のための努力をしない患者は対象外である。術前にできなかったこと，できないADLの具体的なビデオを残し，細かい事象の変化を確認しながら，患者を含めて家族，治療者が同じ情報を共有する必要がある。患者自身の情報操作に惑わされてはならない。

手術には現在，術中神経損傷部の同定に術中電気生理学的検査は必須であり，対象神経の活動電位の証明されないものを切除ならびにPGA-Cチューブでの置換の対象とし，活動電位の証明される場合には神経剝離にとどめ神経束内血行温存を図り，周辺血行に問題があれば血管柄付き脂肪（皮）弁[11]を追加して血行付加ならびに瘢痕形成の予防を行う。さらに，神経再生の阻害因子があれば原因の除去を行う。神経損傷周囲の軟部組織再建は，特に重要である。

現時点での治療対象と対象外患者

手指末梢から腋窩以下，下肢では鼠径部以下，神経障害の距離が80 mm以下，軟部

組織障害があっても再建可能な症例，神経再生の長期の観察に耐えうる患者であることが最低条件である．

逆に，腕神経叢，腰神経叢損傷症例の CRPS，80 mm 以上の末梢神経損傷を疑わせるもの，自家神経移植で十分対応可能な症例，神経損傷周辺の軟部組織再建の不可能なもの，糖尿病合併症例などの内因性疾患合併症例，癌切除の放射線治療症例などは現在，最初から生体内再生治療の対象からは除外している．近年では，信頼関係を築けない患者には，臨床使用を差し控えている．

現在までに，この治療を神経障害性疼痛に対して行い，1 年以上経過した 153 症例中 127 症例（83％）に Yamashita ら[13]の評価で good & excellent の結果が得られた．経過中，明らかな精神疾患を発症するなどして疼痛評価の不可能になった症例などを除外すると全体の 89％が社会復帰を果たし，Yamashita らの評価で good & excellent の結果が得られた．現在，まず手指神経，橈骨神経，伏在神経など各感覚神経ごとでの多数症例，長期経過を経時的に見守っている段階である．

神経障害性疼痛，CRPS 患者に対する生体内再生治療の問題点

画期的な臨床結果とは裏腹に，新たに多くの問題点も噴出してきている[14]．学問的問題として，①神経損傷に対する人工神経の置換には，これ以上再生不能であるという明確な科学的根拠が必要になること，②予期せぬ高位神経損傷は合併症例か，それとも二次性病変か，③中枢神経系にすでに器質的変化の生じたと思われる時期に，末梢神経の再生が起こった場合に何が惹起されるのか，そして，それはコントロールが可能なのか，④多彩な複合損傷の治療優先順位は，といった問題が挙げられている．

社会的には，①医療側から前医と後医の問題，必要医療行為に続発してきた CRPS の原因判断，医療訴訟への対応，②患者選択の問題（詐病，人格障害，精神疾患），③集学的な治療の必要性など，1 世紀半にわたる難病として多くの問題を提起してきた CRPS は，再生の道が見えたとしてもさらに解決するべき多くの問題を提起するであろう．

おわりに―最近の話題―

現在，世界ではさまざまな人工神経管が市販されその臨床応用が始まり[15]，われわれも改良を加え[16]，さまざまな細胞治療も視野に入れている[17]．すでにわれわれの CRPS type I・II の根治症例からヒントを得て，Dellon ら[18]は自らの Johns Hopkins 大学での 100 症例の CRPS type I と診断した症例を見直し，そのほぼ 80％が末梢神経障害を主体とする複合損傷症例で的確な末梢神経手術治療戦略が有効であったことを報告，われわれの結果とほぼ合致した．

2010 年，われわれは，橈骨骨折後 CRPS type I 重症例の病態説明に，末梢総和仮説を提唱し，病態に基づく生体内再生治療を行い，良好な結果を得，直接末梢神経障害以

7. 神経再生療法

外に広範囲筋膜炎も単一で CRPS を引き起こす病態と考えられた[19]。

■参考文献

1) Inada Y, Morimoto S, Takakura Y, et al. Regeneration of peripheral nerve gaps with a polyglycolic acid-collagen tube. Neurosurgery 2004；55：640-8.
2) Inada Y, Nakamura T, Morimoto S, et al. Regeneration of peripheral motor nerve gaps with a polyglycolic acid-collagen (PGA-collagen) tube. Neurosurgery 2007；61：1105-7.
3) Inada Y, Morimoto S, Moroi K, et al. Surgical relief of causalgia with an artificial nerve guide tube：Successful surgical treatment of causalgia (complex regional pain syndrome type II) by in situ tissue engineering with a polyglycolic acid-collagen tube. Pain 2005；117：251-8.
4) Inada Y, Moroi K, Morimoto S, et al. Effective surgical relief of complex regional pain syndrome (CRPS) using a PGA-collagen nerve guide tube, with successful weaning from spinal cord stimulation. Clin J Pain 2007；23：829-30.
5) Kiyotani T, Teramachi M, Takimoto Y, et al. Nerve regeneration across a 25-mm gap bridged by a polyglycolic acid collagen tube：A histological and electrophysiological evaluation of regenerated nerves. Brain Res 1996；740：66-74.
6) Kitahara AK, Suzuki Y, Qi P, et al. Facial nerve repair using a collagen conduit in cats. Scand J Plast Reconstr Surg Hand Surg 1999；33：187-93.
7) Matsumoto K, Ohnishi K, Kiyotani T, et al. Peripheral nerve regeneration across an 80-mm gap bridged by a polyglycolic acid (PGA)-collagen tube filled with laminin-coated collagen fibers：A histological and electrophysiological evaluation of regenerated nerves. Brain Res 2000；868：315-28.
8) Toba T, Nakamura T, Shimizu Y, et al. Regeneration of canine peroneal nerve with the use of a polyglycolic acid-collagen tube filled with laminin-soaked collagen sponge：A comparative study of collagen sponge and collagen fibers as filling materials for nerve conduits. J Biomed Mater Res 2001；58：622-30.
9) Mizuseki K, Sakamoto T, Watanabe K, et al. Generation of neural crest-drived peripheral neurons and floor plate cells from mouse and primate embryonic stem cells. PNAS 2003；100：5828-33.
10) Nakamura T, Inada Y, Fukuda S, et al. Experimental study on the regeneration of peripheral nerve gaps through a polyglycolic acid-collagen (PGA-collagen) tube. Brain Res 2004；1027：18-29.
11) Yoshitani M, Fukuda S, Morino S, et al. Experimental repair of phrenic nerve using a polyglycolic acid-collagen (PGA-collagen) tube. J Thorac Cardiovas Surg 2007；32：726-32.
12) Seo K, Inada Y. Terumitsu M, et al. One year prognosis of damaged lingual nerve repair using a PGA-collagen tube：A case report. J Oral Maxillofacial Surg 2008；66：1481-4.
13) Yamashita T, Ishii S, Usui M, et al. Pain relief after nerve resection for post-traumatic neuralgia. J Bone Joint Surg 1998；80B：499-503.
14) 稲田有史, 中村達雄. 末梢神経損傷に対する生体内再生治療― Polyglicolic acid-collagen tube による CRPS type II の外科的治療―. 小川節郎編. 痛み診療のアプローチ. 東京：真興交易(株)医書出版部；2005. p.94-112.
15) Ichihara S, Inada Y, Nakamura T. Artificial nerve tubes and their application for repair of peripheral nerve injury：An update of current concepts. Injury 2008；3954：529-39.
16) Ichihara S, Inada Y, Nakada A, et al. Development of new nerve guide tube for repair of long nerve defects. Tissue Eng 2009；15：387-402.

17) Nakada A, Fukuda S, Ichihara S, et al. Regeneration of central nervous tissue using a collagen scaffold and adipose-derived stromal cells. Cells Tissues Organs 2009;190:326-35.
18) Dellon AL, Andonian E, Rosson GD. CRPS of the upper or lower extremity:Surgical treatment outcomes. J Brachial Plex Peripher Nerve Inj 2009;4:1.
19) 稲田有史, 諸井慶七郎, 中村達雄ほか. 橈骨骨折後 Complex regional pain syndrome (CRPS) type 1 と診断された難治例に対する生体内再生治療―末梢総和仮説の提唱―. Peripheral Nerve 2010;21:236-8.

〔稲田　有史〕

V. 神経障害性疼痛の治療

8 集学的治療

はじめに

　神経障害性疼痛は，"体性感覚系に対する損傷や疾患によって直接的に引き起こされる疼痛"と定義[1]されるが，疼痛という主観的感覚情動体験を診療対象とするのは，ときとして困難なことがある。本項では，その解決法の一つとして，疼痛を対象とする各医療専門職が協力し合って診療に臨む集学的な神経障害性疼痛の診療を概説する。

神経障害性疼痛の集学的診断

　神経障害性疼痛の診断にあたっては，神経障害性疼痛の臨床的概念を理解・共有することが集学的診療の第一歩となる。患者の疼痛の訴えを妥当であるとすべての医療職者が認め，疼痛範囲の神経解剖学的所見から体性感覚系への損傷の既往や神経疾患の有無を評価するが，これらを一人の医療職者だけで行うよりも複数の医療職者がダブルチェック（場合によってはトリプルチェック）する，あるいは各医療職者が専門としている分野の評価（例：整形外科医が外傷歴から解剖学的な神経損傷の妥当性を判断する，神経内科医が電気生理学的検査を行うなど）を個別に担当することによって，診断精度の向上が期待できる。専門が異なる医療職者間で意見が相違することがあるので，集学的診療を行う際には，あらかじめ一人の医療職者が総括する役目を担うようにする。

　神経障害性疼痛の評価は，①神経障害性疼痛と確定的に診断する，②神経障害性疼痛の要素が含まれていると考えられる，③神経障害性疼痛の可能性はほとんどない，という3段階で診断することが推奨されている[2]。これは，神経障害性疼痛の定義にある"体性感覚系の損傷あるいは疾患"を証明（診断）することの臨床的困難さに対する救済措置，つまり体性感覚系の損傷や疾患を評価する絶対的な感度の高い検査法がなく，電気生理学的検査などで検出できずに除外されてしまった神経障害性疼痛の偽陰性を減らすための措置と考えられ，他覚的所見が明らかでない患者に対しても神経障害性疼痛に準じた治療導入が図られることを期待している。また，複数の医療職者全員が神経障害性疼痛か否か（言い換えると，体性感覚系の損傷あるいは疾患が存在するか否か）の二者択一で意見を一致させるのはときとして困難であるが，神経障害性疼痛（体性感覚系の

損傷あるいは疾患）の要素を含む可能性を議論することは比較的容易であり，続く治療方針決定へのステップへとスムーズに移行できる。

神経障害性疼痛の集学的治療

　神経障害性疼痛の重症度評価と治療目標の設定は，①疼痛の強度と，②日常生活活動度の2つの視点から行う[3]。集学的治療では，ほかの医療職者が用いる初期評価方法については，全員が理解し議論できることが理想である。集学的治療を統括する立場の医療職者は，それぞれの専門分野ごとに得られた評価をすり合わせることによって情報を共有し，俯瞰的な治療計画を作成する。

　神経障害性疼痛の治療は非常に難しい場合があり，症例によっては年単位で疼痛が遷延することもある。治療の目標を漫然と"疼痛の消失"と設定してしまうと，満足な治療効果を得ることが難しく，疼痛に対する不安や苦悩（suffering）を強め，疼痛顕示行動（ドクターショッピングを繰り返したり，疼痛の重篤度をアピールするために過剰に患部をかばい，日常生活活動度を著しく低下させたりするような病的な行動の総称）を悪化させる[4]。このような疼痛顕示行動を回避するためにも，まず現実的に達成可能な初期目標を①疼痛強度の緩和と②日常生活活動度の向上の2つの視点から設定することが重要である。これら2つの治療目標は，独立して治療効果が得られるわけではなく，相乗的に作用し合うので両方を治療対象とする重要性を医療職者全員が理解しておかねばならない[3]。

1 疼痛強度の緩和

　神経障害性疼痛の緩和は，薬物療法が基本となる[5]。薬物療法によって予想される効果・副作用を十分に教育し，患者の自己判断で服薬量を増減したりしないように服薬コンプライアンスを高めなければならない。薬物療法は一義的に疼痛緩和のみを目的としているのではなく，不眠や抑うつ気分，食思低下など，疼痛に随伴する諸症状の緩和も目標としていることを説明し，これにより治療によって副作用が出現しても患者は前向きに受け止めることができる。集学的治療では薬物療法を行う医療職者同士が緊密に連絡を取り合い，相乗的な効果・副作用が現れる薬物の使用には厳に注意を要する（例：麻酔科医が抗痙攣薬を投与し精神科医が同時に抗うつ薬を投与すると，治療効果の判定が困難となるだけでなく服薬初期には眠気・ふらつきが強く転倒のリスクがある）。さらに，薬物療法にかかわる医療職者がその目標を疼痛緩和だけに設定すると，患者は薬物療法の実践に固執し偽薬物依存〔pseudoaddiction，心理的高揚感を得ることを目的に薬物を摂取する薬物依存（addiction）とは異なり，痛みから解放されることを目的に執拗に薬物を求めること[6]〕と呼ばれる病的な行動を繰り返してしまう。よって，薬物療法だけにかぎらず，それぞれの医療職者が担当する治療法すべてについてpseudoaddictionを回避し，治療コンプライアンスを高めることが必要である。

2 日常生活活動度の向上

　日常生活活動度の向上のためには，痛みの原因が組織傷害に伴うという認識（急性痛モデル）から，有意義な日常生活を過ごすために治療が必要であると認識させる問題解決型の"痛みとの付き合い方"を教育しなければならない。このことを踏まえて，日常生活活動度の初期目標を設定する。具体的には，現在の身体機能で行える運動や日常生活動作を繰り返すことを目標に設定し，それらを徐々に達成するにつれ，日常生活動作に即した新しい行動内容を治療目標に追加していく。実現可能な目標を常に立案することが治療の継続のためには重要で，段階的に運動内容の負荷を上げていくのが望ましい。この際，日常生活活動度の向上に携わるリハビリテーション関連医療職者だけでなく，ほかの医療職者も患者が新しい運動能力を獲得できたことを患者自身に適宜教示し，患者が自己効力感（自分自身の問題処理能力に対する自信）を得られるように留意する[7]。日常生活活動度の最終治療目標は，日常生活能（activities of daily living：ADL）を自立させることである。このためには，患者に長期的な視点で生活様式の変化を受け入れさせなければならず，患者の意欲と自助努力に依存する。したがって，そのような患者の意欲を医療職者が正当に評価し，患者の意欲が持続するようにすべての医療職者が支持していかねばならない[8)〜10)]。

　神経障害性疼痛のように神経系の解剖学的・生理学的変化を伴う病態では，慢性的に遷延する疼痛に対する認識の誤りだけが疼痛の原因ではないことは明白である。しかし，疼痛が遷延すると，疼痛を増悪させるような心理・環境因子が患者の訴えと行動に対してさまざまに影響を及ぼし，その結果，さらに疼痛が増悪・遷延するというような悪循環に陥ることは臨床的にしばしば観察される事態である。したがって，患者の疼痛を身体的側面と心理的側面とに分離して解釈し，治療を行おうとしても意味がないことを理解しておかなければならない。神経障害性疼痛患者の日常生活活動度の向上のためには，認知行動療法のような心理的側面に配慮した治療（あるいは疼痛の心理的側面を専門的に扱う医療職者が診療に参加すること）を，神経系の解剖学的・生理学的変化に対する治療と併行して実践することが必要である。神経障害性疼痛の治療の中では，このような心理的側面への治療アプローチは，患者のADL，生活の質（QOL）向上に寄与する地固め療法的な位置づけであるといえる[11]。

　患者周囲の人々（主に家族）にも神経障害性疼痛を教育し，診療チームの一員として可能なかぎり治療に参加させることによって，患者の疼痛緩和や日常生活活動度の向上は促進される。例えば，患者の家族を診療チームの一員として教育し，家族が積極的に患者に対して"治療者"として働きかけることによって神経損傷に伴う麻痺肢の複合性局所疼痛症候群（complex regional pain syndrome：CRPS）発症を回避できたことが報告[12]されている。治療に成功する（あるいは良い方向に向かう）ことができれば，難治性疼痛患者を抱えながら生活することで感じる心理的ストレスを軽減することができ，患者だけでなく患者周囲の人々にとっても有益である[13]。

おわりに

　神経障害性疼痛をはじめとする慢性疼痛の病態は複雑で，さらにその疼痛を修飾する因子も多岐にわたる．したがって，1種類の治療法だけでは治療効果を得ることが難しい場合が多く，連携して治療を行うことによって日ごとに変化する疼痛に対してそのときどきで必要な治療法を組み合わせることができ，相乗効果が期待できる．よって，複数の医療職者が集学的に行う治療アプローチが有効である[7)14)15)]．

　本項の執筆にあたっては，厚生労働省科学研究費補助金（H21-3次がん――般-011）より一部助成を得た．

　本項の内容は，文献[16)]と一部重複し転載の許諾を得た．

■参考文献

1) Loeser JD, Treede RD. The Kyoto protocol of IASP basic pain terminology. Pain 2008；137：473-7.
2) Treede RD, Jensen TS, Campbell JN, et al. Neuropathic pain：Redefinition and a grading system for clinical and research purposes. Neurology 2008；70：1630-5.
3) Wittink H, Carr DB. Outcomes and effective pain treatment. Pain Clinical Updates 2008；16：1-4.
4) 住谷昌彦，柴田政彦．心理療法―心理面への配慮．小川節郎編．神経障害性疼痛診療ガイドブック．東京：南山堂；2010．p.146-54．
5) Finnerup NB, Otto M, McQuay HJ, et al. Algorithm for pain treatment：An evidence based proposal. Pain 2005；118：289-305.
6) Weissman D, Haddox J. Opioid pseudoaddiction：An iatrogenic syndrome. Pain 1989；36：363-6.
7) Becker N, Sjogren P, Bech P, et al. Treatment outcome of chronic non-malignant pain patients managed in a Danish multidisciplinary pain center compared to general practice：A randomized controlled trial. Pain 2000；84：203-11.
8) Kerns RD, Rosenberg R, Jamison RN, et al. Readiness to adopt a self-management approach to chronic pain：The pain stages of change questionnaire（PSOCQ）．Pain 1997；72：227-34.
9) Kerns RD, Rosenberg R. Predicting responses to self-management treatments for chronic pain：Application of the pain stages of change model. Pain 2000；84：49-55.
10) Jensen MP, Nielson WR, Romano JM, et al. Further evaluation of the pain stages of change questionnaire：Is the transtheoretical model of change useful for patients with chronic pain? Pain 2000；86：255-64.
11) Haythornthwaite JA. Clinical trials studying pharmacotherapy and psychological treatments alone and together. Neurology 2005；65：S20-31.
12) Kerns RD, Payne A. Treating families of chronic pain patients. In：Gatchel RJ, Turk DC, editors. Psychological approaches to pain management：A practitioner's handbook. New York：Guildford Press；1996. p.283-30.
13) Russo CM, Brose WG. Chronic pain. Ann Rev Med 1998；49：123-33.
14) Flor H, Fydrich T, Turk DC. Efficacy of multidisciplinary pain treatment centers：A meta-analysis review. Pain 1992；49：221-30.

15) Mason LW, Goolkasian P, McCain GA. Evaluation of multimodal treatment program for fibromyalgia. J Behav Med 1998；21：163-78.
16) 住谷昌彦, 柴田政彦, 山田芳嗣ほか. 神経障害性疼痛における医療連携. 宮崎東洋, 北出利勝編. 慢性疼痛の理解と医療連携. 東京：真興交易(株)医書出版部；2008. p.14-22.

〔住谷　昌彦, 山田　芳嗣〕

索　引

和　文

あ

アクロメリン酸 A.......300, 301, 302
アザピロン誘導体............... 274
アストロサイト.....................6
アスペルガー障害............... 223
アセトアミノフェン....169, 278
アデノシン受容体............... 321
アドレナリン 110
　──作働性レセプタ........ 14
　──受容体 265
アミオダロン 122
アミトリプチリン.......112, 119, 298
アメリカ精神医学会疾病分類 218
アラキドン酸 276
アルドース還元酵素阻害薬 119
アレキシシミア 223
アロディニア 4, 24, 60, 64, 110, 155, 212, 283, 284, 320, 372

い

イオンチャネル型受容体(P2X) 26
イオントフォレーシス........ 259
異常感覚...................64, 212
異常姿勢・運動................... 371
異常発火 240
異所性 Na チャネル............ 144
異所性の発火 240

イソニアジド 122
依存..................................... 246
"痛そうな"画像 34
痛み緩和スケール 71
痛み対応電流値.................... 72
痛み度................................... 72
痛みと情動 90
痛みの悪循環 144
　──回路 309
痛みの種類 63
痛みの定義 338
痛みの認知行動療法............ 344
異痛症................................. 384
一酸化窒素 299
　　　──合成酵素............ 299
一次求心線維 11
遺伝性肢端紅痛症................. 48
イミプラミン 298
医療社会福祉士................... 171
医療相談室 171
医療不信...................22, 339
インターフェロン-γ............ 25

う

埋め込み型髄腔内薬液注入ポンプ 168
運動・作業療法................... 369
運動障害............................... 77
運動神経回復 383
運動神経ブロック............... 308
運動療法............................. 373

え

疫学..................................... 124
　　　──調査...................... 99

エチゾラム 271
エファプス 145
炎症性疼痛 3
円錐上部・円錐症候群........ 199

お

オーロチオグルコース........ 122
オキサゾラム 274
オピオイド 111, 157, 230, 242
　──受容体...... 242, 243, 303
　──レセプタ 14
オペラント条件づけプログラム 343
温熱療法............................. 169

か

開胸手術後 142
開胸術後疼痛症候群............ 146
介在ニューロン 27
外受容性 (exteroceptive) 疼痛 138
カイニン酸レセプタ............. 14
カウザルギー 54, 64
下顎神経ブロック............... 130
鏡療法................................. 169
架橋療法............................. 170
学際的疼痛管理プラン........ 166
学習性疼痛 219
各種神経障害性疼痛の発生率 101
下行性疼痛抑制系....6, 242, 266
可塑性変化 306
可塑的変化 32
活性化型ミクログリア.......... 25

活動計画 346
活動ペース調整 346
ガバペン® 206
ガバペンチン 60, 113, 119, 238, 245, 266, 298
カプサイシン 110
カルシトニン 190
カルバマゼピン 125, 128
カルモジュリン 299
簡易型マギル痛み質問表 73
簡易上肢機能検査 359
癌化学療法 239
眼窩下神経ブロック 130
感覚異常 64
　　──過敏 64
感覚運動経験 372, 373
感覚再教育 358
感覚的側面（sensory component） 40
感覚領域の移行 35
感作 5
癌性疼痛 103
関節可動域訓練 358
カンナビノイド 157
漢方治療 293
漢方薬 293

き

機能局在マップの再構築 36
機能再構築 375
機能的 MRI（fMRI）............. 34
機能的自立度評価法 362
機能の脳画像診断 60
機能の回復 369
気分 6
偽薬物依存 390
求心路遮断性疼痛 153, 350
求心路遮断痛 164
急性帯状疱疹痛 109, 110
境界型人格障害 220
強制水泳試験 45
胸肋鎖骨異常骨化症 203
胸肋鎖骨部 203

虚偽性障害 220
局所麻酔薬 113
虚血痛 320
近位部運動性ニューロパチー 118
筋骨格系疼痛 163, 164
緊張性頭痛 189
筋力訓練 358

く

空間位置情報 35
グルタミン酸受容体 42
グルタミン酸神経情報伝達の亢進 89
クロストーク 85
クロチアゼパム 274
クロニジン 267
群発頭痛 189

け

脛骨神経麻痺 79
痙縮 162, 163
経皮的電気神経刺激（transcutaneous electrical nerve stimulation：TENS）............... 170
痙攣発作時間 353
ゲートコントロール説 315, 319
ケタミン 175, 251
　　──テスト 176
　　──点滴療法 176
　　──麻薬指定 253
血管作動性物質 321
血管付き脂肪弁 383
血管攣縮 322
牽引 152
言語式評価スケール 71
幻肢感覚 133
幻肢痛 102, 133, 244, 257, 323, 327
肩手症候群 290
幻乳房痛 147, 148

こ

抗うつ薬 157
高架式十字迷路実験 44
交感神経 83
　　──依存性疼痛 83, 308
　　──線維の発芽 145
　　──ブロック 307
抗痙攣薬 111, 112, 157
抗コリン作用 231
後根神経節 6, 84
後索 324
　　──核 18
　　──の電気刺激 319
高周波熱凝固法 311
拘縮 384
後頭蓋窩手術 131
行動変容 362
抗不整脈薬 257
交流不全 339
国際疼痛学会 3, 55
骨萎縮 384
言葉の定義 64
コンピュータ断層撮影 56
根ブロック 130

さ

再生的医療 170
在宅医療 334
細胞障害 121
催眠療法 191
サイン波治療器 350
坐骨神経部分結紮モデル 84
坐骨神経慢性絞扼モデル 84
詐病 204
三環系抗うつ薬 44, 111, 112, 231, 233
三叉神経・自律神経性頭痛 ... 127
三叉神経節 11
　　──電気凝固術 130
三叉神経痛 101, 124, 240, 307, 311

し

ジアゼパム 272
視覚刺激のみを与えた実験 34
視覚的評価尺度 70, 176
視覚療法 169
四環系抗うつ薬 231
磁気共鳴画像 56
磁気共鳴スペクトロスコピー法 37
軸索障害 121
シクロオキシゲナーゼ 276
刺激感 324
刺激装置 324
試験的交感神経ブロック 308
自己効力感 344
自己主張訓練 346
自己受容性（proprioceptive）疼痛 138
四肢切断後の瘢痕性疼痛 149
支持的心理療法 339
視床 60
──痛 173, 350, 354
──内側系から大脳領域に投射する脊髄経路 91
ジストニア 36, 77, 81
シスプラチン 122
ジスルフィラム 122
姿勢振戦 36
ジセステジア 130, 212
持続性身体表現性疼痛障害 218, 219
持続性特発性顔面痛 126
失感情症 223, 339
失感情表出言語症 223
疾病利得 222
自発痛 4, 212
しびれ 4
嗜癖 246
社会復帰 384
灼熱痛 322
尺骨神経麻痺 79

シャルコー・マリー・ツース病 50
集学的 389
──治療 389
終糸症候群 201
手根管症候群 79
手段的 ADL 367
術後性疼痛 103
──の発生率 103
術後痛 311
術後瘢痕性疼痛 142
上顎神経ブロック 130
症候性三叉神経痛 126
情動 6, 34, 40, 89
──障害 93
──的側面（emotional component） 40
──的なストレス 90
褥瘡 167
除神経性興奮 309
自立訓練法 191
心因性疼痛 63
侵害刺激 64
侵害受容器 64
侵害受容性疼痛 3, 63, 162, 210
神経移行術 158
神経化学的 37
神経可塑性 375
神経完全切断モデル 83
神経血管減荷術 131
神経根症 312
神経根障害 78
神経根損傷 153
神経再構築 5, 6
神経腫 144, 148
神経修復術 158
神経障害 64
──性疼痛 3, 4, 24, 54, 63, 64, 77, 83, 89, 145, 179, 183, 193, 210, 293, 316, 317, 320, 327, 350, 375, 389
──性疼痛（neuropathic pain）モデル 16
──性疼痛のスクリーニングツール 65, 66, 216
──性疼痛の定義 55
──動物実験モデル 55
神経鞘腫 240
神経痛 64
神経伝導検査 216
神経破壊薬 311
神経ブロック 114, 129, 372
──療法 305
神経リハビリテーション 375
人工神経管 380
心身症 204
振戦 384
身体化（somatization） 220
身体表現性疼痛障害 204, 218
診断 125
──フローチャート 211
心拍間隔変動パワースペクトル 86
心理社会的病歴 222
心理社会的問題 170
心理療法 337

す

髄腔内投与 267
髄鞘障害 121
水痘・帯状疱疹ウイルス 109
数値評価スケール 71
ステロイド 287
ストレス免疫訓練 343

せ

生活の質 343
星状神経節ブロック 85
精神医学的疼痛 220
生体内再生治療 380, 381
正中神経麻痺 79
脊髄空洞症 163, 165
脊髄くも膜炎 194
脊髄係留症候群 201
脊髄後角 6

―― WDR ニューロン ... 320
脊髄後根神経節..................... 11
脊髄後根神経破壊術............ 170
脊髄後根進入部（DREZ）破
　壊術 158
脊髄視床路 338
脊髄腫瘍 197
脊髄障害 80
脊髄神経根性痛.................. 290
脊髄神経部分切断モデル 85
脊髄損傷後疼痛... 102, 161, 193
脊髄電気刺激（SCS）療法
 ....158, 170
脊髄の過敏化 145
舌咽神経痛 126
積極的傾聴 340
節後損傷 153
節前損傷 153
節ブロック 130
セディール® 274
セレナール® 274
セロトニン 205, 229
―― 1A 部分作動薬......... 271
線維筋痛症友の会.............. 208
前駆痛 109
先制鎮痛 307
前帯状回......42, 89, 91, 93, 223
選択的 5-HT 再取り込み阻害
　薬 231
選択的セロトニン再取り込み
　阻害薬 230
仙腸関節 203
先天性無痛症 52
前頭前野 45

そ

足根管症候群 79
鼠径ヘルニア手術後の瘢痕性
　疼痛 148
ゾニサミド 129
損傷分節 163
　―― 下 163
　―― 上 163

た

対処 344
帯状回 91
帯状疱疹 289, 310
　――後神経痛...........101, 109,
　　110, 193, 234, 239, 244, 280,
　　281, 288, 289, 310, 350
　――ワクチン 114
耐性 325
体性感覚伝導路.....................3
大脳運動野電気刺激療法 ... 327
大脳皮質運動野刺激......81, 170
大脳皮質の再構築................ 35
体部位再現地図 375
タキソール 122
脱抑制 5
多発神経障害 117, 120
多発性硬化症 104, 124
多発性付着部炎 203
多発性末梢神経障害............. 80
ダプソン 122
段階的運動・活動.............. 346
単神経炎 118
単神経障害 118, 120
単神経ニューロパチー 119
断端痛 257, 323
タンドスピロンクエン酸 ... 274

ち

チアミラールテスト 176
知覚-運動ループ................. 377
知覚神経ブロック.............. 306
チザニジン 268
注意 6
　――転換技法 346
中心性頸髄損傷 360
中枢運動系回路の再構築..... 36
中枢性感作 203, 251, 253
　――の予防 306
中枢性神経障害性疼痛......... 56
中枢性疼痛 161, 234, 312,
　350, 354

長時間大量ケタミン療法.... 254
治療 128
　――後有痛性障害....118, 120

つ

椎間板ヘルニア 307
椎弓切除術後症候群........... 322
痛覚過敏 4, 64, 212, 339

て

定位放射線治療.................. 131
定量的感覚試験（テスト）... 59,
　213
デキストロメトルファン 254
デクスメデトミジン........... 268
デパス® 272
テレスコープ現象（telescop-
　ing） 137
電位依存性 Na$^+$ (voltage-gated
　sodium) チャネル 13
電位依存性 K$^+$ (voltage-gated
　potassium) チャネル........ 14
電位依存性 Ca^{2+} (voltage-gated
　calcium) チャネル............ 15
電気痙攣療法 350
電気生理学的検査................ 59
電流知覚閾値 72, 118

と

島 89, 223
動機づけインタビュー........ 340
橈骨神経麻痺 79
動作時振戦 36
疼痛顕示行動 390
疼痛行動 207, 219, 221, 343
疼痛性障害 218, 219, 221,
　224
疼痛性ニューロパチー 119
糖尿病 117, 239
　――性神経障害......234, 245,
　278
　――性多発神経障害........ 118
　――性ニューロパチー ... 102

――性末梢神経障害........ 244
徒手筋力検査 358
ドラッグチャレンジテスト ... 173
トラマドール 207
トラムセット® 206
トリガーポイント 125
トリガー領域 125
トロサ・ハント症候群......... 189

な

内因性オピオイドの機能変化
.... 93
内因性モノアミン性抑制系
.... 229
内臓痛 163
内側疼痛システム 60
難治性疼痛 24, 350

に

二次的に生じた痛み 371
ニトロフラトイン 122
日本語版簡易型 McGill 疼痛
質問表 66
乳房温存手術 147
乳房切除後疼痛症候群 147
乳房切除術後の瘢痕性疼痛
.... 142
認知 343
――・行動療法........ 191, 207,
343
――的再構成法 345

ね

熱流束方式温冷覚閾値計
.... 86, 87

の

ノイロトロピン 205
脳イメージング研究............ 32
脳機能画像 355
脳形態解析 38
脳深部電気刺激療法 327
脳脊髄刺激療法 173

脳卒中後疼痛 102, 173, 328
脳賦活 373
脳由来神経栄養因子 27
ノルアドレナリン 44, 205,
229, 265
ノルトリプチリン 112, 298

は

破局化 339, 344
バクロフェン 129, 168, 169
場所嫌悪性 41
発症機序 127
発症メカニズム 5
発達障害 223
場の理論 380
馬尾障害 194
パルス矩形波治療器サイマト
ロン® 350
パルス高周波 310
パレステジア 212
パロキセチン 206, 230
反射性交感神経性ジストロフィ
.... 85
パンチ皮膚生検 59
反復経頭蓋磁気刺激療法 327

ひ

引き抜き損傷 152
非協調的運動 371
腓骨神経麻痺 79
非侵害刺激 124
非ステロイド性抗炎症薬
.... 113, 276
非定型顔面痛 120, 187
非定型歯痛 187
ビデオ下胸腔鏡手術........... 146
ヒドラジン 122
ピリドキシン 122
ビンクリスチン 122

ふ

ファブリー病 49
不安 44

フィブロネクチン 27
フェイススケール 71
フェニトイン 122
フェニルスルファニル置換ピ
ロリジンカルボン酸......... 302
フェノキシ置換ピロリジンカ
ルボン酸 302
副交感神経 83
複合性局所疼痛症候群 5, 36,
85, 144, 179, 193, 290, 350,
391
―― type Ⅱ..................... 380
不随意運動 81
負の情動：不快情動............ 89
フルボキサミン 206
フレカイニド 261
プレガバリン 113, 119, 238,
245, 298, 303
プロスタグランジン 276, 282
分界条床核 44

へ

ペインマトリックス.......... 6, 32
辺縁系 91
変換器 11
ベンゾジアゼピン系薬物 271
扁桃体 89, 92
――基底外側核 42, 89
――中心核 42, 89
便秘 168

ほ

発作性片側頭痛................... 127
ホットプレート................... 101
ホルネル徴候 155
本能・情動 92

ま

マイクロダイアリシス 43
マギル痛み質問表 73
マッサージ 169
末梢血管障害 320
末梢枝ブロック 130

索引

末梢神経障害 193
末梢神経損傷 24, 234
末梢性感作の予防 306
末梢性神経障害性疼痛 56
末梢組織炎症モデル 16
慢性痛症候群 204
慢性疼痛の認知行動療法 ... 344
慢性非癌性疼痛 246

み

ミオクローヌス 36
ミクログリア 6, 25
ミネソタ多面的パーソナリティ質問紙 338
ミュンヒハウゼン症候群 220

め

明暗試験 44
メキシレチン 259
メトロニダゾール 122

も

モノアミンの再取り込み阻害 230
モルヒネ 169
── テスト 176
問題解決技法 345

や

薬物依存 390

ゆ

誘発痛 212

よ

腰仙部神経根性痛 280
抑うつ 45
抑制性伝達物質 27

ら

ライフレビュー 340
乱用 246

り

リーゼ® 274
リウマチ性脊椎炎 204

理学療法 169
リガンド PET 37
リドカイン 257
リハビリテーション 169
リボトリール 206
リラクゼーション技法 346
リラクゼーション療法 191
臨床的特徴 124

ろ

肋間上腕神経痛 148
肋間神経損傷 146
ロラゼパム 272

わ

ワーラー変性 157
ワーレンベルグ症候群 173
ワイパックス® 272
腕神経叢 152

英　文

A

ABC 症候群 308
above-level 163
── SCI 痛 164
ADL 369
alexithymia 339
Allodynia 64
American Spinal Injury Association 359
AMPA 受容体 253, 299
AMPA/カイニン酸受容体 ... 43
AMPA レセプタ 14
angry backfiring C nociceptor 症候群 308

A レセプタ 14
ASIA 359
── 機能障害分類 360
ASIC 13
ASICs 14
at-level 163
── SCI 痛 164, 165
ATP 受容体 25, 26
atypical facial pain 126
axonopathy 121

B

B1 レセプタ 14
Barthel index 362
basolateral amygdaloid nuclei 89
below-level 163

── SCI 痛 164, 165
Bennett モデル 85
benzodiazepine 系薬物 271
BLA 89
BZ 系薬物 271

C

Ca^{2+} チャネルの $\alpha_2\delta$ サブユニット 303
catastrophizing 339
Causalgia 64
CeA 89
Central amygdaloid nuclei 89
central sensitization 251
chronic pain of predominantly neuropathic origin 99
chronic pain with neuropathic

characterics 100
clonidine 169
complex regional pain syndrome 36, 86, 193, 350
—— type II 380
COX 277, 282, 283, 284
CPT 118
CRLR 14
CRPS 5, 36, 86, 179, 180, 183, 193, 290, 309, 312, 316, 323, 350, 371
—— 治療 183
—— type I 239
—— type I の根治症例 ... 380
—— type II 380, 382
—— 判定指標 179, 181
current perception threshold
  118

D

DN4 スコア 100
down-regulation 5
DREZ 破壊術 158
DRG 84
DSM-IV-TR 218, 219, 221
Dysesthesia 64

E

ECT 350
efference copy 377
electroconvulsive therapy ... 350
emotional component 40
extended amygdala 44

F

faces scale 71
failed back surgery syndrome
  312
FBSS 194, 312
FBTS 322
fear-avoidance 338
FIM 362, 364
fMRI 34

functional independence measure 362

G

GABA 27, 205, 321
GABA$_A$ レセプタ 14
GABA$_B$ 受容体 321
gamma knife surgery 131
Gly レセプタ 14
G タンパク質共役型受容体
  （P2Y） 26

H

H1 レセプタ 14
HADS 223
Hyperalgesia 64
Hyperpathia 64

I

IADL 367
IASP 3, 4
—— の用語委員会 55
ICD-10 219
ICHD-II 187
ID pain 57
IENF 216
IFN-γ 25
interferon-γ 25
intra-epidermal nerve fibers
  216

K

key muscle 360

L

LANSS pain scale 58
LANSS スケール 167
laser-evoked potential 216
lateral pain system 33
LEP 216
Livingston の仮説 309

M

McGill pain questionnaire 73
medial pain system 33
Melzack 134
Mitchell, Wir 54
MMPI 338
Modified-Ashworth Spasticity
  scale 162
motivational interviewing 340
MPQ 73
multiple operative back 149
myelinopathy 121

N

Na チャネル遮断薬 257
N-アセチルアスパラギン酸
  37
NC 100
NCS 216
nerve conduction study 216
Neuralgia 64
neuromatrix 理論 134
neuronopathy 64, 121
neuropathic pain 3, 64
—— diagnostic questionnaire（DN4） 58
—— questionnaires 57
—— scale 67
NK1 レセプタ 14
NMDA 111, 205
—— 受容体 43, 175, 251, 282, 283, 299, 300
—— 拮抗薬 113
—— レセプタ 14
N-methyl-D-aspartic acid ... 111
—— 受容体 251
N-メチル-D-アスパラギン酸
  111
—— 受容体 251
NNH 111, 243
NNT 111, 233, 243
Nociceptor 64

索引

NOS 300
Noxious stimulus 64
NPQ 57
NRS 71
NSAIDs 276
number needed to harm 111
number needed to treat 111
numerical rating scale 71

P

P2X 26
　　——レセプタ 14
P2X4 25
　　——受容体 26
P2Y 26
P2Y1 13
painDETECT 57, 216
pain disorder 218
pain relief scale 71
painful diabetic peripheral neuropathy 102
Paresthesia 64
paroxismal hemicrania 127
PCS 223
PDAS 223
PDPN 102
PGA-C チューブ 380, 382, 383
PGA-collagen tube 380
PGE 受容体 300
phantom limb sensation 133
phantom pain 133
phencyclidine（PCP）部位 252
PHN 101, 244, 245, 323, 350
PKA 44
PMPS 147
PNS 315, 316, 317
polyneuropathy 117
POPA-2 .... 301, 302
POPNO 99
postherpetic neuralgia 101, 244, 350

postmastectomy pain syndrome 147
post-thoracotomy pain syndrome 147
pretrigeminal syndrome 125
protein kinase A 44
PRS 71
PSPA-1 .... 301, 302
PTPS 146

Q

QST 59, 213
quantitative sensory testing 59, 213

R

Ramachandran 134
RAMP1 14
reorganization 説 134

S

SCS 316, 317, 319
　　——療法 158
Seltzer モデル 85
sensory component 40
SEPs 216
SF-MPQ 66, 67, 73
short lasting unilateral neuralgiform headache attacks with conjunctival injection and tearing 127
short-form McGill pain questionnaire 66, 73
SIAS 361
simple test for evaluating hand function 359
SIP 308
S-LANSS 99
SMP 83, 308
SNRI 45, 190, 231, 232, 233
somatization 220
somatosensory-evoked potential 216

SPECT 355
spinal cord injury pain：SCI 痛 161
SSRI 45, 190, 230, 231, 233
standardized evaluation of pain 59
STEF 359
StEP 59
strike inpairment assessment set 361
SUNCT 127
sympathetically independent pain 308
sympathetically maintained pain 83, 308

T

TENS 315
thalamic pain 173
The Leeds Assessment of Neuropathic Symptom and Signs Scale 99
timed up and go test 359
Tinel 徴候 79, 145, 156
trigeminal neuralgia 124
trigemino-autonomic cephalgia 127
TrkB 14
TRPA1 .... 12, 13
TRPC5 13
TRPM8 12
TRPV1 .... 12, 14
TRPV2 12
TRPV3 12
TRPV4 .... 12, 13

V

VAS 70, 176
VATS 146
VBM 38, 224
verbal rating scale 71
video-assisted thoracic surgery 146

索引

visual analogue scale 70, 176
voxel based morphometry (VBM) 38
voxel-based morphometric 223

VRS 71

W

wind-up 現象 253

Z

ziconitide 169

数字

5-HT レセプタ 14
5-HT$_{1A}$ 部分作動薬 271
5-HT/NA 再取り込み阻害薬 231

5-hydroxytryptamine 1A 部分作動薬 271
5-ヒドロキシトリプタミン 1A 部分作動薬 271
6 minutes walk test 359
6 MWT 359

6 分間歩行試験 359
9 hole-peg test 359
10 m 歩行 359

ギリシャ文字

α アドレナリン受容体 144
α 受容体 85

α$_2$ 受容体阻害薬 84
α$_2$ 作動薬 265
α$_2$δ サブユニット 19
——遮断薬 238

α$_2$δ-1 サブユニット 303
α$_2$δ-2 サブユニット 303
β アドレナリン受容体 44
μ オピオイド受容体 90

401

For Professional Anesthesiologists
神経障害性疼痛　　　　　　　　　　　　　　　　　　＜検印省略＞

2011年11月3日　第1版第1刷発行

定価（本体 11,000 円＋税）

　　　　　　　編集者　眞　下　　　節
　　　　　　　発行者　今　井　　　良
　　　　　　　発行所　克誠堂出版株式会社
　　　　　　　〒113-0033　東京都文京区本郷 3-23-5-202
　　　　　　　電話（03）3811-0995　振替 00180-0-196804
　　　　　　　URL　http://www.kokuseido.co.jp

ISBN 978-4-7719-0386-9 C3047 ¥11000E　　印刷　株式会社双文社印刷
Printed in Japan ©Takashi Mashimo, 2011

・本書の複製権・翻訳権・上映権・譲渡権・公衆送信権（送信可能化権を含む）は克誠堂出版株式会社が保有します。

・JCOPY ＜（社）出版者著作権管理機構　委託出版物＞
本書の無断複写は著作権法上での例外を除き禁じられています。複写される場合は，そのつど事前に（社）出版者著作権管理機構（電話 03-3513-6969, Fax 03-3513-6979, e-mail：info@jcopy.or.jp）の許諾を得てください。